Dooses Epilepsien im Kindes- und Jugendalter

T0201986

Bernd A. Neubauer
Andreas Hahn

Dooses Epilepsien im Kindes- und Jugendalter

13., bearbeitete und aktualisierte Auflage 2014

Mit 210 Abbildungen und 33 Tabellen

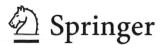 Springer

Prof. Dr. Bernd A. Neubauer
Universitätsklinikum Gießen und Marburg

PD Dr. Andreas Hahn
Universitätsklinikum Gießen und Marburg

1. bis 11. Auflage erschienen bei Desitin Arzneimittel GmbH

ISBN 978-3-642-41953-9   ISBN 978-3-642-41954-6 (eBook)
DOI 10.1007/978-3-642-41954-6

Die Deutsche Nationalbibliothek verzeichnet diese Publikation in der Deutschen Nationalbibliografie; detaillierte bibliografische Daten sind im Internet über http://dnb.d-nb.de abrufbar.

Springer Medizin
© Springer-Verlag Berlin Heidelberg 2012, 2014

Planung: Dr. Christine Lerche, Heidelberg
Projektmanagement: Claudia Bauer, Heidelberg
Lektorat: Ursula Illig, Gauting
Projektkoordination: Cécile Schütze-Gaukel, Heidelberg
Umschlaggestaltung: deblik Berlin
Fotonachweis Umschlag: © A. Hahn, Gießen
Herstellung: Fotosatz-Service Köhler GmbH – Reinhold Schöberl, Würzburg

Gedruckt auf säurefreiem und chlorfrei gebleichtem Papier

Springer Medizin ist Teil der Fachverlagsgruppe Springer Science+Business Media
www.springer.com

Vorwort

Die Anfänge dieses Buches reichen mittlerweile über 35 Jahre zurück. Hermann Doose begründete damals ein Buch, das sich an »Studenten und junge Ärzte« wandte, um ihnen die Möglichkeit zu geben, ein fundiertes Basiswissen über zerebrale Anfälle und Epilepsien im Kindesalter zu erwerben. Das Buch sollte zudem preiswert und handlich sein, um eine möglichst hohe Verbreitung und Anwendung zu garantieren. Damals noch am Anfang seiner Karriere stehend, wurde Hermann Doose in den folgenden vielen Jahren zu einem der herausragenden Köpfe der pädiatrischen Epileptologie und erreichte hohes internationales Ansehen. Viele Autoren benutzen bis heute die Bezeichnung »Doose-Syndrom« für die myoklonisch-astatische Epilepsie. Sein Gesamtwerk geht aber weit über die Erstbeschreibung dieses Epilepsiesyndroms hinaus. Zu seiner Zeit war solch ein Buch – national wie auch international – praktisch konkurrenzlos und wurde daher ein großer Erfolg. Es war nach jeder neuen Auflage oft schnell vergriffen. Die 11. Auflage aus der Hand von Hermann Doose stammt von 1998.

Der Aufbau des Textes benutzt traditionell eine besondere Struktur, die sich an Leser wendet, die versuchen, sich systematisch mit der Materie zu befassen. Querverweise und kurze Redundanzen sind Stilelemente, die den didaktischen Aufbau unterstützen sollen. Diese Struktur wurde unverändert beibehalten. Allerdings hat die Fülle neuer Erkenntnisse auf dem Gebiet der pädiatrischen Epileptologie in den letzten 10–15 Jahren eine komplette Überarbeitung und Aktualisierung von »Dooses Epilepsien im Kindes und Jugendalter« durch neue Autoren notwendig gemacht.

Bereits bei der neu bearbeiteten 12. Auflage wurden mit ausdrücklicher Genehmigung von Hermann Doose viele Kapitel weitgehend übernommen, andere mit größeren Veränderungen versehen (z. B. Genetik der Epilepsien, medikamentöse Therapie, Diagnostik, EEG, Labor, Bildgebung) und einige neu hinzugefügt (z. B. Epilepsie bei strukturellen Anomalien des Gehirns, bei Stoffwechselerkrankungen, bei entzündlichen Erkrankungen des Nervensystems, Epilepsiechirurgie, Differenzialdiagnostik). Die jetzt auf den Weg gebrachte überarbeitete und erweiterte 13. Auflage hat zusätzliche Aktualisierungen vor allem im Bereich der Therapie erfahren.

Die Klinik für Neuropädiatrie in Kiel und das Norddeutsche Epilepsiezentrum in Raisdorf haben über die Jahrzehnte eine große Zahl von Epileptologen hervorgebracht, die Hermann Dooses Mission einer besseren Versorgung von Kindern mit Epilepsie erfolgreich weitergetragen haben. Wir, die Autoren, sind überzeugt, dass dies nur auf der theoretischen Grundlage möglich war, die er dort entwickelt hat, und deren Exzerpt seit über 35 Jahren in diesem Buch niedergelegt ist. Wir hoffen, dass diese Neuauflage des Buches den hohen Ansprüchen der vorausgehenden Ausgaben gerecht wird.

Gießen, im Dezember 2013
Bernd Neubauer und **Andreas Hahn**

Inhaltsverzeichnis

III   Diagnostik

Grundlagen und Einteilung

Epidemiologie

B. Neubauer, A. Hahn

Literatur – 5

B. A. Neubauer, A. Hahn (Hrsg.), *Dooses Epilepsien im Kindes- und Jugendalter*,
DOI 10.1007/978-3-642-41954-6_1, © Springer-Verlag Berlin Heidelberg 2014

1

Der zerebrale Anfall ist im Kindesalter ein häufiges Ereignis. Etwa 5% aller Kinder erleiden im Laufe der Kindheit mindestens einen Anfall. Überwiegend handelt es sich um symptomatische und sog. Gelegenheitskrämpfe, d. h. Anfälle, die als krisenhafte Reaktion bei sehr heterogenen Erkrankungen des Zentralnervensystems oder des Gesamtorganismus auftreten (▶ Übersicht). Sie sind also unmittelbares Symptom einer Affektion des Gehirns oder Begleitreaktion bei einer nichtzerebralen Erkrankung (z. B. Fieberkrampf).

> **Übersicht über mögliche Ursachen zerebraler Krampfanfälle**
> - Genetische Dispositon zu zerebralen Krampfanfällen
> - Chromosomenabberationen
>   - z. B. Wolf-Hirschhorn-Syndrom, Ringchromosom 14
> - Weitere genetisch determinierte Erkrankungen des Gehirns
>   - z. B. Angelman-Syndrom, Rett-Syndrom, Aicardi-Syndrom
> - Entwicklungs-/Migrationsstörungen des Gehirns
>   - z. B. Lissenzephalien, fokale kortikale Dysplasien
> - Hirnorganische Defektzustände
>   - z. B. Zustand nach perinataler Hypoxie, Zustand nach Hirnblutung bei Frühgeburtlichkeit, Zustand nach konnataler Infektion
> - Neurokutane Syndrome
>   - z. B. tuberöse Sklerose, Sturge-Weber-Syndrom
> - Neurometabolische Erkrankungen
>   - z. B. Phenylketonurie, Vitamin-B6-abhängige Anfälle, Glukose-Transporter-Defekt, progressive Myoklonusepilepsien
> - Tumoren
> - Akute Erkrankungen und Schädigungen des Gehirns
>   - z. B. Enzephalitis, Meningitis, Blutung, Trauma
> - Akute extrazerebrale fieberhafte Infektionen
>
> ▼

> - Akute exogene Intoxikationen
>   - z. B. Alkohol, Neuroleptika
> - Akute metabolische Störungen
>   - z. B. Hypoglykämie, Urämie, Hypokalzämie, Störungen des Wasser- und Elektrolythaushalts

Für Fieberkrämpfe beträgt die Inzidenz in Westeuropa 2–4%. Es scheint ethnische Unterschiede zu geben. So wurde für japanische Kinder wiederholt eine Inzidenz von mehr als 8% gefunden.

Die Häufigkeit von Epilepsie, d. h. einer Krankheit mit chronisch rezidivierenden Anfällen, ist wesentlich geringer. Sie lässt sich in verschiedener Weise beschreiben.

Inzidenzrate Diese bezeichnet die Zahl der Neuerkrankungen in einer definierten Bevölkerungsgruppe während eines bestimmten Zeitraumes. Für Epilepsie ist nach Untersuchungen in den USA während eines Jahres mit 47 Neuerkrankungen auf 100.000 Menschen aller Altersstufen zu rechnen (Hauser et al. 1993), im Kindesalter ist die Inzidenzrate höher. In Kiel ergab sich für 0- bis 9-jährige Kinder ein Wert von 71/100.000. Am höchsten war die Neuerkrankungsrate mit 202/100.000 im ersten Lebensjahr (Doose u. Sitepu 1983). Epilepsie tritt also ausgeprägt altersgebunden auf (◻ Abb. 1.1).

Kumulative Inzidenz Hiermit wird die Häufigkeit von Erkrankungen bis zu einem definierten Alter bezeichnet. Die kumulative Inzidenz entspricht also dem kumulierten Erkrankungsrisiko oder der sog. Morbidität. Die Angabe einer Morbidität gewinnt nur Inhalt, wenn der erfasste Altersbereich angegeben ist. Bei Kieler Kindern im Alter von 0–9 Jahren fand sich für Epilepsie ein kumulatives Risiko von 6,2‰, d. h. 6 von 1000 Kindern erlitten bis zum Alter von 9 Jahren mindestens einen epileptischen Anfall. Für Jungen ergab sich mit 7,3‰ ein höherer Wert als für Mädchen (5,1‰). Gelegenheitskrämpfe sind in diese Zahlen nicht eingeschlossen.

Insgesamt erkranken über 3% der Menschen im Laufe ihres gesamten Lebens an Epilepsie. Das Hauptmanifestationsalter liegt im ersten Lebensjahrzehnt. Bis zum 6. Lebensjahrzehnt bleibt die

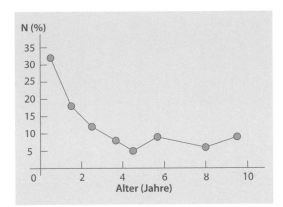

Literatur

Berg AT, Shinnar S, Levy SR, Testa FM (1999) Newly diagnosed epilepsy in children: presentation at diagnosis. Epilepsia 40: 445–452

Doose H, Sitepu B (1983) Childhood epilepsy in a German city. Neuropediatrics 14: 220–224

Hauser WA, Annegers JF, Kurland LT (1993) Incidence of epilepsy and unprovoked seizures in Rochester, Minnesota: 1935-1984. Epilepsia 34: 453–468

☐ **Abb. 1.1** Alter bei Manifestation epileptischer Anfälle bei 235 Kindern

Zahl der Neuerkrankungen dann gleich, um im höheren Alter steil anzusteigen (sog. U-Kurve).

Prävalenz Diese gibt die Häufigkeit einer Krankheit in einer bestimmten Population zu einem bestimmten Zeitpunkt an. Für deutsche Kinder im Alter von 0–9 Jahren ergab sich in weitgehender Übereinstimmung mit ausländischen Studien eine Prävalenz von 4,5‰, d. h. zu einem gegebenen Zeitpunkt fanden sich unter jeweils 1000 Kindern im Alter von 0–9 Jahren 4–5 Epilepsiekranke. Für alle Altersgruppen zusammen (Kinder und Erwachsene) geht man davon aus, dass 0,6–0,7% der Bevölkerung zu einem gegebenen Zeitpunkt an einer Epilepsie leiden.

Über die Häufigkeit der verschiedenen Anfalls- bzw. Epilepsieformen liegen keine wirklich exakten Daten vor. Eine Orientierung können Zahlen einer Studie aus den USA geben, bei der Kinder mit Epilepsie im Alter unter 16 Jahren untersucht wurden (Berg et al. 1999). Hierbei fand sich folgende Verteilung:

- Idiopathische benigne Epilepsien (z. B. Rolando-Epilepsie): 10%
- Symptomatische/kryptogene fokale Epilepsien: 50%
- Idiopathische generalisierte Epilepsien: 20%
- Symptomatische/kryptogene generalisierte Epilepsien: 10%
- Unklassifizierbare Epilepsien: 10%

Basismechanismen, allgemeine Ätiologie und Pathogenese

B. Neubauer, A. Hahn

B. A. Neubauer, A. Hahn (Hrsg.), *Dooses Epilepsien im Kindes- und Jugendalter*,
DOI 10.1007/978-3-642-41954-6_2, © Springer-Verlag Berlin Heidelberg 2014

■ **Basismechanismen**

Der epileptische Anfall ist Ausdruck einer paroxysmalen neuronalen Funktionsstörung. Dabei kommt es zu einer Entladung von Neuronen mit exzessiv gesteigerter Frequenz und abnormer Synchronie. Betrifft die Synchronie größere Neuronenpopulationen und dauert sie längere Zeit an, kommt es zu Anfallserscheinungen. Ausdehnung und Lokalisation der betroffenen Neuronenverbände bestimmen die klinischen Symptome. Eine eng umgrenzte epileptische Störung führt nur zu fokalen Anfallssymptomen, wohingegen aus einer Ausbreitung der Erregung mit Einbeziehung von Hirnstammstrukturen generalisierte Erscheinungen mit Bewusstseinsverlust resultieren.

Die sich mit den pathophysiologischen Basismechanismen epileptischer Phänomene beschäftigende experimentelle Epileptologie ist mit ihren zahlreichen Subspezialitäten zu einem breit gefächerten Forschungsbereich geworden. Es übersteigt die Möglichkeiten dieses Buches bei weitem, den heutigen Kenntnisstand zu referieren. Dafür muss auf die diesbezügliche spezielle Literatur verwiesen werden (z. B. Badawy et al. 2009). Im Folgenden sollen nur zentrale Phänomene der epileptischen Erregungsentstehung und -ausbreitung beschrieben werden. Dies soll dem praxisorientierten Leser aber dennoch ein Denkmodell nahezubringen, welches das Verständnis der Anfalls- und Epilepsieentstehung erleichtert.

Einen Meilenstein in der experimentellen Epilepsieforschung stellte die Möglichkeit dar, mit Mikroelektroden Potenzialänderungen der Nervenzellmembran zu untersuchen. Im Ruhezustand besteht zwischen dem Zellinneren und dem Zelläußeren eine Spannung von −70 mV. Sinkt dieses Potenzial (Depolarisation) unter einen kritischen Wert (Membranschwelle), kommt es zu einem schlagartigen Zusammenbruch des restlichen Membranpotenzials. Es entsteht ein Aktionspotenzial. Solche Aktionspotenziale bewirken im Zentralnervensystem die Vermittlung von Informationen. Dieses typische Reaktionsmuster ändert sich an der epileptischen Nervenzelle in charakteristischer Weise.

❯ Die Depolarisation löst dann nicht nur ein einzelnes, sondern eine Serie von Aktionspotenzialen aus. Hierauf folgen eine Phase der Unerregbarkeit, einige Oszillationen des Membranpotenzials und schließlich die Repolarisation der Nervenzellmembran. Dieses neuronale Entladungsmuster wird als paroxysmale Depolarisation bezeichnet und ist der zentrale Mechanismus der epileptischen Reaktion.

Sie wird in prinzipiell gleicher Form bei allen epileptischen Entladungen unabhängig von der Art der Auslösung oder der Lokalisation im Gehirn beobachtet und findet sich in identischer Weise bei verschiedenen Tierspezies und beim Menschen.

Paroxysmale Depolarisationen werden in der Regel durch postsynaptische exzitatorische Potenziale angestoßen. Wenn zahlreiche, synaptisch verbundene Nervenzellen im Gehirn unter der Einwirkung eines wie auch immer gearteten Reizes in abnormer Synchronie paroxysmale Depolarisationen produzieren, dann können weitere Nervenzellgruppen über exzitatorische Synapsen erregt werden. Auf diese Weise kann sich die epileptische Störung explosionsartig ausbreiten und es entsteht ein generalisierter Anfall. Wird die Ausbreitung der Erregung durch die Aktivierung umgebender inhibitorischer Neurone gehemmt (»Hemmungssaum«), d. h. lokal begrenzt, so resultiert ein fokaler Anfall.

Unterschiedliche Mechanismen können epileptische Reaktionen von Neuronengruppen bedingen. Hierzu gehören Störungen des exzitatorischen oder inhibitorischen Neurotransmitterstoffwechsels, Alterationen von Membranrezeptoren und Ionenkanälen, Elektrolytverschiebungen sowie Störungen des neuronalen Energiestoffwechsels. Seit kurzem wird auch immunologischen Prozessen zunehmend mehr Bedeutung in der Pathogenese der Epilepsien beigemessen (Vincent et al. 2010).

Räumliche und zeitliche Ausdehnung paroxysmaler Depolarisationen in Neuronenpopulationen sind mit dem **Oberflächen-EEG** korreliert. In der Umgebung der abnorm reagierenden Zellgruppen entstehen Potenzialschwankungen, die als Feldpotenziale bezeichnet werden. Die summierten negativen Feldpotenziale stellen sich im Oberflächen-EEG als »Krampfpotenzial« dar, dessen Steilheit und Amplitude von der Anzahl der gleichzeitig entladenden Neurone abhängt. Die Korrelation zwischen der elektrischen Aktivität der Hirnrinde und entsprechenden Feldpotenzialen einerseits sowie dem Oberflächen-EEG und den sichtbaren Krampferscheinungen andererseits ist allerdings nicht so eng, wie man vermuten könnte. So kann epileptische Aktivität z. B. auf einzelne Hirnrindenschichten begrenzt bleiben. Sie wird also nur dann im EEG erkennbar, wenn die Feldpotenzialschwankungen tatsächlich auch die Hirnoberfläche erreichen. Andererseits führt z. B. epileptische Aktivität des motorischen Kortex nur dann zu klinischen Erscheinungen, wenn auch Pyramidentraktzellen einbezogen werden und die Erregung tatsächlich zu den Vorderhornzellen des Rückenmarks fortgeleitet wird (Elger u. Speckmann 1983).

Solche Befunde erklären zum einen, dass im Oberflächen-EEG nachweisbare Krampfpotenziale oder Anfallsmuster nicht unbedingt mit klinischen Symptomen zu korrelieren brauchen, und zum anderen, dass Anfallssymptome nicht in jedem Fall im Oberflächen-EEG sichtbar werden müssen. Dies macht die begrenzte Aussagekraft des Oberflächen-EEG verständlich.

> Das Oberflächen-EEG vermittelt lediglich ein Bild von den Störungen, die sich in den obersten Rindenschichten abspielen, wobei eine Unterscheidung von autochthon entstandenen und fortgeleiteten Phänomenen oft nicht möglich ist.

Die Fähigkeit zu epileptischen Reaktionen ist ein ubiquitäres Phänomen. Bei jedem Menschen können epileptische Reaktionen ausgelöst werden. So können Überdosis eines Analeptikums, abrupt einsetzende Hypoglykämie oder ein Elektroschock auch bei sonst völlig Gesunden zu einem zerebralen Anfall führen. Diese physiologische »Krampffähigkeit« kann aber derart gesteigert sein, dass schon geringe Schwankungen des biologischen Gleichgewichtes wie Fieber, Schlafentzug, Menstruation, psychische Belastungen u. a. einen zerebralen Anfall auslösen.

Die Krampfbereitschaft ist in den verschiedenen Stadien der Hirnreifung unterschiedlich ausgeprägt. Sie ist in den ersten vier Lebensjahren am größten. In diesem Alter ist daher die Bereitschaft, auf Noxen unterschiedlicher Art mit zerebralen Anfällen zu reagieren, besonders ausgeprägt. Allein etwa 2,5% aller Säuglinge und Kleinkinder zeigen sog. Fieberkrämpfe. Darüber hinaus sind in den ersten vier Lebensjahren auch Epilepsieerkrankungen mehrfach häufiger als in späteren Altersstufen. Auch das EEG gibt entsprechende Hinweise. So finden sich beim Kleinkind Veränderungen wie z. B. Theta-Rhythmen, die als Ausdruck einer gesteigerten Erregbarkeit gedeutet werden können (Doose u. Baier 1988).

■ **Ätiologie und Pathogenese**

Ätiologie und Pathogenese der gesteigerten Krampfbereitschaft und der aus ihr resultierenden zerebralen Anfälle sind in aller Regel multifaktoriell (Berkovic et al. 2006). Die früher übliche und z. B. in der Internationalen Klassifikation der Epilepsien und epileptischen Syndrome auch noch heute benutzte alternative Unterscheidung von symptomatischen und idiopathischen (genetischen) Epilepsien stellt eine Simplifizierung dar. Zwar hat diese Unterscheidung einen gewissen Nutzen in der klinischen Praxis (Commission 1989; Berg et al. 2010), doch führen zumeist nicht nur genetische Faktoren oder eine läsionelle Schädigung allein zur Entstehung einer Epilepsie (Helbig et al. 2008, Kharatishvili et al. 2010). Vielmehr zeigen elektroenzephalographische Familienuntersuchungen, dass auch in der Genese symptomatischer Epilepsien genetische Faktoren eine bedeutende Rolle spielen können. Man findet dann oft nicht nur bei den Patienten selbst, sondern auch bei ihren Geschwistern Merkmale einer genetisch determinierten erhöhten Anfallsbereitschaft. Die Manifestation von epileptischen Anfällen resultiert also in der Regel aus dem Zusammenwirken exogener Schadensmechanismen und endogener Faktoren (□ Abb. 2.1).

Als exogene pathogene Faktoren kommen alle Schädigungen in Betracht, die das Gehirn prä-, peri- und postnatal sowie während des gesamten späteren Lebens treffen können (▶ Kap. 1; ▶ Tab. 1.1). Das Spektrum reicht von Anlagestörungen über Fetopathien, Geburtraumen, entzündliche und traumatische Schädigungen nach der Geburt und Stoffwechselentgleisungen bis hin zu Tumoren des zentralen Nervensystems. Alle diese Noxen können – oft im Zusammenwirken mit endogenen disposi-

2

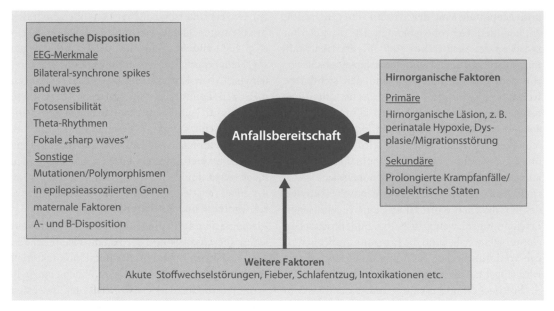

Genetische Disposition

EEG-Merkmale

Bilateral-synchrone spikes
and waves

Fotosensibilität

Theta-Rhythmen

Fokale „sharp waves"

Sonstige

Mutationen/Polymorphismen
in epilepsieassoziierten Genen

maternale Faktoren

A- und B-Disposition

Anfallsbereitschaft

Hirnorganische Faktoren

Primäre

Hirnorganische Läsion, z. B.
perinatale Hypoxie, Dys-
plasie/Migrationsstörung

Sekundäre

Prolongierte Krampfanfälle/
bioelektrische Staten

Weitere Faktoren
Akute Stoffwechselstörungen, Fieber, Schlafentzug, Intoxikationen etc.

◻ **Abb. 2.1** Multifaktorielle Pathogenese der zerebralen Anfallsbereitschaft

tionellen Momenten – die Manifestation einer Epilepsie verursachen oder mitbestimmen.

Mit Einführung der Kernspintomographie in
die Diagnostik ist die große Bedeutung von Hirn-
entwicklungsstörungen in der Pathogenese von Epilepsien des Kindesalters deutlich geworden. Dabei
handelt sich um ein breites Spektrum von Dysgenesien. Hierzu gehören z. B. noduläre Heterotopien,
mehr oder weniger umschriebene Pachy- und Polymikrogyrien sowie Lissenzephalien.

Die genetischen Grundlagen der Epilepsie sind
kompliziert. Bekannt sind zumeist die genetischen
Ursachen bei Epilepsien im Rahmen prozesshafter
Erkrankungen des Zentralnervensystems wie z. B.
den neuronalen Zeroidlipofuszinosen oder anderen
progressiven Myoklonusepilepsien. Klar sind auch
die genetischen Grundlagen der Epilepsie-Entstehung bei den häufigsten Formen der Phakomatosen
wie der tuberösen Sklerose und dem Morbus Reck-
linghausen. Ebenfalls bekannt ist die molekulargenetische Basis bei einigen Formen von Hirnfehlbildungen und Migrationsstörungen wie z. B. dem
Double-Kortex-Syndrom. Auch bei einigen seltenen Formen idiopathischer Epilepsien, wie z. B. den
benignen autosomal-dominanten Anfällen des
Neugeborenen, liegen klassische Mendel-Erbgänge
zumeist des autosomal-rezessiven oder autosomal-

dominanten Typs vor. An der Gesamtheit aller Epilepsien machen diese Krankheitsformen aber nur
einen geringen Anteil aus (Helbig et al. 2008).

Bei den meisten chronisch verlaufenden idiopathischen Epilepsien (z. B. der Rolando-Epilepsie
oder der Absence-Epilepsie) sind die genetischen
Grundlagen deutlich komplizierter. Hier sind jeweils mehrere genetische Faktoren an der Pathogenese beteiligt und nicht einmal die einzelnen genetischen Teilfaktoren folgen Mendel-Erbgängen. So
war die Suche nach einem »Epilepsie-Gen« bisher
vergebens. Den derzeit bedeutsamsten Befund stellt
eine Mikrodeletion 15q13.2 dar, die mehrere Gene
(u. a. das für die α7-Untereinheit des nikotinergen
Azetylcholinrezeptors) umfasst (Helbig et al. 2009).
Diese Deletion findet sich heterozygot bei gerade
etwa 1% der Patienten mit idiopathischen Epilepsi-
en. Einschränkend kommt noch hinzu, dass diese
Mikrodeletion auch bei Patienten mit Schizophre-
nie, Autismus oder syndromaler Retardierung etwas häufiger als bei Gesunden nachgewiesen werden kann.

Die langsamen Fortschritte bei der Aufklärung
der Epilepsie-Genetik werden oft den Schwierigkeiten einer genauen Phänotypisierung der Epilepsien
und den relativ kleinen Patientenkollektiven zuge-
schrieben. Das Beispiel der Mikrodeletion 15q13.2

zeigt allerdings, dass noch weitere Faktoren bedeutsam zu sein scheinen. Dies kann anhand der Genetik der Körperlänge zusätzlich illustriert werden. Hier bereiten weder Probandenzahl noch Phänotypisierung Schwierigkeiten. Da bekannt ist, dass die Körperlänge zu 80–90% genetisch determiniert ist, wurden bei fast 16.000 Individuen jeweils über 2 Millionen genetische Marker (sog. SNP) typisiert. Hierbei fanden sich bisher etwa 15 signifikant mit der Körperlänge assoziierte Marker, die zusammen aber nur 2–3% der genetischen Variabilität erklären (Lettre et al. 2008).

Die Elektroenzephalographie bietet eine zusätzliche Möglichkeit zum Verständnis der formalen Genetik der Epilepsien. Es können mit dieser Methode wichtige übergeordnete Mechanismen sichtbar gemacht werden, die sich einer molekulargenetischen Analyse derzeit noch entziehen. Das EEG ermöglicht es außer den manifest Kranken auch die Träger einer Disposition zu epileptischen Reaktionen in einer Familie zu erkennen. Dies vermittelt ein völlig anderes Bild von der Bedeutung genetischer Faktoren in der Pathogenese der Epilepsie als die Erhebung einer Familienanamnese allein.

Eine genetische Disposition zu zerebralen Anfällen äußert sich im EEG in verschiedenen Mustern. Hierzu gehören »bilateral-synchrone spikes and waves« des Ruhe- und Hyperventilations-EEG, Fotosensibilität (irreguläre »spikes and waves« unter Fotostimulation), monomorphe 4–7/s-Rhythmen sowie bestimmte Formen von Sharp-wave-Foci (☐ Abb. 2.2). Die in diesen Merkmalen zum Ausdruck kommenden Anlagen vererben sich mit Einschränkungen voneinander unabhängig (Baier u. Doose 1987). Nur ein sehr kleiner Teil dieser disponierten Individuen erleidet jemals im Leben zerebrale Anfälle. Diese Veranlagungsfaktoren sind also sehr »schwach« und haben jeder für sich keinen Krankheitswert.

Die genetischen EEG-Merkmale sind vielmehr jeweils nur Teilsymptom einer komplexen Konstitution, die sich auch in anderen Symptomen äußern kann. Darüber hinaus sind diese EEG-Merkmale in der Allgemeinbevölkerung mit einer Häufigkeit von 2–10% weit verbreitet (☐ Abb. 2.3). So findet sich eine fotoparoxysmale Reaktion im EEG bei etwa 8% aller 5- bis 15-jährigen Kinder, aber nur jedes 40. von ihnen erkrankt tatsächlich an epileptischen Anfällen

(Doose u. Waltz 1993). Dabei manifestiert sich eine Epilepsie erst dann, wenn zusätzliche genetische oder auch andere (läsionelle) pathogene Faktoren wirksam werden. Dann kommt es zu additiven Effekten, die die Krampfschwelle wesentlich senken, d. h. die Manifestation von epileptischen Anfällen begünstigen. Familienuntersuchungen zeigen, dass ein »schwacher Faktor« wie die Fotosensibilität von mütterlicher Seite und eine Theta-Rhythmisierung vom Vater vererbt werden können. Während beide Eltern gesund sind, führt aber die Kombination beider Eigenschaften bei den Nachkommen zu einer relevanten Senkung der Krampfschwelle und zur Manifestation von Anfällen. So erklärt es sich, dass sicher genetisch determinierte Epilepsien wie z. B. die Absence-Epilepsien in 70% der Fälle in bis dahin ganz gesunden Familien auftreten.

Weitere, die Anfallsbereitschaft beeinflussende und wahrscheinlich genetisch bedingte Variablen sind die Vererbung der Anfallsbereitschaft vorwiegend über die mütterliche Linie bei einzelnen Epilepsieformen (maternale Faktoren; Doose u. Neubauer 2001) sowie die Disposition zu Epilepsien mit Manifestation im frühen Kindesalter (A-Disposition) oder zu solchen mit späterem Krankheitsbeginn (B-Disposition).

Bei der Betrachtung des pathogenetischen Bedingungsgefüges der Epilepsie (☐ Abb. 2.1) muss man sich vor Augen halten, dass die einzelnen Faktoren ihre Effekte nicht unabhängig voneinander entfalten, sondern sich auch gegenseitig im Sinne von Bahnung oder wohl seltener auch Hemmung beeinflussen können (Baier u. Doose 1987). Somit kann das pathogenetische Bedingungsgefüge der Epilepsie als Prototyp eines komplexen vernetzten offenen Systems verstanden werden.

Darüber hinaus können während des Krankheitsverlaufs erworbene hirnorganische Schäden wesentlich Krankheitsbild und -verlauf beeinflussen. Iktogene Hirnschäden können den Verlauf einer Epilepsie sogar entscheidend prägen. So können besonders bei Säuglingen prolongierte und statenhaft auftretende große Anfälle, v. a. länger als eine Stunde dauernde febrile Anfälle, zu Atrophien der Großhirnrinde, lobulären Kleinhirnatrophien und Ammonshornsklerosen führen (☐ Abb. 2.4). Die pathogenetischen Mechanismen, die solchen Schädigungen zugrunde liegen, sind sicherlich komplex.

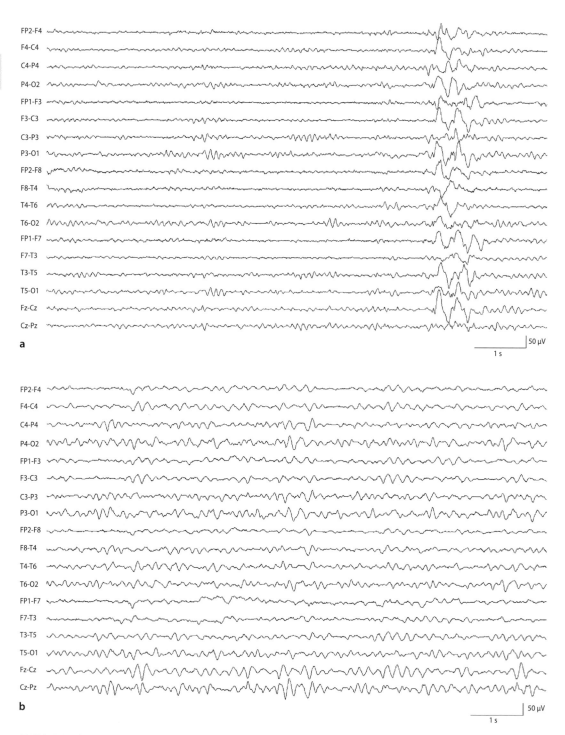

□ **Abb. 2.2a–d** Genetisch determinierte EEG-Merkmale einer zerebralen Anfallsbereitschaft bei vier Geschwisterkindern von Patienten mit Epilepsie. **a** »Bilateral synchrone spikes and waves« bei Müdigkeit. **b** Zentro-parietale Theta-Rhythmen beim Anschauen eines Comics. **c** Fotoparoxysmale Reaktion bei 14 Hz. **d** Multifokale »sharp waves«

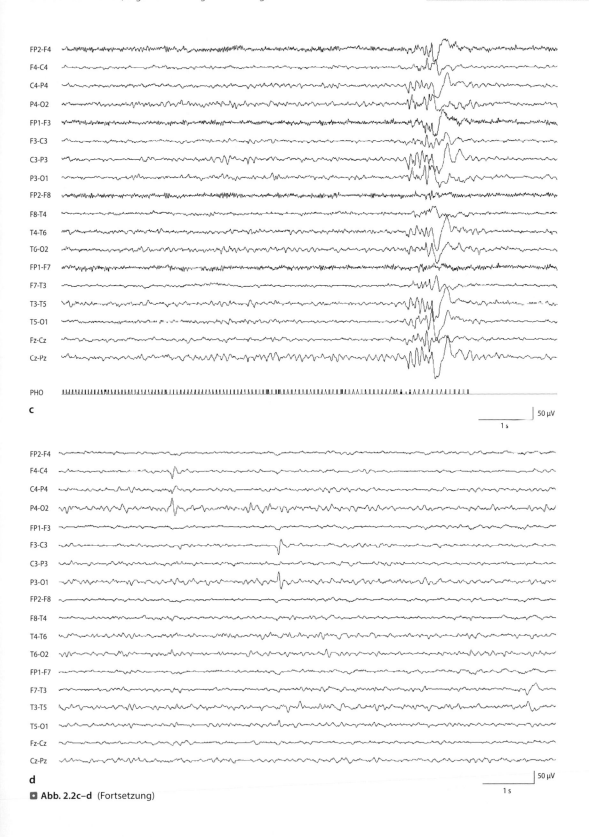

c

50 μV

1 s

d

50 μV

1 s

◪ **Abb. 2.2c–d** (Fortsetzung)

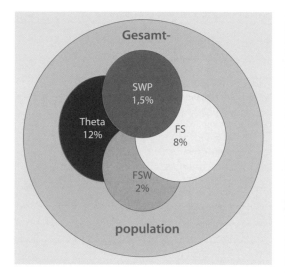

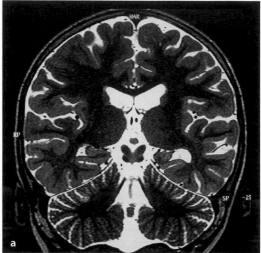

■ **Abb. 2.3** Schematische Darstellung der Häufigkeit genetisch determinierter EEG-Merkmale als Marker einer konstitutionellen Anfallsbereitschaft. *SWP* bilateral synchrone Spike-
wave-Paroxysmen, *FS* Fotosensibilität, *FSW* fokale »sharp
waves«, *Theta* Theta-Rhythmen

Veränderungen systemischer Parameter können
eine Rolle spielen. Hierzu gehört z. B. die Erhöhung
der Körpertemperatur mit Veränderung von zere-
bralem Metabolismus, BIutzuckerspiegel, Blutdruck,
Sauerstoffpartialdruck und zerebraler Durchblutung. Bei Kindern, die insbesondere bei fieberhaften Infekten prolongierte große Anfälle und Staten
entwickeln, kann das Geschehen kompliziert werden durch infektbedingte Behinderung der Atemwege mit Einschränkung der Blutoxygenierung,
durch infekttoxische Blut-Hirn-Schrankenstörung
mit Ödembildung und daraus resultierender Einschränkung der zerebralen Durchblutung sowie
schließlich durch infekttoxische Kreislaufstörung
mit Blutdruckabfall (Dubé et al. 2010).

Daneben können aber auch Anfälle ohne Veränderung systemischer Parameter, v. a. statenhaft
auftretende kleine Anfälle und klinisch inapparente
bioelektrische Staten, zumindest im Säuglings- und
frühen Kindesalter zu irreparablen Schäden führen.
Besonders gilt dies für mitunter Tage und Wochen
anhaltende Staten bei der myoklonisch-astatischen
Epilepsie und dem Lennox-Gastaut-Syndrom sowie
für die Hypsarrhythmie beim West-Syndrom und
die kontinuierliche bioelektrische epileptische Aktivität während des NonREM-Schlafs beim ESES.

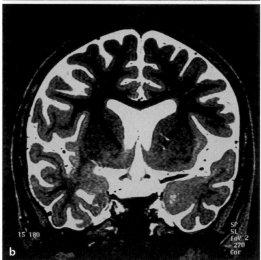

■ **Abb. 2.4** Koronare T2-gewichtete MRT-Aufnahmen im
Alter von 3 und 5 Jahren eines Jungen mit Dravet-Syndrom
mit nachgewiesener Mutation des SCN1A-Gens und zunehmend auch fokal ausgestalteten Anfällen. Ausbildung einer
deutlichen generalisierten Hirnatrophie und beidseitigen
Ammonshornsklerose nach multiplen zwischenzeitlichen
prolongierten Halbseitenanfällen und Staten generalisierter
tonisch-klonischer Krampfanfälle. (Mit freundlicher Genehmigung von PD Dr. Kluger, Epilepsiezentrum Vogtareuth)

Auch eine mesiale temporale Sklerose als Ursache
einer sich wesentlich später manifestierenden komplex-partiellen Epilepsie kann durch prolongierte
Fieberkrämpfe im Säuglings- oder Kleinkindalter
hervorgerufen werden (Dubé et al. 2010).

> Bei allen diesen Schädigungen ist es die epileptische Aktivität, die per se zu Zellschäden führt.

Die Basismechanismen dieser Vorgänge sind zumindest in einigen Punkten aufgeklärt. So führt die Freisetzung größerer Mengen von exzitatorischen Transmittern wie Glutamat zu einem überschießenden Kalziumeinstrom in die Zelle. Die erhöhte intrazelluläre Kalziumkonzentration kann toxische Wirkungen entfalten und zu Formänderungen der Zelle, ungeordneter Dendritenproliferation und zum Zelltod führen (Coulter 1999).

Literatur

Badawy RA, Harvey AS, Macdonell RA (2009) Cortical hyperexcitability and epileptogenesis: Understanding the mechanisms of epilepsy – part 1. J Clin Neurosci 16: 355–365

Badawy RA, Harvey AS, Macdonell RA (2009) Cortical hyperexcitability and epileptogenesis: Understanding the mechanisms of epilepsy – part 2. J Clin Neurosci 16: 485–500

Baier WK, Doose H (1987) Interdependence of different genetic EEG patterns in siblings of epileptic patients. Electroencephalogr Clin Neurophysiol 66: 483–488

Berg AT, Berkovic SF, Brodie MJ et al. (2010) Revised terminology and concepts for organization of seizures and epilepsies: report of the ILAE Commission on Classification and Terminology, 2005–2009. Epilepsia 51: 676–685

Berkovic SF, Mulley JC, Scheffer IE, Petrou S (2006) Human epilepsies: interaction of genetic and acquired factors. Trends Neurosci 29: 391–397

Commission on Classification and Terminology of the International League Against Epilepsy (1989) Proposal for revised classification of epilepsies and epileptic syndromes. Epilepsia 30: 389–399

Coulter DA (1999) Chronic epileptogenic cellular alterations in the limbic system after status epilepticus. Epilepsia 40, Suppl 1: S23–33

Dubé CM, Ravizza T, Hamamura M et al. (2010) Epileptogenesis provoked by prolonged experimental febrile seizures: mechanisms and biomarkers. J Neurosci 30: 7484–7494

Doose H, Baier WK (1988) Theta rhythms in the EEG: a genetic trait in childhood epilepsy. Brain Dev 10: 347–354

Doose H, Waltz S (1993) Photosensitivity: genetics and clinical significance. Neuropediatrics 24: 249–255

Doose H, Neubauer BA (2001) Preponderance of female sex in the transmission of seizure liability in idiopathic generalized epilepsy. Epilepsy Res 43: 103–114

Elger CE, Speckmann EJ (1983) Penicillin-induced epileptic foci in the motor cortex: vertical inhibition. Electroencephalogr Clin Neurophysiol 56: 604–622

Helbig I, Scheffer IE, Mulley JC, Berkovic SF (2008) Navigating the channels and beyond: unravelling the genetics of the epilepsies. Lancet Neurol 7: 231–245

Helbig I, Mefford HC, Sharp AJ et al. (2009) 15q13.3 microdeletions increase risk of idiopathic generalized epilepsy. Nat Genet 41: 160–162

Kharatishvili I, Pitkänen A (2010) Posttraumatic epilepsy. Curr Opin Neurol 23: 183–188

Lettre G, Jackson AU, Gieger C et al. (2008) Identification of ten loci associated with height highlights new biological pathways in human growth. Nat Genet 40: 584–591

Vincent A, Irani SR, Lang B (2010) The growing recognition of immunotherapy-responsive seizure disorders with autoantibodies to specific neuronal proteins. Curr Opin Neurol 23: 144–150

Klassifikation epileptischer Anfälle und epileptischer Krankheitsbilder

B. Neubauer, A. Hahn

B. A. Neubauer, A. Hahn (Hrsg.), *Dooses Epilepsien im Kindes- und Jugendalter*,
DOI 10.1007/978-3-642-41954-6_3, © Springer-Verlag Berlin Heidelberg 2014

Eine Klassifikation epileptischer Phänomene kann sowohl anhand der Anfallssymptomatik als auch der Ätiologie erfolgen. Die Grenzen zwischen diesen beiden Ordnungsmodalitäten sind aber nicht immer scharf zu ziehen.

Kommissionen der Internationalen Liga gegen Epilepsie (ILAE) haben 1981 und 1989 versucht, die Vielzahl epileptischer Anfälle und epileptischer Krankheitsbilder bzw. Epilepsiesyndrome in zwei getrennten Klassifikationen sinnvoll zu ordnen (Commission 1981 und 1989). Zweifellos bedeuten diese Klassifikationen einen großen Fortschritt, da hierdurch eine Verständigung über epileptologische Probleme in Klinik, Praxis und Forschung erleichtert wurde. Heute, viele Jahre nach ihrer Entstehung, sind aber verschiedene Schwächen der ILAE-Klassifikationen nicht zu übersehen. Inzwischen sind daher auch mehrere Revisionen erfolgt, die aber alle auf den beiden 1981 und 1989 erschienenen Klassifikationen basieren und ohne deren Kenntnis nicht verständlich sind.

In diesem Buch sollen möglichst gut überschaubare und praktikable, d. h. im Alltag leicht zu handhabende Klassifikationen benutzt werden (◼ Tab. 3.1 und ◼ Tab. 3.2). Diese folgen in allen wesentlichen Punkten den ILAE-Klassifikationen von 1981 und 1989, doch enthalten sie auch von Doose vorgenommene, für didaktische Zwecke günstigere Modifikationen. Zudem berücksichtigten sie alle sinnvoll erscheinenden und unbedingt notwendigen Änderungen und Ergänzungen der neueren ILAE-Klassifikationen.

Den Autoren ist bewusst, dass gerade für den mit der Materie noch nicht vertrauten Leser eine einfache, unmissverständliche und umfassende Klassifikation sehr wünschenswert wäre. Leider muss festgehalten werden, dass eine solche derzeit nicht existiert. Allgemeine klassifikatorische Grundlagen werden in ▶ Abschn. 3.1 und ▶ Abschn. 3.2 dargestellt. Der neueste Klassifikationsvorschlag von 2010, der auf teilweise heftige Kritik gestoßen ist, wird als Ergänzung in ▶ Abschn. 3.3 referiert.

3.1   Klassifikation epileptischer Anfälle

Die Symptomatik epileptischer Anfälle zeigt eine schwer überschaubare Variabilität. Der epileptische Anfall ist ein komplex bedingtes Geschehen. Ätiologie und Pathogenese (organische und/oder genetische Faktoren sowie unterschiedliche pathophysiologische Mechanismen), Topographie (betroffene Funktionseinheiten des Gehirns), Mechanismen der Ausbreitung (fokal, primär und sekundär generalisiert) bestimmen Entstehung und Ablauf. Da diese Faktoren voneinander nicht unabhängig sind, muss jede Klassifikation, die sich vorrangig an einem Kriterium orientiert, unvollkommen bleiben.

Zudem sind die Reaktionsmöglichkeiten gerade des kindlichen Gehirns begrenzt. So ist der generalisierte tonisch-klonische Anfall nur ein Symptom, eine unspezifische krisenhafte Reaktion des Gehirns, die bei pathogenetisch ganz unterschiedlichen epileptischen Störungen auftreten und auf pathophysiologisch völlig unterschiedlichen Wegen entstehen kann. Der große Anfall kann das Symptom einer primär generalisierten, d. h. von Beginn an das ganze Gehirn ergreifenden epileptischen Erregung sein. Er kann aber auch durch die sekundäre Generalisation einer primär fokalen epileptischen Entladung entstehen. Zwar ist die »Endstrecke« des Geschehens in Form tonisch-klonischer Phänomene gleich, nicht aber die »Randsymptomatik«. Diese kann z. B. eine für den sekundär generalisierten großen Anfall charakteristische fokale Initialsymptomatik oder Aura zeigen.

Gleiches gilt auch für myoklonische und astatische Anfallsformen. Der myoklonische Anfall findet sich bei idiopathischen generalisierten myoklonischen Epilepsien. Er tritt in klinisch-phänomenologisch ähnlicher Form aber auch bei multifokalen, sekundär generalisierten Epilepsien wie dem Lennox-Gastaut-Syndrom oder dem Pseudo-Lennox-Syndrom auf. Eine genaue Analyse der klinischen und der EEG-Symptomatik erlaubt meistens eine Unterscheidung solcher oft nur scheinbar gleichen Anfallsphänomene. Dies ist von größter Bedeutung, und ihre Nichtbeachtung war in der Vergangenheit die Ursache vieler, sich hartnäckig haltender Irrtümer, die die Entwicklung gerade der pädiatrischen

Epileptologie über viele Jahre erheblich behindert haben. Die Einführung der Video-Doppelbild-Aufzeichnung, d. h. der synchronen Aufzeichnung von Anfallsbild, EEG und ggf. EMG, sowie die Ergebnisse der präoperativen Diagnostik haben hier zu wichtigen neuen Erkenntnissen und Korrekturen falscher Klassifikationen geführt.

❯ Die Unterscheidung von phänomenologisch scheinbar gleichen, pathophysiologisch aber **unterschiedlichen** Anfallstypen hat auch unmittelbar praktisches Interesse im Hinblick auf Therapie, Prognose und genetische Beratung.

Konsequenterweise müssen in der hier benutzten Klassifikation (❏ Tab. 3.1) Anfallsformen gleichen Namens unter den primär und sekundär generalisierten Anfällen auftreten (z. B. atonische Anfälle primär und sekundär generalisierten Typs).

Die in dieser Weise definierte Anfallssymptomatik darf begrifflich nicht mit einer bestimmten Krankheitsform (Epilepsiesyndrom) gleichgesetzt werden. Es darf z. B. ausgehend von der Feststellung eines generalisierten tonisch-klonischen Anfalls nicht global von einer Grand-mal-Epilepsie gesprochen werden. Der nosographisch zu definierende Krankheitstyp ergibt sich erst unter gemeinsamer Berücksichtigung von klinischen und bioelektrischen Anfallssymptomen, Ätiologie, Pathogenese, Alter und Geschlecht des Betroffenen sowie v. a. der klinischen und elektroenzephalographischen Verlaufscharakteristika.

Die ILAE-Klassifikation von 1981 unterscheidet fokale Anfälle mit einfacher und komplexer Symptomatik, fokale Anfälle mit sekundärer Generalisation, generalisierte Anfälle und schließlich unklassifizierbare Anfälle. Es erscheint in heutiger Zeit aber nicht sinnvoll, bei diagnostischen und klassifikatorischen Überlegungen ein selbstverständliches, in entwickelten Ländern überall verfügbares Werkzeug wie das EEG hintanzustellen.

❏ **Tab. 3.1** Klassifikation epileptischer Anfälle

1			**Primär generalisierte Anfälle**
	1.1		Primär generalisierte kleine Anfälle
		1.1.1	Aton-astatische Anfälle
		1.1.2	Myoklonische Anfälle
		1.1.3	Myoklonisch-atone Anfälle
		1.1.4	Absencen
	1.2		Primär generalisierte große Anfälle
		1.2.1	Tonisch-klonische Anfälle
		1.2.2	Tonische Anfälle
		1.2.3	Klonische Anfälle
2			**Fokale Anfälle (Partialanfälle)**
	2.1		Fokale Anfälle mit elementarer Symptomatik (einfach-fokale Anfälle)
		2.1.1	Motorische Herdanfälle
		2.1.2	Versive und posturale Anfälle
		2.1.3	Inhibitorische Anfälle
		2.1.4	Somatosensorische Herdanfälle
		2.1.5	Sensorische Herdanfälle
	2.2		Fokale Anfälle mit komlexer Symptomatik (komplex-fokale Anfälle)
3			**Generalisierte Anfälle fokaler Genese**
	3.1		Myoklonische Anfälle
	3.2		Aton-astatische Anfälle
	3.3		Atypische Absencen
	3.4		Tonisch-klonische Anfälle
	3.5		Tonische Anfälle
4			**Unklassifizierbare Anfälle**

3.2 Klassifikation der Epilepsien und epileptischen Syndrome

Überblickt man unter nosographischen Aspekten die Gesamtheit der mit Anfällen einhergehenden Krankheitsbilder, so kann man zunächst zwei große Gruppen unterscheiden:
- akut symptomatische und okkasionelle oder Gelegenheitskrämpfe und
- chronisch rezidivierende Anfälle, Epilepsien.

3

Unter okkasionellen oder **Gelegenheitskrämpfen** und akut symptomatischen Krämpfen werden Anfälle verstanden, die anlässlich oder als unmittelbares Symptom einer Erkrankung des Gesamtorganismus oder des Gehirns auftreten (◘ Tab. 3.2). Als Symptom einer Epilepsie gelten zerebrale Anfälle allgemein nur dann, wenn sie rezidivierend und zumindest weitgehend unabhängig von akuten Erkrankungen auftreten.

Diese allgemein übliche nosographische Klassifikation ist einerseits praktikabel, stellt aber andererseits eine starke Vereinfachung dar. Bei Berücksichtigung pathogenetischer und pathophysiologischer Gesichtspunkte sind die Grenzen zwischen okkasionellen Krämpfen und Epilepsie weniger deutlich. Okkasionelle Krämpfe, z. B. Fieberkrämpfe, können auch das Initialsymptom einer Epilepsie sein (z. B. Generalisierte-Epilepsie-Fieberkrampf-Plus-Syndrom, GEFS+). Darüber hinaus findet man bei vielen Kindern mit Fieberkrämpfen während mehrjähriger Beobachtung im EEG generalisierte »spikes and waves« oder auch fokale »sharp waves«, d. h. Veränderungen, wie sie für generalisierte oder fokale Epilepsien charakteristisch sind. Die EEG-Veränderungen sind hier das Symptom der gleichen genetischen Dispositionen, die auch in der Pathogenese der Epilepsien eine wesentliche Rolle spielen. Man könnte in diesen Fällen die Fieberkrämpfe als »benigne Epilepsie« oder »nichtchronische Epilepsie« bezeichnen oder auch von »epileptischen Fieberkrämpfen« sprechen.

Analoges gilt für manche Epilepsien bei Jugendlichen und jungen Erwachsenen. Hier gibt es Anfälle, die sich nach klinischem Bild und EEG nicht von Anfällen im Rahmen einer Epilepsie unterscheiden, aber dennoch nicht chronisch rezidivierend auftreten. Ein Beispiel sind benigne Verlaufsformen der Aufwach-Epilepsie, bei denen sich generalisierte tonisch-klonische Anfälle nur selten, z. B. bei Unregelmäßigkeiten der Lebensführung, d. h. okkasionell, zeigen. Ein anderes Beispiel sind Fälle von gutartiger Rolando-Epilepsie. Hier können sensomotorische Herdanfälle trotz manchmal beträchtlicher fokaler EEG-Veränderungen nur ganz vereinzelt auftreten, sodass die Bezeichnung dieser Krankheitsbilder als »Epilepsie«, d. h. als Krankheit mit chronisch-rezidivierenden Anfällen, kaum gerechtfertigt erscheint.

Eine Grenzziehung zwischen den Begriffen »okkasioneller Krampf« und »Epilepsie« nach starren Kriterien kann also durchaus sinnwidrig sein. Man kann sich diesem Dilemma nur entziehen durch adjektivische Ergänzungen der Begriffe. Einen nicht sehr glücklichen, aber praktikablen Ausweg hat man z. B. bei einzelnen generalisierten tonisch-klonischen Anfällen im Rahmen einer Aufwach-Epilepsie mit der Bezeichnung »Oligo-Epilepsie« (gering ausgeprägte Epilepsie) gewählt, die dem seltenen Auftreten der Anfälle Rechnung trägt. Den Terminus »Epilepsie« ganz zu vermeiden, erscheint nicht sinnvoll, da es sich in der Tat um epileptische Störungen handelt, und die Betroffenen diese Bezeichnung u. U. eines Tages von anderer Seite hören, wenn das Krankheitsbild z. B. unter unregelmäßiger Lebensführung einen ungünstigen Verlauf genommen hat.

Die ILAE-Klassifikation orientiert sich an unterschiedlichen Dichotomien, nämlich an der Anfallssymptomatik und der wahrscheinlichen Ätiopathogenese. So werden lokalisationsbezogene, d. h. fokale Epilepsien von Epilepsien mit generalisierten Anfällen unterschieden. Innerhalb dieser Gruppen wird mit den Kategorien »idiopathisch«, »symptomatisch« und »kryptogen« versucht, der wahrscheinlichen Ätiopathogenese Rechnung zu tragen.

Wir folgen in unserer Darstellung in gewisser Abweichung von der internationalen Klassifikation der Epilepsien und epileptischen Syndrome einer etwas anderen Ordnung (◘ Tab. 3.2). Sie orientiert sich v. a. an dem im vorangegangen Kapitel dargestellten multifaktoriellen pathogenetischen Konzept. In Abweichung von der ILAE-Klassifikationsempfehlung enthält die hier verwendete Ordnung schließlich einige Syndrome oder »syndromähnliche« Krankheitsbilder, die bisher in der Klassifikation nicht berücksichtigt wurden, obwohl sie bereits zum Allgemeingut der Epileptologie gehören (z. B. das Pseudo-Lennox-Syndrom bzw. die atypische benigne Partialepilepsie und die frühkindliche schwere idiopathische Grand-mal-Epilepsie).

◻ **Tab. 3.2** Klassifikation der Epilepsien und epileptischen Syndrome

1			Symptomatische und Gelegenheitskrämpfe sowie spezielle Syndrome
	1.1		Neugeborenenkrämpfe
		1.1.1	Symptomatische Neugeborenenkrämpfe
		1.1.2	Idiopathische Neugeborenenkrämpfe
	1.2		Posttraumatische Krampfanfälle
	1.3		Fieberkrämpfe
2			Epilepsien mit primär generalisierten Anfällen (idiopathische Epilepsien mit generalisierten Anfällen)
	2.1		Frühkindliche Epilepsie mit generalisierten tonisch-klonischen Anfällen (und alternierendem Hemi-Grand-mal)
	2.2		Frühkindliche myoklonische Epilepsien
		2.2.1	Benigne myoklonische Epilepsie
		2.2.2	Schwere myoklonische Epilepsie (Dravet-Syndrom)
	2.3		Frühkindliche myoklonisch-astatische Epilepsie (Doose-Syndrom)
	2.4		Frühkindliche Absence-Epilepsie
	2.5		Epilepsie mit myoklonischen Absencen
	2.6		Absence-Epilepsie des Schulalters (Pyknolepsie)
	2.7		Juvenile Absence-Epilepsie
	2.8		Juvenile myoklonische Epilepsie (Janz-Syndrom)
	2.9		Juvenile Epilepsie mit generalisierten tonisch-klonischen Anfällen (Aufwach-Epilepsie)
3			Epilepsien mit Anfällen fokaler und multifokaler Genese
	3.1	3.1.1	Epilepsien mit einfach-fokalen Anfällen (überwiegend symptomatisch)
		3.1.2	Epilepsia partialis continua
	3.2		Epilepsien mit komplexen Partialanfällen
	3.3		Lokalisationsbezogene Verlaufsformen
		3.3.1	Epilepsien des Temporallappens
		3.3.2	Epilepsien des Frontallappens
		3.3.3	Epilepsien des Okzipitallappens
		3.3.4	Epilepsien des Parietallappens
4			Altersabhängige epileptische Enzephalopathien
	4.1		Infantile myoklonische Enzephalopathie
	4.2		Infantile epileptische Enzephalopathie mit Suppression-burst-Muster im EEG
	4.3		Infantile Epilepsie mit migratorischen fokalen Anfällen
	4.4		West-Syndrom
	4.5		Lennox-Gastaut-Syndrom
	4.6		Spät-Lennox-Syndrom

◘ **Tab. 3.2** (Fortsetzung)		
5		**Besondere Verlaufsformen von Partialepilepsien im Säuglingsalter**
6		**Benigne idiopathische Partialepilepsien und verwandte Krankheitsbilder**
	6.1	Benigne Epilepsie mit zentrotemporalen »sharp waves« (Rolando-Epilepsie)
	6.2	Atypische benigne Partialepilepsie (Pseudo-Lennox-Syndrom)
	6.3	Bioelektrischer Status im Schlaf (ESES)
	6.4	Landau-Kleffner-Syndrom
	6.5	Benigne Partialepilepsie mit affektiver Symptomatik
	6.6	Benigne Partialepilepsie mit okzipitalen Foci
	6.7	Nichtepileptische zerebrale Entwicklungsstörungen mit fokalen »sharp waves«/benignen Epilepsie-typischen Potenzialen im EEG
7		**Besondere Verlaufsformen**
	7.1	Reflexepilepsien
	7.2	Unklassifizierbare Epilepsien

3.3 Neueste Entwicklungen in der Klassifikation der International League against Epilepsy (ILAE)

Die ursprünglichen Klassifikationsansätze von 1981 und 1989 wurden 2001, 2006 und 2010 von einer durch die Internationale Liga berufenen Kommission überarbeitet (Engel 2001, Engel 2006, Berg et al. 2010). Inwieweit sich diese Vorschläge in der Praxis durchsetzen werden, bleibt noch abzuwarten. Die Experten kamen jeweils zu dem Schluss, dass es nicht möglich ist, die »alten« Versionen von 1981 und 1989 völlig zu ersetzen. Auch die neueste Version basiert somit weitgehend auf den Konzepten der vorhergehenden Klassifikationen, obwohl sie diese oft stark kritisiert. Um die Grundlagen dieser neuen Klassifikation zu verstehen, muss man sich mit folgenden zentralen Instrumenten vertraut machen:

— Der Klassifikation von epileptischen Anfällen von 2010 (◘ Tab. 3.3).
— Den »Beschreibungsmerkmalen fokaler Anfälle in Abhängigkeit von der Bewusstseinslage« von 2010 (▶ Übersicht).

— Der Liste »Elektroklinische Syndrome und andere Epilepsien« von 2010 (▶ Übersicht). Hier findet eine Unterteilung der verschiedenen Epilepsien in elektroklinische Syndrome (höchster »Evidenzgrad«), sog. unverwechselbare Konstellationen, strukturell/metabolische Epilepsien und Epilepsien unbekannter Ursache statt.
— Dem »Glossar einer deskriptiven Terminologie für die iktale Semiologie« (◘ Tab. 3.4). Das Glossar wurde in der Revision von 2001 (Blume et al. 2001) erstmals eingeführt. Leichter handhabbar ist die autorisierte deutsche Übersetzung von G. Krämer (Blume et al. 2001).

Beschreibungsmerkmale fokaler Anfälle (in Abhängigkeit von der Beeinträchtigung während des Anfalls gemäß ILAE (Berg et al. 2010) und der autorisierten deutschen Übersetzung von G. Krämer 2010)

- Ohne Einschränkung des Bewusstseins oder der Aufmerksamkeit
  - Mit beobachtbaren motorischen oder autonomen Komponenten. Dies entspricht in etwa dem Konzept des »einfachen fokalen Anfalls«.
  - Mit nur subjektiven sensiblen/sensorischen oder psychischen Phänomenen. Dies entspricht dem Konzept einer Aura.
- Mit Einschränkung des Bewusstseins oder der Aufmerksamkeit. Dies entspricht in etwa dem Konzept des »komplexen fokalen Anfalls«. Für dieses Konzept wurde der Ausdruck »dyskognitiv« vorgeschlagen (Blume et al. 2001).
- Mit Entwicklung zu einem bilateralen, konvulsiven Anfall (mit tonischen, klonischen oder tonischen und klonischen Komponenten). Dieser Ausdruck ersetzt den Begriff »sekundär generalisierter Anfall«.

Zu weiteren, klar definierten und zur Benutzung empfohlenen Beschreibungsmerkmalen
► Blume et al. 2001 bzw. ◘ Tab. 3.4.
Die Bezeichnung »konvulsiv« wurde in dem Glossar als Laienausdruck betrachtet. Wir stellen jedoch fest, dass sie in der gesamten Medizin in verschiedenen Formen gebräuchlich ist und sich leicht in verschiedene Sprachen übersetzen lässt.

◘ **Tab. 3.3** Klassifikation von epileptischen Anfällen gemäß der neuesten ILAE-Klassifikation von 2010 (Berg et al. 2010)

1				Generalisierte Anfälle
	1.1			Tonisch-klonisch (in jeder Kombination)
	1.2			Absence
		1.2.1		Typisch
		1.2.2		Atypisch
		1.2.3		Mit speziellen Merkmalen
			1.2.3.1	Myoklonische Absence
			1.2.3.2	Lidmyoklonien mit Absence
	1.3			Myoklonisch
		1.3.1		Myoklonisch
		1.3.2		Myoklonisch-atonisch
		1.3.3		Myoklonisch-tonisch
	1.4			Klonisch
	1.5			Tonisch
	1.6			Atonisch
2				Fokale Anfälle
3				Unbekannt
4				Epileptische Spasmen

Ein Anfall, der nicht ohne weiteres in eine der vorgegebenen Kategorien eingeordnet werden kann, sollte als »nichtklassifiziert« betrachtet werden, bis weitere Informationen seine genaue Diagnose erlauben. Dies wird jedoch nicht als eine Klassifikationskategorie aufgefasst.

3

Klassifikation elektroklinischer Syndrome und Epilepsien nach dem Manifestationsalter

(gemäß der neuesten ILAE-Klassifikation von 2010 [Berg et al. 2010]. Diese Einordnung erfolgt ohne Bezug zur Ätiologie)

- ▬ Neugeborenenzeit
  - Benigne familiäre neonatale Epilepsie (BFNE)
  - Frühe myoklonische Enzephalopathie (FME)
  - Ohtahara-Syndrom (OS)
- ▬ Säuglingsalter
  - Epilepsie der frühen Kindheit mit migratorischen fokalen Anfällen
  - West-Syndrom (WS)
  - Myoklonische Epilepsie des Säuglingsalters (MES)
  - Benigne frühkindliche Epilepsie (BFE)
  - Benigne familiäre frühkindliche Epilepsie (BFFE)
  - Dravet-Syndrom (DS)
  - Myoklonische Enzephalopathie bei nichtprogredienten Störungen
- ▬ Kindheit
  - Fiebergebundene Anfälle plus (FA+; »Fieberkrämpfe« plus; können in der frühen Kindheit bzw. im Kleinkindalter beginnen)
  - Panayiotopoulos-Syndrom
  - Epilepsie mit myoklonisch-atonischen (früher astatischen) Anfällen
  - Benigne Epilepsie mit zentrotemporalen Spikes (BEZTS; Rolando-Epilepsie)
  - Autosomal-dominante nächtliche Frontallappenepilepsie (ADNFLE)
  - Spät beginnende kindliche Okzipitallappenepilepsie (Gastaut-Typ)
  - Epilepsie mit myoklonischen Absencen
  - Lennox-Gastaut-Syndrom (LGS)
  - Epileptische Enzephalopathie mit kontinuierlichen Spike-und-wave-Entladungen im Schlaf (wird manchmal auch als Epilepsie mit Status epileptici im Schlaf (ESES) bezeichnet)
  - Landau-Kleffner-Syndrom (LKS)
  - Kindliche Absence-Epilepsie (KAE)
- ▬ Adoleszenz – Erwachsenenalter
  - Juvenile Absence-Epilepsie (JAE)

▼

- Juvenile myoklonische Epilepsie (JME)
  - Epilepsie mit nur generalisierten tonisch-klonischen Anfällen
  - Progressive Myoklonus-Epilepsien (PME)
  - Autosomal-dominante fokale Epilepsie mit akustischen Merkmalen (ADFEAM)
  - Andere familiäre Temporallappenepilepsien
- ▬ Weniger spezifische Altersbeziehung
  - Familiäre fokale Epilepsie mit variablen Herden (Kindheit bis Erwachsenenalter)
  - Reflexepilepsien
- ▬ Unverwechselbare Konstellationen
  - Mesiale Temporallappenepilepsie mit Hippokampussklerose (MTLE mit HS)
  - Rasmussen-Syndrom
  - Gelastische Anfälle bei hypothalamischen Hamartomen
  - Hemikonvulsions-Hemiplegie-Epilepsie (-Syndrom)

Epilepsien, die **nicht** in diese diagnostischen Kategorien passen, können zunächst auf der Basis des Vorhandenseins oder Fehlens einer bekannten strukturellen oder metabolischen Störung (vermutliche Ursache) und dann auf der Basis des primären Anfallsbeginns (generalisiert versus fokal) unterschieden werden.

- ▬ Epilepsien aufgrund von und eingeteilt nach strukturell-metabolischen Ursachen
  - Malformationen der kortikalen Entwicklung (Hemimegalenzephalie, Heterotopien etc.)
  - Neurokutane Syndrome (Tuberöse-Sklerose-Komplex, Sturge-Weber-Syndrom etc.)
  - Tumoren
  - Infektionen
  - Traumen
  - Angiome
  - Perinatale Insulte
  - Schlaganfälle
  - etc.
- ▬ Epilepsien unbekannter Ursache
- ▬ Zustände mit epileptischen Anfällen, die traditionell nicht als eine Epilepsieform per se betrachtet werden
  - Benigne neonatale Anfälle (BNA)
  - Fiebergebundene Anfälle (FA, »Fieberkrämpfe«)

◨ Tab. 3.4 Glossar einer deskriptiven Terminologie für die iktale Semiologie in der autorisierten Übersetzung von G. Krämer (2001)

I. Allgemeine Begriffe

1.0 Semiologie	Derjenige Zweig der Linguistik, der sich mit Befunden und Symptomen beschäftigt
2.0 Epileptischer Anfall	Manifestation(en) epileptischer (exzessiver und/oder hypersynchroner), üblicherweise von alleine aufhörender Aktivität von Nervenzellen des Gehirns
3.0 Iktus	Ein plötzliches neurologisches Ereignis, wie ein Schlaganfall oder ein epileptischer Anfall
4.0 Epilepsie	a) Epileptische Störung: Ein chronischer neurologischer Zustand, der durch rezidivierende epileptische Anfälle gekennzeichnet ist
	b) Epilepsien: Diejenigen Zustände mit chronisch rezidivierenden epileptischen Anfällen, die als epileptische Störungen betrachtet werden können
5.0 Fokal (synonym: partiell)	Ein Anfall, dessen initiale Semiologie auf eine initiale Aktivierung nur eines Teils einer Großhirnhemisphäre hindeutet oder damit vereinbar ist
6.0 Generalisiert (synonym: bilateral)	Ein Anfall, dessen initiale Semiologie auf eine mehr als minimale Beteiligung beider Großhirnhemisphären hindeutet oder damit vereinbar ist
7.0 Konvulsion	Vorwiegend ein Laienausdruck. Episoden exzessiver, abnormer und meist bilateraler Muskelkontraktionen, die anhaltend oder unterbrochen sein können

II. Begriffe zur Beschreibung der Semiologie epileptischer Anfälle sofern nichts anderes angegeben wird, sind dies beschreibende Bezeichnungen von Anfällen

1.0 Motorisch	Betrifft in irgendeiner Form Muskulatur. Das motorische Ereignis kann auf einer Zunahme (positiv) oder Abnahme (negativ) der Muskelkontraktion beruhen, die eine Bewegung zur Folge hat. Sofern nichts anderes angegeben ist, sind die folgenden Begriffe Adjektive zur Modifikation bzw. Präzisierung von motorischen Anfällen oder Anfällen (z. B. tonischer motorischer Anfall oder dystoner Anfall), bei deren Definition man sich üblicherweise den Zusatz »bezieht sich auf…« hinzudenken kann
1.1 Elementar-motorisch	Eine einzelne Form der Kontraktion eines Muskels oder einer Muskelgruppe, die üblicherweise gleichbleibend und nicht in verschiedene Phasen zerlegbar ist (Ausnahme: tonisch-klonisch als elementarer motorischer Ablauf)
1.1.1 Tonisch	Eine für einige Sekunden bis Minuten anhaltende Zunahme einer Muskelkontraktion
1.1.1.1 Epileptischer Spasmus (früher infantiler Spasmus bzw. BNS-Anfall)	Substantiv: Eine plötzliche Flexion, Extension oder gemischte Extension-Flexion vorwiegend proximaler und Rumpfmuskeln, die im Vergleich zu einer Myoklonie meist länger anhält, aber nicht so lange dauert wie ein tonischer Anfall (d. h. etwa 1 s). Umschriebene Formen wie Grimassieren oder Kopfnicken können vorkommen. Epileptische Spasmen treten häufig in Clustern auf
1.1.1.2 Postural	Einnahme einer Haltung, die bilateral-symmetrisch oder asymmetrisch sein kann (wie z. B. eine Fechterstellung)
1.1.1.2.1 Versiv	Eine langdauernde, forcierte konjugierte Drehbewegung der Augen, des Kopfes und/oder Rumpfes nach einer Seite oder seitliche Abweichung aus der Mittellinie

Tab. 3.4 (Fortsetzung)

1.1.1.2.2 Dyston	Lang anhaltende Kontraktionen sowohl agonistischer als auch antagonistischer Muskeln, was athetoide oder schraubende Bewegungen zur Folge haben und die bei längerer Dauer auch zu abnormen Haltungen führen kann
1.1.2 Myoklonisch (Adjektiv); Myoklonus (Substantiv)	Plötzliche, kurze (<100 ms) unwillkürliche einzelne oder multiple Kontraktion(en) von Muskeln oder Muskelgruppen variabler Topographie (axial, proximale Extremitäten, distal)
1.1.2.1 Negativ myoklonisch	Unterbrechung tonischer Muskelaktivität für <500 ms ohne Anhalt für vorausgegangene Myoklonien
1.1.2.2 Klonisch	Regelmäßiger, repetitiver und prolongierter Myoklonus gleich bleibender Muskelgruppen mit einer Frequenz von etwa 2–3/s. Synonym: rhythmischer Myoklonus
1.1.2.2.1 Jackson-Marsch	Substantiv: Traditionelle Bezeichnung für die einseitige Ausbreitung klonischer Bewegungen auf benachbarte Körperabschnitte
1.1.3 Tonisch-klonisch	Eine aus einer tonischen und nachfolgenden klonischen Phase bestehende Abfolge. Varianten wie z. B. klonisch-tonisch-klonisch können vorkommen
1.1.3.1 Generalisierter tonisch-klonischer Anfall (synonym: bilateral tonisch-klonischer Anfall) (frühere Bezeichnung: Grand-mal-Anfall)	Substantiv: Bilateral-symmetrische tonische Kontraktion mit nachfolgenden bilateral-klonischen Kontraktionen der Willkürmuskulatur, die üblicherweise von autonomen Phänomenen begleitet werden
1.1.4 Atonisch	Plötzlicher Verlust oder plötzliche Abnahme des Muskeltonus ohne offensichtlich vorangehendes myoklonisches oder tonisches Ereignis, der 1–2 s oder auch länger dauert und Kopf-, Rumpf-, Kiefer- oder Extremitätenmuskulatur beteiligt
1.1.5 Astatisch	Verlust der aufrechten Haltung aufgrund eines atonischen, myoklonischen oder tonischen Mechanismus. Synonym: Sturzanfall
1.1.6 Synchron (asynchron)	In bestimmten Körperabschnitten (nicht) gleichzeitig oder mit derselben Häufigkeit auftretende motorische Ereignisse
1.2 Automatismus (die folgenden Adjektive werden üblicherweise zur Modifikation von Automatismen benutzt)	Substantiv: Eine mehr oder weniger koordinierte, repetitive motorische Aktivität, die meist bei gestörtem Bewusstsein auftritt und für die Betroffene hinterher eine Amnesie haben. Gleicht oft einer Willkürbewegung und kann aus der unangemessenen Fortsetzung einer präiktalen motorischen Aktivität bestehen
1.2.2 Mimetisch	Gesichtsausdruck, der einen Gefühlszustand ausdrückt (oft Angst)
1.2.3 Hände oder Füße betreffend	Weist in erster Linie auf distale Komponenten hin, beid- oder einseitig
	Fummelnde, klopfende oder manipulierende Bewegungen
1.2.4 Gestural Bewegungen, die denjenigen ähneln, die der Sprache mehr emotionalen Ausdruck geben	Fummelnde oder suchende Bewegungen mit der Hand, die auf den eigenen Körper oder die Umgebung gerichtet sind

◻ Tab. 3.4 (Fortsetzung)

1.2.5 Hyperkinetisch	Beinhaltet vorwiegend proximale Extremitätenmuskeln oder axiale Muskeln und führt zu irregulären, aufeinander folgenden ballistischen Bewegungen, wie Radfahrbewegungen, rhythmischen Beckenbewegungen oder Schaukelbewegungen
	Zunahme der Häufigkeit bereits ablaufender Bewegungen oder unangemessen rasches Ausführen einer Bewegung
1.2.6 Hypokinetisch	Eine Abnahme der Amplitude und/oder Häufigkeit bzw. Unterbrechung (Arrest) einer ablaufenden Bewegung
1.2.7 Aphasisch	Die Sprache betreffende Kommunikationsstörung ohne gestörte Funktion der relevanten primären motorischen oder sensorischen Bahnen, die zu Verständnisstörungen, Benennensstörungen, Paraphasien oder einer Kombination davon führt
1.2.8 Apraktisch	Unvermögen, erlernte Bewegungen trotz intakter relevanter motorischer und sensorischer Systeme sowie adäquatem Verständnis und Kooperation spontan, auf Aufforderung oder nachahmend auszuführen
1.2.9 Gelastisch	Ausbrüche von Lachen oder Kichern, meist ohne entsprechende affektive Schwingung
1.2.10 Dakrystisch	Ausbrüche von Weinen
1.2.11 Vokal	Einzelne oder repetitive Äußerungen, die aus Geräuschen wie Grunzen oder Schreien bestehen
1.2.12 Verbal	Einzelne oder wiederholte Äußerungen, die aus Worten, Redewendungen oder kurzen Sätzen bestehen
1.2.13 Spontan	Stereotyp, nur die eigene Person betreffend, scheinbar unabhängig von Umgebungseinflüssen
1.2.13 Interaktiv	Nicht stereotyp, nicht nur die eigene Person betreffend, durch die Umgebung beeinflusst
2.0 Nichtmotorisch	
2.1 Aura	Substantiv: Ein subjektives iktales Phänomen, das einem beobachtbaren Anfall bei einem Patienten vorausgehen kann; bei isoliertem Auftreten handelt es sich um einen sensorischen Anfall
2.2 Sensorisch	Ein Wahrnehmungserlebnis, das nicht auf angemessenen Umgebungsreizen beruht. Modifiziert Anfall oder Aura
2.2.1 Elementar	Ein einzelnes, nicht ausgeformtes Phänomen, das nur eine primäre sensorische Modalität betrifft, z.B. somatosensorisch, visuell, auditorisch, olfaktorisch, gustatorisch, epigastrisch oder zephal
2.2.1.1 Somatosensorisch	Beinhaltet Kribbeln, Taubheit, Elektrisierungsgefühl, Schmerz, Bewegungsempfinden, Bewegungsdrang
2.2.1.2 Visuell	Blitzende oder flackernde Lampen, Flecken, einfache Muster, Skotome oder Amaurose
2.2.1.3 Auditorisch	Brummende, klopfende Geräusche oder einzelne Töne
2.2.1.4 Olfaktorisch	Geruch, meist unangenehm
2.2.1.5 Gustatorisch	Geschmacksempfindungen einschließlich sauer, bitter, salzig, süß oder metallisch

3

◧ Tab. 3.4 (Fortsetzung)

2.2.1.6 Epigastrisch	Unangenehmes Gefühl im Bauch einschließlich Übelkeit, Leeregefühl, Anspannungsgefühl, Schwirren, flaues Gefühl, Unbehagen, Schmerz und Hunger; die Empfindung kann zur Brust oder zum Schlund hin aufsteigen. Einige Phänomene stellen iktale autonome Funktionsstörungen dar
2.2.1.7 Zephal	Empfindung im Kopf wie Leeregefühl, Kribbeln oder Kopfschmerz
2.2.1.8 Autonom	Eine mit einer Beteiligung des autonomen Nervensystems vereinbare Empfindung einschließlich kardiovaskulärer, gastrointestinaler, sudomotorischer, vasomotorischer und thermoregulatorischer Funktionen
2.2.2 Zusammengesetzt, szenisch oder polymodal	Affektive, die Erinnerung betreffende oder zusammengesetzte Wahrnehmungsphänomene einschließlich illusionärer Verkennungen oder ausgeformter halluzinatorischer Ereignisse, die alleine oder in Kombination auftreten können. Gefühle einer Depersonalisation sind eingeschlossen. Diese Phänomene haben eine subjektive Qualität, die derjenigen aufgrund einer tatsächlichen Erfahrung im Leben ähnelt, werden aber von den Betroffenen als außerhalb des jeweiligen Zusammenhanges auftretend erkannt
2.2.2.1 Affektiv	Komponenten schließen Angst, Depression, Freude und (selten)Wut ein
2.2.2.2 Das Gedächtnis betreffend	Komponenten, die iktale Gedächtnisstörungen darstellen, wie z. B. Gefühle der Vertrautheit (déjà-vu) oder fehlender Vertrautheit (jamais-vu)
2.2.2.3 Halluzinatorisch	Eine Neuschöpfung zusammengesetzter Wahrnehmungen ohne dazugehörenden äußeren Reiz einschließlich visueller, auditorischer, somatosensorischer, olfaktorischer oder gustatorischer Phänomene. Beispiel: Hören und Sehen sich unterhaltender, tatsächlich nicht vorhandener Menschen
2.2.2.4 Mit illusionären Verkennungen einhergehend (illusionär)	Eine Veränderung real existierender Wahrnehmungen unter Beteiligung des visuellen, auditorischen, somatosensorischen, olfaktorischen oder gustatorischen Systems
2.3 Mit kognitiven Störungen einhergehend (dyskognitiv)	Der Begriff beschreibt Ereignisse, bei denen (1) kognitive Störungen im Vordergrund stehen oder am auffälligsten sind und (2a) zwei oder mehr der folgenden Bereiche beteiligt sind oder (2b) eine Beteiligung dieser Bereiche unbestimmt bleibt. Ansonsten sollten spezifischere Begriffe verwendet werden (z. B. das Gedächtnis betreffender experientieller Anfall oder halluzinatorischer experientieller Anfall). Bereiche der Kognition: – Wahrnehmung: symbolische Vorstellung sensorischer Informationen – Aufmerksamkeit: angemessene Auswahl einer Hauptwahrnehmung oder Aufgabe – Gefühl: angemessene affektive Bewertung einer Wahrnehmung – Gedächtnis: Fähigkeit, Wahrnehmungen und Vorstellungen zu speichern und abzurufen – Ausführung: Antizipation, Selektion, Überwachung der Konsequenzen, Initiierung motorischer Aktivität einschließlich Praxis, Sprache
3.0 Autonome Ereignisse	
3.1 Autonome Aura	Eine auf einer Beteiligung des autonomen Nervensystems beruhende Empfindung einschließlich kardiovaskulärer, gastrointestinaler, sudomotorischer, vasomotorischer und thermoregulatorischer Funktionen (► 2.2.1.8)
3.2 Autonomer Anfall	Eine objektiv dokumentierte und eindeutige Änderung der Tätigkeit des autonomen Nervensystems einschließlich kardiovaskulärer, pupillärer, gastrointestinaler, sudomotorischer, vasomotorischer und thermoregulatorischer Funktionen

◘ Tab. 3.4 (Fortsetzung)

4.0 Somatotope Modifikatoren	
4.1 Lateralität	
4.1.1 Unilateral	Ausschließliche oder nahezu ausschließliche Beteiligung einer Seite des Körpers als motorisches, sensorisches oder autonomes Phänomen
4.1.2 Generalisiert (synonym bilateral)	Mehr als minimale Beteiligung beider Seiten als motorisches, sensorisches oder autonomes Phänomen. Darüber hinausgehende Modifikation bzw. Präzisierung der motorischen Komponente möglich
4.1.2.1 Asymmetrisch	Eindeutige Unterschiede in Menge und/oder Verteilung der Störungen auf den beiden Körperhälften
4.1.2.2 Symmetrisch	Weitgehende Seitengleichheit in dieser Hinsicht
4.2 Körperteil	Bezieht sich auf die beteiligte Körperregion (z.B. Arm, Bein, Gesicht, Rumpf oder andere)
4.3 Die Beziehung zur Körperachse betreffend	Modifiziert bzw. präzisiert die Nähe zur Körperachse
4.3.1 Axial	Bezieht sich auf den Rumpf einschließlich des Nackens
4.3.2 Proximale Extremität	Bezieht sich auf eine Beteiligung der Schultern, Hüften bis hin zum Hand- bzw. Fußgelenk
4.3.3 Distale Extremität	Bezieht sich auf eine Beteiligung der Finger, Hände, Zehen, und/oder Füße
5.0 Modifikatoren und beschreibende Merkmale des zeitlichen Auftretens von Anfällen	Die folgenden Begriffe werden in der Form (Adjektiv, Substantiv, Verb) aufgeführt, in der sie vorwiegend gebraucht werden; als Adjektiv, sofern nichts anderes angegeben ist
5.1 Inzidenz	Substantiv: Bezieht sich auf die Anzahl von epileptischen Anfällen innerhalb eines bestimmten Zeitabschnitts oder die Zahl von Anfallstagen innerhalb eines Zeitabschnitts
5.1.1 Regulär, irregulär	Gleich bleibende (schwankende) oder vorhersagbare (nicht vorhersagbare, chaotische) Intervalle zwischen solchen Ereignissen
5.1.2 Cluster	Substantiv: Erhöhte Häufigkeit von Anfällen in einer bestimmten Zeit (üblicherweise an einem oder wenigen Tagen), die für den Patienten über der durchschnittlichen Anfallshäufigkeit für einen längeren Zeitabschnitt liegt
	Verb: In der Häufigkeit wie oben geschildert schwankend
5.1.3 Provozierender Faktor	Substantiv: Vorübergehendes und sporadisches endogenes oder exogenes Element, das in der Lage ist, bei Menschen mit einer chronischen Epilepsie die Inzidenz von Anfällen zu erhöhen und bei empfindlichen Menschen ohne Epilepsie Anfälle hervorzurufen
5.1.3.1 Reaktiv	In Verbindung mit einer vorübergehenden systemischen Störung, wie einer interkurrenten Krankheit, Schlafmangel oder emotionalem Stress, auftretend
5.1.3.2 Reflex	Objektivierbar und durchweg durch einen bestimmten, afferenten Reiz oder eine bestimmte Aktivität des Patienten hervorgerufen. Entsprechende afferente Reize können einfach, d.h. unstrukturiert (Lichtblitze, Schreck oder Monotonie), oder kompliziert, d.h. strukturiert, sein. Entsprechende Aktivitäten können einfach, z.B. motorisch (eine Bewegung), oder kompliziert sein, z.B. kognitive Funktionen (Lesen, Schach spielen), oder beides (lautes Lesen)

3

◘ Tab. 3.4 (Fortsetzung)	
5.2 Vigilanzabhängig	Ausschließlich oder vorwiegend in den verschiedenen Stadien der Schläfrigkeit, des Schlafes oder Erwachens auftretend
5.3 Katamenial	Ausschließlich oder vorwiegend in einer bestimmten Phase des Menstruationszyklus auftretende Anfälle
6.0 Dauer	Zeit zwischen dem Beginn der initialen Anfallsmanifestationen, wie z. B. einer Aura, bis zum Ende erlebter oder beobachteter Anfallsaktivität. Beinhaltet keine unspezifischen prämonitorischen Zeichen oder postiktalen Zustände
6.1 Status epilepticus	Ein Anfall, der klinisch nicht nach der für den jeweiligen Anfallstyp üblichen durchschnittlichen Zeit endet oder rezidivierende Anfälle ohne interiktales Wiedererlangen der Grundfunktionen des Zentralnervensystems
7.0 Schwere	Eine viele Aspekte betreffende Bewertung eines Anfalls durch Beobachter und Patienten. In erster Linie einer Bewertung durch Beobachter unterliegende Aspekte beinhalten: Dauer, Ausmaß einer motorischen Beteiligung, Störung der kognitiven Interaktion mit der Umgebung im Anfall, maximale Anfallszahl pro Zeiteinheit. In erster Linie einer Bewertung durch Patienten unterliegende Aspekte: Ausmaß von Verletzungen; emotionale, soziale und berufliche Auswirkungen des Anfalls
8.0 Prodrom	Ein präiktales Phänomen. Eine subjektive oder objektive klinische Veränderung, z. B. eine ungenau lokalisierte Empfindung oder Unruhe, die den Beginn eines epileptischen Anfalls ankündigt, aber kein Teil davon ist
9.0 Postiktales Phänomen	Eine vorübergehende klinische Auffälligkeit aufgrund einer Funktionsstörung des Zentral-nervensystems, die nach dem Ende der klinischen Anfallszeichen auftritt oder verstärkt wird
9.1 Lateralisierendes (Todd- oder Bravais-)Phänomen	Jede einseitige postiktale Störung motorischer, sprachlicher, somatosensorischer und/oder somatointegrativer Funktionen einschließlich visueller, auditiver oder somatosensorischer Neglect-Phänomene
9.2 Nichtlateralisierende Phänomene	Verwirrtheit, Amnesie, Psychose
9.2.1 Verwirrtheit	Vermindertes kognitives Leistungsvermögen, das eine Störung eines oder mehrerer Bereiche von Wahrnehmung, Aufmerksamkeit, Gefühl, Gedächtnis oder exekutiver Funktionen wie Praxis und Sprache beinhaltet (▶ 2.3 dyskognitiv)
9.2.1.1 Anterograde Amnesie	Störung des Erinnerungsvermögens für neues Material
9.2.1.2 Retrograde Amnesie	Störung des Abrufvermögens von früher erinnertem Material
9.2.2 Psychose	Fehlinterpretation der äußeren Welt durch eine wache, alerte Person; beinhaltet Gefühle und die Sozialisation betreffende Denkstörungen

Auf einige wichtige Neuerungen, die in der aktuellen Version eingeführt wurden, soll im Folgenden kurz eingegangen werden.

1. Die Begriffe »generalisiert« und »fokal« werden neu definiert:
   - Als »**generalisiert**« gelten Anfälle, die in einem bilateral verteilten Netzwerk auftreten.
   - Als »**fokal**« gelten Anfälle, die in einem auf eine Hemisphäre begrenzten Netzwerk auftreten.
2. Bei fokalen Anfällen wird die Untergliederung in einfache und komplex-fokale Anfälle aufgehoben. Die Kommission glaubt, dass dies oftmals zu schlecht beurteilbar und lokalisatorisch nicht hilfreich ist.
3. Die Begriffe »idiopathisch«, »symptomatisch« und »kryptogen« werden durch »genetisch«, »strukturell-metabolisch« und »unbekannt« ersetzt.
4. Neugeborenenanfälle werden nicht mehr als eigene Entität aufgefasst. Sie sollen wie alle Anfälle höheren Alters klassifiziert werden.
5. Absencen werden neu eingeteilt und um die »Absencen und Lidmyoklonien« erweitert.
6. »Spasmen« (im Deutschen zumeist als »BNS-Anfälle« bezeichnet und im Englischen bisher dem Begriff »infantile spasms« entsprechend) können auch im höheren Lebensalter auftreten und werden als »epileptische Spasmen« in die Klassifikation als eigene Gruppe aufgenommen. Eine Zuordnung zu fokalen oder generalisierten Anfällen findet nicht statt.
7. Myoklonisch-astatische Anfälle werden jetzt korrekter als myoklonisch-atone Anfälle bezeichnet.

Literatur

Berg AT, Samuel F, Berkovic et al. (2010) Revised Terminology and Concepts for Organization of Seizures and Epilepsies: Report of the ILAE Commission on Classification and Terminology, 2005–2009. Epilepsia 51: 676-685. (Autorisierte deutsche Übersetzung: Krämer G (2010) Epileptologie 27: 101–114

Blume WT, Lüders HO, Mizrahi E et al. (2001) Glossary of descriptive terminology for ictal semiology: report of the ILAE Task Force on Classification and Terminology. Epilepsia 42: 1212–1218. (Autorisierte deutsche Übersetzung: Krämer G (2001) Akt Neurol 28: 305–312

Commission on Classification and Terminology of the International League Against Epilepsy (1981) Proposal for revised clinical and electrographic classification of epileptic seizures. Epilepsia 22: 489–501

Commission on Classification and Terminology of the International League Against Epilepsy (1989) Proposal for revised classification of epilepsies and epileptic syndromes. Epilepsia 30: 389–399

Engel J (2001) A proposed diagnostic scheme for people with epileptic seizures and with epilepsy: report of the ILAE Task Force on Classification and Terminology. Epilepsia 42: 796–803

Engel J (2006) Report of the ILAE Classification Core Group. Epilepsia 47: 1558–1568

Klinisches Bild

Symptomatische und Gelegenheitskrämpfe

B. Neubauer, A. Hahn

B. A. Neubauer, A. Hahn (Hrsg.), *Dooses Epilepsien im Kindes- und Jugendalter*,
DOI 10.1007/978-3-642-41954-6_4, © Springer-Verlag Berlin Heidelberg 2014

4

Als Gelegenheitskrämpfe bzw. akut symptomatische Anfälle werden epileptische Reaktionen im Rahmen akut entzündlicher, toxischer, metabolischer und traumatischer Erkrankungen bzw. Schädigungen des Gehirns verstanden. Sie sind bei Kindern der ersten 5 Lebensjahre infolge der in dieser Altersstufe erhöhten Anfallsbereitschaft besonders häufig. Die Inzidenz beträgt in dieser Altersstufe 3,9% (Hauser et al. 1993).

Die Ursachen sind vielfältig. Zahlenmäßig stark im Vordergrund stehen die sog. Fieber- oder Infektkrämpfe. Es folgen an Häufigkeit Krampfanfälle bei akuten Erkrankungen des zentralen Nervensystems und traumatische Hirnschädigungen. Weitere Ursachen symptomatischer Anfälle sind Komplikationen in der Neugeborenenperiode sowie akute Stoffwechsel- und Elektrolytstörungen. Seltenere Ursachen stellen angeborene degenerative Krankheiten des Zentralnervensystems oder neurometabolische Erkrankungen dar.

Besondere praktische Bedeutung haben Neugeborenenkrämpfe, posttraumatische Anfälle und Fieberkrämpfe.

4.1   Neugeborenenkrämpfe

- Miller et al. 2002; Silverstein u. Jensen 2007;
- Shah et al. 2008; Glass u. Wirrel 2008

▪ Ätiopathogenese
Bei 1,5–14‰ (im Mittel 0,5‰), aller reifgeborenen Kinder werden in der Neugeborenenperiode, d. h. während der ersten vier Lebenswochen, Krampfanfälle beobachtet. Neugeborenenkrämpfe sind ätiologisch sehr heterogen. Sie haben überwiegend eine zweifelhafte Prognose und bieten besondere differenzialdiagnostische und therapeutische Probleme.

In der Mehrzahl der Fälle sind Neugeborenenkrämpfe Symptom einer hirnorganischen Affektion (◼ Abb. 4.1, ◼ Abb. 4.2, ◼ Abb. 4.3, ◼ Abb. 4.4, ◼ Abb. 4.5, ◼ Abb. 4.6, ◼ Abb. 4.7). Mögliche Ursachen können Hirnblutung oder -infarkt, Sinusvenenthrombose, hypoxische Enzephalopathie, Sepsis, Meningoenzephalitis, Migrationsstörungen, Hirnfehlbildungen und Stoffwechselerkrankungen sein. Immer muss aber auch an Elektrolytstörungen, v. a. an

Hypokalzämien, Hypomagnesiämien oder Hypoglykämien gedacht werden.

Eine zweite Gruppe bilden die idiopathischen Neugeborenenkrämpfe. Hierzu gehören die gutartigen familiären Neugeborenenkrämpfe und die nichtfamiliären gutartigen Neugeborenenkrämpfe, die sog. »Fifth-day-fits«.

Bei Patienten mit benignen idiopathischen Partialepilepsien und verwandten Krankheitsbildern ist die Inzidenz von Neugeborenenkrämpfen etwa zehnfach auf ca. 6% erhöht (Doose et al. 2000). Zudem wurden bei Kindern mit Neugeborenenkrämpfen im Spätverlauf gehäuft die für benigne Partialepilepsien charakteristischen fokalen »sharp waves« gefunden. Darüber hinaus sprechen auch Familienbeobachtungen und molekulargenetische Befunde für eine Assoziation von idiopathischen Neugeborenenkrämpfen und benignen Partialepilepsien (Neubauer et al. 2008).

▪ Klinik
Die Symptomatik von Anfällen beim Neugeborenen ist äußerst variabel und je nach Ätiopathogenese unterschiedlich. Infolge der Unreife des Gehirns, der noch mangelnden Myelinisierung und des Fehlens funktionsfähiger interhemisphärischer Verbindungen werden die vom älteren Kind bekannten, gut organisierten symmetrischen tonisch-klonischen Anfälle nur selten beobachtet. Man sieht beim Neugeborenen vornehmlich drei Anfallsformen: abortive oligosymptomatische (»subtile«), klonische und tonische Anfälle.

Oligosymptomatische Anfälle Diese bereiten die größten diagnostischen Schwierigkeiten. Sie können leicht übersehen werden und sind oft nur bei polygraphischer Untersuchung zu identifizieren (◼ Abb. 4.3). Charakteristisch sind folgende einzeln oder in Kombination auftretende Symptome: tonische Augendeviation, Nystagmus, Zuckungen der Augenlider, orale Automatismen, kurzdauernde Änderungen des Muskeltonus mit bizarren Haltungen und Bewegungen (»stepping«, »pedaling«) sowie Atemdepression bis zur Apnoe. Einzelne eindeutige Kloni können diesen Symptomen folgen.

Klonische Anfälle Sie bestehen in unregelmäßigen, seltener rhythmischen einseitigen und auch seiten-

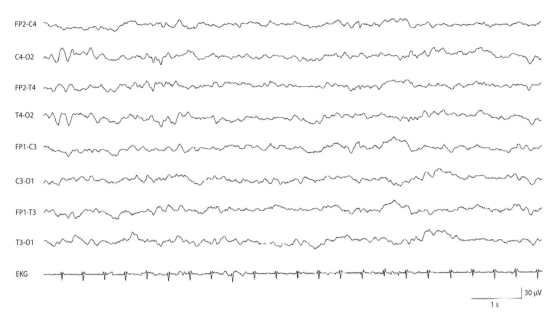

Abb. 4.1 Normales EEG eines 2 Tage alten reifen Neugeborenen mit Vorherrschen einer amplitudenmodulierten Delta-Theta-Mischaktivität

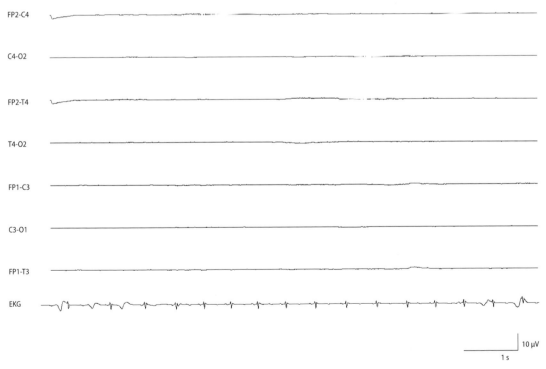

Abb. 4.2 Nahezu isoelektrisches EEG bei einem 2 Tage alten Neugeborenen nach Notsectio bei feto-maternaler Transfusion

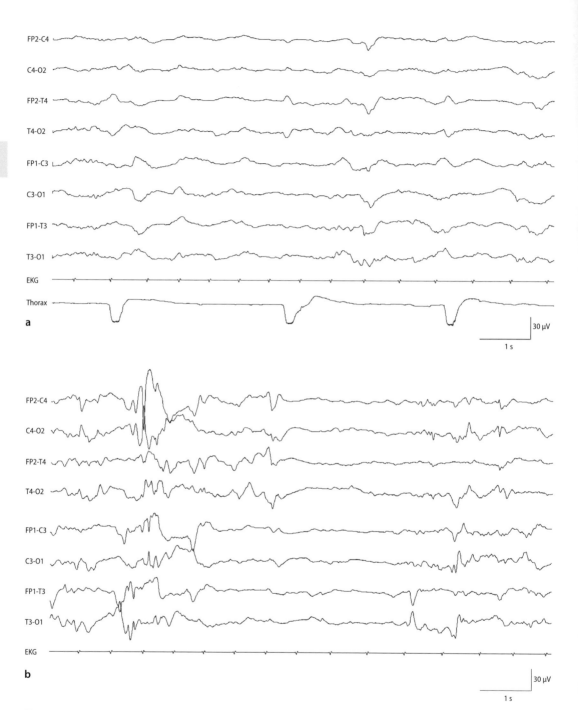

■ Abb. 4.3a,b Schluckauf als Anfallsäquivalent bei einem 3 Tage alten Kind mit kryptogenen Neugeborenenkrämpfen.
a Schluckauf ohne EEG-Korrelat, **b** angedeutetes Suppression-Burst-Muster bzw. multifokale »sharp waves« im Intervall

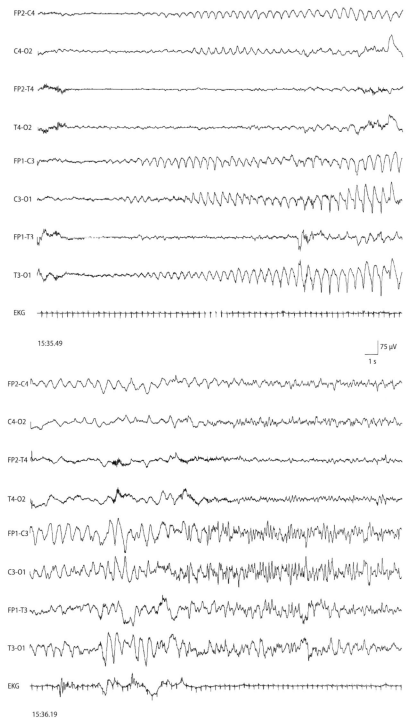

Abb. 4.4 Anfallsregistrierung über 3½ Minuten bei einem 7 Tage alten Neugeborenen nach prolongierter Hypoglykämie als Beispiel für fehlende Generalisation und variables Anfallsmuster. Zu Anfallsbeginn rhythmische, an Amplitude leicht zunehmende 1,5/s-Aktivität, dann rasche Spitzen und danach steile Wellen und »sharp waves« mit Phasenumkehr über der Zentralregion beidseits

4

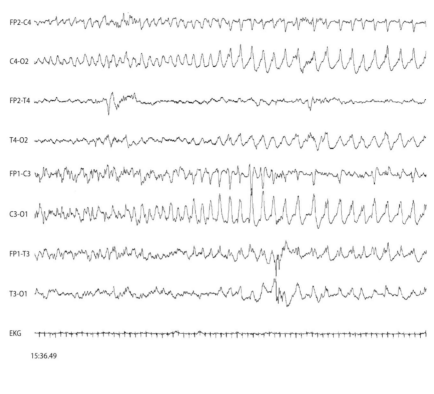

15:36.49

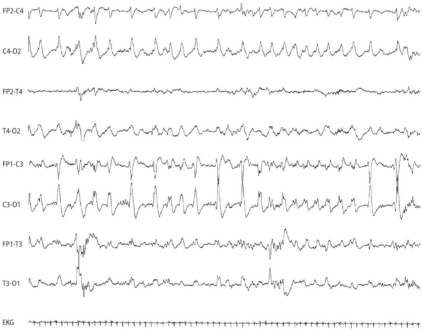

15:37.19

◘ **Abb. 4.4** (Fortsetzung)

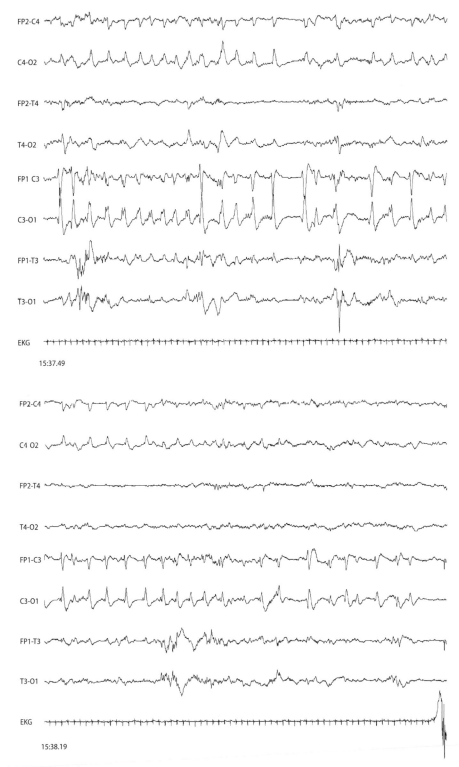

15:37.49

15:38.19

Abb. 4.4 (Fortsetzung)

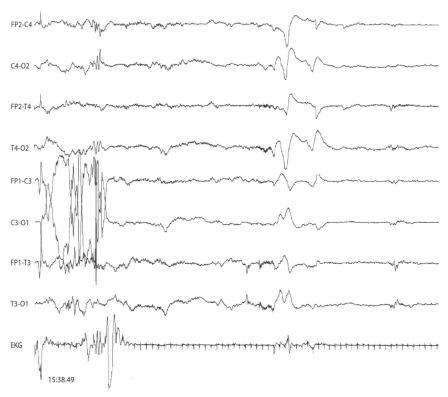

■ **Abb. 4.4** (Fortsetzung)

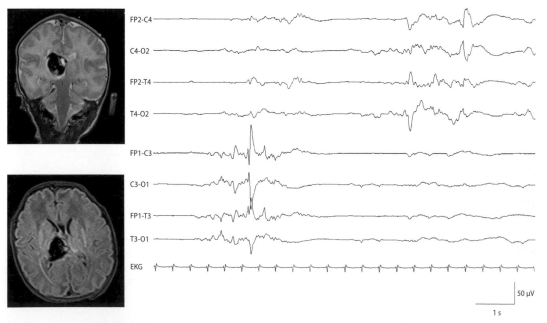

■ **Abb. 4.5** Suppression-Burst-Muster bei einem 3 Tage alten Neugeborenen mit Krampfanfällen nach Thalamusblutung

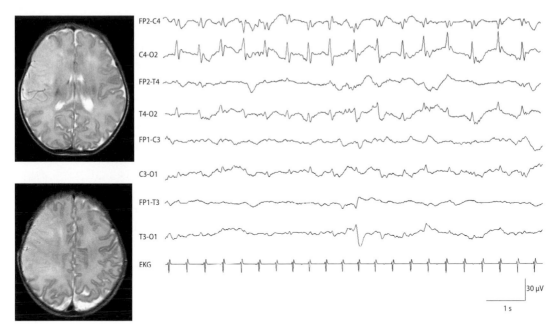

◻ Abb. 4.6 Serie von »sharp waves« bei einem 2 Tage alten Neugeborenen mit konnatalem Mediainfarkt rechts

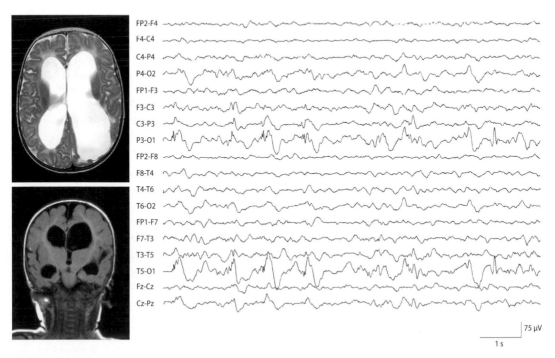

◻ Abb. 4.7 Kombinierter Herdbefund okzipital links bei einem 2 Monate alten Frühgeborenen der 28. SSW mit Enterobacter-cloacae-Meningitis

wechselnden Zuckungen, wobei Gesicht, Arm und Bein wechselnd ausgeprägt beteiligt sind (multifokale, erratische Kloni). Eine konstante Lokalisation der Kloni weist auf eine umschriebene kortikale Läsion hin.

Tonische Anfälle Diese gehen mit meistens generalisierter Streckung der Extremitäten einher. Betroffen sind vorwiegend Frühgeborene. Tonische (Hirnstamm)anfälle können nur durch eine Polygraphie, d. h. durch simultane Ableitung von EEG, Herzaktion, Atmung und Muskelaktivität, abgegrenzt werden.

- **EEG**

Wie im klinischen Bild der Anfälle fehlen auch im EEG generalisierte synchrone Veränderungen (◻ Abb. 4.4).

> Je jünger und unreifer das Kind ist, desto undifferenzierter sind die EEG-Muster.

Man findet fokale und multifokale, häufig in kurzer Zeit die Lokalisation wechselnde amplitudenniedrige »sharp waves«, fokale und generalisierte Depressionen sowie Verlangsamungen (◻ Abb. 4.2, ◻ Abb. 4.3, ◻ Abb. 4.4, ◻ Abb. 4.5, ◻ Abb. 4.6, ◻ Abb. 4.7). Gelegentlich zeigt das EEG auch bei offensichtlichen klinischen Erscheinungen weder im Intervall noch im Anfall eindeutige Veränderungen (◻ Abb. 4.3). Weitere Beispiele für EEG-Veränderungen bei Neugeborenenanfällen finden sich im Doose-EEG-Atlas (Doose 2002).

Eine sichere Identifikation von Anfallsereignissen, insbesondere der mit Apnoen einhergehenden zerebralen Anfälle, ist oft nur bei polygraphischer Untersuchung möglich. Das EEG kann diagnostisch »im Stich lassen«. Klonische Anfälle müssen von tremorartigem, oft durch taktile Stimuli auslösbarem »Zittern« hyperexzitabler Kinder abgegrenzt werden.

Die **benignen Schlafmyoklonien des Neugeborenen** treten nur im Tiefschlaf auf. Sie bestehen in distal betonten, meist irregulären, aber auch rhythmischen Zuckungen der Extremitäten mit wechselnder Lokalisation und können damit zerebralen Anfällen täuschend ähnlich sein. Gelegentlich ist eine Provokation durch Geräusche und taktile Reize möglich. Das EEG zeigt während dieser Zu-

ckungen nur normale Schlafveränderungen. Das entscheidende differenzialdiagnostische Kriterium gegenüber zerebralen Anfällen besteht darin, dass die Zuckungen bei Weckreizen sofort sistieren. Die Myoklonien schwinden zumeist während der ersten zwei bis drei Lebensmonate. Die Entwicklung der Kinder verläuft normal. Benigne Schlafmyoklonien können durch Benzodiazepine und Phenobarbital aggraviert werden (Maurer et al. 2010).

- **Therapie**

Neben allgemeinen neonatologischen Behandlungsmaßnahmen sollte bei geringstem Zweifel an der Ätiologie der Krampfanfälle eine probatorische i.v. Gabe von Glukose und Kalziumglukonat erfolgen.

> **ⓘ Soforttherapie bei Verdacht auf Krampfanfall**
> - Glukose: 5 ml/kg KG einer 10%igen Lösung
> - Kalziumglukonat: 5–10 ml einer 10%igen Lösung

Unter den Antikonvulsiva steht **Phenobarbital** an erster Stelle (15–20 mg/kg KG als einmalige Dosis). Gegebenenfalls müssen durch wiederholte kleinere Dosen Blutspiegel von 40–50 mg/l angestrebt werden. Sind die Anfälle durch Phenobarbital nicht zu unterbrechen, erfolgt als nächstes die i.v. Gabe eines Benzodiazepins. Wegen der Gefahr einer Atemdepression ist Beatmungsbereitschaft erforderlich.

> **ⓘ Dosierung der Benzodiazepine**
> - Clonazepam: 0,05 mg/kg KG i.v.
> - Diazepam: 0,3 mg/kg KG i.v.
> - Lorazepam: 0,05 mg/kg KG i.v.

Phenytoin sollte wegen der nicht auszuschließenden Gefahr einer Schädigung des sich entwickelnden Kleinhirns und möglicher Nekrosen bei Ausbildung eines Paravasats erst nach dem Versagen dieser Maßnahmen eingesetzt werden. In Betracht kommt eine Dauertropfinfusion mit initialer Gabe von 15–20 mg/kg KG über einen separaten Zugang. Das weitere Vorgehen in der Akutphase orientiert sich am Blutspiegel. Die Erhaltungsdosis beträgt 3–5 mg/kg KG/Tag. Tägliche Blutspiegelkontrollen sind unbedingt notwendig.

Nach Überwinden der akuten Phase erfolgt eine Weiterbehandlung mit Phenobarbital für 6–8 Wochen. Wegen der beim Neugeborenen meistens erheblich längeren Halbwertszeit (bis 200 Stunden) sind Kontrollen des Blutspiegels dringend erforderlich. Nach Erreichen eines therapeutischen Spiegels (15–30 mg/l) erhalten die Kinder 3–5 mg/kg KG/Tag.

Im Tierversuch verursachen Benzodiazepine und Phenobarbital eine vermehrte Apoptose. Topiramat und Levetiracetam scheinen dies nicht zu tun. Dies hat dazu geführt, dass der Gebrauch der erstgenannten beiden Medikamente zunehmend hinterfragt wird. Derzeit fehlen aber noch klinische Vergleichsstudien, so dass noch keine alternativen Behandlungsempfehlungen ausgesprochen werden können. Allerdings sollte bei Neugeborenen bereits zwei, maximal vier Wochen nach dem letzten Anfall ein Absetzversuch unternommen werden, um wirklich nur die Kinder weiter zu behandeln, die unbedingt noch Antiepileptika benötigen. Das EEG muss hierbei nicht vollständig normalisiert sein.

Aufgrund seiner guten Verträglichkeit und seiner relativ geringen sedierenden Wirkung könnte insbesondere **Levetiracetam** eine wichtige therapeutische Option bei der Behandlung von Neugeborenenanfällen werden (Fürwentsches et al. 2010).

In ätiologisch unklaren Fällen von Neugeborenenkrämpfen sowie bei allen Fällen mit Resistenz gegen Antikonvulsiva ist an die sehr seltenen **Vitamin-B$_6$-abhängigen Krampfanfälle** zu denken (▶ Kap. 13). Hierbei ist zu beachten, dass pyridoxinabhängige Krampfanfälle keineswegs immer in den ersten Lebenstagen mit klonischen Anfällen beginnen müssen, sondern sich nicht selten später (bis zum 8. Monat) manifestieren und ein breites symptomatologisches Spektrum haben. Im Serum und ebenso im Urin und Liquor kann Pipecolinsäure als diagnostischer Marker genutzt werden. Der ursächliche metabolische Defekt und das entsprechende Gen (Antiquitin) sind identifiziert (Plecko et al. 2007). Einige Kinder sprechen auf eine Pyridoxinbehandlung nicht oder nur unvollständig an, zeigen aber eine komplette Remission nach Gabe von Pyridoxalphosphat. Ursache ist in solchen Fällen ein Defekt der Pyridoxaminophosphatoxidase (Mills et al. 2005).

Folinsäureresponsive Neugeborenenanfälle sind eine Variante der pyridoxinabhängigen Anfälle (Gallagher et al. 2009). Krampfanfälle bei Vorliegen dieser Stoffwechselstörungen sprechen in der Regel nur auf die Behandlung mit dem jeweiligen Vitamin an. Dosis und Dauer der Behandlungsversuche werden teilweise unterschiedlich gehandhabt. Mögliche Behandlungsschemata sind:

> **ⓘ Probatorische Therapie**
> Bei Verdacht auf auf pyridoxin-, pyridoxalphosphat- oder folinsäureabhängige Neugeborenenkrämpfe
> - Pyridoxin-HCL 100 mg/Tag für 3 Tage i.v. oder für 5 Tage p.o.
> - Pyridoxalphosphat 50 mg/kg KG/Tag verteilt auf 4 Dosen für 5 Tage p.o.
> - evtl. + Folinsäure 2–5 mg/kg KG für 5 Tage i.v.

- **Prognose**

Bei symptomatischen Neugeborenenkrämpfen beträgt die Mortalität 20–30%. Von den überlebenden Kindern zeigen etwa 40% neurologische Residuen. Dabei wird die Prognose durch die Grundkrankheit bestimmt. Bei etwa 25% der Patienten mit Neugeborenenkrämpfen hirnorganischer Genese entwickelt sich eine Epilepsie. Sie manifestiert sich in 60% der Fälle bereits im ersten Lebensjahr und bei 75% der Kinder bis zum Ende des zweiten Lebensjahres. Die Manifestation einer Epilepsie kann durch eine prophylaktische Behandlung mit Phenobarbital nicht verhindert werden. Man sollte sich deshalb zunächst auf eine ca. zwei- bis vierwöchige Behandlung beschränken; auch wenn je nach Ätiologie mit einem Rezidivrisiko von bis zu 70% gerechnet werden muss. Das weitere Vorgehen wird durch das Ergebnis von Kontrolluntersuchungen bestimmt. Wenn sich klinisches Bild, neurologischer Befund und EEG in den ersten Wochen nach den Neugeborenenkrämpfen normalisieren, kann eine günstige Prognose erhofft werden. Kontrollen in drei- bis sechsmonatigen Abständen sind dann ausreichend. Kinder mit pathologischen neurologischen und elektroenzephalographischen Befunden müssen engmaschig, u. U. unter Einbeziehung von Schlaf-EEG-Untersuchungen überwacht werden, um den Beginn einer Epilepsie, insbesondere eines West-Syndroms, so früh wie möglich zu erkennen. Aber auch bei frühzeitiger Therapie ist die Prognose von Epilepsien auf dem Boden eines Perinatalschadens ungünstig.

4.1.1 Benigne familiäre Neugeborenenkrämpfe

- Neubauer u. Plouine 2011

Es handelt sich um ein seltenes Krankheitsbild. Betroffen sind reife Neugeborene. Nach zunächst unauffälligem Verhalten kommt es am zweiten oder dritten Lebenstag, selten später, zu überwiegend kurzen klonischen, vereinzelt auch zu tonischen Anfällen. Die Anfälle können sich täglich vielfach wiederholen. Sie sistieren aber oft schon nach einer Woche und in rund 2/3 der Fälle innerhalb der ersten sechs Wochen. Einzelne Anfälle können jedoch auch noch später auftreten. Das EEG kann normal sein, aber auch fokale und multifokale Veränderungen sowie spitze Theta-Wellen zeigen.

Die Prognose ist gut. Nur in 15% der Fälle treten im Verlauf der Kindheit oder später andere Anfallsformen auf.

Die Diagnose stützt sich im Wesentlichen auf die Familienanamnese. Molekulargenetisch wurden Defekte in den spannungsabhängigen Kaliumkanälen KCNQ2 und KCNQ3 nachgewiesen.

Als eine besondere Gruppe der familiären Neugeborenenkrämpfe mit etwas späterer Manifestation, d. h. am Übergang von der Neugeborenen- zur Säuglingsperiode wurden die benignen neonatal-infantilen Anfälle definiert. In einigen Familien konnte ein Defekt im spannungsabhängigen Ionenkanal SCN2A gefunden werden (Berkovic et al. 2004).

4.1.2 Benigne idiopathische, nichtfamiliäre Neugeborenenkrämpfe (»fifth-day-fits«)

- Neubauer u. Plouine 2011

Etwa 4–20% aller Neugeborenenkrämpfe dürften dieser Gruppe zuzurechnen sein. Betroffen sind reifgeborene Kinder mit unauffälliger Vorgeschichte. Jungen sind häufiger betroffen als Mädchen. Die Krämpfe treten vorwiegend zwischen dem vierten und sechsten Lebenstag auf. Es handelt sich immer um fokale oder multifokale klonische Anfälle. Niemals treten tonische Anfälle auf. Die Anfälle können sich zu Staten häufen. Dennoch sistieren die

Krampfanfälle schon nach einigen Tagen. Das EEG kann Veränderungen wie bei den familiären Neugeborenenkrämpfen zeigen.

Die Prognose scheint nicht so gut zu sein, wie früher allgemein angenommen wurde. Bei längerer Verlaufsbeobachtung werden nicht selten Entwicklungsverzögerungen deutlich. Auch epileptische Anfälle können auftreten. Das Risiko für benigne Partialepilepsien ist erhöht.

4.2 Posttraumatische Anfälle

- Jakobi 1992; D´Ambrosio u. Perrucca 2004; Kharatishvili u. Pitkänen 2010

Bei epileptischen Anfällen, die nach einem Schädel-Hirn-Trauma auftreten, müssen die Begriffe Frühestanfälle oder Sofortanfälle, Frühanfälle und posttraumatische Epilepsie unterschieden werden.

Bei **Frühestanfällen (Sofortanfällen)** kommt es unmittelbar, d. h. wenige Sekunden nach dem Trauma zu epileptischen Anfällen. Bei Frühanfällen treten die Anfälle innerhalb der ersten 5 Tage nach dem Trauma auf. Einige Autoren beziehen den posttraumatischen Zeitraum auch auf die erste Woche nach dem Schädel-Hirn-Trauma. Bei der posttraumatischen Epilepsie treten die epileptischen Anfälle erst nach Abklingen des akuten Krankheitsbildes auf. Frühest- und Frühanfälle gehören zu den Gelegenheitskrämpfen, während die posttraumatische Epilepsie eine ätiologische Sonderform der Epilepsie im engeren Sinne darstellt.

Frühestanfälle sind eine seltene Komplikation von Schädel-Hirn-Traumen. Auf welche Weise ein Trauma innerhalb von Sekunden zu einem zerebralen Anfall führen kann, ist unklar. Nicht selten bleibt ungeklärt, ob Frühestanfälle wirklich immer die Folge des Traumas sind, oder aber ob der Anfall die Ursache des Unfalles und des daraus resultierenden Traumas bildet. Differenzialdiagnostisch ist bei Frühestanfällen auch an reflektorisch ausgelöste Synkopen zu denken, die mit generalisierten tonischen, hypoxisch bedingten Hirnstammanfällen einhergehen können.

Posttraumatische **Frühanfälle** betreffen Kinder der ersten 5 Lebensjahre doppelt so häufig wie ältere. Die Anfälle werden hinsichtlich des zeitlichen

Intervalls zum Trauma unterschiedlich definiert. Sinnvoll ist es, die akute Phase des Schädel-Hirn-Traumas als begrenzenden Zeitraum zu wählen. Bei 60% aller betroffenen Kinder zeigen sich die Frühanfälle in den ersten 24 Stunden nach dem Trauma. Meistens handelt es sich um fokale, in 30% der Fälle aber auch um generalisierte Anfälle.

Patienten mit Frühestanfällen haben eine gute Prognose. Das Epilepsie-Risiko ist nicht erhöht. Patienten mit Frühanfällen dagegen erkranken häufiger an einer posttraumatischen Epilepsie (etwa 20–30%) als Patienten ohne Anfälle in der Akutphase. Die Latenz zwischen Frühanfällen und Beginn einer chronischen Epilepsie beträgt in 50% der Fälle weniger als ein und in 80% nicht mehr als 2 Jahre. Die meisten Patienten entwickeln fokale Anfälle.

Banale Schädel-Hirn-Traumen ohne oder mit nur kurzer Bewusstlosigkeit sind nicht mit einem messbar erhöhten Epilepsierisiko assoziiert. Allgemein ist das Risiko für eine posttraumatische Epilepsie vom Schweregrad des Schädel-Hirn-Traumas und dem Zeitpunkt des Auftretens erster Anfälle abhängig. Bei Vorliegen von einem oder mehreren Risikofaktoren kann das Risiko für eine posttraumatische Epilepsie auf bis zu 40% steigen.

Risikofaktoren für die Entwicklung einer posttraumatischen Epilepsie

- Frühanfälle
- Subdurale oder subarachnoidale (nicht epidurale) Blutung
- Offenes Schädel-Hirn-Trauma
- Impressionsfrakturen mit Duraverletzung
- Bewusstseinstrübung, bzw. Bewusstlosigkeit über mehr als eine Woche
- Intrakranielle Druckerhöhung
- Zerebrale Infektion
- Hypersynchrone Aktivität im EEG
- Schädel-Hirn-Trauma bei Kindesmisshandlung (meistens multifokal)
- Familiäre Epilepsiebelastung

Die Frage, ob nach dem Trauma eine prophylaktische Therapie durchgeführt werden soll, ist bis heute offen. Sie wird allgemein nicht empfohlen, da keine kontrollierten Studien vorliegen, die eine Wirksamkeit belegen.

4.3 Fieberkrämpfe

- Nelson et al. 1978; Doose et al. 1983; Doose et al. 1998; Doose u. Maurer 1997; Lux 2010

■ **Ätiopathogenese**

Als Fieberkrämpfe werden epileptische Anfälle bezeichnet, die im frühen Kindesalter im Rahmen fieberhafter Infekte auftreten. Krampfanfälle im Rahmen von entzündlichen Erkrankungen des Zentralnervensystems zählen nicht dazu. Betroffen sind überwiegend normal entwickelte Kinder im Alter von 6 Monaten bis 5 Jahren. Jungen sind häufiger betroffen als Mädchen. Der Manifestationsgipfel liegt im zweiten Lebensjahr. Die kumulative Inzidenz beträgt für Kinder bis zum 5. Lebensjahr ca. 3%.

Neben der typischen Altersgebundenheit und dem Fieber spielen genetische Faktoren eine wesentliche Rolle. In 25–30% der Fälle kommen in der engeren Familie okkasionelle Krämpfe vor. Die Patienten wie auch ein Teil ihrer gesunden Geschwister zeigen im Alter von 3–6 Jahren gehäuft genetisch determinierte EEG-Merkmale, die mit einer erhöhten Anfallsbereitschaft assoziiert sind (Theta Rhythmen, Fotosensibilität, bilateral synchrone »spikes and waves«, fokale »sharp waves« des für benigne Partialepilepsien charakteristischen Typs). Fieberkrämpfe haben also eine multifaktorielle Genese. Die genannten, genetisch determinierten EEG-Merkmale kommen in unterschiedlichen Konstellationen vor, fehlen aber in einigen Familien völlig. Dies spricht für eine Heterogenie.

Bei einigen idiopathischen generalisierten und selten auch bei einigen fokalen Epilepsieformen, die durch Fieberkrämpfe eingeleitet werden (sog. Fieberkrampf-Plus-Syndrom) (Scheffer u. Berkovic 1997), konnten molekulargenetisch Defekte in vier verschiedenen Ionenkanälen nachgewiesen werden (▶ Kap. 15). Bei der weit überwiegenden Mehrzahl von Kindern mit Fieberkrämpfen können aber keine solchen Defekte gefunden werden.

Die Nachkommen von Eltern mit Fieberkrämpfen haben ein erhöhtes Risiko für zerebrale Anfälle. Dies beträgt für Fieberkrämpfe 9% und für alle Formen von zerebralen Anfällen 22%. Das Risiko ist etwas stärker erhöht bei Fieberkrampf- oder Epilepsiebelastung durch die Mutter (Doose u. Neubauer 2001).

Weitere Risikofaktoren für das Auftreten von Fieberkrämpfen sind vorbestehende Entwicklungsverzögerung, komplizierte Perinatalanamnese und Besuch eines Kindergartens oder Hortes mit dadurch erhöhtem Infektionsrisiko.

❯ **Für die Auslösung der Anfälle sind infekttoxische Gefäßprozesse (Ödem, Hyperämie des Gehirns) und v. a. aber rasch ansteigendes Fieber verantwortlich. Zumeist sind virale Infekte der oberen Luftwege Ursache des Fiebers.**

Eine besondere Entität scheinen möglicherweise Fieberkrämpfe oder auch afebrile Anfälle darzustellen, die bei Säuglingen und Kleinkindern im Rahmen von unkomplizierten Gastroenteritiden auftreten. Diese Anfälle sind oft schwierig zu unterbrechen, haben aber dennoch eine gute Langzeitprognose (Uemura et al. 2002).

▪ **Klinik**

Fieberkrämpfe treten überwiegend im ersten, bei kleinen Kindern oft sehr raschen Anstieg des Fiebers auf. Seltener kommt es schon im noch fieberfreien Initialstadium des Infektes zum Anfall. Zumeist handelt es sich um generalisierte tonisch-klonische Anfälle, die sich phänomenologisch nicht von Grand-mal-Anfällen bei Epilepsien unterscheiden. Rein tonische oder atonische Anfallsformen sind selten.

In 10–15% der Fälle zeigen die Anfälle eine fokale Symptomatik. Diese kann sich in einem herdförmigen Beginn, z. B. in Form von Zuckungen eines Armes oder Kopfwendung nach einer Seite, oder auch in einer konstanten Seitenbetonung oder Halbseitigkeit des Anfalls äußern. Gelegentlich wird der fokale Charakter des Anfalls erst an einer postkonvulsiven Parese erkennbar. Fieberkrämpfe, insbesondere solche mit fokaler Symptomatik, dauern, wenn sie spontan verlaufen, meistens länger als afebrile Anfälle. Ihre Dauer beträgt oft mehr als 10 Minuten; nicht selten auch bis zu 30–60 Minuten. Staten längerer Dauer sind in Ländern mit guter ärztlicher Versorgung sehr selten geworden.

Die Anfälle können sich während eines Infektes mehrfach wiederholen und sich sogar zu Staten häufen. Nach Abklingen des Anfalls schlafen die Kinder meistens oder wirken apathisch und müde.

Zumeist kommt es aber zu einer raschen Erholung. Nach länger anhaltenden Krämpfen kann das Bewusstsein für Stunden leicht getrübt sein. Eine vollständige Erholung tritt dann gelegentlich erst nach Tagen ein. Anfälle mit fokaler Symptomatik sind fast regelmäßig von neurologischen Herdzeichen gefolgt. Eine postiktuale Halbseitenlähmung (Todd-Parese) kommt nach protrahierten Anfällen mit fokalem Charakter und einer Mindestdauer von ca. 15 Minuten vor. Sie bildet sich in der Regel innerhalb weniger Stunden zurück, kann selten aber für Tage oder länger bestehen bleiben. Bei fehlender Rückbildungstendenz der Parese sowie in unklaren Fällen (nur geringes Fieber, unsichere Anfallsanamnese, nur kurze Anfallsdauer) ist eine weiterführende Diagnostik einschließlich MRT notwendig.

❯ **Definitionsgemäß finden sich bei Fieberkrämpfen keine Zeichen einer entzündlichen Affektion des Zentralnervensystems. Insbesondere zeigt der Liquor keine Pleozytose.**

Fieberkrämpfe werden als einfach eingeordnet, wenn sie als generalisierte tonisch-klonische Anfälle verlaufen, weniger als 15 Minuten dauern und innerhalb von 24 Stunden nur einmalig auftreten. Andernfalls spricht man von komplizierten Fieberkrämpfen.

▪ **EEG**

Das iktuale EEG zeigt das typische Muster eines epileptischen Anfalls. In der postkonvulsiven Phase findet sich meistens eine allgemeine oder auch nur okzipitale Verlangsamung. Sie bildet sich in der Regel innerhalb von Stunden oder wenigen Tagen zurück. Bei Anfällen mit fokaler Symptomatik findet man postiktual herdförmige Verlangsamungen. Gelegentlich zeigt das EEG auch nach generalisierten Anfällen eine fokale Veränderung und weist damit auf ein klinisch latentes fokales Geschehen hin. Das Ausmaß der diffusen bzw. herdförmigen Verlangsamung korreliert am besten mit der Anfallsdauer. Das in den ersten Tagen nach dem Anfall abgeleitete EEG hat im Übrigen keine prognostische Bedeutung und ist daher meist nicht indiziert.

Ein exaktes Bild von dem für das Kind typischen Intervall-EEG gewinnt man oft erst 14 Tage nach dem Anfall. Genaue Daten über die Inzidenzen von spezifischen EEG-Merkmalen bei Kindern mit Fieberkrämpfen sind aus methodischen Gründen schwer zu erheben. Bei etwa einem Drittel der Kinder mit Fieberkrämpfen kann eine Theta-Rhythmisierung nachgewiesen werden, die als Symptom einer konstitutionellen Anfallsbereitschaft gewertet werden kann und ein erhöhtes Rezidivrisiko bedeutet. Bei fast der Hälfte solcher Kinder finden sich dann im Verlauf, meistens um das 5. Lebensjahr, generalisierte »spikes and waves«. Ebenso konnte bei bis zu 50% aller Fieberkrampfkinder zwischen dem 5. und 10. Lebensjahr eine Fotosensibilität nachgewiesen werden (Doose et al. 1983). Diese Befunde haben, sofern sie nicht konstant und zunehmend ausgeprägt auftreten, keine prognostische Bedeutung. Etwa 10% der Kinder mit Fieberkrämpfen entwickeln zwischen dem 3. und 7. Lebensjahr präzentrale, okzipitale oder multifokale »sharp waves«, wie sie für idiopathische benigne Partialepilepsien typisch sind. Bei diesen Kindern ist die Inzidenz solcher Epilepsien erhöht.

■ **Differenzialdiagnose**
Differenzialdiagnostisch müssen v. a. eine Meningitis oder Enzephalitis ausgeschlossen werden. Insbesondere bei Säuglingen muss auch an Elektrolytverschiebungen (z. B. hypotone oder hypertone Dehydration bei Gastroenteritis, inadäquate ADH-Sekretion bei RSV-Bronchiolitis, Hypokalzämie bei Rachitis) gedacht werden.

Bei etwa 20% aller Kinder mit Meningitis treten früh im Verlauf der Erkrankung Krampfanfälle auf. Hieraus kann abgeleitet werden, dass etwa 2–3% aller febrilen Anfälle im Säuglings- und Kleinkindalter auf eine Meningitis oder Meningoenzephalitis zurückzuführen sind. Ältere Kinder zeigen in den allermeisten Fällen die typische klinische Symptomatik einer Meningitis, so dass Meningitis und Fieberkrampf klinisch und anamnestisch gut zu differenzieren sind. Im Säuglings- und jungen Kleinkindalter können die charakteristischen klinischen Zeichen einer Meningitis aber fehlen. Das gleiche gilt bei antibiotischer Vorbehandlung.

> Kinder mit einem febrilen Anfall im ersten Lebensjahr sollten daher immer und Kinder bis zu 18 Monaten in der Regel lumbalpunktiert werden.

Die US-amerikanischen Leitlinien haben diese Empfehlung kürzlich abgeschwächt und erlauben es bei gut beurteilbaren unauffälligen Kindern, ohne antibiotische Vorbehandlung und mit komplettem Impfstatus (Haemophilus, Pneumokokken) von einer Lumbalpunktion abzusehen (Subcommittee on Febrile Seizures 2011).

Jenseits des 5. Lebensjahres sollte die Diagnose »Fieberkrampf« nicht mehr gestellt werden.

Die Herpesenzephalitis manifestiert sich im Säuglings- und Kleinkindesalter fast immer unter dem Bild eines komplizierten Fieberkrampfes. In der Lumbalpunktion zeigt sich in der Regel eine geringe bis mäßige, vorwiegend lymphozytäre Zellzahlerhöhung. Noch mehr als bei der bakteriellen Meningitis ist die weitere Prognose direkt von der Dauer der Zeit abhängig, die bis zum Beginn der Therapie verstreicht (◨ Abb. 4.8).

Weitere Indikationen für eine stationäre Aufnahme mit Lumbalpunktion stellen prolongierte Anfälle oder febrile Staten, Halbseitenanfälle sowie prolongierte Fieberkrämpfe nach Impfungen und ausgeprägte Hyperpyrexie dar. Wichtig ist die Abgrenzung von Fieberkrämpfen gegen harmlose Fieberdelirien mit Symptomen wie Benommenheit, Angst, Schreien und Zittern bei Fehlen von eindeutigen konvulsiven Symptomen und Bewusstlosigkeit.

■ **Prognose**
Die Prognose von Fieberkrämpfen ist in den allermeisten Fällen günstig. Sie können sich während der frühen Kindheit einige Male wiederholen, sistieren aber in etwa 96% der Fälle spätestens bis zum 5. Lebensjahr. Diese Zahlen sind Grund genug, die oft sehr verängstigten Eltern eindringlich zu beruhigen!

Das Wiederholungs- oder **Rezidivrisiko** beträgt durchschnittlich 30%. Für ein erhöhtes Risiko sprechen Belastung der Elterngeneration und/oder der Geschwister mit Fieberkrämpfen und/oder Epilepsie, das Auftreten des ersten Fieberkrampfes im Alter von weniger als 15 Monaten, das Auftreten des Fieberkrampfes bei nicht sehr hohen Temperaturen oder bei Fieber von nur kurzer Dauer sowie der Nachweis von Theta-Rhythmen im EEG.

Das **Epilepsie-Risiko**, d. h. das Risiko einer späteren Epilepsie beträgt bis zum 7. Lebensjahr 3–4%. Das Epilepsie-Risiko ist zudem bei Vorliegen von einem oder mehreren Risikofaktoren erhöht.

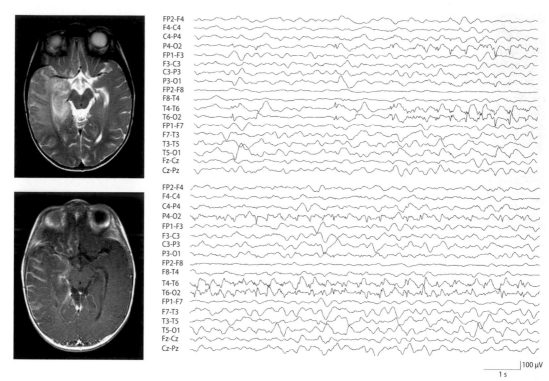

Abb. 4.8 11 Monate alter Säugling mit Herpesenzephalitis. Im T2- (*oben*) und kontrastmittelverstärkten T1-gewichteten MRT (*unten*) Signalanhebung vorwiegend des rechten Temporallappens. Im EEG subklinisches Anfallsmuster temporal rechts

Risikofaktoren für die Entwicklung einer Epilepsie bei Fieberkrämpfen
- Familiäre Belastung mit Epilepsie
- Zeichen einer zerebralen Vorschädigung
- Auftreten des ersten Fieberkrampfes während des ersten Lebensjahres oder nach dem vierten Geburtstag
- Herdsymptome im Anfall (fokaler Beginn, Seitenbetonung) oder nach dem Anfall (neurologische Seitendifferenz, Lähmungen) und/oder postiktuale Herdveränderungen im EEG
- Mehrmalige Wiederholung von Krampfanfällen während eines Infektes
- Länger als 30 Minuten andauernde Anfälle
- Mehr als insgesamt dreimalige Wiederholung von Fieberkrämpfen
- Konstante EEG-Veränderungen in den ersten Wochen nach dem Anfall (Herdveränderungen, hypersynchrone Aktivität)

Fieberkrämpfe können in verschiedener Weise mit einer späteren Epilepsie assoziiert sein. So können die Fieberkrämpfe unmittelbar oder auch nach längerem Intervall von afebrilen idiopathischen generalisierten Anfällen gefolgt werden. Hierzu gehören die frühkindliche Epilepsie mit generalisierten tonisch-klonischen Anfällen, die schwere myoklonische Epilepsie, die myoklonisch-astatische Epilepsie, die Absence-Epilepsie, die Rolando-Epilepsie und die Temporallappenepilepsie.

Besonders häufig treten im Verlauf Anfälle aus dem Formenkreis der benignen Partialepilepsien mit entsprechenden fokalen EEG-Befunden auf. Prospektive Untersuchungen liegen zwar nicht vor, doch werden nach retrospektiven Untersuchungen 15–20% der benignen Partialepilepsien von Fieberkrämpfen eingeleitet.

Prolongierte, d. h. länger als eine Stunde andauernde, und seitenbetonte Fieberkrämpfe können in seltenen Fällen bei möglicherweise genetisch prädisponierten Kindern zu einer permanenten Hemiparese und weiteren neurologischen Defiziten füh-

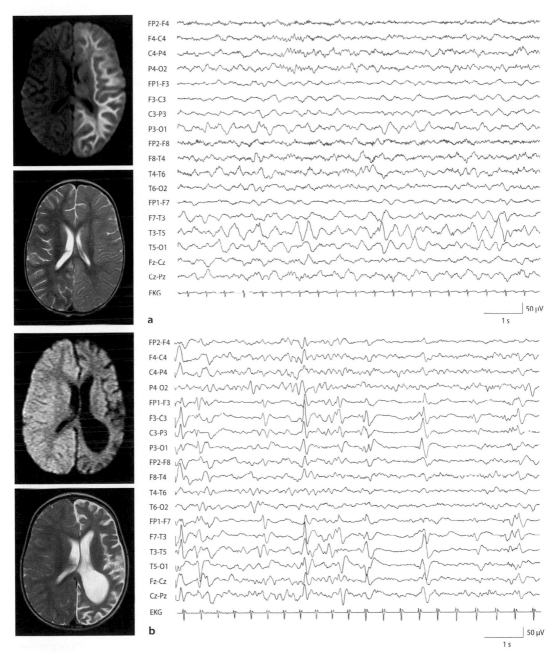

◘ Abb. 4.9a,b Bisher gesundes 18 Monate altes Mädchen mit HHE-Syndrom nach rechtsseitigem tonisch-klonischen Fieberkrampf über 90 Minuten. **a** Im EEG postiktual Amplitudenabflachung und Verlangsamung mit Betareduktion links. Im MRT zytotoxisches Ödem der gesamten linken Hemisphäre in den diffusionsgewichteten Aufnahmen (*oben*) und kortikale Schwellung in den T2-gewichteten Aufnahmen (*unten*). **b** Nach 5 Monaten Auftreten komplex-fokaler Anfälle. Im EEG weiterhin Verlangsamung links mit nun vielen stumpfen »sharp waves«. Im MRT kein zytotoxisches Ödem mehr, aber ausgeprägte okzipital betonte linkshemisphärale Atrophie

4

ren. Zumeist einige Monate nach dem febrilen Status entwickelt sich eine oft schwierig zu therapierende fokale Epilepsie. Dies wird als Hemikonvulsions-Hemiplegie-(Epilepsie)-Syndrom (HH(E)-Syndrom) bezeichnet (Toldo et al. 2007). Kernspintomographisch findet sich in der Akutphase ein charakteristisches unilaterales zytotoxisches Ödem. Dieses Ödem ist innerhalb der folgenden 3–4 Wochen rückläufig und es entwickelt sich in den nächsten Monaten eine ausgeprägte Atrophie der betroffenen Hemisphäre. Das HHE-Syndrom ist in den letzten Jahrzehnten infolge der verbesserten Akutversorgung der Patienten in weit entwickelten Ländern sehr selten geworden, doch treten auch in Westeuropa weiterhin immer wieder einzelne Fälle auf (◘ Abb. 4.9).

Wegen oftmals bestehender Therapieresistenz gefürchtet, sind darüber hinaus nicht selten erst in der Pubertät oder später, d. h. mit vieljähriger Latenz, auftretende komplex-partielle Anfälle nach prolongierten Fieberkrämpfen im Kleinkindalter. Kernspintomographisch oder histologisch kann oft eine Ammonshornsklerose nachgewiesen werden. In Serien mit erwachsenen Patienten und therapieresistenter Temporallappenepilepsie konnte eine Assoziation mit vorausgehenden komplizierten Fieberkrämpfen oder febrilen Staten klar belegt werden. Prospektive Studien an Kindern mit komplizierten Fieberkrämpfen konnten dies jedoch nicht zeigen. Dies kann bedeuten, dass eine solche Assoziation entweder sehr selten ist oder nur eine kleine Untergruppe betrifft. Möglicherweise werden sowohl die febrilen Staten als auch die spätere Temporallappenepilepsie durch eine Vorschädigung oder eine anlagebedingte Störung des Temporallappens oder angrenzender kortikaler Areale mit bedingt (sog. duale Pathologie).

■ **Therapie**

Schwer verlaufende Fieberkrämpfe, d. h. länger als eine Stunde anhaltende febrile Konvulsionen oder ein HHE-Syndrom sind in Ländern mit hochentwickelter medizinischer Versorgung heutzutage selten. Dies spricht für den Nutzen der modernen Akuttherapie.

■■ **Akuttherapie**

In der Regel ist der Anfall beim Eintreffen des Arztes bereits abgeklungen. Zur Verhütung eines Rezi-

divs sollten aber dennoch antipyretische Maßnahmen sowie die Gabe von 5–10 mg Diazepam als Rektiole erfolgen.

Ist der Anfall noch nicht abgeklungen, handelt es sich um eine **Notfallsituation**. Zur Vermeidung iktogener Hirnschäden muss der Anfall möglichst rasch beendet werden. Hierzu müssen parallel eine **antikonvulsive** und eine **antipyretische Behandlung** vorgenommen werden. Zur Senkung des Fiebers erfolgen sofort physikalische Maßnahmen wie Wadenwickel und ggf. ein abkühlendes Bad. Zur medikamentösen Fiebersenkung werden Ibuprofen, Acetylsalicylsäure oder Paracetamol angewandt. Eine intensive Antipyrese ist dringend notwendig, da die medikamentöse Unterbrechung eines Krampfanfalls bei einem hochfiebernden Kind größte Schwierigkeiten bereiten kann.

Wenn irgend möglich, sollte die sofortige i.v. Injektion eines Benzodiazepins (z. B. Lorazepam, Diazepam oder Clonazepam) erfolgen.

> ℹ **Akuttherapie von Fieberkrämpfen i.v.**
> ▬ Lorazepam 0,05–0,1 mg/kg KG i.v., ggf. wiederholen, alternativ: Diazepam 0,2 mg/kg KG i.v., ggf. wiederholen
> ▬ Phenobarbital 10–20 mg/kg KG über 5(–10) min i.v.
> ▬ Phenytoin 10–20 mg/kg KG über 20–30 min i.v.

Ist eine i.v. Injektion nicht durchführbar, wird Diazepam-Lösung rektal appliziert (Diazepam Desitin-rectal tube). Eine alternative Möglichkeit besteht in der Verabreichung von Midazolam buccal, das besser wirkt als Diazepam rektal und nicht häufiger zur Atemdepression führt. Die Gabe von Midazolam i.v. ist ebenfalls möglich und wirksam. Midazolam bukkal (Viropharma) ist zur Anfallsunterbrechung bei gesicherter Epilepsie zwischen dem 3. Monat und dem 18. Lebensjahr zugelassen. Unter 6 Monaten sollte es nur in Anwesenheit eines Arztes und in Reanimationsbreitschaft verabreicht werden. Tavor expedit hat keine Zulassung zur Anfallsunterbrechung (McIntyre et al. 2005, Silbergleit et al. 2012)

> ⟩ Beginnt die Therapie erst, wenn der Anfall schon 10–15 Minuten gedauert hat, sind die Erfolgsaussichten einer rektalen Therapie geringer.

Sistiert der Anfall nach erfolgter und ggf. wiederholter Applikation einer Diazepam-rectal tube nicht, ist die sofortige Klinikeinweisung zur weiteren, ggf. i.v. Therapie und Anfallsunterbrechung (▶ »Akuttherapie von Fieberkrämpfen i.v.«) notwendig.

Der Versuch der Anfallsunterbrechung vor Ort durch orale, rektale oder auch intravenöse Gabe der genannten Medikamente länger dauernder Fieberkrämpfe ist zweckmäßig (▶ »Akuttherapie von Fieberkrämpfen rektal oder oral«). Durch solche Maßnahmen darf aber der Transport in die Klinik nicht verzögert werden. Jeder prolongierte Fieberkrampf gilt als dringender Notfall und bedarf einer stationären Behandlung.

> **ⓘ Akuttherapie von Fieberkrämpfen rektal oder oral**
> - Diazepam-Rektiole 5 mg (≤20 kg KG); 10 mg (20–40 kg KG)
> - Alternativ: Midazolam bukkal 0,2–0,5 mg/ kg KG (ab 6 Monaten ambulante Gabe möglich, maximale Dosis 10 mg)
> - Alternativ: Lorazepam 1 mg (10–25 kg KG); 2,5 mg (25–40 kg KG). Allerdings nicht zur Anfallsunterbrechung zugelassen

▪▪ Prophylaktische Therapie

Bei **einfachen Fieberkrämpfen** erfolgt keine kontinuierliche antikonvulsive Therapie oder Prophylaxe. Bei fieberhaften Infekten mit Temperaturen über 38°C erhalten diese Kinder neben physikalischen abkühlenden Maßnahmen Paracetamol, Ibuprofen oder Acetylsalicylsäure (evtl. wiederholt).

Bestehen Hinweise auf ein deutlich erhöhtes Rezidivrisiko oder sind bereits mindestens zwei Fieberkrämpfe vorausgegangen, können zusätzlich zur Antipyrese je nach Verträglichkeit 8-stündlich bis 0,3 mg Diazepam/kg KG als Zäpfchen gegeben werden. Eine Maximaldosis von 5 mg beim Säugling und 10 mg Diazepam pro Tag beim Kleinkind sollte dabei aber nicht überschritten werden. Die Diazepam-Prophylaxe wird bis zur Entfieberung, jedoch nicht länger als 2 Tage oder bis zum Auftreten von inakzeptablen Nebenwirkungen (Somnolenz, Ataxie) fortgeführt. Für den Fall eines Fieberkrampfes erhalten die Eltern wie bei einfachen Fieberkrämpfen auch als Notfallapotheke Diazepam Desitin rec-

tal tube 5 oder 10 mg. Für 2 Jahre erfolgen in ½-jährlichen Abständen Kontrolluntersuchungen einschließlich EEG.

Kinder mit **komplizierten Fieberkrämpfen** (Belastung mit den genannten Risikofaktoren) bedürfen einer besonders aufmerksamen Überwachung mit häufigeren Kontrolluntersuchungen und intensiver Prophylaxe bei fieberhaften Infekten. Die heute bestehende Möglichkeit einer weitgehend sicheren und raschen Anfallsunterbrechung durch rektale Applikation von Diazepam-Lösung erlaubt es in aller Regel auf eine Langzeittherapie zu verzichten. Nötig kann eine Dauertherapie bei Kindern werden, deren vorausgehende Fieberkrämpfe als febrile Staten verlaufen sind und bei denen die Gabe von Benzodiazepinen nicht zur Anfallsunterbrechung geführt hat. Wiederholen sich die Anfälle zu häufig, dauern sie zu lange (über 10 Minuten), treten sie in Serien auf, oder kommt es wiederholt zu postiktualen Hemiparesen, muss ebenfalls eine Dauertherapie erwogen werden.

Die Indikationsstellung zu einer möglichen antikonvulsiven Dauertherapie muss aber in jedem Fall individuell erfolgen und stellt sicher die große Ausnahme dar. Es müssen die Einstellung der Familie, d. h. die Bereitschaft mit dem Risiko von Rezidiven zu leben, die möglicherweise aus besonderen geographischen Bedingungen resultierenden Schwierigkeiten im Notfall in kürzester Zeit ärztliche Hilfe zu gewinnen, und vieles mehr Berücksichtigung finden. In jedem Fall sollten Eltern in einem detaillierten Gespräch über die Problematik der prophylaktischen Behandlung von Fieberkrämpfen aufgeklärt und in die Entscheidungsfindung (und ggf. in die Verantwortung) mit einbezogen werden.

Aus dem EEG kann nur dann eine Therapieindikation abgeleitet werden, wenn schon in den ersten drei Wochen nach dem Fieberkrampf und in der Folgezeit konstant hypersynchrone Aktivität erheblichen Ausmaßes nachweisbar ist oder wenn eine massive Theta-Rhythmisierung das Auftreten schwerer febriler Grand mal-Anfälle annehmen lässt. Im Verlauf bei wiederholten Kontrollen vereinzelt und womöglich nur im Schlaf oder unter Fotostimulation nachweisbare generalisierte »spikes and waves« oder fokale »sharp waves« bedeuten keine ungünstige Prognose und bilden keine Indikation für die Einleitung einer Dauertherapie.

Bei der Wahl des Medikamentes müssen Wirksamkeit und Nebenwirkungsprofil bedacht werden. Belegt ist die Wirksamkeit von Phenobarbital und Valproat. Beide Medikamente können aber zu schwerwiegenden Nebenwirkungen führen, so dass sie für eine prophylaktische Therapie nur in besonders gravierenden Fällen zum Einsatz kommen sollten (z. B. rezidivierende, schwer unterbrechbare febrile Staten, febrile Grand-mal-Anfälle mit ausgeprägter Zyanose und/oder Intubationspflichtigkeit, bedrohliche Kreislaufdepression im Anfall). In den ersten beiden Lebensjahren können solche Kinder mit Phenobarbital oder Primidon behandelt werden.

❶ Phenobarbital zur Prophylaxe
- 2–3 mg/kg KG Phenobarbital

Eine solche Dosis wird meistens gut vertragen. Ein Blutspiegel von 15 mg/l Phenobarbital sollte dabei nicht überschritten werden. Zusätzlich erfolgt bei fieberhaften Infekten weiterhin eine konsequente Antipyrese und ggf. eine Diazepam-Gabe. Ab dem dritten Lebensjahr kann Valproat bei strenger Indikationsstellung eingesetzt werden. Neuere Präparate wie z. B. Levetiracetam und Lamotrigin sind möglicherweise ebenfalls gut wirksam und weisen ein besseres Nebenwirkungsprofil auf, doch ist ihr Nutzen in Studien bisher nicht untersucht worden. Entschließt man sich zum Einsatz dieser Medikamente, muss ggf. mit den Eltern ein individueller Therapieversuch (Heilversuch) vereinbart werden.

> ❯ Phenytoin und Carbamazepin oder Oxcarbzepin sind zur Prophylaxe von Fieberkrämpfen nicht geeignet.

Die medikamentöse Therapie sollte beendet werden, wenn das Kind unter ein- bis maximal zweijähriger regelmäßiger Therapie anfallsfrei geblieben ist und im EEG keine ausgeprägteren Symptome einer vermehrten Krampfbereitschaft erkennbar sind. Das Absetzen der Medikation sollte stufenförmig erfolgen.

Literatur

Berkovic SF, Heron SE, Giordano L et al. (2004) Benign familial neonatal-infantile seizures: characterization of a new sodium channelopathy. Ann Neurol 55: 550–557

D'Ambrosio R, Perucca E (2004) Epilepsy after head injury. Curr Opin Neurol 17: 731–735

Doose H, Neubauer BA (2001) Preponderance of female sex in the transmission of seizure liability in idiopathic generalized epilepsy. Epilepsy Res 43: 103–114

Doose H, Maurer A (1997) Seizure risk in offspring of individuals with a history of febrile convulsions. Eur J Pediat 156: 476–482

Doose H, Tibow I, Castiglione E, Neubauer BA (1998) Febrile convulsions with focal sharp waves – a subgroup of benign partial epilepsies of childhood with multifactorial etiology. J Epilepsy 11: 341–354

Doose H, Koudriavtseva K, Neubauer BA (2000) Multifactorial pathogenesis of neonatal seizures – relationships to benign partial epilepsies. Epileptic Disord 2: 195–201

Doose H, Ritter K, Völzke E (1983) EEG longitudinal studies in febrile convulsions. Genetic aspects. Neuropediatrics 14: 81–87

Doose H (2002) Das EEG bei Epilepsien im Kindes- und Jugendalter. 1. Aufl. Desitin, Hamburg

Fürwentsches A, Bussmann C, Ramantani G et al. (2010) Levetiracetam in the treatment of neonatal seizures: a pilot study. Seizure 19: 185–189

Gallagher RC, Van Hove JL, Scharer G et al. (2009) Folinic acid-responsive seizures are identical to pyridoxine-dependent epilepsy. Ann Neurol 65: 550–556

Glass HC, Wirrell E (2009) Controversies in neonatal seizure management. J Child Neurol 24: 591–599

Hauser AW, Annegers F, Kurland LT (1993) Incidence of epilepsy and unprovoked seizures in Rochester, Minnesota: 1935-1984. Epilepsia 34: 453–463

Jacobi G (1992) Posttraumatische Epilepsien. Mschr Kinderheilk 140: 619–623

Kharatishvili I, Pitkänen A (2010) Posttraumatic epilepsy. Curr Opin Neurol 23: 183–188

Lux AL (2010) Treatment of febrile seizures: historical perspective, current opinions, and potential future directions. Brain Dev 32: 42–50

Maurer VO, Rizzi M, Bianchetti MG, Ramelli GP (2010) Benign neonatal sleep myoclonus: a review of the literature. Pediatrics 125: e919–e924

McIntyre J, Robertson S, Norris E et al. (2005) Safety and efficacy of buccal midazolam versus rectal diazepam for emergency treatment of seizures in children: a randomised controlled trial. Lancet 366: 205–210

Miller SP, Weiss J, Barnwell A et al. (2002) Seizure-associated brain injury in term newborns with perinatal asphyxia. Neurology 58: 542–548

Mills PB, Surtees RA, Champion MP et al. (2005) Neonatal epileptic encephalopathy caused by mutations in the PNPO gene encoding pyridox(am)ine 5′-phosphate oxidase. Hum Mol Genet 14: 1077–1086

Nelson KB, Ellenberg JH (1978) Prognosis in children with febrile seizures. Pediatrics 61: 720–727

Neubauer BA, Waldegger S, Heinzinger J et al. (2008) KCNQ2 and KCNQ3 mutations contribute to different idiopathic epilepsy syndromes. Neurology 71: 177–183

Neubauer B, Plouin P (2011) Benign neonatal convulsions (familial and nonfamilial). In: Roger J, Bureau M, Dravet C, Dreyfuss FE, Perret A, Wolf P (eds) Epileptic syndromes in infancy, childhood and adolescence (2 nd edition). John Libbey, London

Plecko B, Paul K, Paschke E et al. (2007) Biochemical and molecular characterization of 18 patients with pyridoxine-dependent epilepsy and mutations of the antiquitin (ALDH7A1) gene. Hum Mutat 28: 19–26

Scheffer IE, Berkovic SF (1997) Generalized epilepsy with febrile seizures plus: a genetic disorder with heterogeneous clinical phenotypes. Brain 120: 479–490

Shah DK, Mackay MT, Lavery S et al. (2998) Accuracy of bedside electroencephalographic monitoring in comparison with simultaneous continuous conventional electroencephalography for seizure detection in term infants. Pediatrics 121: 1146–1154

Silbergleit R et al. for the NETT Investigators (2012) Intramuscular versus intravenous therapy for prehospital status epilepticus. N Engl J Med 366: 591–600

Silverstein FS, Jensen FE (2007) Neonatal seizures. Ann Neurol 62: 112–120

Subcommittee on Febrile Seizures; American Academy of Pediatrics (2011) Neurodiagnostic evaluation of the child with a simple febrile seizure. Pediatrics 127(2):389–94

Toldo I, Calderone M, Boniver C et al. (2007) Hemiconvulsion-hemiplegia-epilepsy syndrome: early magnetic resonance imaging findings and neuroradiological follow-up. Brain Dev 29: 109–111

Uemura N, Okumura A, Negoro T, Watanabe K (2002) Clinical features of benign convulsions with mild gastroenteritis. Brain Dev 24: 745–749

Epilepsien

B. Neubauer, A. Hahn

B. A. Neubauer, A. Hahn (Hrsg.), *Dooses Epilepsien im Kindes- und Jugendalter*,
DOI 10.1007/978-3-642-41954-6_5, © Springer-Verlag Berlin Heidelberg 2014

Der Begriff Epilepsie wird üblicherweise durch das chronisch rezidivierende Auftreten von epileptischen Anfällen definiert. Epilepsien können unter äußerst verschiedenartigen Symptomen in Erscheinung treten und einen sehr unterschiedlichen Verlauf nehmen. Das Spektrum reicht von der malignen, therapieresistenten Säuglingsepilepsie bei schwerer Hirnschädigung bis hin zu Oligoepilepsien mit Manifestation im Jugendalter, die für den Betroffenen kaum eine Beeinträchtigung darstellen. Der Begriff Epilepsie bezeichnet also keine Krankheitseinheit. Er stellt eine in gewisser Weise gefährliche Simplifikation dar, die bei den Betroffenen und in der Gesellschaft falsche, verallgemeinernde Vorstellungen hervorrufen kann. Der an sich wünschenswerte Ersatz des Begriffes Epilepsie durch einen oder mehrere andere ist heute aber nicht mehr realisierbar.

> **Man sollte indessen der Heterogenität der Krankheitsbilder Rechnung tragen und nicht von Epilepsie, sondern von den Epilepsien sprechen.**

Die Problematik der Klassifikation epileptischer Krankheitsbilder wurde bereits erörtert (▶ Kap. 3). Es wurde hervorgehoben, dass jede Bemühung um ein Ordnungsprinzip sorgfältig zwischen einer symptomatologischen, also allein am Anfallstyp orientierten, und einer nosologischen, d. h. bestimmte Krankheitsbilder berücksichtigenden Klassifikation unterscheiden muss. Im Folgenden wird deshalb der Besprechung der einzelnen epileptischen Krankheitsformen eine Beschreibung der allgemeinen Anfallssymptomatologie vorangestellt. Dabei folgt diese, auf die Bedürfnisse der Praxis abgestellte Darstellung, einer vereinfachten und von den Empfehlungen der Internationalen Liga gegen Epilepsie in einigen Punkten abweichenden Klassifikation epileptischer Anfälle.

Erst im Anschluss an die allgemein-symptomatologische Besprechung erfolgt dann unter gemeinsamer Berücksichtigung klinischer Symptome (Anfallsformen), spezieller elektroenzephalographischer Merkmale und besonderer Verlaufscharakteristika die Darstellung der verschiedenen Krankheitsformen. Einzelne Anfallsformen dürfen begrifflich nie mit Krankheitseinheiten gleichgesetzt werden. Die Krankheit im Sinne des nosographischen

Begriffes ergibt sich erst aus der Gesamtheit der klinischen und elektroenzephalographischen Symptome und den Verlaufscharakteristika. Die verschiedenen Symptome können sich in vielfältiger Weise und in weitgehender Abhängigkeit vom Lebensalter zu charakteristischen Syndromen kombinieren. Die Grenzen zwischen den einzelnen Syndromen sind aber nicht wirklich scharf. Es bestehen große symptomatische Überlappungsbereiche.

Nach der jeweils im Vordergrund stehenden klinischen und elektroenzephalographischen Symptomatik können drei Hauptgruppen von Epilepsien unterschieden werden:

- Epilepsien mit primär generalisierten Anfällen (idiopathisch generalisiert),
- Epilepsien mit fokalen Anfällen (idiopathisch und läsionell),
- Epilepsien mit generalisierten Anfällen fokaler Genese und verwandte Syndrome (läsionell und seltener idiopathisch).

Die aktuelle ILAE-Klassifikation der Epilepsien und epileptischen Syndrome vermeidet die Unterteilung der Epilepsiesyndrome in generalisierte und fokale Syndrome, sondern behält diese Differenzierung nur für die Anfallsklassifikation bei. Die in diesem Buch vorgenommene Dreiteilung bildet aber ein didaktisch nützliches Grundgerüst für die Darstellung der immensen Vielfalt epileptischer Krankheitsbilder. Bei konsequenter Beachtung eines solchen Ansatzes bereitet dann die Einbeziehung zusätzlicher, z. B. ätiopathogenetischer Parameter keine Schwierigkeiten.

Im Folgenden werden deshalb zunächst die einzelnen Epilepsieformen, die bisher zu den generalisierten Epilepsiesyndromen zählten, dargestellt. Im Anschluss daran werden dann die fokalen Epilepsiesyndrome beschrieben.

Symptomatologie primär generalisierter Anfälle

B. Neubauer, A. Hahn

B. A. Neubauer, A. Hahn (Hrsg.), *Dooses Epilepsien im Kindes- und Jugendalter*,
DOI 10.1007/978-3-642-41954-6_6, © Springer-Verlag Berlin Heidelberg 2014

Bei primär generalisierten Anfällen breitet sich die Anfallserregung blitzartig über das ganze Gehirn aus. An der Entstehung dieser Anfälle sind eine kortikale Hyperexzitabilität und abnorme Impulse von Hirnstammstrukturen in gleicher Weise beteiligt. Diese Form von epileptischen Paroxysmen äußert sich in charakteristischen Anfallsbildern, denen das Fehlen fokaler Symptome gemeinsam ist. Hierzu zählen primär generalisierte tonisch-klonische Anfälle und primär generalisierte kleine Anfälle, d. h. myoklonische, aton-astatische und myoklonisch-atone Anfälle sowie Absencen.

> Alle primär generalisierten Anfälle sind durch abrupten, unvermittelten Beginn gekennzeichnet.

Entsprechend ihrem pathophysiologischen Basismechanismus sind sie stets von Beginn an generalisiert. Die klinische Phänomenologie reicht von der blanden Absence über myoklonische und astatische bis zu generalisierten tonisch-klonischen und tonischen Anfällen. Motorische Phänomene sind im typischen Fall symmetrisch ausgebildet. Das EEG zeigt während des Anfalls blitzartig sich über das ganze Gehirn ausbreitende, etwas ungenau als »bilateral-synchron« bezeichnete »spikes and waves«. Das genaue Anfallsmuster ist bei den einzelnen Anfallsformen unterschiedlich. Je nach Ausprägung tonischer und klonischer Phänomene treten Spitzen in den Vordergrund (◘ Abb. 6.1).

Zu den primär generalisierten Epilepsiesyndromen gehören die benigne myoklonische Epilepsie (myoklonische Epilepsie der frühen Kindheit), die Absence-Epilepsie des Kindesalters, die juvenile Absence-Epilepsie, die juvenile myoklonische Epilepsie und die juvenile Epilepsie mit generalisierten tonisch-klonischen Anfällen (Aufwach-Epilepsie). Weitere frühkindliche idiopathische generalisierte Epilepsien sind die schwere frühkindliche Grand-mal-Epilepsie, die schwere myoklonische Epilepsie, die myoklonisch-astatische Epilepsie sowie die frühkindliche Absence-Epilepsie (◘ Abb. 6.2).

Epilepsien mit primär generalisierten Anfällen sind als ein Prototyp der Epilepsien auf genetischer Grundlage anzusehen. In den Familien ist die Inzidenz von zerebralen Anfällen bedeutend erhöht. Elektroenzephalographische Untersuchungen der gesunden Verwandten ergeben in bis zu 40% generalisierte Veränderungen wie »spikes and waves« des Ruhe- und Hyperventilations-EEGs, irreguläre »spikes and waves« unter Fotostimulation sowie Theta-Rhythmen und bei älteren Kindern und Erwachsenen generalisierte Alpha-Rhythmen (Doose u. Baier 1987, Doose u. Waltz 1993, Hodgkinson et al. 2010). Diese EEG-Merkmale sind Ausdruck genetisch determinierter funktioneller Anomalien, die zu epileptischen Reaktionen disponieren.

Bei den primär generalisierten Epilepsien bestimmt die genetisch determinierte kortikoretikuläre Erregbarkeitssteigerung das klinische Bild. An der Pathogenese können außerdem hirnorganische Faktoren beteiligt sein. Sie haben dann die Bedeutung von Realisationsfaktoren bei einer hereditären Disposition. So ist es nur scheinbar widersprüchlich, dass auch bei Patienten mit primär generalisierten Epilepsien eindeutige Symptome einer hirnorganischen Schädigung vorkommen können. Diese Mitwirkung in der Pathogenese kann in symptomatischen Atypien (z. B. fokalen Anfallssymptomen) zum Ausdruck kommen. Sehr ausgeprägte Hirnschädigungen scheinen aber die Manifestation einer typischen primär generalisierten Epilepsie unmöglich zu machen.

6.1 Primär generalisierte tonisch-klonische Anfälle (Grand mal ohne fokale Symptomatik)

Fälschlich wird der Begriff »Grand mal« oft mit einer Krankheitseinheit »Grand-mal-Epilepsie« gleichgesetzt. Diese begriffliche Ungenauigkeit ist immer noch die Ursache vieler diagnostischer und v. a. therapeutischer Fehler.

> Der generalisierte tonisch-klonische Anfall ist zunächst nichts als ein Symptom, das bei sehr verschiedenartigen Störungen auftreten kann.

Er begegnet uns als okkasioneller Krampf, v. a. als Fieberkrampf bei Säuglingen und Kleinkindern. Zudem bildet er das führende oder ein fakultatives Symptom bei mehreren Formen von Epilepsien primär generalisierten Typs. Andererseits tritt er

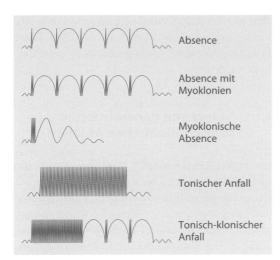

Absence

Absence mit Myoklonien

Myoklonische Absence

Tonischer Anfall

Tonisch-klonischer Anfall

◻ **Abb. 6.1** Schematisierte Darstellung von Spike-wave-Mustern und der damit einhergehenden Anfallssymptomatik

◻ **Tab. 6.1** Differenzialdiagnose generalisierter tonisch-klonischer Anfälle

	Primär generalisiert	Fokal, sekundär generalisiert
Neurologische Symptome	Selten	Häufig
Fokale Anfalls-symptome	Selten (untypisch)	Häufig
Staten	Selten	Häufiger
Aura	Selten (untypisch)	Häufig
Tageszeit	Nach dem Erwachen	Tags und/oder nachts
EEG	Generell »spike waves«	Fokale Veränderungen

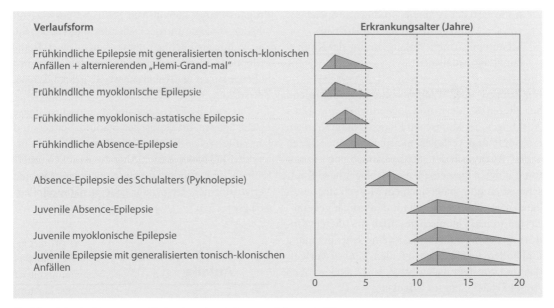

Verlaufsform	Erkrankungsalter (Jahre)
Frühkindliche Epilepsie mit generalisierten tonisch-klonischen Anfällen + alternierenden „Hemi-Grand-mal"	
Frühkindliche myoklonische Epilepsie	
Frühkindliche myoklonisch-astatische Epilepsie	
Frühkindliche Absence-Epilepsie	
Absence-Epilepsie des Schulalters (Pyknolepsie)	
Juvenile Absence-Epilepsie	
Juvenile myoklonische Epilepsie	
Juvenile Epilepsie mit generalisierten tonisch-klonischen Anfällen	

◻ **Abb. 6.2** Verlaufsformen von Epilepsien mit primär generalisierten Anfällen

aber auch bei läsionellen und idiopathischen Partialepilepsien, z. B. bei der Rolando-Epilepsie als sekundär generalisierter Anfall auf. Eine sorgfältige Differenzierung ist von größter Bedeutung (◻ Tab. 6.1). Primär generalisierte große Anfälle sind ätiopathogenetisch, therapeutisch und prognostisch gänzlich anders zu beurteilen als große Anfälle fokaler Genese.

Primär generalisierte tonisch-klonische Anfälle kommen bei verschiedenen Epilepsieformen vor. Sie können das einzige Symptom einer Epilepsie bilden oder in Kombination mit den verschiedenen Formen von primär generalisierten kleinen Anfällen auftreten.

Kennzeichnend für den primär generalisierten tonisch-klonischen Anfall ist der unvermittelte

Beginn: Ohne Vorboten und ohne Aura stürzen die Kranken bewusstlos zu Boden. Der Anfall setzt so blitzartig ein, dass sich die Patienten durch den Sturz ernsthafte Verletzungen zuziehen können. Der Anfallsablauf gliedert sich in eine tonische und eine klonische Phase.

- Der **tonische** Krampf führt zu einer generalisierten Starre der Muskulatur bei meistens leicht gebeugten Armen, gestreckten Beinen, leichter Kopfbeugung oder auch opisthotoner Kopfhaltung. Das Gesicht ist zunächst blass und dann infolge der durch die Verkrampfung der Atemmuskulatur bedingten Atemdepression zunehmend zyanotisch. Zugleich kommt es zu Mydriasis, Ansteigen der Herzfrequenz und des Blutdrucks, Schweißausbruch und Hypersalivation.
- Der tonischen Phase folgen generalisierte, symmetrische **Kloni** in rhythmischer Folge. Die Atmung setzt stoßartig ein. Durch die Atemstöße wird der vermehrt produzierte Speichel vor den Mund gebracht und bildet einen Schaumpilz. Unter Verlangsamung der Kloni klingt der Anfall aus.

Ein Zungen- oder Wangenbiss kommt vorwiegend bei älteren Kindern und Jugendlichen vor. Nach Ausklingen der klonischen Phase sind die Kranken erschöpft und verfallen meistens in einen tiefen Schlaf. Auch nach dem Schlaf können noch Symptome einer allgemeinen Abgeschlagenheit, Kopfschmerzen und später auch ein Muskelkater bestehen. Es ist charakteristisch für den primär generalisierten tonisch-klonischen Anfall des älteren Kindes und des Jugendlichen, dass eine Seitenbetonung und andere fokale Zeichen fehlen. Sind sie vorhanden und konstant nachweisbar, ist an einen großen Anfall fokaler Genese zu denken.

Bei Kleinkindern und besonders bei Säuglingen ergibt sich ein anderes Bild. Die klare Gliederung des Anfalls in zwei Phasen ist weniger deutlich. Klonische und tonische Phänomene können vielmehr irregulär wechseln. Häufig fehlt die tonische Phase vollkommen. Die Krämpfe können eine wechselnde Seitenbetonung zeigen (»alternierendes Hemi-Grand-mal«). Diese Seitenbetonung ist Ausdruck der beim jungen Kind noch mangelhaft ausgebildeten interhemisphärischen Verbindungen. Bei Epilepsien mit großen und kleinen Anfällen können dem großen Anfall einzelne und serienhafte Absencen und/oder Myoklonien vorausgehen. Diese Symptomatik ist oft flüchtig und muss gezielt erfragt werden.

6.1.1 Status von generalisierten tonisch-klonischen Anfällen

Ein generalisierter tonisch-klonischer Anfall von mehr als 30 Minuten Dauer und eine Serie gleicher Dauer von generalisierten Anfällen, zwischen denen das Bewusstsein nicht vollständig wieder erlangt wird, werden als konvulsiver Status epilepticus bezeichnet. Der Status ist bei älteren Kindern mit primär generalisierten Epilepsien sehr selten. Bei Kleinkindern werden dagegen Staten in Form von prolongierten, unbehandelt womöglich Stunden anhaltenden, Einzelanfällen relativ häufig beobachtet. Die Prognose eines konvulsiven Status ist vorwiegend von der Ätiologie und der Dauer des Status abhängig. Die Wahrscheinlichkeit, einen konvulsiven Status epilepticus medikamentös zu beenden, ist umso höher, je kürzer der Anfall dauert (Riviello et al. 2006, Zawadzki u. Stafstrom 2010).

Das Anfalls-EEG zeigt in der tonischen Phase rasche Spitzen, im klonischen Stadium Spitzen und langsame Wellen im Wechsel (◘ Abb. 6.3). Das Intervall-EEG bietet je nach Alter der Kranken unterschiedliche Befunde. Sie werden bei den einzelnen Verlaufsformen der primär generalisierten Epilepsie besprochen.

6.2 Primär generalisierte tonische Anfälle

Solche Anfälle sind selten. Sie kommen nur bei sehr ungünstig verlaufenden primär generalisierten Epilepsien vor. Sie zeigen sich dann bevorzugt nachts. Oft sind sie nur durch eine Ganznacht-EEG-Ableitung sicher zu erfassen. Vielfach häufiger sind tonische Anfälle bei generalisierten Epilepsien fokaler Genese.

Der primär generalisierte tonische Anfall besteht in einer 5–8 Sekunden dauernden symmetrischen tonischen Verkrampfung der Axialmuskulatur, meistens mit Beugung des Kopfes und Anheben der

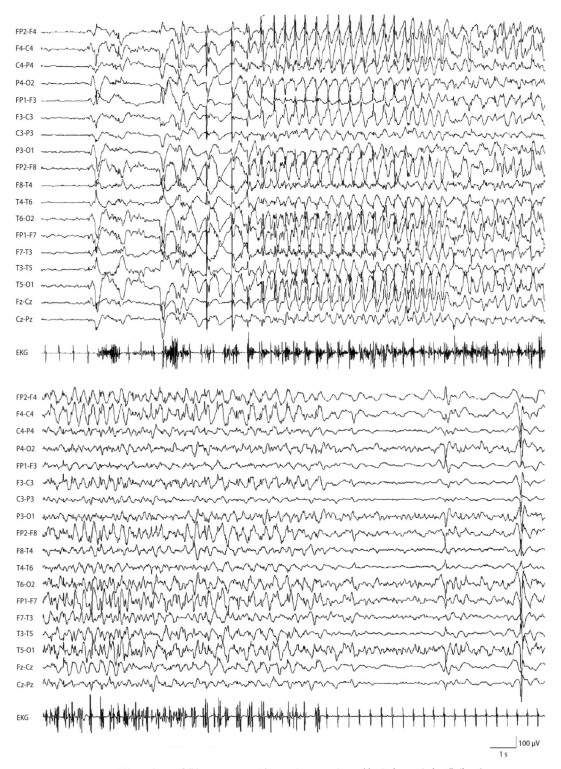

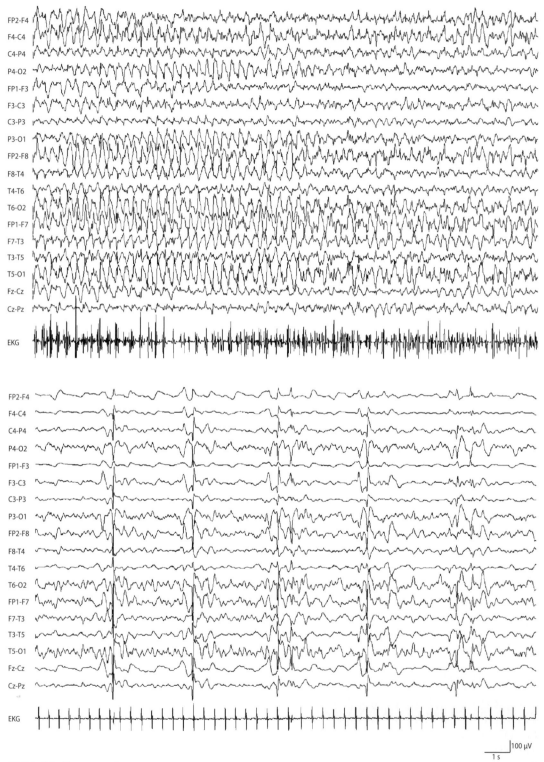

■ **Abb. 6.3** (Fortsetzung)

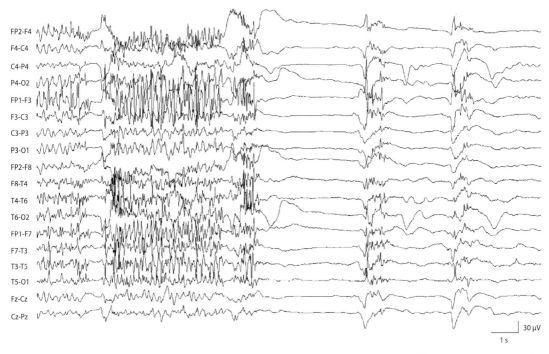

Abb. 6.4 Serie kurzer tonischer Anfälle bei einem 9-jährigen Jungen mit Dravet-Syndrom und therapieresistenten Grandmal-Anfällen seit dem Kleinkindalter

Arme. Die Symptomatik kann abortiv sein, so dass man z. B. beim schlafenden Kind nur eine leichte Anhebung des Kopfes und der Arme oder auch nur ein kurzes Stöhnen und ein tonisches, d. h. gedehntes Öffnen von Augen und Mund beobachten kann. Einzelne wenige feinschlägige Kloni (»Zittern«) können der tonischen Phase folgen. Der tonische Krampf kann auch selten das Initialsymptom einer Absence bilden (tonische Absence). Noch seltener entwickelt er sich aus einer Absence. Tritt der tonische Anfall beim stehenden Patienten auf und ist die axiale Körpermuskulatur betroffen, so kommt es zu heftigen Stürzen (tonisch-astatischer Anfall oder »tonischer Sturzanfall«). Solche Anfälle sind bei primär generalisierten Epilepsien äußerst selten. Ihr Vorkommen muss differenzialdiagnostisch immer an eine Epilepsie fokaler Genese denken lassen.

Tonische Anfälle können sich zu Staten häufen. Dann treten die Anfälle in Abständen von 10–30 Sekunden in weitgehend regelmäßiger Folge auf (■ Abb. 6.4). Solche Staten bilden stets eine ernste Komplikation und sind schwer zu beherrschen. Benzodiazepine können, müssen aber nicht toni-

sche Anfälle provozieren. Vorsicht beim Einsatz dieser Medikamente ist v. a. beim Lennox-Gastaut-Syndrom geboten.

Das Anfallsmuster besteht in bilateral-symmetrischen, rhythmischen, scharfen, meistens regelmäßigen 12–15/s-Wellen. Der Paroxysmus beginnt abrupt seitengleich und endet ebenso plötzlich. Er ist für einige Sekunden von einer Verlangsamung und geringen Spannungsdepression gefolgt. Häufig gehen der Spitzenserie einzelne 3/s »spikes and waves« voraus. Das EEG-Muster ist insgesamt gleichförmiger und symmetrischer als bei tonischen Anfällen fokaler Genese.

6.3 Primär generalisierte kleine Anfälle

Die Terminologie und Klassifikation dieser frühkindlichen Anfallsformen wird immer noch unterschiedlich gehandhabt. Die hier beschriebenen **primär generalisierten** kleinen Anfälle werden von manchen Autoren der Anfallssymptomatologie des

Lennox-Gastaut-Syndroms zugeordnet, d. h. mit kleinen generalisierten Anfällen **fokaler und multifokaler Genese** zusammengefasst. Häufig werden gerade primär generalisierte myoklonisch-(aton)-astatische Anfälle mit tonisch-astatischen Anfällen fokaler Genese beim Lennox-Gastaut-Syndrom verwechselt.

Unsere Klassifikation weicht von der aktuellen Empfehlung der Internationalen Liga gegen Epilepsie aus dem Jahre 2010 ab, da diese die genannten, nach unserer Ansicht unbedingt notwendigen, Differenzierungen nicht genügend berücksichtigt. So wie primär generalisierte tonisch-klonische Anfälle und solche fokaler Genese zu trennen und Bewusstseinspausen mit »spikes and waves« als Absencen im eigentlichen Sinne von atypischen Absencen bei generalisierten Epilepsien fokaler Genese zu unterscheiden sind, müssen auch die ätiopathogenetisch und pathophysiologisch unterschiedlichen Formen von astatischen, myoklonischen und myoklonisch-astatischen Anfällen gegeneinander abgegrenzt werden.

Folgende vier Grundformen primär generalisierter kleiner Anfälle können unterschieden werden:
- primär generalisierte aton-astatische Anfälle,
- primär generalisierte myoklonische Anfälle,
- primär generalisierte myoklonisch-astatische Anfälle,
- Absencen.

6.3.1 Aton-astatische Anfälle

Die Klassifikationsprobleme sind besonders gravierend bei den mit einem Sturz einhergehenden Anfällen. Der immer verwendete Terminus »Sturzanfall« (»drop attack«) ist eine simplifizierende Bezeichnung eines heterogenen Anfallsgeschehens. Der anfallsbedingte Sturz kann auf verschiedene Weise zustande kommen:
- durch eine paroxysmale Myatonie mit vorausgehender Myoklonie (myoklonisch-atonischer/myoklonisch-astatischer Anfall) bzw. ohne vorausgehende Myoklonie (aton-astatischer Anfall),
- durch eine tonisch-axiale Verkrampfung mit Hüftbeugung und daraus folgendem Verlust der Balance mit Sturz (tonisch-astatischer Anfall),

- durch eine generalisierte Myoklonie ohne postmyoklonische Myatonie und daraus folgenden Balanceverlust (myoklonischer Sturz).

Nur bei dem erstgenannten Anfallstyp ist der Sturz bzw. die Atonie unmittelbares Symptom des epileptischen Geschehens. Er kommt durch einen blitzartigen Tonusverlust der Muskulatur zustande und wird auch als epileptischer negativer Myoklonus bezeichnet (Rubboli u. Tassinari 2006). Hierbei resultiert aus der epileptischen Entladung eine Muskelaktivitätspause mit Myatonie (◘ Abb. 6.5). Dieser epileptische negative Myoklonus kann primär generalisierter Genese sein oder auch durch sekundäre Generalisation fokaler Entladungen zustande kommen. Bei der zweiten Form entsteht der Sturz in Auswirkung der Anfallsmotorik auf die Körperhaltung, d. h. durch Balanceverlust infolge blitzartig rascher Hüftbeugung. Der Sturz ist also nicht unmittelbar durch die bioelektrischen Mechanismen des Anfalls verursacht. Eine paroxysmale Myatonie fehlt. Im dritten Fall gilt Analoges. Hier führt die heftige Myoklonie zum Balanceverlust.

Der primär generalisierte aton-astatische Anfall ist in reiner Form selten. Er wird v. a. bei der myoklonisch-astatischen Epilepsie beobachtet. Die Kinder stürzen ohne Vorboten blitzartig zu Boden. Der Sturz erfolgt meistens senkrecht und nicht wie bei tonisch-astatischen Anfällen gestreckt nach vorne. Dass dem Sturz wirklich ein Tonusverlust zugrunde liegt, ist bei polygraphischer Ableitung mit Elektromyogramm nachweisbar. Aber auch ohne apparativen Aufwand kann dieser Anfallstyp dadurch diagnostiziert werden, dass die Fallrichtung des Körpers und des Kopfes von der Lage des Schwerpunktes im Anfallsbeginn abhängig ist. Setzt man ein Kind leicht nach hinten geneigt auf das Bett, so erfolgt der Sturz im Anfall nach hinten. Die Dauer des Anfalls beträgt nur Sekunden und das Kind erhebt sich sofort wieder. Eine Bewusstseinspause ist in der Regel nicht nachweisbar. Bei abortiven Anfällen sieht man nur eine Nickbewegung des Kopfes und beim stehenden Kind eine leichte Kniebeuge. Tritt ein solcher flüchtiger Anfall beim Gehen auf, kommt es zu einem kurzen Stolpern oder Taumeln.

Im iktualen EEG finden sich generalisierte »spikes and waves«. Dabei ist der Sturz im EEG von

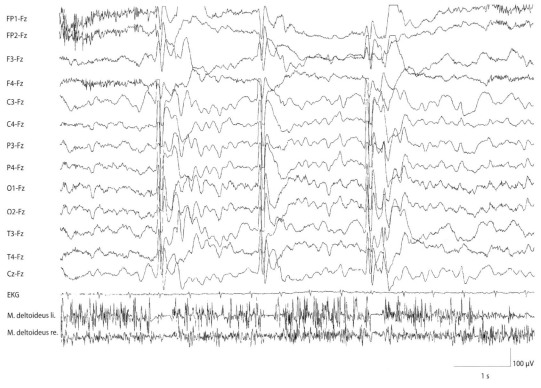

◘ Abb. 6.5 Atonischer Anfall bei einem 4½-jährigen Jungen. Im Oberflächen-EMG des M. deltoideus beidseits myatone Pause von 100–200 ms synchron zu vorhergehenden »spike waves« im EEG. Klinisch dabei Kopfnicken und Absinken der Arme

einer langsamen Welle und im Elektromyogramm von einer Aktivitätspause von etwa 300 ms begleitet (◘ Abb. 6.5).

6.3.2 Myoklonische Anfälle

Myoklonische Anfälle sind das Leitsymptom der frühkindlichen und der juvenilen myoklonischen Epilepsie. Kennzeichnend sind blitzartige symmetrische Beugemyoklonien im Bereich des Schultergürtels und der oberen Extremitäten bei gleichzeitiger Nickbewegung des Kopfes. Teils sind diese Myoklonien heftig und führen zu schleudernden Bewegungen der Arme, teils sind sie so mild, dass sie besser zu palpieren als zu sehen sind. Auch die Beine können bei Beugemyoklonien beteiligt sein. Sind die Myoklonien sehr heftig, kann es durch Gleichgewichtsverlust zum Sturz kommen. Eine Myatonie gehört nicht zum typischen Bild. Ist sie in

schwacher Form, z. B. als atonisches Nicken, erkennbar, ist damit der Übergang zum myoklonisch-astatischen Anfall gegeben.

Das EEG zeigt im myoklonischen Anfall bilateral-symmetrische, sehr unregelmäßige »polyspike waves« (◘ Abb. 6.6). Ein kortikaler Myoklonus oder ein kortikaler Tremor können einem epileptischen Myoklonus täuschend ähneln und müssen hiervon abgegrenzt werden. Bei beiden bleibt das Oberflächen-EEG unauffällig und der kortikale Ursprung wird nur durch Einsatz spezieller EEG-Techniken wie dem sog. »Jerk-locked back-averaging« erkennbar (Shibasaki et al. 1985). Beim sog. Lance-Adams-Syndrom kommt es einige Tage nach akuter zerebraler Hypoxie, z. B. durch Beinahe-Ertrinken oder Herzstillstand zum Auftreten von postanoxischen Aktionsmyoklonien. Im Unterschied zum unmittelbar nach der Hypoxie auftretenden Status myoklonischer Anfälle mit äußerst schlechter Prognose zeigt das Oberflächen-EEG

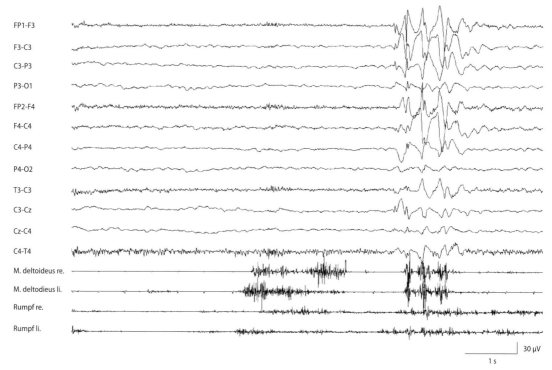

FP1-F3

F3-C3

C3-P3

P3-O1

FP2-F4

F4-C4

C4-P4

P4-O2

T3-C3

C3-Cz

Cz-C4

C4-T4

M. deltoideus re.

M. deltodieus li.

Rumpf re.

Rumpf li.

30 µV

1 s

■ **Abb. 6.6** Myoklonischer Anfall bei einem 3-jährigen Jungen mit benigner myoklonischer Epilepsie. Im Oberflächen-EMG des M. deltoideus drei kurze bilateral synchrone Zuckungen. Kein Nachweis einer zusätzlichen myatonen Komponente im Oberflächen-EMG der Rumpfmuskulatur

beim Lance-Adams-Syndrom keine epilpsietypischen Potenziale.

6.3.3 Myoklonisch-astatische Anfälle

Dieser Anfallstyp bildet die Kombination von atonastatischen und myoklonischen Anfällen. Der Myatonie geht eine Myoklonie voraus. Nach einem kurzen Rucken der Arme im Beugemuster oder blitzartigen Myoklonien der Gesichtsmuskulatur stürzen die Kinder senkrecht zu Boden (postmyoklonische Myatonie; ■ Abb. 6.7). Die Gesichtsmyoklonien sind besonders charakteristisch. Sie sind polytop und irregulär und besonders deutlich in der Augen- und Stirnregion erkennbar. Sie sind oft so mild, dass gezielt nach ihnen gesucht werden muss.

Die Symptomatik der myoklonisch-astatischen Anfälle ist variabel (Guerrini u. Aicardi 2003). Myoklonie und Atonie können unterschiedlich ausge-

prägt sein. Es kann die Myoklonie das Anfallsbild bei einer unter Umständen nur polygraphisch nachweisbaren Myatonie beherrschen, oder es kann die Myatonie mit Sturz ganz im Vordergrund stehen. Schwache initiale Myoklonien sind dann nur durch Palpation aufzudecken. Der myoklonisch-astatische Anfall kann auch von einer kurzen Bewusstseinspause begleitet sein. Es resultieren dann Absencen mit Myoklonien und kurzen Myatonien, die manchmal in rhythmischer Folge auftreten (»Staccato-Anfälle«).

Das EEG zeigt im Anfall unregelmäßige 2–3/s »spikes and waves« und bei ausgeprägten initialen Myoklonien »polyspike waves«. Der langsamen Welle im EEG entspricht im Elektromyogramm die für den Sturz verantwortliche kurze Myatonie von 50–400 ms.

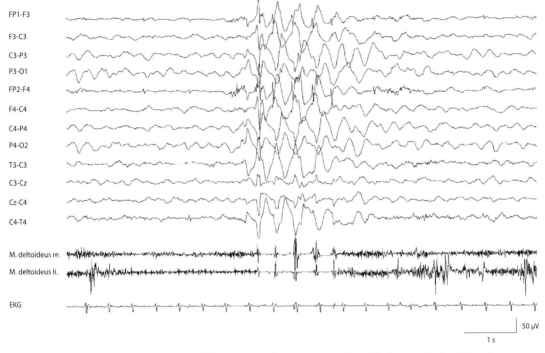

Abb. 6.7 Subtile myoklonisch-atone Anfälle bei einem 2-jährigen Jungen mit myoklonisch-astatischer Epilepsie. Klinisch bei leicht nach vorne gestreckten Armen kurzes Anheben und Absacken beider Arme. Im Oberflächen-EMG des M. deltoideus synchron zu Spike-wave-Komplexen im EEG kurze Myoklonien mit jeweils nachfolgender Myatonie

6.3.4 Absencen

Absencen sind die häufigste Form primär generalisierter kleiner Anfälle. Sie treten ausgeprägt altersgebunden bei Kindern und Jugendlichen im Alter von 2–16 Jahren auf. Bei Säuglingen sind typische Absencen äußerst selten. Ebenso ist eine Erstmanifestation im Erwachsenenalter eine Rarität.

Absencen kommen als dominierendes oder akzessorisches Anfallssymptom in unterschiedlicher Ausgestaltung bei verschiedenen primär generalisierten Epilepsien vor. Bei einigen Krankheitsformen wie der Absence-Epilepsie prägen sie das klinische Bild, während sie bei anderen wie z. B. bei der juvenilen Epilepsie mit generalisierten tonisch-klonischen Anfällen nur ein fakultatives Symptom bilden. Sehr selten kommen typische Absencen auch im Verlauf von Partialepilepsien vor (Dimova u. Daskalov 2002).

Absencen zeigen eine sehr vielfältige Symptomatik. Diese Variabilität kann im Einzelnen bei Video-Doppelbild-Aufzeichnungen analysiert werden. Die **einfache oder blande Absence** macht nur etwa 10% der Fälle aus. Sie besteht in einer unvermittelt ohne Aura einsetzenden und ebenso plötzlich endenden Bewusstseinspause von 5–20 Sekunden; selten auch längerer Dauer. Der Blick wird starr und geht ins Leere. Die Augen sind halb geöffnet und meistens leicht nach oben gewendet. Das Kind verharrt und unterbricht eine begonnene Tätigkeit. Das Bewusstsein ist sofort nach Ende der Absence wieder vollkommen klar. Eine postiktuale Verwirrtheit wie bei komplexen Partialanfällen fehlt.

Diese blande oder einfache Absence kann in vielfältiger Weise durch weitere Symptome ausgestaltet sein (**komplexe Absencen**). Dann können klonische, tonische, atone und autonome Phänomene sowie Automatismen beobachtet werden. Während der Absence beugen die Kinder häufig den Kopf und den Rumpf nach hinten und verdrehen die Augen nach oben (**reklinative Absence**). Seltener kommt es zu einer diskreten Kopf- und Rumpf-

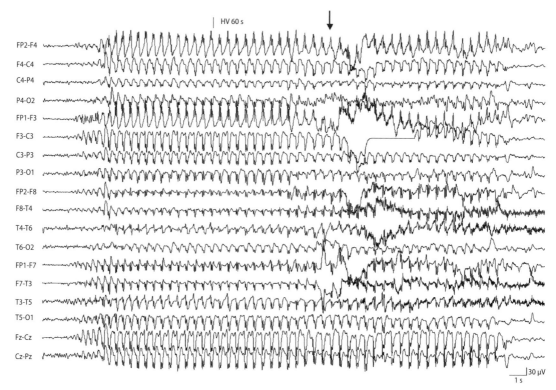

◘ Abb. 6.8 Prolongierte Absence unter Hyperventilation (HV) mit ca. 2,5/s »spikes and waves« bei einem 12-jährigen Mädchen. Klinisch dabei Unterbrechen der HV. Nach ca. 12 s (*Pfeil*) Augenöffnung, Schlucken, Kopfwendung nach rechts und links sowie Reiben der Wangen mit den Händen

beugung nach vorne. Leichte Myoklonien der Augenlider und des Mundwinkels lassen sich in ca. 50% der Fälle beobachten. Automatismen, die denen bei komplexen Partialanfällen sehr ähnlich sind, treten umso häufiger auf, je länger die Absence dauert. Hierzu zählen periorale Bewegungen, Schlucken, Kauen, Nesteln und anderes (**Absencen mit Automatismen**; ◘ Abb. 6.8). Andere Kinder führen während der Absence vorher begonnene Tätigkeiten wie Laufen, Schwimmen oder Schreiben fort. Dabei werden diese Bewegungsabläufe oft fehlerhaft (◘ Abb. 6.9). Autonome Phänomene wie eine Mydriasis, Tachykardie und Gesichtsrötung oder -blässe, bei Mädchen selten auch Einnässen, kommen v. a. bei längerer Dauer der Absence vor.

Kennzeichnend für myoklonische Absencen sind rhythmische Myoklonien einer Frequenz von ca. 3/s im Bereich des Kopfes, des Schultergürtels, der Arme, der Mundmuskulatur oder auch nur der Augenlider (**myoklonische Absence** bzw. **Absence mit Augenlidmyoklonien**). Häufig ist bei myoklonischen Absencen ein leichtes Anheben der rhythmisch zuckenden Arme zu beobachten (**hypertone myoklonische Absence**). Bei anderen Kindern kommt es nur im Beginn der Absence zu einer heftigen myoklonischen Jaktation der Arme und des Schultergürtels (**Absence mit initialen Myoklonien**). Hier bestehen fließende Übergänge zum myoklonischen Anfall.

Ein partieller oder kompletter Verlust des Haltungstonus gehört nicht zum typischen Bild der Absence und wird nur selten, besonders bei jüngeren Kindern, beobachtet. Dies sind Übergangsformen zum aton-astatischen Anfall. Die Patienten selbst nehmen im Allgemeinen ihre Anfälle nicht wahr. Sie bemerken höchstens nachträglich, dass eine Pause in der Wahrnehmung (»Filmriss«) bestand. Besonders bei älteren Kindern ist das Be-

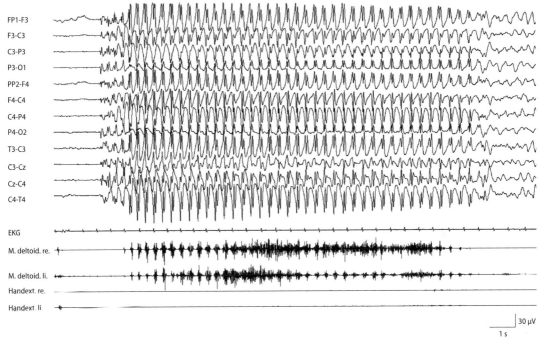

FP1-F3
F3-C3
C3-P3
P3-O1
PP2-F4
F4-C4
C4-P4
P4-O2
T3-C3
C3-Cz
Cz-C4
C4-T4

EKG
M. deltoid. re.
M. deltoid. li.
Handext. re.
Handext. li.

30 µV
1 s

Abb. 6.9 Myoklonische Absence bei einem 8½-jährigen Jungen. Im Oberflächen-EMG des M. deltoideus beidseits Muskelkontraktionen synchron zu den Spike-wave-Komplexen

Vor langer, langer Zeit lebten eine Mutter und eine Tochter, die waren so schön, dass jedermann sie bewunderte. Die Mutter führte ein Gasthaus, in das viele vornehme Reisende einkehrten.

Vor langer Langer Zeit lebte eine
Mutter und eine Tochter
Die waren so schön Sie be
Mutter führte ein
Ein kertehn.

Abb. 6.10 Kurzes Diktat eines 10-jährigen Jungen mit therapieschwieriger Absencenepilepsie. Während des Diktats Registrierung von drei Absencen mit einer Dauer von 10, 11 und 28 Sekunden

wusstsein während der Absence nicht immer vollkommen aufgehoben. Während länger dauernder Anfälle vermögen sie gelegentlich zu hören, manchmal auch zu sehen, nicht aber auf Ansprache zu reagieren. In manchen Fällen kann die Absence durch laute Ansprache unterbrochen werden.

Eine seltene Variante sind **Blinzel-Absencen**. Während der überwiegend nur kurzen Bewusstseinspause zeigt sich ein heftiges, nichtrhythmisches Blinzeln der Augenlider bei meistens leicht aufwärts gewendeten Bulbi.

> Absencen werden durch emotionale, v. a. ängstliche Erregung provoziert, und durch ruhige konzentrative Anspannung inhibiert.

So kann man beobachten, dass es während einer Klassenarbeit in der Schule zu serienhaften Absencen kommt (**Abb. 6.10**), während bei der ruhig erledigten Hausarbeit hingegen keine Anfälle auftreten. Auch im Straßenverkehr und beim Radfahren ist die Aufmerksamkeit so gefordert, dass wenig oder keine Absencen auftreten. Dies mag erklären,

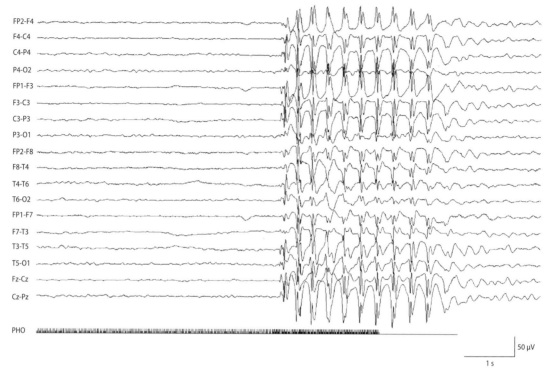

FP2-F4
F4-C4
C4-P4
P4-O2
FP1-F3
F3-C3
C3-P3
P3-O1
FP2-F8
F8-T4
T4-T6
T6-O2
FP1-F7
F7-T3
T3-T5
T5-O1
Fz-Cz
Cz-Pz

PHO

50 µV

1 s

◻ **Abb. 6.11** Durch Fotostimulation ausgelöste kurze Absence bei einem 8½-jährigen Mädchen

warum Unfälle auch bei Kindern mit häufigen Absencen selten sind. Die willkürliche Hyperventilation ist eine sehr wirksame und diagnostisch unentbehrliche Provokationsmethode. Über eine Senkung des CO_2-Partialdrucks auf subnormale Werte kommt es zu einer Steigerung der zerebralen Erregbarkeit. Auf einem Missverständnis beruht die oft zu hörende Annahme, die bei sportlicher Anstrengung auftretende Hyperpnoe sei für Absence-Kinder gefährlich und Sport sei deshalb zu verbieten. Die Ursache der Hyperpnoe bei körperlicher Anstrengung ist aber der erhöhte CO_2-Partialdruck. Die Hyperpnoe ist also reaktiv und führt dann nicht zu subnormalen CO_2-Werten.

Die Fotostimulation kann bei einigen Kindern Absencen auslösen (◻ Abb. 6.11). Eine Selbstinduktion von Absencen durch intermittierende Lichtreize, hervorgerufen z. B. durch fächelnde Handbewegungen vor den Augen bei Blick in die Sonne, kommt selten bei älteren Kindern vor.

Besonders bei ungünstig verlaufenden Epilepsien werden Absencen beobachtet, die stärkere Abweichungen von der geschilderten Symptomatik zeigen, wie z. B. eine tonische Verkrampfung der Arme, Versivbewegungen, konstant seitenbetonte Myoklonien, Lautäußerungen, Verbalisationen und andere Symptome, wie sie für komplexe Partialanfälle charakteristisch sind. Sehr selten wird die Absence durch eine Aura eingeleitet. Im Unterschied zu komplexen Partialanfällen und atypischen Absencen sind diese Varianten der Absencen aber im EEG immer von einem ca. 3-Hz-Spike-wave-Muster begleitet.

▪ **Absence-Status (früher auch Petit-mal-Status)**
Absencen können sich zu Stunden anhaltenden Staten häufen. Klinisch besteht das Bild eines Dämmerzustandes (Spike-wave-Stupor). Die Patienten erscheinen verträumt, antriebsverarmt und verlangsamt. Sie vermögen manchmal in einfacher Form auf Ansprache zu reagieren und u. U. auch einfache Tätigkeiten auszuführen. Gelegentlich kann die Umdämmerung durch energische Ansprache unterbrochen werden. Nicht selten wird ein

Absence-Status durch einen großen Anfall beendet. Ungewöhnlich ist das Fortdauern des Status nach einem Grand-mal-Anfall. Sofern der Absence-Status durch motorische Symptome wie Myoklonien, Automatismen u. a. ausgestaltet ist, bereitet die Diagnose keine Schwierigkeiten. Beschränkt sich die Symptomatik aber allein auf eine Bewusstseinseinengung, ist eine Erkennung oft nur durch das EEG möglich. Die Dauer der Staten beträgt Minuten bis Stunden. Sie zeigen sich bevorzugt am frühen Morgen. Auslösend wirken Verkürzung des Nachtschlafes, Medikamentenentzug oder Fehlbehandlung (z. B. mit Phenytoin, Carbamazepin oder Oxcarbazepin). In seltenen Fällen bilden Absence-Staten das erste oder gar einzige Symptom einer Epilepsie. Differenzialdiagnostisch muss an einen Status komplexer Partialanfälle gedacht werden (z. B. bei Frontallappenepilepsien).

Staten von kleinen Anfällen bei der myoklonisch-astatischen Epilepsie sind zusätzlich zu der durch Absencen bedingten Bewusstseinseinschränkung durch polytope oder bilaterale Myoklonien im Gesicht und im Schultergürtel, atonisches Kopfnicken und auch generalisierte aton-astatische Anfälle ausgestaltet.

Das EEG zeigt während der Absence kettenförmig angeordnete 2,5 bis 3,5/s-, selten 4/s-spikes-and-waves (◻ Abb. 6.8, ◻ Abb. 6.9, ◻ Abb. 6.11). Dieses Muster kann zahlreiche Abweichungen zeigen. Hierzu zählen initiale oder selten durchgehende »polyspike waves«, irreguläre »spikes and waves« u. a. Eine Übersicht über Varianten von Absence-Mustern findet sich im Doose-EEG-Atlas (Doose 2002). Im Intervall-EEG zeigen sich meistens einzeln stehende oder kurze Gruppen von »spikes and waves«, die durch Hyperventilation aktiviert werden. Im diagnostischen Zweifelsfall ist die Durchführung eines Schlafentzugs-EEG in Verbindung mit Hyperventilation notwendig. Die Grundaktivität ist meistens weitgehend normal. Besonders bei Kindern im Schulalter kommen parieto-okzipitale Gruppen und Folgen von rhythmischen Delta-Wellen vor, die durch Augenöffnen regelmäßig blockiert werden. Je jünger die Patienten sind, desto häufiger werden parietal betonte 4–7/s-Rhythmen beobachtet. Etwa 30% aller Patienten mit Absencen zeigen eine Fotosensibilität.

Literatur

Doose H, Baier WK (1987) Genetic factors in epilepsies with primarily generalized minor seizures. Neuropediatrics Suppl I: 1–64

Dimova PS, Daskalov DS (2002) Coincidence of rolandic and absence features: rare, but not impossible. J Child Neurol 17: 838–846

Doose H (2002) Das EEG bei Epilepsien im Kindes- und Jugendalter; 1. Auflage. Desitin Hamburg

Doose H, Waltz S (1993) Photosensitivity - genetics and clinical significance. Neuropediatrics 24: 249–255

Guerrini R, Aicardi J (2003) Epileptic encephalopathies with myoclonic seizures in infants and children (severe myoclonic epilepsy and myoclonic-astatic epilepsy). J Clin Neurophysiol 20: 449–461

Hodgkinson CA, Enoch MA, Srivastava V et al. (2010) Genome-wide association identifies candidate genes that influence the human electroencephalogram. Proc Natl Acad Sci USA 107: 8695–8700

Riviello JJ Jr, Ashwal S, Hirtz D et al. (2006) Practice parameter: diagnostic assessment of the child with status epilepticus (an evidence-based review): report of the Quality Standards Subcommittee of the American Academy of Neurology and the Practice Committee of the Child Neurology Society. American Academy of Neurology Subcommittee; Practice Committee of the Child Neurology Society. Neurology 67: 1542–1550

Rubboli G, Tassinari CA (2006) Negative myoclonus. An overview of its clinical features, pathophysiological mechanisms, and management. Neurophysiol Clin 36: 337–343

Shibasaki H, Neshige R, Hashiba Y (1985) Cortical excitability after myoclonus: jerk-locked somatosensory evoked potentials. Neurology 35: 36–41

Zawadzki L, Stafstrom CE (2010) Status epilepticus treatment and outcome in children: what might the future hold? Semin Pediatr Neurol 17: 201–205

Verlaufsformen von Epilepsien mit primär generalisierten Anfällen (idiopathische generalisierte Epilepsien)

B. Neubauer, A. Hahn

B. A. Neubauer, A. Hahn (Hrsg.), *Dooses Epilepsien im Kindes- und Jugendalter*,
DOI 10.1007/978-3-642-41954-6_7, © Springer-Verlag Berlin Heidelberg 2014

7.1 Frühkindliche Epilepsie mit generalisierten tonisch-klonischen Anfällen und alternierendem Hemi-Grand-mal

- Doose et al. 1998
- Synopsis: ◘ Tab. 7.1

Generalisierte tonisch-klonische Anfälle kommen in den ersten 5 Lebensjahren bei verschiedenen epileptischen Syndromen vor. Hierbei handelt es sich um fokale und multifokale Epilepsien sowie idiopathische generalisierte Epilepsien. Zur letzteren Gruppe gehören die schwere myoklonische Epilepsie, die myoklonisch-astatische Epilepsie und die frühkindliche Absence-Epilepsie.

Über die idiopathische Epilepsie dieser Altersstufe, die allein mit febrilen und afebrilen generalisierten tonisch-klonischen Anfällen einhergeht, d. h. die frühkindliche idiopathische Epilepsie mit generalisierten tonisch-klonischen Anfällen und alternierendem Hemi-Grand-mal gibt es immer noch relativ wenige Publikationen. Ausführliche Beschreibungen stammen v. a. aus Japan. Die Krankheit wurde u. a. auch als »polymorphous convulsive epilepsy beginning in infancy«, »intractable childhood epilepsy with generalized tonic-clonic seizures«, »polymorphic epilepsy of infants« oder »intractable epilepsy with generalized tonic-clonic seizures and onset in early childhood« benannt. Unter keiner dieser Bezeichnungen findet sich das Krankheitsbild aber in der ILAE-Klassifikation der Epilepsien und epileptischen Syndrome. Diese Form der Grand-mal-Epilepsie weist bedeutende symptomatische Überlappungen mit der schweren myoklonischen Epilepsie (Guerrini u. Aicardi 2003) auf, so dass auch vom »borderland of severe myoclonic epilepsy« gesprochen wurde. Neuerdings besteht die Tendenz, die frühkindliche Grand-mal-Epilepsie unter der Bezeichnung Dravet-Syndrom (▶ Abschn. 7.2.1) mit der schweren myoklonischen Epilepsie, zusammen zu fassen.

▪ Ätiopathogenese

Die Inzidenz der frühkindlichen idiopathischen Epilepsie mit generalisierten tonisch-klonischen Anfällen und alternierendem Hemi-Grand-mal muss mit weniger als 2% aller Epilepsien der ersten 15 Lebensjahre angenommen werden. Jungen sind wahrscheinlich geringgradig häufiger betroffen als Mädchen. In der Ätiopathogenese spielt eine genetische Disposition eine bedeutsame Rolle. In etwa 25% der Familien wurden bei Verwandten ersten Grades zerebrale Anfälle beschrieben. Mütter waren etwas häufiger betroffen als Väter, so dass an das Überwiegen einer maternalen Transmission der Disposition zur Epilepsie zu denken ist. Bei den Geschwistern und Eltern der Patienten wurden eindeutig gehäuft EEG-Merkmale einer genetischen Disposition zu zerebralen Anfällen wie Theta-Rhythmen, Fotosensibilität, »spikes and waves« (bei den Eltern in 30–40% und bei den Geschwistern in 60%) gefunden. Da es sich um unabhängig voneinander vererbte EEG-Merkmale handelt, sprechen diese Befunde für eine polygene Disposition. Molekulargenetisch werden seltener als bei der

◘ **Tab. 7.1** Schwere frühkindliche Epilepsie mit generalisierten tonisch-klonischen Anfällen und alternierendem Hemi-Grand-mal

Manifestation	Normal entwickelte Kinder
	5.–15. Lebensmonat
Klinik	Febrile und afebrile generalisierte tonisch-klonische Anfälle, lange Anfallsdauer, wechselnde Seitenbetonung, interiktual irreguläre polytope Myoklonien möglich
EEG	Zunächst normal, später Theta-Rhythmen, dann irreguläre »spikes and waves« (zunächst im Schlaf), einseitige Verlangsamung möglich, nicht selten später multifokale »spike/sharp waves«
Neurologie	Zu Beginn normal
Prognose	Insbesondere bei frühem Beginn ungünstig, Resistenz gegen Standardmedikation, Demenz möglich, Übergang in schwere myoklonische und myoklonisch-astatische Epilepsie sowie später Auftreten komplex-partieller Anfälle möglich
Ätiopathogenese	Polygene Determination

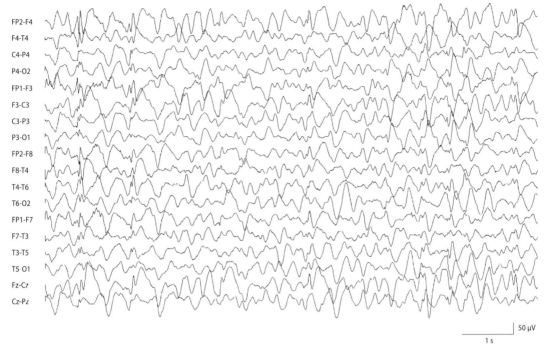

□ Abb. 7.1 3-jähriger Junge mit frühkindlicher Grand-mal-Epilepsie und polytopen Myoklonien. Im EEG Theta-Rhythmisierung und längere Phasen mit amplitudenhohen Delta- und Theta-Rhythmen sowie diffus eingelagerten »spikes and waves«

schweren myoklonischen Epilepsie Mutationen im SCN1A-Gen nachgewiesen (Hahn u. Neubauer 2009; ► Kap. 15).

■ **Klinik**

Betroffen sind normal entwickelte Kinder im Alter von 2 Monaten bis 8 Jahren. Der Manifestationsgipfel liegt im Alter von 5–8 Monaten. Das klinische Bild der Epilepsie zeigt in den ersten Jahren ein weitgehend gleichförmiges Bild. Die Symptomatik wird erst im späteren Verlauf polymorph, was ihr dann auch den Namen »polymorphous epilepsy« gab. Die Epilepsie beginnt mit heftigen, oft prolongierten febrilen oder afebrilen generalisierten Anfällen. Es können zwei Verlaufsformen der Epilepsie unterschieden werden:

▬ Bei Beginn im Kleinkindalter kann sich die Krankheit auf einzelne, zunächst vorwiegend bei Fieber, später auch afebril auftretende Anfälle beschränken. Der Verlauf ist bei diesen wenigen Kindern mit oft nur seltenen Anfällen günstig. Die Anfälle schwinden spontan oder

unter Therapie mit Ausgang des Kleinkindalters.

▬ Bei Kindern mit Krankheitsbeginn im ersten Lebensjahr (Jungen und Mädchen in gleicher Häufigkeit) hingegen nimmt die Epilepsie den gefürchteten ungünstigen Verlauf. Es kommt zur raschen Wiederholung der Anfälle und v. a. zu prolongierten, d. h. länger als 20 Minuten dauernden Krämpfen. Die Anfälle verlaufen überwiegend klonisch, seltener tonisch-klonisch oder auch klonisch-tonisch-klonisch. Besonders charakteristisch ist eine ausgeprägte, häufig während des einzelnen Anfalls oder von Anfall zu Anfall wechselnde Seitenbetonung oder Halbseitigkeit (»alternierendes Hemi-Grand-mal«, »unilateral seizures«). Postiktuale Paresen kommen in etwa 25% der Fälle vor. In einzelnen Fällen ist die Lateralisation schon von Beginn an seitenkonstant. Bald treten Anfälle auch aus dem Schlaf heraus auf, was stets einen besonders ungünstigen Verlauf befürchten lässt. Immer wieder sind bei diesen Kindern

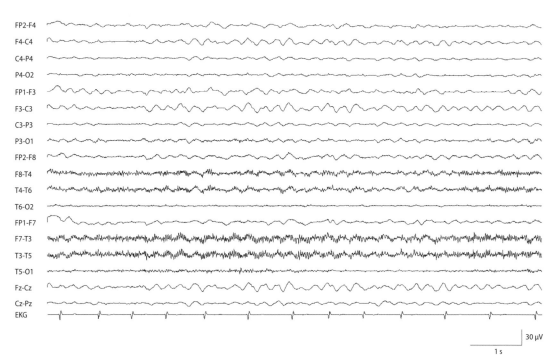

7

30 µV

1 s

◼ **Abb. 7.2** 3½-jähriger Junge mit frühkindlicher primär generalisierter Epilepsie und häufigen Grand-mal-Anfällen. Im EEG rhythmische Verlangsamung

äußerst plötzliche und hohe Fieberanstiege, gelegentlich ohne eindeutige Infektzeichen, Auslöser von großen Anfällen. Man kann diesen charakteristischen Zusammenhang manchmal noch bis in das Schulalter beobachten.

❯ Besonders charakteristisch für die frühkindliche Grand-mal-Epilepsie sind Phasen mit gehäuften polytopen irregulären (erratischen) Myoklonien.

Bei einigen Kindern sind sie mild und nur bei Palpation z. B. der Hände nachweisbar. Bei anderen Kindern sind sie heftig und führen zu Störungen der Fein- oder gar Grobmotorik bis hin zum Bild einer schweren »myoklonischen Ataxie« mit Steh- und Gehunfähigkeit. Das Bild kann dem einer neuronalen Zeroidlipofuszinose sehr ähnlich sein. Die erratischen Myoklonien zeigen sich besonders bei fieberhaften Infekten, in Phasen mit gehäuften großen Anfällen sowie bei Fehlbehandlung z. B. mit Carbamazepin oder Phenytoin. Bei stark ausgeprägten erratischen Myoklonien kann das Bewusstsein leicht getrübt sein. Anders als bei echten myoklonischen Anfällen sind auch heftige myoklonische Stöße im EEG nicht von generalisierten irregulären »spikes and waves« begleitet. Das EEG zeigt vielmehr ausgeprägte diffuse Veränderungen und irreguläre hypersynchrone Aktivität (◼ Abb. 7.1).

▪ **EEG**
Eine ausführliche Darstellung von EEG-Befunden findet sich im Doose EEG-Atlas (Doose 2002). Das EEG zeigt im Beginn der Krankheit, besonders im Säuglingsalter, zunächst keine wegweisenden Veränderungen und ist oft völlig normal. Wochen bis einige Monate nach Beginn der Epilepsie entwickelt sich eine langsam zunehmende Theta-Rhythmisierung (◼ Abb. 7.2). Generalisierte »spikes and waves« treten erst im weiteren Verlauf, oft erst im zweiten Lebensjahr, und dann zunächst im Schlaf auf (◼ Abb. 7.3). Bei den günstigen Verläufen des Kleinkindalters bilden sich Theta-Rhythmen und hypersynchrone Aktivität später wieder zurück und es kommt zur Entwicklung eines normalen Alpha-Rhythmus.

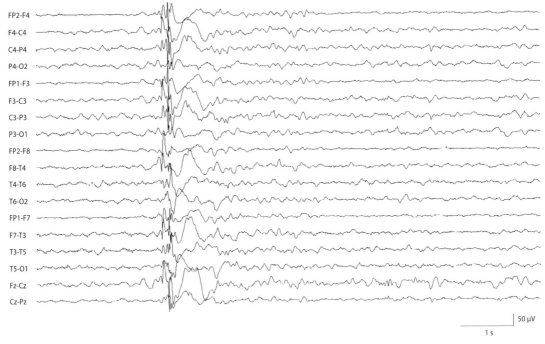

◨ **Abb. 7.3** 4-jähriger Junge mit frühkindlicher Grand-mal-Epilepsie. »Polyspike waves« im Schlaf

❯ **In ungünstig verlaufenden Fällen bleibt während des weiteren Krankheitsverlaufs eine rhythmische Verlangsamung der Grundaktivität dominierend. Bei konstanter Seitenbetonung der Anfälle sieht man zusätzlich eine einseitige polymorphe Verlangsamung.**

In Krankheitsphasen mit polytopen irregulären Myoklonien zeigt das EEG die Symptome schwerster diffuser kortikaler Hyperexzitabilität mit polymorpher und/oder rhythmischer Verlangsamung und irregulär eingelagerten »spikes und sharp waves«. Die polytopen Myoklonien sind zeitlich nicht mit »spikes und sharp waves« korreliert. Das EEG-Muster darf nicht mit einem Status-EEG verwechselt werden, für das eine weitgehend rhythmische Folge der hypersynchronen Potenziale charakteristisch ist. Oft ist schon früh eine ausgeprägte Fotosensibilität nachweisbar. In etwa 10–15% der Fälle finden sich im späteren Verlauf, d. h. zwischen dem 10. und 15. Lebensjahr, wechselnd lateralisierte fokale und multifokale »sharp waves«. Sie zeigen häufig eine sagittale, mesiofrontale, selten tempora-

le Lokalisation. Ein morphologisches Korrelat in der Bildgebung findet sich nicht. Die Ätiologie dieser Foci ist unklar; es muss eine iktogene Genese angenommen werden. In der Adoleszenz und im Erwachsenenalter ist das EEG bei ungünstigem Verlauf weiter diffus rhythmisch verlangsamt und die Entwicklung eines Alpha-Rhythmus bleibt aus. Im Schlaf findet man oft äußerst unregelmäßige polymorphe hypersynchrone Aktivität.

▪ **Verlauf und Prognose**

Während sich die im Kleinkindalter beginnenden Epilepsien meistens therapeutisch rasch beherrschen lassen, hat die im Säuglingsalter einsetzende Verlaufsform fast immer eine ungünstige Prognose. Die Anfälle erweisen sich meist als therapieresistent. Bei einigen Kindern treten myoklonische und myoklonisch-astatische Anfälle oder auch Absencen hinzu, womit ein Übergang zur schweren myoklonischen bzw. myoklonisch-astatischen Epilepsie gegeben ist und sich die Prognose weiter verschlechtert. Diese Fälle werden heute vielfach dem Generalisierte-Epilepsie-Fieberkrampf-Plus-Syndrom

(GEFS$^+$-Syndrom) zugeordnet. Im weiteren Verlauf kommen nächtliche tonische Anfälle und vorübergehend auch einfache und komplexe Partialanfälle vor. Tonische Anfälle bzw. entsprechende subklinische EEG-Muster wurden im Spätverlauf in einem Drittel der Fälle gefunden. Anders aber als beim Lennox-Gastaut-Syndrom sind sie meistens eher infrequent und beherrschen nicht das klinische Bild (z. B. als tonische Stürze). Kleine Anfälle treten im späteren Verlauf zurück und können auch vollkommen schwinden. Dominierend bleiben aber weiter meistens nächtliche generalisierte tonisch-klonische Anfälle.

Die psychomentale Entwicklung verläuft in diesen schweren Fällen immer verzögert und bereits erworbene Fähigkeiten können im Verlauf der Epilepsie wieder verloren gehen. In der Mehrzahl der Fälle resultiert schließlich ein Defektzustand vom Ausmaß einer geistigen Behinderung. Neurologisch findet man in vielen Fällen in den späteren Krankheitsphasen eine plumpe, wenig differenzierte Motorik und eine leichte Ataxie. Die Letalität der schweren, im Säuglingsalter beginnenden Verlaufsform ist beträchtlich. In bis zu 16% wurde ein sog. SUDEP (»sudden unexplained death in epilepsy«) beobachtet, der sich nicht unmittelbar als Folge eines Anfalls erklären ließ.

■ **Differenzialdiagnose**

Bei genauer Anamnese ist die Diagnose nicht zu verfehlen. Kennzeichnend sind normale Entwicklung bis zum Epilepsie-Beginn, schwere prolongierte Anfälle oft mit wechselnder Lateralisation, im Beginn normales und später rhythmisiertes EEG sowie unauffällige Bildgebung. Die Beobachtung von alternierenden und womöglich seitenkonstanten Halbseitenanfällen führt immer wieder zur Verwechslung mit Anfällen primär fokaler Genese und gibt Anlass zu vielen diagnostischen Maßnahmen und schließlich auch zu falscher Therapie.

Gleiche Vorsicht gilt für differenzialdiagnostische Überlegungen bei älteren Kindern. Das typische Bild einer idiopathischen Grand-mal-Epilepsie findet man fast nur bei Säuglingen und Kleinkindern. In späteren Stadien der Epilepsie geht es verloren zugunsten einer entdifferenzierten klinischen Symptomatik mit Dominieren von fokalen Anfällen unterschiedlichen Typs, neurologischen Herdsymp-

tomen, nicht mehr klassifizierbaren polymorphen EEG-Veränderungen u. a. In diesen Krankheitsstadien werden die wahre Natur der Epilepsie meistens verkannt und falsche therapeutische Wege (z. B. mit Carbamazepin) beschritten.

> **Nur die genaue Kenntnis der Anamnese und der Original-EEG-Kurven aus den ersten Krankheitsphasen kann dann noch zur richtigen Diagnose führen.**

Bei seitenkonstanten Halbseitenanfällen sollte zum Ausschluss anderer Ursachen immer eine Kernspintomographie durchgeführt werden. In solchen Fällen ist zumindest im Kleinkindalter auch an eine mit Fieberkrämpfen und prolongierten nächtlichen Hemikonvulsionen beginnende okzipitale Epilepsie zu denken. Eine Unterscheidung ist oft erst anhand des weiteren Verlaufs möglich. Bei okzipitaler Epilepsie bestehen seltene Anfälle und der typische okzipitale EEG-Befund zeigt sich erst im Kleinkindalter. Intervalläre polytope irreguläre Myoklonien und v. a. das Fehlen von Epilepsie-spezifischen EEG-Merkmalen führen zudem nicht selten fälschlich zur Vermutung einer neurometabolischen Erkrankung und entsprechender Diagnostik.

Eine sehr seltene Differenzialdiagnose bildet schließlich die gutartige familiäre Grand-mal-Epilepsie des Säuglingsalters. Hier finden sich ein normales EEG und gleichartige Fälle in der Familie (Vigevano et al. 1992).

■ **Therapie**

Bei der im **Kleinkindalter beginnenden Verlaufsform** beginnt die Therapie mit Valproat, ggf. in Kombination mit Lamotrigin. Bei Lamotrigin ist zu beachten, dass myoklonische Anfälle provoziert werden können (Crespel et al. 2005). Bei Versagen dieser Medikamente kommt eine Behandlung mit Brom in Betracht. Die Wirksamkeit von Topiramat und Levetiracetam ist noch nicht abschließend zu beurteilen. Kontrollierte Untersuchungen fehlen aber für alle genannten Medikamente. An nächster Stelle stehen Phenobarbital oder Primidon. Hierbei muss aber ein mögliches Absinken des Valproatspiegels beachtet werden. Phenytoin und Carbamazepin sind unwirksam. Die Gabe dieser Medikamente kann große Anfälle und polytope Myoklonien provozieren.

Bei der **infantilen Verlaufsform** sind Phenobarbital, Primidon und Valproat auch in optimaler Dosierung meistens unwirksam. Es sollte dann ohne Verzug Brom eingesetzt werden (Korinthenberg et al. 2007). Ist das Krankheitsbild bereits voll ausgeprägt mit allen Zeichen eines bösartigen Verlaufs, ist in Betracht zu ziehen, die Therapie sofort mit Brom zu beginnen. Brom vermag auch in schwersten Fällen entscheidende Besserungen oder gar Anfallsfreiheit zu bewirken.

> ℹ **Dosierung von Brom**
> - Säuglinge und Kleinkinder 60 mg/kgKG
> - Größere Kinder 40–50 mg/kgKG

Wegen einer etwa zweiwöchigen Halbwertszeit kann mit der vollen Dosis begonnen werden. Blutspiegeluntersuchungen sind frühestens drei Wochen nach letzter Dosisänderung sinnvoll. Es sollten Bromserumkonzentrationen von 1400–1900 mg/l erreicht werden. Bei unzureichender Wirkung wird zusätzlich zum Brom eine mittlere Dosis von Phenobarbital oder Primidon gegeben. Dabei muss u. U. eine deutliche Sedierung in Kauf genommen werden. Im Hinblick auf die existenzielle Bedrohung durch diese schwerste Epilepsie kann und muss den Patienten und ihren Eltern eine solche, u. U. erhebliche Belastung aber zugemutet werden, solange keine besseren Therapiemöglichkeiten bekannt sind.

Bei Kindern, die rasch anfallsfrei werden, kann nach 2–3 Jahren mit dem Absetzen begonnen werden, wenn das EEG nicht eine persistierende rhythmische Verlangsamung und generalisierte »spikes and waves« zeigt. In den schweren, mit Brom behandelten Fällen ist sicher eine mindestens 5-jährige Anfallsfreiheit zu fordern, falls diese überhaupt je erreicht wird.

7.2 Frühkindliche myoklonische Epilepsien

Es handelt sich um seltene Epilepsieformen. Angaben über die Häufigkeit divergieren erheblich. Leitsymptom sind myoklonische Anfälle mit Beteiligung vornehmlich des Schultergürtels und der Arme, seltener auch der Beine. Die Internationale Klassifikation unterscheidet eine schwere (Dravet-

☐ Tab. 7.2 Schwere myoklonische Epilepsie (Dravet-Syndrom)

Manifestation	Normal entwickelte Kinder, Jungen häufiger als Mädchen
	3.–9. Lebensmonat, selten später
Klinik	Generalisierte tonisch-klonische Anfälle, oft unilateral, langdauernd, myoklonische Anfälle mit Spike-wave-Muster, irreguläre Myoklonien ohne Spike-wave-Muster, im Verlauf tonische Anfälle und komplexe Partialanfälle möglich
EEG	Irreguläre »polyspike waves«, Fotosensibilität, Thetarhythmen, selten später »multifokale sharp waves«
Neurologie	Zu Beginn normal
Prognose	Sehr ungünstig, Therapieresistenz und Demenz
Ätiopatho-genese	Hemizygote Mutationen des SCN1A-Gens

Syndrom) und eine gutartigere Verlaufsform (myoklonische Epilepsie der frühen Kindheit). Dieser Ansatz ist praktikabel, darf aber nicht übersehen lassen, dass die Grenzen dieser »Syndrome« untereinander und gegenüber anderen Formen der frühkindlichen idiopathischen Epilepsien unscharf sind.

7.2.1 Schwere myoklonische Epilepsie (»severe myoclonic epilepsy«, Dravet-Syndrom)

- Dravet et al. 2005, Mullen u. Scheffer 2009, Hahn u. Neubauer 2009
- Synopsis: ☐ Tab. 7.2

Die schwere myoklonische Epilepsie wurde erstmals von Charlotte Dravet 1982 beschrieben und später als Dravet-Syndrom bezeichnet. Obwohl diese Bezeichnung schon seit längerem Verwendung findet, wird sie neuerdings vielfach inhaltlich anders verstanden. So werden die schwere myoklonische Epilepsie und die schwere frühkindliche Grand-mal-Epilepsie ohne myoklonische Anfälle heute international als Dravet-Syndrom zusammengefasst. Benutzt man diese Einteilung, so bieten 70% aller Patienten mit Dravet-Syndrom das Bild einer schweren myoklonischen Epilepsie. Bei 30% der Kinder mit Dravet-Syndrom treten keine myoklonischen Anfälle auf. Diese letztgenannten Fälle entsprechen dann im deutschen Schrifttum der frühkindlichen Epilepsie mit generalisierten tonisch-klonischen Anfällen und alternierendem Hemi-Grand-mal.

Die schwere myoklonische Epilepsie ist die schwerste Variante der frühkindlichen idiopathischen generalisierten Epilepsien mit myoklonischen Anfällen unterschiedlicher Ausprägung als Leitsymptom. Dabei werden entsprechend der allgemeingültigen Definition von epileptischen Anfällen irreguläre polytope oder erratische Myoklonien nicht als myoklonische Anfälle im eigentlichen Sinn verstanden.

■ **Ätiopathogenese**

Die schwere myoklonische Epilepsie ist eine seltene Epilepsieform. Die Inzidenz dürfte weniger als 2% aller Epilepsien des Kindesalters betragen. Betroffen sind primär normal entwickelte Kinder. Die Ätiopathogenese ist wie bei der schweren frühkindlichen Grand-mal-Epilepsie von genetischen Faktoren bestimmt. Molekulargenetisch können in etwa 80% der Fälle Mutationen im Gen des spannungsabhängigen Natriumkanals **(SCN1A)** nachgewiesen werden. Bei Mädchen finden sich häufig auch Mutationen im **Protokadherin19-Gen** (PCDH19, ▶ Kap. 15). Die Gesamtheit der Daten zur Genetik der schweren myoklonischen Epilepsie spricht für eine Zugehörigkeit zum Formenkreis der idiopathischen generalisierten Epilepsien.

Läsionelle Faktoren haben für die Ätiopathogenese keine nennenswerte Bedeutung. Die im Verlauf oft auftretenden fokalen Anfälle und multifokalen EEG-Veränderungen sowie eine sich ausbildende Demenz in Verbindung mit weiteren neurologischen Auffälligkeiten sind nicht als Ausdruck einer primären zerebralen Schädigung, die ursächlich für die Epilepsie ist, zu deuten. Diese Symptome und Befunde sind vielmehr als Folgen der schweren Epilepsie, also als iktogen bedingt, anzusehen. Bildgebende Verfahren zeigen im Spätverlauf kortikale Atrophien. Bei Berücksichtigung des Verlaufs der Epilepsie ergibt sich eine Symptomkonstellation,

wie sie für epileptische Enzephalopathien charakteristisch ist.

Kürzlich konnte eine australische Arbeitsgruppe zeigen, dass der Mehrzahl der Fälle (wenn nicht sogar allen Fällen) von Impfenzephalopathien Mutationen im SCN1A-Gen zugrunde liegen. Die Impfung »triggert« also die Erstmanifestation der epileptischen Enzephalopathie, ist für diese aber nicht ursächlich. Bei Kindern, bei denen sich die Epilepsie im Anschluss an eine Impfung manifestierte, unterschied sich der Verlauf nicht von Patienten, bei denen der erste Anfall im Rahmen eines fieberhaften Infektes auftrat (McIntosh et al. 2010).

■ **Klinik**

Die Krankheit beginnt bei bis dahin gesunden Kindern in den allermeisten Fällen zwischen dem 5. und 9. Lebensmonat mit febrilen oder afebrilen großen Anfällen. Das klinische Bild gleicht in dieser Phase vollkommen dem der schweren frühkindlichen Grand-mal-Epilepsie; wird also von prolongierten, oft wechselnd seitenbetonten generalisierten tonisch-klonischen Anfällen beherrscht. Meist treten erst jenseits des ersten Lebensjahres myoklonische Anfälle hinzu. In Phasen gehäufter Anfälle können sich außerdem statenhaft polytope irreguläre (erratische) Myoklonien zeigen. Selbstinduzierte fotogene Anfälle kommen vor. Diagnostische Kriterien zur Durchführung einer SCN1A-Mutationsanalyse wurden anhand von inzwischen ca. 2000 Fällen erarbeitet (❑ Tab. 7.3). Sind mindestens vier der in ❑ Tab. 7.3 aufgeführten Kriterien erfüllt, beträgt die Wahrscheinlichkeit, einen Defekt im SCN1A-Gen nachzuweisen, ca. 75% (Ebach et al. 2005).

❯ Bei Mädchen mit typischer Klinik sollte bei negativer SCN1A-Mutationsanalytik direkt eine Untersuchung des PCDH19-Gens angeschlossen werden (Marini et al. 2010).

■ **EEG**

Das EEG zeigt in der initialen Grand-mal-Phase zunächst keine pathologischen Veränderungen. Im Verlauf stellen sich dann fast immer ausgeprägte diffuse 4–7/s-Rhythmen ein. Erst bei Auftreten myoklonischer Anfälle im 2. oder 3. Lebensjahr finden sich hinsichtlich Frequenz und Morphe unre-

◨ Tab. 7.3 Symptome und ihre Häufigkeit in Prozent bei Patienten mit schwerer myoklonischer Epilepsie. (Modifiziert nach Ebach et al. 2005)

Symptom	Häufigkeit
Normale Entwicklung bis zur Erstmanifestation	99%
Beginn febriler und/oder afebriler generalisierter tonisch-klonischer Anfälle im 1. Lebensjahr	96%
Auftreten von Hemi-Grand-mal-Anfällen	73%
Auftreten von myoklonischen Anfällen	75%
Temperatursensibilität	74%
Therapieresistenz	89%
Entwicklung einer Ataxie im Verlauf	70%
Mentale Entwicklungsverzögerung im Verlauf	92%

Sind mindestens vier der acht Kriterien erfüllt, beträgt die Wahrscheinlichkeit, einen Defekt im SCN1A-Gen nachzuweisen, ca. 75% (Ebach et al. 2005)

gelmäßige, wechselnd seitenbetonte generalisierte »spikes and waves« und »polyspike waves«. Meistens wird im Verlauf eine Fotosensibilität nachweisbar. In Phasen mit polytopen erratischen Myoklonien zeigt das EEG keine gruppierten, bilateral synchronen generalisierten »spikes and waves«, sondern ist diffus polymorph verlangsamt mit irregulär eingelagerten »spikes and waves«. Typische EEG-Befunde sind im Doose-EEG-Atlas dargestellt (Doose 2002).

■ **Verlauf und Prognose**
Wie es bereits im Namen des Krankheitsbildes zum Ausdruck kommt, ist die Prognose äußerst ungünstig. Zumindest bei der im Säuglingsalter beginnenden Verlaufsform besteht fast immer Therapieresistenz. Fast alle Kinder entwickeln eine Demenz. Im Verlauf können außer nächtlichen großen Anfällen komplex-partielle und tonische Anfälle auftreten, während myoklonische Anfälle zurücktreten oder schwinden. Das EEG bleibt rhythmisch verlangsamt und zeigt besonders im Schlaf äußerst irreguläre, nicht mehr zu klassifizierende generalisierte spit-

zenreiche polymorphe hypersynchrone Aktivität. In einigen Fällen sind vorübergehend fokale und multifokale, besonders mesiofrontale und sagittale »sharp waves« nachweisbar. Patienten mit schwerer myoklonischer Epilepsie haben ein erhöhtes Risiko für einen plötzlichen Kindstod bzw. einen SUDEP. Nähere Untersuchungen über diese zweifelsfrei gegebene Assoziation liegen aber nicht vor.

■ **Differenzialdiagnose**
Die Grenzen gegenüber anderen Formen der frühkindlichen idiopathischen generalisierten Epilepsien sind unscharf. Bei einem nur gering ausgeprägten »Grand-mal-Vorspiel« besteht eine Überlappung mit der benignen Verlaufsform. Gänzlich unscharf ist die Abgrenzung gegenüber der frühkindlichen idiopathischen Grand-mal-Epilepsie. Das Dravet-Syndrom beginnt praktisch immer im Säuglingsalter. Bei der frühkindlichen idiopathischen Grand-mal-Epilepsie kann der Beginn auch später erfolgen. Der Verlauf ist dann manchmal milder.

■ **Therapie**
Die Therapie gilt zunächst vorrangig den großen Anfällen und folgt den für die schwere Grand-mal-Epilepsie gegebenen Empfehlungen. Es können Valproat, Topiramat, Clobazam, Brom und Stiripentol eingesetzt werden. Am wirkungsvollsten ist nach unserer Auffassung Brom. Dies reduziert v. a. die infektassoziierten generalisierten tonisch-klonischen Anfälle. In aller Regel sind die zur Behandlung des Dravet-Syndroms eingesetzten Antiepileptika nur passager wirksam. Die vorrangige Frage ist also zumeist nicht, ob durch ein Medikament Anfallsfreiheit zu erzielen ist, sondern für wie lange eine wie starke Reduktion der Anfallsfrequenz erreicht werden kann.

❯ Die bei großen Anfällen häufigen fokalen Anfallssymptome oder Seitenbetonungen dürfen nicht zur Anwendung von Carbamazepin, Phenytoin oder Vigabatrin verleiten. Diese Medikamente können zu bedeutenden Verschlechterungen führen.

Lamotrigin ist in einigen Fällen wirksam, kann aber auch zu einer Aktivierung von myoklonischen Anfällen führen und sogar einen myoklonischen Status

Tab. 7.4 Benigne myoklonische Epilepsie

Mani-festation	Normal entwickelte Kinder, Jungen häufiger als Mädchen
	4. Lebensmonat bis 3. Lebensjahr
Klinik	Kurze myoklonische Anfälle, keine anderen Anfälle außer Fieberkämpfen und vereinzelten afebrilen Grand-mal-Anfällen
EEG	Generalisierte »spikes and waves«, oft Fotosensibilität, normale Grundaktivität, keine fokalen EEG-Veränderungen
Neurologie	Normal
Prognose	Überwiegend gut, meist rasches Ansprechen auf Valproat, selten Therapieresistenz, psychomentale Retardierung möglich
Ätiopatho-genese	Polygene Determination

provozieren. Stiripentol kann besonders in Kombination mit Valproat und Clobazam in einigen Fällen gute Effekte entfalten (Chiron 2007).

7.2.2 Benigne myoklonische Epilepsie (frühkindliche myoklonische Epilepsie)

- Dravet u. Bureau 2005
- Synopsis: Tab. 7.4

■ **Ätiopathogenese**
Es handelt sich um eine seltene und in den meisten, aber eben nicht in allen Fällen, günstig verlaufende Form der frühkindlichen myoklonischen Epilepsie. Die neue Klassifikation verzichtet auf die Bezeichnung »benigne«. Ihr Anteil an allen Epilepsien des Kindesalters beträgt etwa 1%. Ätiopathogenetisch ist eine komplexe genetische Disposition von entscheidender Bedeutung. Die benigne myoklonische Epilepsie unterscheidet sich von der schweren myoklonischen Epilepsie und der frühkindlichen schweren Grand-mal-Epilepsie durch das Fehlen der für diese Epilepsieformen charakteristischen

Zeichen einer diffusen kortikalen Hyperexzitabilität, wie sie im EEG in Theta-Rhythmen zum Ausdruck kommt. Systematische Familienstudien liegen nicht vor. Ebenso fehlen bis heute molekulargenetische Daten.

■ **Klinik**
Betroffen sind überwiegend normal entwickelte, selten auch leicht entwicklungsretardierte Kinder im Alter zwischen 5 Monaten und 5 Jahren; Jungen häufiger als Mädchen. Einzelne Fieberkrämpfe, seltener afebrile große Anfälle, können den myoklonischen Anfällen vorausgehen. Die myoklonischen Anfälle bestehen in blitzartigen Zuckungen des Schultergürtels und der Arme im Beugemuster. Häufig kommt es dabei auch zu einer Nickbewegung des Kopfes. Seltener sind auch die Beine betroffen, so dass es beim stehenden Kind zum Balanceverlust und Sturz kommen kann. Im typischen Fall ist das Bewusstsein nicht erkennbar getrübt. Nur selten folgt der Myoklonie eine kurze, wenige Sekunden anhaltende Bewusstseinspause, womit ein Übergang zur Absence mit initialen Myoklonien gegeben ist. In anderen, ebenso seltenen Fällen kann der initialen Myoklonie eine kurze paroxysmale Myatonie folgen. Dies ist klinisch an einem leichten Vornüberfallen des Kopfes oder Einknicken in den Knien erkennbar. Die Grenzen gegenüber dem myoklonisch-astatischen Anfall sind hier unscharf. Selten lassen sich die Myoklonien durch Licht-, taktile oder Schreckreize auslösen (myoklonische Reflexepilepsie). Die Anfälle treten meistens mehrfach täglich auf. Ein serienmäßiges Auftreten ist ungewöhnlich.

■ **EEG**
Das iktuale EEG zeigt kurze Gruppen von irregulären generalisierten »spikes and waves« (▶ Kap. 6; ▶ Abb. 6.6). Im interiktualen EEG findet sich meistens eine weitgehend normale Grundaktivität. Die für die schwere myoklonische Epilepsie charakteristischen diffusen Theta-Rhythmen sind in der Regel nicht nachweisbar. Hypersynchrone Aktivität kann interiktual gänzlich fehlen. Generalisierte irreguläre »spikes and waves« treten oft nur in Verbindung mit myoklonischen Anfällen auf. Für die Diagnosestellung muss in solchen Fällen ein Anfalls-EEG abgeleitet werden. Häufig besteht eine Fotosensibilität.

■ **Verlauf und Prognose**

Bei einer immer noch begrenzten Zahl von Langzeitverlaufsuntersuchungen ergibt sich erst langsam ein klares Bild von der Prognose. Mehrheitlich ist die Epilepsie medikamentös zu beherrschen. Auch Spontanheilungen sind möglich. Andererseits kommt aber Therapieresistenz durchaus vor. Selten können in der Pubertät noch vereinzelte große Anfälle auftreten. Die psychomentale Entwicklung scheint bei erfolgreicher Therapie meistens normal zu verlaufen. Insbesondere unzureichend, zu spät oder ineffektiv behandelte Kinder können aber psychomentale Defizite wie Teilleistungsstörungen, kognitive Einschränkungen und Verhaltensstörungen entwickeln.

■ **Differenzialdiagnose**

Die Anfälle können mit Blitzkrämpfen beim West-Syndrom verwechselt werden. Das EEG ermöglicht aber sofort eine Unterscheidung. Schwieriger kann die Abgrenzung gegen myoklonische Anfälle bei frontalen Epilepsien sein. Dies kann ein ausführliches EEG-Monitoring erforderlich machen. Ein serienmäßiges Auftreten der Anfälle ist nicht für eine idiopathische myoklonische Epilepsie typisch und muss immer an eine läsionelle Genese denken lassen. Auch der Verdacht auf Vorboten, d.h. Störungen der Befindlichkeit der Kinder vor Auftreten einer Anfallsserie und in gleicher Weise Zeichen von Erschöpfung nach einer Serie von Anfällen sind als Hinweis auf eine läsionelle Ätiologie zu werten. Abzugrenzen sind weiter die offenbar sehr seltenen benignen Myoklonien des Säuglingsalters, bei denen ein pathologisches EEG-Korrelat fehlt.

■ **Therapie**

Systematische Untersuchungen zur Therapie dieses seltenen Epilepsiesyndroms fehlen. Wirksam sind vermutlich alle Präparate, die sich zur Behandlung idiopathischer generalisierter Epilepsien eignen. Valproat ist das Mittel der ersten Wahl. Wir haben auch gute Erfahrungen mit Levetiracetam gemacht.

■ **Tab. 7.5** Myoklonisch-astatische Epilepsie (Doose-Syndrom)

Manifestation	Überwiegend normal entwickelte Kinder, Jungen häufiger als Mädchen
	1.–5. Lebensjahr
Klinik	Myoklonisch-(aton)-astatische, aton-astatische und myoklonische Anfälle, Absencen, Staten von kleinen Anfällen, generalisierte tonisch-klonische Anfälle, nächtliche tonische Anfälle bei ungünstigen Verläufen, selten fokale Anfälle
EEG	Generalisierte 2–3/s »spikes and waves«, häufig Fotosensibilität, Theta-Rhythmen, keine multifokalen EEG-Veränderungen
Neurologie	Zu Beginn meist normal
Prognose	In Fällen mit großen Anfällen und Staten ungünstig
Ätiopathogenese	Polygene Determination

7.3 Myoklonisch-astatische Epilepsie (Doose-Syndrom)

– Doose 1992, Kelley u. Kossoff 2010
– Synopsis: ■ Tab. 7.5

■ **Ätiopathogenese**

Die myoklonisch-astatische Epilepsie ist eine weitere Variante der frühkindlichen idiopathischen generalisierten Epilepsien. Es handelt sich um eine seltene Epilepsieform. Ihr Anteil an allen Epilepsien des Kindesalters macht nur etwa 2% aus.

❯ Kürzlich konnte in einer Serie von 84 Patienten mit dieser Epilepsieform bei vier ein Glukosetransportermangel (GLUT1) nachgewiesen werden (Mullen et al. 2011). Da dieser Defekt eine spezifische Therapie nach sich zieht, muss diese Differenzialdiagnose unbedingt bedacht werden.

Mit der benignen und der schweren myoklonischen Epilepsie sowie der frühkindlichen Absence-Epilepsie hat die myoklonisch-astatische Epilepsie, die

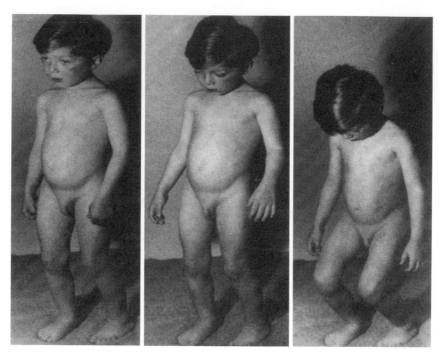

◘ Abb. 7.4 3½-jähriger Junge mit myoklonisch-astatischem Anfall. *Links*: vor Beginn des Anfalls. *Mitte*: Beginn des Anfalls mit Kopfnicken und Beugemyoklonien der Arme. *Rechts*: Sturz bei Myatonie

auch als Doose-Syndrom bezeichnet wird, viele symptomatische und ätiopathogenetische Gemeinsamkeiten. Wie dort spielen in der Pathogenese genetische Faktoren eine entscheidende Rolle. Die familiäre Inzidenz von Anfällen ist bedeutend erhöht. Wie bei den Patienten findet man auch bei den Geschwistern im EEG 4–7 Hz-Rhythmen, »spikes and waves« und oft eine Fotosensibilität als Ausdruck einer polygenen Disposition. In Fällen mit initialen oder im Verlauf auftretenden febrilen oder afebrilen großen Anfällen kommen auch in den Familien der Betroffenen vermehrt frühkindliche große Anfälle vor (sog. A-Disposition nach Doose).

In letzter Zeit werden Fälle mit initialen großen Anfällen gelegentlich auch dem Fieberkrampf-Plus-Syndrom (»generalized epilepsy plus febrile seizures«, GEFS+-Syndrom) zugerechnet, einem bei großen Familien beschriebenem Epilepsiesyndrom mit autosomal-dominantem Vererbungsmuster. Molekulargenetische Untersuchungen konnten in ca. einem Drittel dieser GEFS+-Patienten Defekte in vier unterschiedlichen Ionenkanalgenen (SCN1A, SCN2A, SCN1B, GABRG2) aufdecken. Zumeist fanden sich Mutationen im SCN1A-Gen (Mullen u.

Scheffer 2009). Bezieht man aber die Befunde klinischer und elektroenzephalographischer Familienuntersuchungen in die Betrachtung mit ein, so stellt die mit Fieberkrämpfen beginnende myoklonisch-astatische Epilepsie lediglich eine Sonderform eines multifaktoriell bedingten Epilepsiesyndroms dar (Scheffer u. Berkovic 1997). Ähnlich wie bei idiopathischen Partialepilepsien kommt es hierbei zum Zusammentreffen einer Fieberkrampf- und einer Epilepsie-Disposition.

Hirnorganische Schäden sind für die Pathogenese nur von geringer Bedeutung. Sie haben allenfalls die Bedeutung von Realisationsfaktoren für die klinische Manifestation einer anlagebedingten Disposition. Niemals wird das typische Bild einer primär generalisierten myoklonisch-astatischen Epilepsie bei einem schwer hirngeschädigten Kind oder bei Patienten mit neurometabolischen Krankheiten oder tuberöser Sklerose beobachtet; Erkrankungen also, die Ursache eines Lennox-Gastaut-Syndroms sein können. Im Gegensatz dazu sind von einer myoklonisch-astatischen Epilepsie immer normal entwickelte Kinder im 1.–5. Lebensjahr betroffen. Jungen erkranken doppelt so häufig wie Mädchen.

■ **Klinik**

In etwa 60% der Fälle beginnt die Epilepsie mit febrilen oder afebrilen generalisierten tonisch-klonischen Anfällen. Das klinische Bild gleicht in dieser Phase dem Bild einer frühkindlichen Grand-mal-Epilepsie, d. h. es kommen auch (alternierende) Hemikonvulsionen vor. Die kleinen Anfälle (astatische Anfälle und Absencen) setzen wenig später, meistens »explosionsartig« ein. Sie zeigen sich zunächst bevorzugt nach dem morgendlichen und mittäglichen Erwachen. Man beobachtet das ganze Spektrum kleiner generalisierter Anfälle. Dieses reicht von rein myoklonischen und voll ausgebildeten myoklonisch-astatischen Anfällen mit heftiger initialer Myoklonie und folgendem Tonusverlust (■ Abb. 7.4) über Anfälle mit nur minimalen Myoklonien bis hin zu rein aton-astatischen Anfällen. Heftige, zum Sturz führende Anfälle wechseln mit Abortivformen, die sich z. B. nur in distinkten Gesichtsmyoklonien, einem leichten atonischen Kopfnicken oder einem Einknicken in den Knien äußern. Besonders bei älteren Kleinkindern ist die Symptomatik durch kurze Absencen ausgestaltet (z. B. Absencen mit Myoklonien oder Myatonien).

In der Hälfte der Fälle kommt es sehr bald zu statenhaften Häufungen oder Tage anhaltenden Staten (»non-convulsive status epilepticus«). Man beobachtet hierbei in dichter Folge auftretende Nickanfälle und geringe Myoklonien der mimischen Muskulatur und der Oberarme bei geringgradig eingeengtem Bewusstsein. Aton-astatische Anfälle können so dicht aufeinander folgen, dass die Kinder nicht in der Lage sind, die aufrechte Körperhaltung zu bewahren. Die Sprache ist verwaschen, oft erloschen, und häufig besteht Speichelfluss. In wieder anderen Fällen imponiert das Bild ohne Anfallsymptome allein als Stupor, der manchmal nur durch das EEG ursächlich geklärt werden kann.

❯ Staten stellen eine ernste Komplikation dar, da sie bei einigen der Kinder zu einer irreparablen Demenz führen können. Lässt sich die Epilepsie in diesem Stadium oder schon vor den ersten Staten beherrschen, kann der weitere Verlauf günstig sein und bleibende Anfallsfreiheit erreicht werden.

Die psychomentale Entwicklung dieser Kinder bleibt vollständig oder bis auf Partialausfälle normal (oft in Form einer Dyskalkulie). Gelingt es nicht, die Epilepsie mit adäquater Therapie unter Kontrolle zu bringen, nimmt sie einen geradezu prozesshaften Verlauf im Sinne einer epileptischen Enzephalopathie. In solchen, heute selten gewordenen Fällen tritt eine »Entdifferenzierung« der Epilepsie ein. Neben kleinen Anfällen treten gehäuft tonisch-klonische Anfälle und später auch nächtliche tonische Anfälle auf. Staten von tonischen Anfällen sind selten und therapeutisch nur schwer zu beherrschen. Die Krankheit bleibt dann in aller Regel therapieresistent und die Patienten behalten bis durch die Pubertät hindurch nächtliche tonisch-klonische und tonische Anfälle, z. T. auch kleine Anfälle. Es entwickelt sich immer eine Demenz.

■ **EEG**

Beginnt die Epilepsie mit generalisierten tonisch-klonischen Anfällen, kann das EEG wie bei der frühkindlichen Grand-mal-Epilepsie über längere Zeit normal sein oder nur Theta-Rhythmen zeigen, die dann im weiteren Verlauf das EEG konstant beherrschen (■ Abb. 7.5). Dieser Typ der Grundaktivität ist charakteristisch für die myoklonisch-astatische Epilepsie. Er ist unabhängig von der Vigilanz und darf nicht mit Einschlaf- oder Dösigkeitsrhythmen verwechselt werden. Die EEG-Ableitung muss daher bei wachem und aufmerksamem Kind erfolgen. Man kann den Patienten z. B. Bildfolgen in Kinderbüchern zeigen, um sich völliger Wachheit sicher zu sein. Mit dem Auftreten von kleinen Anfällen erscheinen irreguläre, meistens durch amplitudenhohe langsame Wellen unterbrochene 2–3 Hz »spikes and waves« (■ Abb. 7.6). Je ausgeprägter die myoklonische Symptomatik ist, desto mehr Spitzen zeigt das EEG. Bei zahlreichen Kindern findet sich eine Fotosensibilität.

Im Status bietet das EEG kontinuierliche langsame »spikes and waves« sowie polymorphe hypersynchrone Aktivität. Das Kurvenbild kann auch so ungeordnet sein, dass es dem Bild einer Hypsarrhythmie ähnlich ist. Für den sicheren Nachweis bzw. Ausschluss von nächtlichen tonischen Anfällen mit dem typischen Muster spitzer 10–12 Hz-Wellen sind 24-Stunden-EEG-Ableitungen notwendig. Im Spätverlauf schwerer Fälle zeigt das EEG fast regelmäßig eine kontinuierliche rhythmische Verlangsamung (5–7 Hz) bei Fehlen eines okzipita-

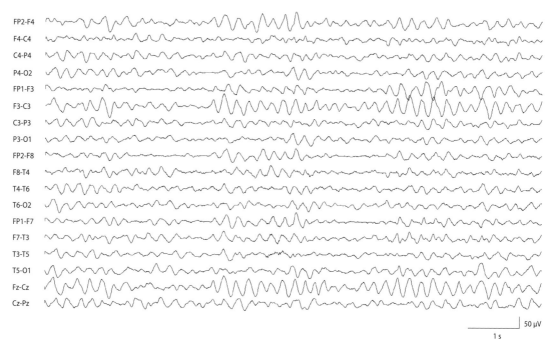

□ Abb. 7.5 3½-jähriger Junge mit myoklonisch-astatischer Epilepsie. Theta-Rhythmisierung bei völliger Wachheit (schaut Bilderbuch an)

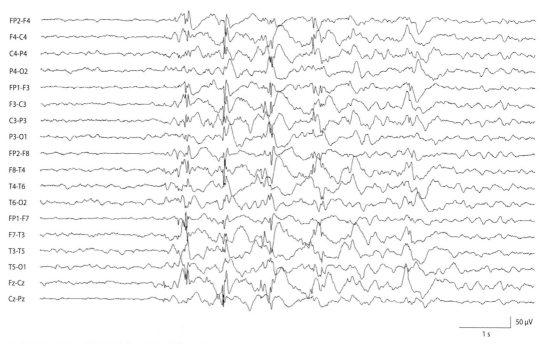

□ Abb. 7.6 3½-jähriger Junge mit myoklonisch-astatischer Epilepsie. Irreguläre, durch amplitudenhohe Delta-Wellen unterbrochene »spikes and waves«

len Alpha-Rhythmus. Eine ausführliche Darstellung typischer EEG-Befunde findet sich im Doose-EEG-Atlas (Doose 2002).

■ **Prognose**
Kriterien, die therapeutische Schwierigkeiten und eine ungünstige Prognose erwarten lassen, sind Krankheitsbeginn im 1. Lebensjahr, Beginn mit generalisierten tonisch-klonischen Anfällen, Auftreten von Staten und nächtlichen tonischen Anfällen sowie Fortbestehen einer rhythmischen Verlangsamung im EEG. Kinder mit späterem Krankheitsbeginn und allein kleinen Anfällen ohne Statenbildung haben demgegenüber eine gute Prognose. Dies gilt aber nur unter der Voraussetzung einer richtigen Diagnosestellung und adäquaten Therapie. Werden bei richtiger Diagnose alle heute bestehenden therapeutischen Möglichkeiten voll ausgeschöpft, sind ungünstige Verläufe selten.

■ **Differenzialdiagnose**
Obwohl die myoklonisch-astatische Epilepsie in der Klassifikation der ILAE als eigene Entität akzeptiert wurde, wird das Doose-Syndrom auch heute noch vielfach nicht erkannt. Noch häufiger wird das Krankheitsbild aber fälschlich diagnostiziert. Insbesondere sind Verwechslungen mit dem Lennox-Gastaut-Syndrom und dem Pseudo-Lennox-Syndrom sehr häufig. Dabei werden die gänzlich unterschiedlichen pathophysiologischen Basismechanismen dieser in manchen Symptomen zweifellos ähnlichen Krankheitsbilder übersehen.

Für das **Lennox-Gastaut-Syndrom** sind fokale Anfälle, vorhergegangenes West-Syndrom, meist bereits vor Epilepsiebeginn bestehende Zeichen einer Hirnschädigung, tonisch-astatische Anfälle, nächtliche tonische Anfälle und v. a. ein multifokal verändertes EEG mit frontal betonten Spike-wave-Varianten charakteristisch. Die Sturzanfälle haben fast immer tonischen Charakter. Nur in weiter fortgeschrittenen Fällen kann eine entdifferenzierte, mit tonischen Anfällen und Demenz einhergehende myoklonisch-astatische Epilepsie mit einem Lennox-Gastaut-Syndrom verwechselt werden.

Die Abgrenzung gegen das **Pseudo-Lennox-Syndrom** bzw. die atypische »benigne« Partialepilepsie kann schwieriger sein und wird erfahrungsgemäß häufiger verfehlt. Es handelt sich hierbei um eine idiopathische Epilepsie multifokaler Genese, die mit generalisierten kleinen Anfällen, v. a. atonastatischen Anfällen sowie atypischen Absencen und myoklonischen Anfällen einhergeht. Tonische Anfälle und v. a. tonisch-astatische Anfälle fehlen immer. Die Unterscheidung zwischen myoklonisch-astatischer Epilepsie und Pseudo-Lennox-Syndrom ist i. A. schon durch das Wach-EEG möglich. Dies zeigt bei der myoklonisch-astatischen Epilepsie generalisierte »spikes and waves« mit ausgeprägter Aktivierung unter Hyperventilation, während für das Pseudo-Lennox-Syndrom multifokale »sharp waves« mit sekundärer Generalisation und nur geringer oder fehlender Hyperventilationsaktivierung typisch sind. Wenn aber beim Pseudo-Lennox-Syndrom im Zustand der Generalisation die an sich charakteristischen fokalen »sharp waves« nicht nachweisbar sind, müssen zur Klärung der Diagnose ausführliche Schlafuntersuchungen und ggf. auch Langzeitableitungen erfolgen.

Bei der myoklonisch-astatischen Epilepsie kommt es im Schlaf, besonders im Übergang vom REM- zum NonREM-Schlaf, zum Auftreten von gruppierten irregulären »spikes and waves«, während eine weitere nennenswerte Aktivierung der hypersynchronen Aktivität fehlt. Beim Pseudo-Lennox-Syndrom dagegen werden die generalisierten »sharp waves« v. a. im NonREM-Schlaf bis hin zum kontinuierlichen Status (ESES) aktiviert. EEG-Untersuchungen bei Geschwistern können hilfreich sein. Der Nachweis eines Sharp-wave-Fokus bei diesen macht das Vorliegen eines Pseudo-Lennox-Syndroms wahrscheinlich, während Fotosensibilität, bilateral synchrone »spike waves« des Ruhe- und Hyperventilations-EEG sowie Theta-Rhythmen gehäuft bei Geschwistern von Kindern mit Doose-Syndrom gefunden werden.

■ **Therapie**
Die Therapie der myoklonisch-astatischen Epilepsie gestaltet sich nicht selten sehr schwierig und muss oft über längere Zeit in der Klinik durchgeführt werden. Sie sollte Fachabteilungen vorbehalten bleiben, die über größere Erfahrung in der Behandlung dieser seltenen Epilepsieform verfügen. Im Frühstadium ist das Mittel der ersten Wahl Valproat. Blutspiegel von 70–100 mg/l sollten erreicht werden. Bei hoher Anfallsintensität oder -frequenz

können durch eine i.v. Gabe deutlich rascher und oft auch zuverlässiger als bei oraler Aufdosierung ausreichende Blutspiegel erreicht werden.

Ist Valproat in Monotherapie nicht genügend wirksam, erfolgt als nächstes die zusätzliche Gabe von Ethosuximid. Bei fehlendem Therapieerfolg besteht der nächste Behandlungsschritt in der zusätzlichen Gabe von Lamotrigin. Wird Lamotrigin mit Valproat kombiniert, muss mit nur geringen Dosen langsam begonnen werden, um das Risiko schwerer allergischer Reaktionen möglichst zu minimieren. In einigen Fällen kann Lamotrigin myoklonische Anfälle jedoch aggravieren. Insbesondere japanische Autoren betonen die Wirksamkeit von Ethosuximid und ketogener Diät. Dies entspricht auch eigenen Erfahrungen. Levetiracetam und Diamox können ebenfalls rasch wirksam sein.

Kann trotz Einsatz der genannten Medikamente kein befriedigender Therapieerfolg erzielt werden, muss die weitere Behandlung individuell in Abhängigkeit vom jeweils im Vordergrund stehenden Anfallstyp und den Nebenwirkungen der eingesetzten Medikamente erfolgen. Eine Steroidbehandlung, insbesondere in Form einer Pulstherapie, kann in der Initialphase der Epilepsie oder bei akuter Exazerbation im Verlauf manchmal die einzig wirksame Behandlungsform sein.

Treten große Anfälle trotz Behandlung mit den o. g. Präparaten weiter auf, kann zusätzlich Primidon gegeben werden, das oft schon in geringer Dosierung wirksam ist. Häufig kommt es wegen der Interaktion von Valproat und Phenobarbital aber zu einem Absinken des Valproatspiegels. Bei weiterem Fortbestehen von großen Anfällen kann wie bei der schweren frühkindlichen Grand-mal-Epilepsie eine Behandlung mit Kaliumbromid erforderlich sein. Im Hinblick auf den prognostischen Ernst eines solchen Krankheitsverlaufs müssen sedierende Effekte dieser Therapie bei Ermangelung anderer erfolgversprechender Therapieoptionen zumindest für einen gewissen Zeitraum in Kauf genommen werden.

Ob Topiramat eine Alternative zu Primidon gerade in Kombination mit Valproat darstellt, ist für die myoklonisch-astatische Epilepsie noch nicht sicher zu sagen. In jedem Fall können sich sowohl die Wirkungen als auch die Nebenwirkungen beider Medikamente potenzieren, so dass Dosisänderun-

gen beider Antiepileptika immer sehr vorsichtig vorgenommen werden sollten.

Ein Status von kleinen Anfällen ist immer ein alarmierendes Symptom, da sich hierdurch innerhalb kurzer Zeit eine Demenz entwickeln kann. Seit einiger Zeit verfügbare, i.v. applizierbare Valproat- und auch Levetiracetampräparate haben die Behandlungsmöglichkeiten solcher Staten verbessert. Bei Versagen der genannten Medikamente muss eine Behandlung mit **ACTH** in Betracht gezogen werden. Ärzte und Eltern stehen einer Steroidbehandlung wegen der Gefahr von Nebenwirkungen oft sehr zurückhaltend gegenüber. Hierbei haben viele Ärzte immer noch die früher unter hoch dosierter ACTH-Behandlung beobachteten massiven Nebenwirkungen vor Augen. Diese können aber heutzutage bei Durchführung der Behandlung mit sehr viel geringeren Dosen (»Low-dose«-ACTH-Therapie), sorgfältigem Monitoring möglicher Nebenwirkungen und ggf. auch vorzeitiger Beendigung der Therapie in aller Regel vermieden werden. Empfohlen wird im Hinblick auf die möglicherweise gravierenden und irreversiblen Folgen eines fortbestehenden Status folgende »Low-Dose-ACTH-Behandlung«.

ⓘ »Low-dose«-ACTH-Therapie
  ▬ 15 IE/m² Körperoberfläche Synacthen Depot i.m. zusätzlich zur Basismedikation.

Bei Ausbleiben einer Wirkung wird diese Dosis nach 10 Tagen verdoppelt. Meistens lässt sich mit dieser Therapie zumindest zunächst Anfallsfreiheit erzielen. Parallel dazu kommt es im EEG zur Rückbildung der hypersynchronen Potenziale bei gleichzeitiger Spannungsverminderung.

Eine mögliche Alternative zur traditionellen ACTH-Therapie besteht in der sog. **Dexamethason-Puls-Therapie**, die bei einigen Patienten ohne Zweifel wirksam ist. Allerdings wurde die Wirksamkeit eines solchen Therapieregimes bisher noch nie systematisch untersucht. Als sicher kann aber gelten, dass sie in aller Regel besser verträglich ist als die traditionelle ACTH-Therapie. Es kommen verschiedene Schemata zur Anwendung, die sich hinsichtlich Dosis, Dauer und Intervall unterscheiden.

ⓘ Dexamethason-Puls-Therapie
— 20 mg/m² KOF Dexamethason i.v. einmal
  täglich über 5 Tage
— Kein Ausschleichen
— Intervalldauer 4 Wochen

Sprechen die Patienten hierauf an, wird nach dem dritten Puls das Intervall um jeweils immer eine Woche verlängert. Ist diese Form der Therapie zwar prinzipiell wirksam, doch kann kein ausreichender Erfolg erzielt werden, sollte auf die traditionelle ACTH-Therapie übergegangen werden.

Bei genügend lange fortgeführter Hormontherapie sind in etwa 50–60% der Fälle die kleinen Anfälle zu beherrschen. Die in ungünstigen Fällen vorkommenden nächtlichen tonischen Anfälle trotzen meistens jeder Therapie. Sie werden durch Benzodiazepine und manchmal auch durch ACTH aktiviert. Notfalls müssen sie toleriert werden und dürfen nicht Anlass für eine letztlich doch ineffektive, hoch dosierte Polytherapie sein. Als Alternative zur ACTH-Therapie kann auch eine ketogene Diät erwogen werden. Grundsätzlich sollte aber in Fällen, die wegen Therapieresistenz zugewiesen werden, als erstes die Diagnose überprüft und eine womöglich inadäquate Therapie ggf. korrigiert werden.

❯ Zu warnen ist bei der myoklonisch-astatischen Epilepsie vor der Anwendung von Phenytoin, Carbamazepin und Vigabatrin. Diese Wirkstoffe können zu wesentlichen Aktivierungen der Epilepsie führen. Auch Benzodiazepine sollten nur mit größter Vorsicht angewendet werden.

Sie sind manchmal gegen kleine Anfälle wirksam, können aber tonische Anfälle bis hin zum schwer beherrschbaren Status aktivieren.

Mit Ausnahme günstig verlaufender, d. h. unter Therapie sofort anfallsfrei gewordener Fälle ist eine Beendigung der antikonvulsiven Therapie bei Kindern mit myoklonisch-astatischer Epilepsie frühestens fünf Jahre nach Anfallsfreiheit in Erwägung zu ziehen. Das EEG gibt wesentliche Entscheidungshilfen: Bleibt die Grundaktivität rhythmisch verlangsamt, besteht ein erhöhtes Rezidivrisiko. Einzeln auftretende »spikes and waves« korrelieren dagegen weniger mit dem klinischen Verlauf. Ein gut ausgeprägter okzipitaler Alpha-Rhythmus be-

deutet eine günstige Prognose. Langzeitableitungen sind zur Therapiesteuerung und -überprüfung zu empfehlen.

7.4 Epilepsien mit Absencen

Aicardi 1994, Dieterich et al. 1985, Glauser et al. 2010

▪ Ätiopathogenese
Absence-Epilepsien im eigentlichen Sinne machen etwa 10% aller kindlichen Epilepsien aus. In ihrer Genese spielt wie bei den anderen Formen von Epilepsien mit primär generalisierten Anfällen eine genetische Disposition eine entscheidende Rolle. Bei etwa 25% der Patienten findet man in der engeren Familie Fälle mit primär generalisierten Anfällen, bei denen es sich in 25% wiederum um Absencen handelt. Genetisch determinierte, mit erhöhter Anfallsbereitschaft assoziierte EEG-Merkmale sind bei den Verwandten vielfach häufiger als in der Normalbevölkerung (z. B. bei 30% der Geschwister). Hirnorganischen Faktoren kommt in der Pathogenese von Absence-Epilepsien die Bedeutung von Realisationsfaktoren bei einer endogenen Disposition zu. Wenngleich überwiegend normal entwickelte Kinder betroffen sind, so findet man doch nicht selten geringfügige neurologische Auffälligkeiten oder Risikofaktoren in der Anamnese. Eine schwere Hirnschädigung scheint aber die Manifestation einer typischen Absence-Epilepsie auszuschließen.

An Absencen erkranken vorwiegend Kinder im Alter von 2–15 Jahren. Mit zunehmendem Alter werden Epilepsien mit Absencen seltener. Andererseits sind echte Spike-wave-Absencen im Säuglingsalter eine Rarität. Die erbliche Disposition zu Absencen ist oft mit weiteren konstitutionellen Besonderheiten korreliert: Kinder mit Absencen bieten häufig Zeichen einer psychischen und vegetativen Labilität. Es finden sich vermehrt vasomotorische Kopfschmerzen und Migräne, Neigung zu Bauchschmerzen, Übelkeit und Erbrechen u. a. Die Patienten sind zwar meistens intellektuell normal begabt, aber leicht störbar und zeigen z. B. eine verkürzte Aufmerksamkeitsspanne. Testpsychologisch sind nicht selten Teilleistungsstörungen, v. a. eine Rechenschwäche feststellbar.

☐ Tab. 7.6 Absence-Epilepsien

	Frühkindliche Absence-Epilepsie	Absence-Epilepsie des Schulalters (Pyknolepsie)	Juvenile Absence-Epilepsie
Manifestation	1–4 Jahre	5–8 Jahre	9–12 Jahre
Geschlechtsverhältnis	♂ > ♀	♀ > ♂	♂ > ♀
Entwicklung	Primäre Retardierung möglich	Fast immer normal	Normal
Klinik	Im Beginn oder Verlauf Grand mal und/oder myoklonisch-astatische Anfälle in 50%	Mit 9–15 Jahren Grand mal möglich (Aufwach-Epilepsie)	Grand mal im Beginn oder im Verlauf häufig (Aufwach-Epilepsie)
EEG	2-3/s »spikes and waves« Theta-Rhythmen	3/s »spikes and waves«	3-4/s »spikes and waves«
Prognose	Zweifelhaft	Bei korrekter Behandlung gut	Bei korrekter Behandlung meist gut

Unter den Epilepsien mit Absencen sind je nach Alter bei Krankheitsbeginn unterschiedliche Verlaufsformen zu unterscheiden (☐ Tab. 7.6).

7.4.1 Frühkindliche Absence-Epilepsie

— Doose 1994

In der aktuellen internationalen Klassifikation wird die frühkindliche Absence-Epilepsie mit der Absence-Epilepsie des Schulkindalters zur Absence-Epilepsie des Kindesalters zusammengefasst. Unterschiedlicher Verlauf und Prognose rechtfertigen nach unserer Einschätzung jedoch eine getrennte Betrachtung. Bei Patienten mit frühkindlicher Absence-Epilepsie konnten in ca. 10% der Fälle GLUT1-Defekte nachgewiesen werden (▶ Kap. 15). Eine entsprechende molekulargenetische Diagnostik zum Ausschluss dieser Stoffwechselstörung ist daher obligat.

▪ **Klinik**
Betroffen sind überwiegend Jungen im 2.–4. Lebensjahr. Ein Krankheitsbeginn im Säuglingsalter kommt vor, ist aber äußerst selten. Eine leichte primäre Entwicklungsretardierung findet sich häufiger als bei später erkrankenden Kindern. Man kann zwei Verlaufsformen unterscheiden.

— In etwa der Hälfte der Fälle gehen den Absencen bereits große Anfälle voraus oder folgen ihnen bald. Bei diesen Kindern ist eine Kombination mit myoklonisch-astatischen Anfällen häufig. Hier besteht also ein fließender Übergang zur Epilepsie mit primär generalisierten myoklonisch-astatischen Anfällen des Kleinkindes.
— Bei der zweiten Verlaufsform beherrschen Absencen das klinische Bild. Ihnen gehen höchstens einzelne Fieberkrämpfe voraus. Die Absencen sind meistens kurz und treten nur selten in pyknoleptischer Häufung auf.

Fälle der erstgenannten Verlaufsform werden heute häufig unpräziserweise als Generalisierte-Epilepsie-Fieberkrampf-Plus-Syndrom bezeichnet (Scheffer u. Berkovic 1997). Dies macht aber nur Sinn, wenn die Fieberkrämpfe den Verlauf der Epilepsie klar dominieren. Wie bereits erläutert, sind sie einfacher als ein Sonderfall eines multifaktoriell bedingten Krankheitsbildes zu verstehen, d. h. in diesem speziellen Fall als das Zusammentreffen einer genetischen Disposition zu frühkindlichen febrilen Konvulsionen und einer Veranlagung zu einer idiopatischen generalisierten Epilepsie.

▪ **EEG**
Die »spikes and waves« sind im Intervall und im Anfall meistens unregelmäßiger und mit einer Fre-

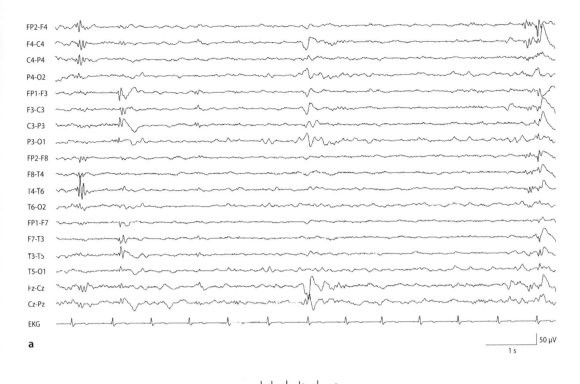

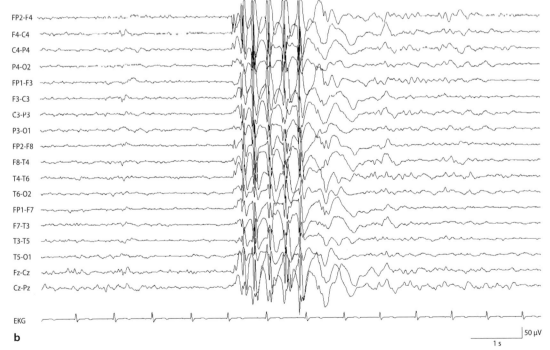

Abb. 7.7a,b 8-jähriger Junge mit Absencen und einzelnen generalisierten tonisch-klonischen Anfällen. Im Leichtschlaf Pseudo-Foci und generalisierte bilateral synchrone »spikes and waves«

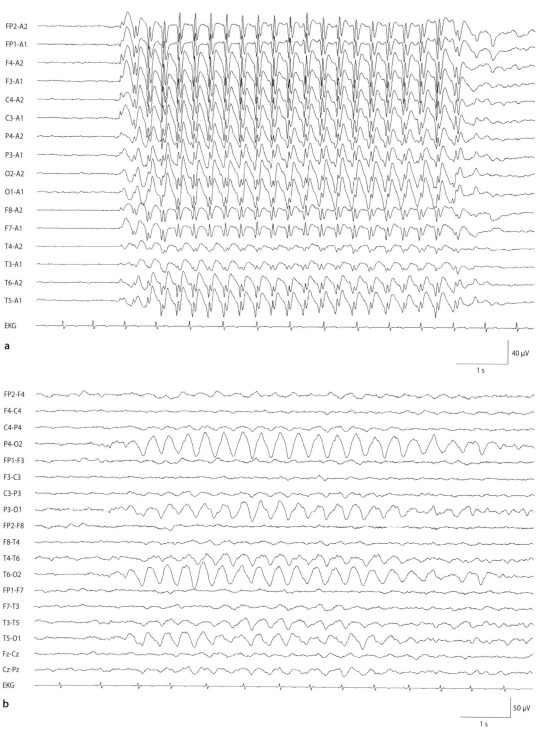

■ Abb. 7.8a,b 7-jähriges Mädchen mit Pyknolepsie. **a** Absencemuster mit regelmäßigen 3/s »spikes and waves«, **b** okzipitale Delta-Rhythmen

quenz von 2–2,5/s langsamer als bei später beginnenden Absence-Epilepsien. Das Intervall-EEG zeigt wie bei der myoklonisch-astatischen Epilepsie häufig eine rhythmische Verlangsamung in Form von parietal betonten Theta-Rhythmen und parieto-okzipitalen 3–4/s-Rhythmen. Häufig besteht eine Fotosensibilität. Im Schlaf-EEG kommen sehr unregelmäßige, aufgelockerte Spike-wave-Muster mit rasch wechselnder Seitenbetonung vor. Sie können fälschlich als multifokale »spikes« gedeutet werden (Pseudo-Foci; ◘ Abb. 7.7). Die EEG-Diagnose der seltenen, im ersten und zweiten Lebensjahr beginnenden Absence-Epilepsie ist gelegentlich schwierig, weil das Intervall-EEG von hypersynchroner Aktivität frei sein kann. Eine Langzeitableitung mit Erfassung von Anfällen klärt die Diagnose.

■ **Prognose**
Der Verlauf der frühkindlichen Absence-Epilepsie ist meistens ungünstiger als der der Absence-Epilepsie des Schulalters. Die Epilepsie spricht weniger gut auf die Standardtherapie mit Valproat und Ethosuximid an. Die Rezidivneigung und insbesondere die Grand-mal Bereitschaft sind groß. Prognostisch ungünstig sind eine psychomotorische Retardierung bereits vor Epilepsiebeginn, Einleitung der Epilepsie mit großen Anfällen, myoklonische Symptome, Staten und nach der Pubertät persistierende rhythmische Verlangsamung des EEG. Gelegentlich kommt es schon während der ersten Krankheitsjahre zu einer Entwicklungsverzögerung.

In ihrer Pathogenese spielen neben gehäuften großen Anfällen langdauernde Staten kleiner Anfälle eine entscheidende Rolle. Auch bei anfallsfrei gewordenen Patienten kommen Einschränkungen der kognitiven Leistungsfähigkeit wie ausgeprägte Teilleistungsstörungen (v.a. Rechenschwäche) vor, die die spätere soziale Integration erschweren.

7.4.2 Absence-Epilepsie des Schulalters (Pyknolepsie)

■ **Ätiopathogenese**
Molekulargenetisch fanden sich v.a. bei asiatischen Kindern mit Pyknolepsie Mutationen in einem Kalziumkanalgen (CACNA1H), das für die Aufrechter-

haltung des »Ca^{2+}-Stroms vom T-Typ« im Gehirn verantwortlich ist (Chen et al. 2003). In der ganz überwiegenden Mehrzahl betroffener Kinder sind aber keine solchen Mutationen nachweisbar.

■ **Klinik**
Betroffen sind überwiegend Mädchen. Zumeist handelt es sich um altersgemäß entwickelte und normal intelligente Kinder im Alter von 5–8 Jahren. Charakteristisch für die Pyknolepsie ist das stark gehäufte Auftreten der Absencen. Täglich werden bis zu 100 und mehr Anfälle beobachtet. Langzeit-EEG-Ableitungen zeigen, dass die tatsächliche Anfallsfrequenz noch größer sein kann. Für Kinder mit Pyknolepsie treffen die genannten konstitutionellen Eigentümlichkeiten in besonderer Weise zu.

■ **EEG**
Das EEG zeigt bei der Absence-Epilepsie des Schulalters im Anfall regelmäßige ca. 3/s-»spikes and waves« (◘ Abb. 7.8). Die Grundaktivität ist viel seltener als bei der frühkindlichen Absence-Epilepsie rhythmisch verlangsamt. Meist findet sich eine altersgemäße Alpha-Aktivität. In Gruppen nach Augenschluss oder kontinuierlich auftretende okzipitale 3- bis 4/s-Rhythmen sind allerdings nicht selten (► Abschn. 7.4.5). Sie bedeuten indessen eher eine günstige Prognose. Die Entwicklung der Grundaktivität in der Präpubertät ist ein wichtiges Kriterium für die Prognosestellung. Eine persistierende diffuse rhythmische Verlangsamung spricht für eine Rezidivgefährdung. Treten im EEG gehäuft irreguläre »spikes and waves« und »polyspike waves« auf, ist mit einem erhöhten Risiko für generalisierte tonisch-klonische Anfälle zu rechnen.

■ **Prognose**
Die Prognose der Pyknolepsie ist dank der heute zur Verfügung stehenden Medikamente meist günstig zu stellen. Bei spontanem Verlauf sistieren die Absencen bei einem Drittel der Fälle, bei einem weiteren Drittel persistieren sie bis in das Erwachsenenalter und bei den übrigen Patienten gesellen sich große Anfälle hinzu. Es entwickelt sich dann in der Regel eine »Aufwach-Epilepsie«. Der Manifestationsgipfel für große Anfälle liegt zwischen dem 9. und 14. Lebensjahr. Nach dem 14. Lebensjahr beträgt das Grand-mal-Risiko nur noch 10–15% und

nimmt dann weiter ab. Aber noch bis in das 4. Lebensjahrzehnt hinein können in einzelnen Fällen erstmals generalisierte tonisch-klonische Anfälle auftreten.

Wenngleich ein Übergang in eine Grand-mal-Epilepsie heute durch die antikonvulsive Therapie fast regelmäßig verhütet werden kann, werden doch immer noch wieder Fälle beobachtet, in denen es durch eine fehlerhafte Therapie mit z. B. Phenytoin, Carbamazepin, Oxcarbazepin und Vigabatrin oder durch eine nachlässige Behandlung zur Entwicklung einer schweren Epilepsie mit ungünstigem Verlauf kommt. Andererseits ist bei früh einsetzender, quantitativ und qualitativ ausreichender Behandlung die Prognose der Pyknolepsie ausgezeichnet. Die Patienten werden in 80–90% dauerhaft anfallsfrei, können mehrheitlich später ohne Medikamente leben und beruflich normal integriert werden.

> Wichtig bleibt die Einhaltung einer vernünftigen Lebensführung mit Vermeidung von Schlafentzug.

Sonst kann es auch noch nach jahrelanger Anfallsfreiheit zu okkasionellen großen Anfällen kommen, die allerdings die Prognose nicht trüben. Überraschenderweise haben Studien gezeigt, dass die psychosoziale Prognose weniger günstig ist. So fanden sich negative psychosoziale Prädiktoren wie z. B. Schulabbruch oder ungewollte Schwangerschaft im Teenageralter signifikant häufiger bei Patienten als bei Gesunden (Wirrel et al. 1997). Ziel muss sein, das Auftreten solcher Probleme durch aufmerksame Patientenführung möglichst zu verhindern.

7.4.3 Juvenile Absence-Epilepsie

▪ **Klinik**

Diese Verlaufsform der Absence-Epilepsie unterscheidet sich durch ihre weniger günstige Prognose deutlich von der Pyknolepsie des Schulalters. Betroffen sind Mädchen und Jungen zwischen dem 9. und 15. Lebensjahr in etwa gleicher Häufigkeit. Überwiegend handelt es sich um bis dahin normal entwickelte Kinder. Das erste Anfallssymptom sind meistens Absencen, seltener große Anfälle. In je-

dem Fall ist aber das Grand-mal-Risiko sehr hoch (80%). Die überwiegend kurzen Absencen zeigen meistens keine pyknoleptische Häufung, sondern treten selten (spanioleptisch) oder periodisch, z. B. anlässlich der Menses, gehäuft auf (zykloleptischer Verlauf). Dabei besteht fast regelmäßig eine Bindung an die Aufwachphase. Nicht selten sind kurze Absencen durch Myoklonien ausgestaltet. Hier bestehen fließende Übergänge zur juvenilen myoklonischen Epilepsie. Die Neigung zur Ausbildung von Absence-Staten ist bei inadäquater Behandlung groß.

▪ **EEG**

Das EEG zeigt im Anfall kürzere, raschere und unregelmäßigere Spike-wave-Gruppen als bei der Pyknolepsie des Schulalters und auch »polyspike waves« wie bei der juvenilen myoklonischen Epilepsie. Im Intervall-EEG finden sich eine amplitudeninstabile Alpha-Aktivität oder eine leichte Dysrhythmie sowie kurze Gruppen meistens sehr irregulärer »spikes and waves«. Fotosensibilität ist häufig. Eine rhythmische Verlangsamung der Grundaktivität bedeutet ein erhöhtes Grand-mal-Risiko. Beispiele für EEG-Veränderungen bei Kindern mit juveniler Absence-Epielpsie finden sich im Doose-EEG-Atlas (Doose 2002).

▪ **Prognose**

Die Prognose der juvenilen Absence-Epilepsie ist insgesamt zurückhaltend zu stellen. Insbesondere bei nicht sachgcmäßcr Therapie und unregelmäßiger Lebensführung mit chronischem Schlafmangel kann die Epilepsie einen ungünstigen Verlauf mit häufigen großen Anfällen nehmen.

7.4.4 Epilepsie mit myoklonischen Absencen (Tassinari-Syndrom)

Als eine besondere Verlaufsform wird in der internationalen Klassifikation die Epilepsie mit myoklonischen Absencen aufgeführt. Die syndromatische Eigenständigkeit dieser Epilepsieform ist fraglich. Denkbar erscheint auch eine Einordnung als Intermediärform mit Symptomen der frühkindlichen myoklonischen Epilepsie, der frühkindlichen Absence-Epilepsie und der Pyknolepsie.

■ **Klinik**

Die Epilepsie manifestiert sich im Alter von 1–12 Jahren. Das mittlere Alter bei Erkrankungsbeginn beträgt 7 Jahre. Jungen sind öfter als Mädchen betroffen. Häufiger als bei der Pyknolepsie finden sich Zeichen einer primären Entwicklungsretardierung. Das klinische Bild wird von myoklonischen Absencen beherrscht. Die Myoklonien betreffen Schultergürtel und Arme, weniger Beine, Mund- und Kinnbereich. Das EEG zeigt wie bei der Pyknolepsie rhythmische 3/s-»spikes and waves« (► Kap. 6, ► Abb. 6.9). Die spikesynchronen Myoklonien zeigen sich erst ca. eine Sekunde nach dem Beginn der EEG-Entladungen. In etwa 50% der Fälle kommt es zusätzlich zu generalisierten tonisch-klonischen Anfällen. Diese können entweder bereits vor den Absencen oder im Verlauf auftreten.

Eine Therapieresistenz ist häufig und ein demenzieller Abbau kann bei solchen Kindern vorkommen. In Fällen ohne primäre Retardierung und ohne generalisierte tonisch-klonische Anfälle ist die Prognose günstiger. Zügiger Therapiebeginn und schnelles Ansprechen scheinen ebenso mit einer besseren Prognose zu korrelieren. Favorisiert wird eine Therapie mit Valproat oder Ethosuximid. Ggf. muss rasch eine Kombination mit Lamotrigin erfolgen.

7.4.5 Augenlidmyoklonien mit Absencen (Jeavons-Syndrom)

Blinzeln oder Lidmyoklonien sind bei Absencen häufig. Darüber hinaus gibt es aber Patienten, bei denen starke rhythmische Lidkontraktionen mit oder ohne Absencen das klinische Bild beherrschen. Diese Epilepsieform wird in der internationalen Klassifikation als »Syndrom der Augenlidmyoklonien mit Absencen« bezeichnet. Im englischen Sprachraum findet oft auch der Begriff »Jeavons-Syndrom« Verwendung. Die Epilepsie beginnt in der Regel im frühen Kindesalter und persistiert über Jahrzehnte. Die Lidmyoklonien haben eine Frequenz von 4–6 Hz und können mit oder ohne begleitende Absencen auftreten. Fast immer bestehen eine Fotosensibilität und zumeist auch eine Lidschlussempfindlichkeit. Autostimulation durch willkürliches Blinzeln mit Auslösung von Absencen

wird beobachtet. Die Absencen treten nach Augenschluss auf oder werden durch Augenschluss eingeleitet (■ Abb. 7.9). Die Dauer der Absencen ist zumeist kürzer und die Bewusstseinseinschränkung in der Regel nicht so stark ausgeprägt wie bei anderen Absence-Epilepsien. Generalisierte tonisch-klonische Anfälle und myoklonische Anfälle sind häufig. Diese Verlaufsform gilt als stark unterdiagnostiziert, da die Lidmyoklonien nicht selten als eine zusätzlich zu den Absencen bestehende Tic-Symptomatik interpretiert werden.

7.4.6 Gesamtprognose der Absence-Epilepsien

Sie ist, wie bereits oben ausgeführt, abhängig vom Alter. Wird eine Absence-Epilepsie, wie es immer noch vorkommt, falsch behandelt oder ist sie selbst mit qualitativ und quantitativ richtiger Therapie nicht rasch zu beherrschen, kann sie innerhalb kurzer Zeit – besonders in der Pubertät – prozessartigen Charakter gewinnen. Generalisierte tonisch-klonische Anfälle treten hinzu bzw. häufen sich. Sie können selten auch aus dem Schlaf heraus auftreten, was ein stets sehr ungünstiges Zeichen ist. Ein prognostisch sehr ungünstiges Symptom ist das Auftreten tonischer und tonisch-astatischer Anfälle. Gleichzeitig mit der Zunahme der Anfallsbereitschaft entwickeln sich meistens eine leichte Demenz und eine Wesensänderung. Gemischte Epilepsien des geschilderten Typs verlaufen häufig unbeeinflussbar und können zu Frühinvalidität führen. Glücklicherweise sind solche Krankheitsbilder infolge besserer Behandlung sehr selten geworden, kommen aber heute noch vor.

■ **Differenzialdiagnose**

Sie gilt v. a. den komplexen Partialanfällen. Diese treten nur äußerst selten in pyknoleptischer Häufung auf und werden meistens durch eine Aura eingeleitet. Komplexe Partialanfälle sind weniger scharf begrenzt, die Reorientierung erfolgt meistens langsam und dem Anfall folgt im Gegensatz zu Absencen oft Müdigkeit oder Abgeschlagenheit. Vegetative Phänomene und Automatismen sind bei komplexen Partialanfällen häufiger und deutlicher. Automatismen sind indessen keineswegs spezifisch für kom-

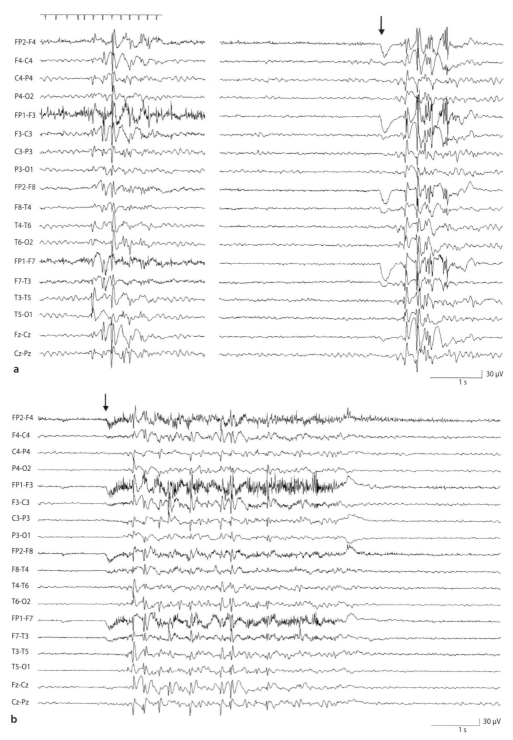

◻ **Abb. 7.9a,b** 13-jähriger Junge mit Jeavons-Syndrom. **a** Hochgradige Fotosensibilität bereits bei Stimulation mit 4–6 Hz und ausgeprägte Lidschlussempfindlichkeit (*Pfeil*). **b** Durch Augenschluss (*Pfeil*) eingeleitete kurze Absence mit frontal und leicht links betonten »spikes and waves«. Klinisch dabei Lidmyoklonien und partiell eingeschränktes Bewusstsein

plexe Partialanfälle. Es handelt sich vielmehr um ein ganz unspezifisches motorisches Muster, das bei zerebralen Funktionsstörungen unterschiedlicher Ätiologie, z. B. auch bei postiktualer Umdämmerung oder Synkopen vorkommt. Besonders langdauernde Absencen sind fast regelmäßig durch Automatismen ausgestaltet (► Kap. 6, ► Abb. 6.8).

Komplexe Partialanfälle lassen sich im Gegensatz zu Absencen nur selten durch Hyperventilation provozieren. In einigen Fällen, besonders auch bei Absence-Staten, ist eine Differenzialdiagnose nur mittels des EEG möglich. Dies zeigt bei Absencen generalisierte »spikes and waves« und bei komplexen Partialanfällen fokale Veränderungen. Wichtig ist die oft verfehlte Abgrenzung der Spike-wave-Absencen gegen atypische Absencen wie sie beim Lennox-Gastaut-Syndrom, beim juvenilen Lennox-Syndrom, bei frontalen Epilepsien und bei idiopathischen Partialepilepsien beobachtet werden. Hier ist das Spike-wave-Muster langsamer und unregelmäßiger, zeigt einen fokalen Beginn oder ist durchgehend seitenbetont. Insbesondere ist die Korrelation zwischen Bewusstsein und EEG-Muster lockerer. Bei Kindern mit atypischen Absencen werden lange Spike-wave-Paroxysmen auch ohne offensichtliche Veränderung des Bewusstseins beobachtet.

Eine Schlafableitung ist in Zweifelsfällen nötig und erlaubt dann die sichere Zuordnung. Häufig werden Kinder mit dem Verdacht auf Absencen vorgestellt, bei denen lediglich ein ausgeprägtes Tagträumen vorliegt. Eine echte Bewusstseinspause besteht nicht und die Kinder reagieren auf laute Ansprache oder taktile Reize sofort. Das EEG klärt sonst im Zweifel die Diagnose.

■ **Therapie**
Wichtig für die Behandlung von Absence-Epilepsien sind neben der medikamentösen Therapie auch eine ordentliche Lebensführung mit geregeltem Schlaf-Wach-Rhythmus, die Vermeidung von Schlafmangel und der Verzicht auf übermäßigen Alkoholgenuss. Von größter Bedeutung ist, dass die Therapie früh einsetzt.

> **Valproat, Ethosuximid und Lamotrigin sind Mittel der ersten Wahl.**

Eine kürzlich durchgeführte kontrollierte Studie konnte zeigen, dass alle drei Medikamente wirksam

sind. Die Wirksamkeit von Ethosuximid und Valproat war in etwa gleich, doch war Ethosuximid deutlich besser verträglich. Lamotrigin war im Vergleich zu den anderen beiden Medikamenten weniger wirksam (Glauser et al. 2010).

Ethosuximid wird traditionell nur bei Patienten mit Absence-Epilepsien ohne begleitende generalisierte tonisch-klonische Anfälle in Monotherapie eingesetzt, da angenommen wird, dass es gegen große Anfälle nicht ausreichend wirksam ist. Diese Auffassung wird seit kurzem bezweifelt (Schmitt et al. 2007).

ℹ Ethosuximiddosierung
— 20–30 mg/kg KG in 2–3 Einzelgaben

Ist Ethosuximid auch bei Blutspiegeln um 100 mg/l nach 6 Wochen nicht ausreichend wirksam, wird es mit Valproat kombiniert. Ist diese Kombinationstherapie nicht wirksam, erfolgt die Zugabe von Lamotrigin in zunächst geringer Dosis. Die jeweils unwirksamen Medikamente müssen dann natürlich sukzessive wieder abgesetzt werden. Zur Behandlung des Petit-mal-Status eignet sich die i.v. Gabe von Clonazepam. Bei therapieresistenten Fällen kann die zusätzliche, niedrigdosierte Gabe von ACTH wirksam sein.

> Phenytoin, Carbamazepin, Oxcarbazepin sowie Vigabatrin und Tiagabin sind bei Absence-Epilepsien nicht wirksam und können Absence-Staten sowie große Anfälle provozieren.

Valproat wird zunächst als Einmalgabe am Abend gegeben. Es sollten morgendliche Blutspiegel von 50–100 mg/l erreicht werden (vor der Tabletteneinnahme). Bei Fortbestehen der Anfälle erfolgt als nächstes der Übergang auf zweimalige Gabe des Valproats (morgens und abends) und als dritter Schritt bei Ausbleiben einer Besserung nach einer Wartezeit von 4 Wochen die Zugabe von Ethosuximid (z. B. Petnidan) oder Lamotrigin. Oft genügen kleine Dosen.

Treten große Anfälle trotz ausreichend hoch dosiertem Valproat weiter auf, handelt es sich um einen Problemfall. In solchen therapieschwierigen Fällen kann abendlich eine geringe Dosis von Primidon oder Phenobarbital hinzugefügt werden. Die Blutspiegel für Phenobarbital sollten nicht höher als

15–20 mg/l sein. Alternativ kommt auch ein Versuch mit Levetiracetam oder Topiramat in Betracht. Sehr selten kann Valproat einen paradoxen Effekt haben und zu einer Aktivierung einer Absence-Epilepsie führen (Lerman-Sagie et al. 2001).

Lamotrigin scheint zwar weniger wirksam zu sein als Valproat, doch ist das Medikament sehr gut verträglich. Gerade bei Kindern und v. a. bei Jugendlichen mit starker Gewichtszunahme, ausgeprägtem Tremor oder anderen Nebenwirkungen unter Valproat stellt Lamotrigin eine sehr gute Alternative dar. Zudem kann in Fällen ohne generalisierte tonisch-klonische Anfälle aufgrund der guten Verträglichkeit auch zuerst der Versuch einer Lamotriginmonotherapie erwogen werden. Es sollten Spiegel von ca. 10–15 mg/l angestrebt werden. Erweist sich das Medikament als nicht ausreichend wirksam, erfolgt wegen möglicher allergischer Reaktionen eine sehr langsame Eindosierung von Valproat bis zu einer mittleren Dosis. Bleibt auch dies erfolglos, wird Valproat ausdosiert. Der Lamotriginspiegel sollte dann im Bereich von 10–12 mg/l und der Valproatspiegel zwischen 80 und 100 mg/l liegen. Lässt sich so Anfallsfreiheit erreichen, kann dann die Umstellung auf eine Valproatmonotherapie versucht werden.

Eine Reduktion der Therapie kann bei komplikationslosem Verlauf nach zweijähriger Anfallsfreiheit erwogen werden. Negativ oder positiv das Rezidivrisiko beeinflussende Faktoren, die im individuellen Fall bei der Entscheidung zur Beendigung der antikonvulsiven Therapie berücksichtigt werden sollten, sind nachfolgend zusammengestellt.

Prognostische Faktoren bei Absence-Epilepsien

- **Negative Faktoren**
  - Epilepsie-Belastung der Elterngeneration
  - Prolongierte Absencen oder Absence-Staten
  - Myoklonische Absencen
  - Generaliserte tonisch-klonische und tonische Anfälle
  - Epilepsie-Beginn vor dem 5. und nach dem 8. Lebensjahr
    - Verzögertes Ansprechen auf Standardtherapie
    - Rhythmische Verlangsamung der Grundaktivität
    - »Polyspike waves«, »Spike-wave«-Varianten und andere atypische Muster
- **Positive Faktoren**
  - Keine familiäre Epilepsiebelastung
  - Unauffälliger neurologischer Status und altersgemäße Entwicklung
  - Rasches Ansprechen auf Standardtherapie
  - Normale Grundaktivität und regelmäßige »Spike-wave«-Muster
  - Fehlen großer Anfälle

Zwischen dem 9. und 14. Lebensjahr, der Zeit des größten Risikos für generalisierte tonisch-klonische Anfälle, sollte eine Reduktion nur unter engmaschigen EEG-Kontrollen erfolgen. Besondere Vorsicht ist geboten in Fällen mit Epilepsiebelastung in der Elterngeneration, bei Patienten mit Krankheitsbeginn vor dem 5. und nach dem 8. Lebensjahr sowie bei Kindern mit myoklonischen Absencen, Absence-Staten und zusätzlichen großen Anfällen.

Beachtung verdient die Grundaktivität des EEG. Eine während der Pubertät fortbestehende rhythmische Verlangsamung bei fehlendem oder mangelhaft ausgeprägtem okzipitalen Alpha-Rhythmus lässt Rezidive befürchten. Der Verlauf der Epilepsie korreliert besser mit diesen Veränderungen der Grundaktivität als mit einzeln auftretenden »spikes and waves«. Die Entscheidung über Reduktion und Absetzen wird durch 24-Stunden-EEG-Ableitungen erleichtert, die genauere Aussagen über die Anfallsbereitschaft während der Nacht und v. a. in den wichtigen Stunden nach dem morgendlichen Erwachen ermöglichen.

Auf jeden Fall bedürfen die Patienten bis durch die Pubertät hindurch regelmäßiger Kontrolluntersuchungen in größeren Abständen.

> **Wichtig** bleiben die Beachtung einer regelmäßigen Lebensführung und insbesondere die Vermeidung von Schlafentzug, da sonst auch nach langer Anfallsfreiheit okkasionelle Grand-mal-Anfälle möglich sind.

◻ **Tab. 7.7** Juvenile myoklonische Epilepsie (Impulsiv-Petit-mal oder Janz-Syndrom)	
Manifestation	Normal entwickelte Jugendliche und Erwachsene
	12.-25. Lebensjahr
Klinik	Bilateral symmetrische, komplexe Myoklonien in Schultergürtel und Armen, Kombination mit kurzen Absencen und »Aufwach-Grand-mal« häufig
EEG	Iktual und interiktual generalisierte irreguläre »polyspike waves«, oft Fotosensibilität
Neurologie	Normal
Prognose	Bei ordnungsgemäßer Therapie und vernünftiger Lebensführung gut
Ätiopathogenese	Polygene Determination

7.5 Juvenile myoklonische Epilepsie (Impulsiv-Petit-mal oder Janz-Syndrom)

— Janz 1985, Camfield u. Camfield 2009, Rosenfeld et al. 2009
— Synopsis: ◻ Tab. 7.7

▪ Ätiopathogenese

Komplexe, bilateral-symmetrische Myoklonien treten als dominierendes Symptom bei zwei Epilepsiesyndromen, der frühkindlichen myoklonischen Epilepsie und der juvenilen myoklonischen Epilepsie, d. h. dem Impulsiv-Petit-mal, auf. Bei der juvenilen Verlaufsform sind vorwiegend bis dahin gesunde, normal entwickelte Jugendliche und Erwachsene im Alter zwischen 12 und 25 Jahren betroffen. Manche Autoren fanden das männliche, andere das weibliche Geschlecht vermehrt betroffen. Die juvenile myoklonische Epilepsie beruht auf einer hereditären Disposition mit polygener Determination. Die kumulative Inzidenz von Epilepsien bei Verwandten ersten Grades wird mit 5,8% angegeben. In jeweils etwa 30% handelte es sich um myoklonische Epilepsien, Absence-Epilepsien und Epilepsien mit generalisierten tonisch-klonischen Anfällen. Zudem fanden sich bei den klinisch gesunden Verwandten gehäuft pathologische EEG-Befunde.

▪ Klinik

Führendes Symptom sind symmetrische, selten auch seitenbetonte komplexe Myoklonien im Bereich des Schultergürtels, der Arme sowie des Kop-

fes. Die Myoklonien führen zu heftigen schleudernden Bewegungen der Arme, oft mit gleichzeitiger Streckung der Finger. In der Hand gehaltene Gegenstände werden fallengelassen oder gar zur Seite geschleudert. Neben solchen massiven Stößen kommen auch sehr milde, kaum sichtbare Entladungen vor. Bei generalisierten Myoklonien können die Kranken zu Boden stürzen. Verantwortlich sind Beugemyoklonien mit Balanceverlust, nicht aber ein epileptischer negativer Myoklonus. Die Myoklonien treten oft in kurzen Salven, gelegentlich aber auch in längeren Serien auf (◻ Abb. 7.10).

Es besteht eine sehr ausgeprägte Bindung an den Schlaf-Wach-Rhythmus: So zeigt sich die Symptomatik nur am Tage und bevorzugt nach dem morgendlichen Erwachen. Das Bewusstsein ist im typischen Fall nicht eingeschränkt. Die Kranken erleben die Myoklonien selbst als »nervöses Zucken«, wie einen »elektrischen Schlag« oder als blitzhaftes »Zusammenschrecken«. Nicht selten sind die Myoklonien mit Absencen kombiniert; der myoklonische Stoß ist dann von einer meistens kurzen Bewusstseinspause begleitet. Hier besteht ein fließender Übergang zur juvenilen Absence-Epilepsie. Unter den anfallsprovozierenden Faktoren steht Schlafmangel an erster Stelle. Auch plötzliches Wecken aus dem morgendlichen Schlaf begünstigt das Auftreten von Myoklonien. Die sicherste diagnostisch nutzbare Provokationsmethode ist der gezielte Schlafentzug.

Ein Status von myoklonischen Anfällen ist eine Seltenheit. Bei erhaltenem Bewusstsein treten myoklonische Anfälle in dichter Folge auf. Ursächlich verantwortlich können unregelmäßige Lebens-

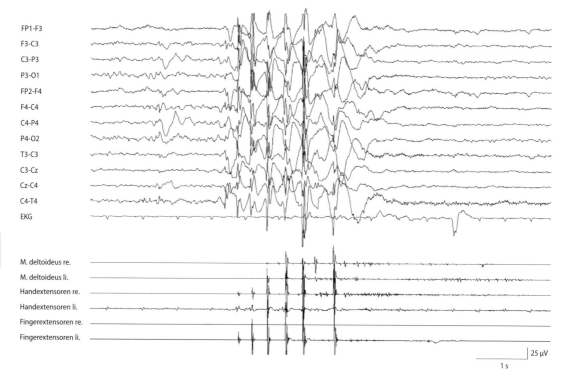

FP1-F3
F3-C3
C3-P3
P3-O1
FP2-F4
F4-C4
C4-P4
P4-O2
T3-C3
C3-Cz
Cz-C4
C4-T4
EKG

M. deltoideus re.
M. deltoideus li.
Handextensoren re.
Handextensoren li.
Fingerextensoren re.
Fingerextensoren li.

25 µV
1 s

◘ **Abb. 7.10** 12-jährige Patientin mit juveniler myoklonischer Epilepsie und einer kurzen Serie von Myoklonien nach Schlafentzug

führung mit Schlafentzug, plötzliches Absetzen der Antikonvulsiva oder inadäquate Therapie sein. Der Status kann mit zunehmender Frequenz und Amplitude der myoklonischen Stöße in einen generalisierten tonisch-klonischen Anfall einmünden.

Die juvenile myoklonische Epilepsie wird in 80–95% der Fälle durch generalisierte tonisch-klonische Anfälle kompliziert. Es handelt sich immer um primär generalisierte Anfälle, die eine typische Bindung an die Aufwachperioden zeigen (Aufwach-Epilepsie). Die großen Anfälle können die Erkrankung einleiten oder den kleinen Anfällen im Verlauf folgen. Ein solcher Verlaufstyp wird bei ungenauer Anamneseerhebung häufig nicht erkannt.

Kranke mit juveniler myoklonischer Epilepsie zeichnen sich im körperlichen und psychischen Bereich durch konstitutionelle Besonderheiten aus. Häufig sind Symptome einer vegetativen Labilität. Die Patienten sind z. T. unstet, gelegentlich haltlos,

woraus Schwierigkeiten in ihrer therapeutischen Begleitung und bei der sozialen Integration resultieren können (Wandschneider et al. 2010).

■ **EEG**

Das EEG zeigt bevorzugt nach Augenschluss auftretende kurze Paroxysmen von bilateral-synchronen, symmetrischen »polyspike waves« bei meistens generalisierter, d. h. die Frontalregion einbeziehender amplitudenhoher Alpha-Aktivität (monomorphes generalisiertes Alpha-EEG). Die Spike-wave-Paroxysmen können frontal betont und wechselseitig lateralisiert sein (◘ Abb. 7.11). Ist bei eindeutigem klinischem Bild das typische EEG-Korrelat nicht nachweisbar, muss mittels Wach-EEG nach Schlafentzug oder 24-Stunden-EEG nach ihm gefahndet werden. Die diagnostische Ausbeute kann durch das Ausführenlassen feinmotorischer Tätigkeiten wie z. B. Puzzeln nach Schlafentzug erhöht werden, da dies Myoklonien provozieren kann. Eine persistierende Verlangsamung der Grundaktivität ist ein

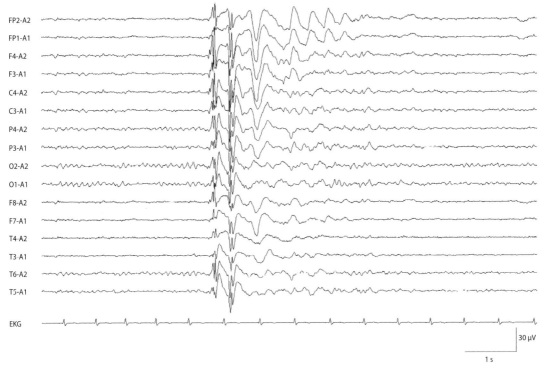

◻ Abb. 7.11 15-jährige Patientin mit juveniler myoklonischer Epilepsie und frontal betonten Doppel-spike-waves

prognostisch ungünstiges Zeichen. Eine Fotosensibilität findet sich bei ca. 30% der Betroffenen (◻ Abb. 7.12).

▪ Differenzialdiagnose
Unter Berücksichtigung der typischen Symptomatik, insbesondere der charakteristischen tageszeitlichen Bindung ist eine Verwechslung mit Myoklonien anderer Art i. A. nicht möglich. Myoklonien bei progressiven Myoklonus-Epilepsien sind selten symmetrisch und bilateral synchron; sondern vielmehr irregulär, asymmetrisch und polytop. Die bei diesen Erkrankungen fast regelmäßig auftretenden großen Anfälle zeigen sich überwiegend nachts. Das EEG zeigt sehr bald eine rhythmische und später polymorphe Verlangsamung. Essenzielle Myoklonien haben stets polytopen, irregulären Charakter und das EEG ist immer normal. Treten impulsive Anfälle gelegentlich oder gar konstant seitenbetont auf, sind Verwechslungen mit fokalmotorischen Anfällen möglich. Das EEG führt dann aber auf den

richtigen Weg. Obwohl die Diagnose der juvenilen myoklonischen Epilepsie eigentlich nicht schwierig ist, sind Fehldiagnosen und daraus resultierende Fehlbehandlungen sowie jahrelang versäumte Diagnosestellungen auch heute noch eher häufig.

▪ Prognose
Der Verlauf des Janz-Syndroms ist selbst in Fällen mit zusätzlichen großen Anfällen günstig, sofern die Behandlung früh einsetzt und regelmäßig durchgeführt wird. Bei inadäquater unregelmäßiger Therapie kann es dagegen zu häufigen großen Anfällen mit allen negativen Begleiterscheinungen kommen.

▪ Therapie
Zu Beginn der Therapie bzw. bei Revision einer bestehenden Therapie sind v. a. zunächst Diagnose, Compliance und Lebensführung zu überprüfen und ggf. schädliche Medikamente abzusetzen. So ist vor der Anwendung von Phenytoin, Carbamazepin,

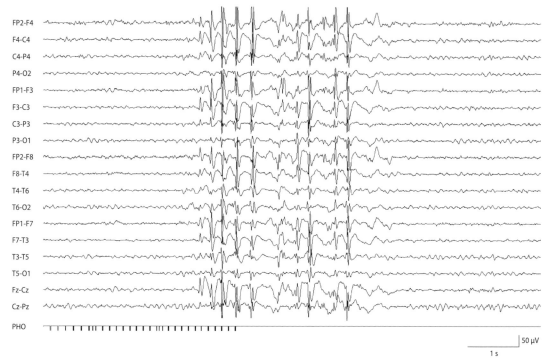

FP2-F4
F4-C4
C4-P4
P4-O2
FP1-F3
F3-C3
C3-P3
P3-O1
FP2-F8
F8-T4
T4-T6
T6-O2
FP1-F7
F7-T3
T3-T5
T5-O1
Fz-Cz
Cz-Pz
PHO

50 µV

1 s

▪ **Abb. 7.12** 16-jährige Patientin mit juveniler myoklonischer Epilepsie und ausgeprägter Fotosensibilität

Oxcarbazepin und Vigabatrin bei der juvenilen myoklonischen Epilepsie zu warnen.

> Mittel der ersten Wahl ist Valproat. Es sollte ein morgendlicher Blutspiegel vor Medikamenteneinnahme von 50–90 mg/l erreicht werden.

Mit einer Valproatmonotherapie ist in 80–90% der Fälle Anfallsfreiheit zu erzielen. Ist das Präparat allein nicht ausreichend wirksam, kann es mit Lamotrigin kombiniert werden. In Monotherapie ist Lamotrigin leider selten ausreichend wirksam. Eine neue aussichtsreiche Möglichkeit der Therapie bietet Levetiracetam. Ob dies Präparat dem Valproat tatsächlich gleichwertig ist, kann derzeit noch nicht eindeutig gesagt werden. Sicher ist aber, dass viele Patienten in Monotherapie oder in Kombination mit Lamotrigin zumindest über einen sehr langen Zeitraum anfallsfrei bleiben können. Insbesondere bei Valproatnebenwirkungen wie z. B. Tremor, Haarverlust, Adipositas und natürlich bei Frauen im gebärfähigen Alter stellt Levetiracetam eine gute Alternative dar. Topiramat und Zonisamid wurden zumeist als Add-on-Medikation ebenfalls erfolgreich eingesetzt.

Bleibt auch diese Therapie unwirksam, sind nochmals Diagnose, Compliance und Lebensführung zu überprüfen. Die manchmal psychisch labilen und nicht selten unzuverlässigen Kranken bedürfen einer besonders aufmerksamen Begleitung. Sofern es aber gelingt, eine befriedigende Einstellung und Anfallsfreiheit zu erreichen und die Patienten zu einer regelmäßigen Behandlung und zur Vermeidung von Unregelmäßigkeiten der Lebensführung (Alkohol, Schlafentzug) zu bewegen, kann man von einer guten Prognose ausgehen.

Eine Beendigung der Therapie ist nach heutigem Kenntnisstand auch nach langjähriger Anfallsfreiheit mit einem hohen Rezidivrisiko (über 80%) verbunden. Daher wird meist eine lebenslange Therapie empfohlen. Neueste Studien mit sehr langer Nachbeobachtungszeit zeigen aber, dass ein nicht unerheblicher Anteil von Patienten im späteren Verlauf der Erkrankung auch ohne Medikamente anfallsfrei bleibt (Senf et al. 2013).

◻ **Tab. 7.8** Juvenile Epilepsie mit primär generalisierten tonisch-klonischen Anfällen (Aufwach-Epilepsie)	
Manifestation	Normal entwickelte Jugendliche und junge Erwachsene
	12.–25. Lebensjahr
Klinik	Generalisierte tonisch-klonische Anfälle ohne fokale Symptomatik, bevorzugt nach dem morgendlichen Erwachen, Kombination mit Absencen und myoklonischen Anfällen möglich
EEG	Generalisierte irreguläre »spikes and waves« und »polyspike waves«
Neurologie	Normal
Prognose	Bei ordnungsgemäßer Therapie und vernünftiger Lebensführung gut
Ätiopathogenese	Polygene Determination

7.6 Juvenile Epilepsie mit primär generalisierten tonisch-klonischen Anfällen (Aufwach-Grand-mal-Epilepsie)

- Niedermeyer 1991, Janz 2000
- Synopsis: ◻ Tab. 7.8

▪ **Ätiopathogenese**

Es handelt sich um ein gut definiertes, altersgebundenes epileptisches Syndrom, das erstmalig von Janz beschrieben wurde (Janz 1962). Kennzeichnend sind meist innerhalb der ersten zwei Stunden nach dem Erwachen auftretende generalisierte tonisch-klonische Anfälle ohne fokale Symptomatik (Aufwach-Epilepsie). Ausreichende Daten bezüglich der Inzidenz in einer unausgelesenen Population von Epilepsie-Kranken liegen nicht vor. Sie dürfte aber bei etwa 5–10% liegen. Ätiopathogenetisch spielt wie bei den anderen primär generalisierten Epilepsien eine genetische Disposition eine ausschlaggebende Rolle. Auch hirnorganische Faktoren können als Realisationsfaktoren an der Pathogenese mitbeteiligt sein, woraus sich in manchen Fällen Atypien der Symptomatik erklären (z. B. fokale Anfallssymptome).

▪ **Klinik**

Die Anfälle manifestieren sich überwiegend in der Pubertät bis Adoleszenz. Betroffen sind normal entwickelte Jugendliche; Mädchen und Jungen in gleicher Häufigkeit. In aller Regel bieten die Betroffenen keine neurologischen und psychischen Störungen. Die Anfälle zeigen eine enge Bindung an den Schlaf-Wach-Rhythmus. Sie treten bevorzugt nach dem morgendlichen Erwachen (Aufwach-Epilepsie), bei Ermüdung und Entspannung (Feierabend-Epilepsie) oder auch nach einem Mittagsschlaf auf. Anfallsprovozierend wirken Schlafentzug (auch nächtliches Wecken), Verschiebung des Schlaf-Wach-Rhythmus, Alkoholgenuss sowie außergewöhnliche körperliche und seelische Belastungen. Bei Mädchen zeigen sich große Anfälle gehäuft vor und während der Menstruation. Sehr häufig treten neben großen Anfällen auch Absencen und/oder myoklonische Anfälle auf. Sie können den großen Anfällen schon vorausgehen oder sich ihnen im Verlauf hinzugesellen. Oft sind die kleinen Anfälle so wenig ausgeprägt, dass gezielt nach ihnen gefragt werden muss.

▪ **EEG**

Das Intervall-EEG zeigt kurze Gruppen von irregulären bilateral-synchronen raschen »spikes and waves« und »polyspike waves« und häufig eine Fotosensibilität (◻ Abb. 7.13). Bei älteren Jugendlichen und Erwachsenen kann das Intervall-EEG auch normal sein oder nur eine geringe diffuse Veränderung zeigen. In solchen Fällen ist eine Wach-EEG-Ableitung nach begrenztem Schlafentzug von hohem diagnostischem Wert. Bilateral-synchrone »spikes and waves« werden dadurch wesentlich aktiviert. Im Zweifelsfall ist unbedingt eine 24-Stunden-EEG-Ableitung durchzuführen, die auch bei konstant normalem Tages-EEG zum Nachweis von »spikes and waves« in den frühen Morgenstunden

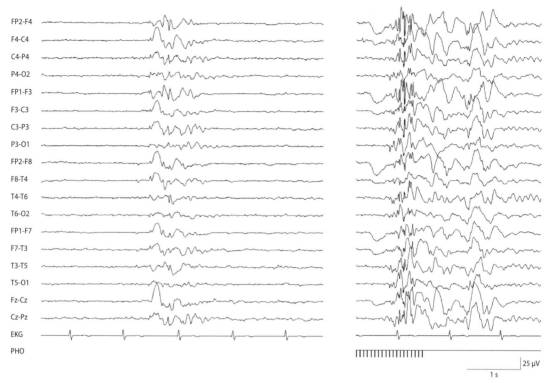

◨ **Abb. 7.13** 15-jährige Patientin mit vereinzelten generalisierten tonisch-klonischen Anfällen. Nach Schlafentzug irreguläre spikes and waves sowie ausgeprägte Fotosensibilität

führen kann. Besonderer Beachtung bedarf auch hier die Grundaktivität des EEG: Eine diffuse rhythmische Verlangsamung mit Vorherrschen von 6–7/s-Wellen ist bei Jugendlichen und Erwachsenen das Zeichen einer noch bestehenden Rezidivgefährdung.

■ **Prognose**
Sie ist unter der Voraussetzung einer geregelten Lebensweise und einer ordnungsgemäßen Therapie meistens günstig. Bei vielen Patienten treten Anfälle nur in großen Abständen und in Abhängigkeit von den genannten provozierenden Umständen auf. Man spricht dann auch von »Oligo-Epilepsie«. Auch in den selteneren Fällen mit häufigen Anfällen lässt sich das Geschehen meistens rasch medikamentös beherrschen und die Entwicklung der Patienten ist nicht beeinträchtigt. Ungünstige Verläufe entstehen überwiegend bei qualitativ und quantitativ falscher Therapie und unregelmäßiger Lebensführung.

■ **Differenzialdiagnose**
Größte Bedeutung für Therapie und Prognose hat die Abgrenzung von großen Anfällen fokaler Genese. Hierfür ist eine genaue Anamnese von entscheidender Bedeutung. Ein Auftreten der Anfälle nach dem Erwachen aus dem Schlaf spricht für primär generalisierte tonisch-klonische Anfälle (▶ Kap. 6, ▶ Tab. 6.1). Anfälle während des abendlichen oder morgendlichen Leichtschlafes sind hingegen meistens fokaler Genese. Leider ist der Begriff »Aufwach-Epilepsie« missverständlich. Es ist also wichtig zu fragen, ob der Patient vor dem Anfall bereits wach war. So kann man z. B. gelegentlich erfahren, dass ein nächtlicher Anfall nicht aus dem Schlaf heraus, sondern anlässlich eines Ganges zur Toilette auftrat und damit wahrscheinlich primär generalisierten Typs war.

Wenn die Anfälle, was meist der Fall ist, klinisch nicht beobachtet werden können, muss ihr Ablauf fremdanamnestisch in allen Einzelheiten erfragt werden. Eine Aura, eine konstante Seitenbetonung, der Beginn des Anfalls in einer Extremität oder einer Körperseite und darüber hinaus der anamnestische Hinweis auf das Auftreten fokaler Anfälle wie z. B. motorischer Herdanfälle oder komplexer Partialanfälle und schließlich auch der Nachweis einer neurologischen Herdsymptomatik machen eine fokale Epilepsie mit sekundär generalisierten großen Anfällen sehr wahrscheinlich. Die stärksten Indizien für die Annahme eines primär generalisierten Geschehens sind andererseits die jedenfalls bei älteren Kindern und Jugendlichen konstante Bindung der Anfälle an die Zeit nach dem morgendlichen Aufstehen, das Fehlen fokaler Symptome und der Nachweis generalisierter »spikes and waves« im EEG. Mittels Schlafentzugs-EEG einschließlich Ableitung einer Wachphase und eines Langzeit-EEG muss ggf. eingehend nach generalisierten »spikes and waves« gesucht werden. Besonders wichtig ist es, die ersten zwei Stunden nach dem morgendlichen Erwachen zu erfassen. Gerade bei älteren Patienten ist das während des Tages abgeleitete EEG oft nicht ausreichend informativ.

▪ **Therapie**
An erster Stelle steht die Einhaltung einer geregelten Lebensführung mit strikter Vermeidung von Schlafentzug und die Beschränkung von Alkohol. Es ist zu beachten, dass ein versäumter nächtlicher Schlaf nur unvollkommen am folgenden Vormittag nachgeholt werden kann. Verbote sollten aber auch nicht zu starr sein, da sie dann ohnehin nicht eingehalten werden. Ansonsten gelten die gleichen Therapieempfehlungen wie bei der juvenilen myoklonischen Epilepsie. Ist eine »lange Nacht« einmal nicht zu vermeiden, kann ausnahmsweise vor dem Schlafengehen zu später Stunde eine zusätzliche Dosis Valproat genommen werden. In der medikamentösen Therapie ist Valproat das Mittel der ersten Wahl. Es wird zunächst als Einmalgabe am Abend verabfolgt. Der morgendliche Blutspiegel sollte zwischen 60 und 90 mg/l liegen. Bei nicht ausreichender Wirksamkeit erfolgt die Verteilung auf zwei Dosen und ggf. eine Steigerung bis zur individuellen Toleranzgrenze.

❯ Phenytoin, Carbamazepin, Oxcarbazepin und Vigabatrin sind kontraindiziert, da sie Anfälle aktivieren können.

Treten im Krankheitsverlauf zusätzlich nächtliche Anfälle auf, so ist dieser Wandel der Verlaufsform prognostisch ungünstig zu bewerten. In die Kontrolle von Epilepsien mit primär generalisierten tonischklonischen Anfällen sollte in größeren Abständen auch eine 24-Stunden-EEG-Ableitung einbezogen werden, da insbesondere bei älteren Patienten das Tages-EEG nicht ausreichend informativ ist.

Ob eine Oligo-Epilepsie, d. h. das Auftreten eines Anfalls etwa alle ein oder zwei Jahre, antikonvulsiv behandelt wird, bleibt einer sehr individuellen Entscheidung vorbehalten. Selbst wenn eine medizinische Indikation im eigentlichen Sinne bei seltenen Anfällen nicht gegeben erscheint, können soziale Gesichtspunkte eine Therapie erforderlich machen (z. B. Frage der Fahrerlaubnis).

Eine Beendigung der Therapie kommt frühestens jenseits der Pubertät und nach 8- bis 10-jähriger Anfallsfreiheit bei völlig saniertem EEG (24-Stunden-EEG!) in Betracht (Ausnahme: Oligo-Epilepsie). Das Risiko eines Rückfalles beträgt andernfalls mehr als 80%. In vielen Fällen wird man sich schon aus sozialer Indikation (Führerschein, Beruf u. a.) entschließen, die Valproattherapie beizubehalten.

Literatur

Aicardi J (1994) Syndromic classification in the management of childhood epilepsy. J Child Neurol 9 (Suppl 2): 14–18

Camfield CS, Camfield PR (2009) Juvenile myoclonic epilepsy 25 years after seizure onset: a population-based study. Neurology 73: 1041–1045

Chen Y, Lu J, Pan H et al. (2003) Association between genetic variation of CACNA1H and childhood absence epilepsy. Ann Neurol 54: 239–243

Chiron C (2007) Stiripentol. Neurotherapeutics 4: 123–125

Crespel A, Genton P, Berramdane M et al. (2005) Lamotrigine associated with exacerbation or de novo myoclonus in idiopathic generalized epilepsies. Neurology 65: 762–764

Dieterich E, Baier WK, Doose H, Tuxhorn I, Fichsel H (1985) Longterm follow-up of childhood epilepsy with absences. I. Epilepsy with absences at onset. Neuropediatrics 16: 149–154

Doose H (1992) Myoclonic-astatic epilepsy. Epilepsy Res Suppl 6: 163–168

Doose H (1994) Absence epilepsy of early childhood – genetic aspects. Eur J Pediatr 153: 372–377

Doose H, Lunau H, Castiglione E, Waltz S (1998) Severe idiopathic generalized epilepsy of infancy with generalized tonic-clonic seizures. Neuropediatrics 29: 229–238

Doose H (2002) Das EEG bei Epilepsien im Kindes- und Jugendalter. Desitin, Hamburg

Dravet C, Bureau M (2005) Benign myoclonic epilepsy in infancy. Adv Neurol 95: 127–137

Dravet C, Bureau M, Oguni H, Fukuyama Y, Cokar O (2005) Severe myoclonic epilepsy in infancy: Dravet syndrome. Adv Neurol 95: 71–102

Ebach K, Joos H, Doose H et al. (2005) SCN1A mutation analysis in myoclonic astatic epilepsy and severe idiopathic generalized epilepsy of infancy with generalized tonic-clonic seizures. Neuropediatrics 36: 210–213

Glauser TA, Cnaan A, Shinnar S et al. for the Childhood Absence Epilepsy Study Group. Ethosuximide, valproic acid, and lamotrigine in childhood absence epilepsy. N Engl J Med 362: 790–799

Guerrini R, Aicardi J (2003) Epileptic encephalopathies with myoclonic seizures in infants and children (severe myoclonic epilepsy and myoclonic-astatic epilepsy). J Clin Neurophysiol 20: 449–461

Hahn A, Neubauer BA (2009) Sodium and potassium channel dysfunctions in rare and common idiopathic epilepsy syndromes. Brain Dev 31: 515–520

Janz D (1962) The grand mal epilepsies and the sleep-waking cycle. Epilepsia 3: 69–109

Janz D (1985) Epilepsy with impulsive petit mal (juvenile myoclonic epilepsy). Acta Neurol Scand 72: 449–459

Janz D (2000) Epilepsy with grand mal on awakening and sleep-waking cycle. Clin Neurophysiol 111 (Suppl 2): S103–110

Kelley SA, Kossoff EH (2010) Doose syndrome (myoclonic-astatic epilepsy): 40 years of progress. Dev Med Child Neurol 52: 988–993

Korinthenberg R, Burkart P, Woelfle C, Moenting JS, Ernst JP (2007) Pharmacology, efficacy, and tolerability of potassium bromide in childhood epilepsy. J Child Neurol 22: 414–418

Lerman-Sagie T, Watemberg N, Kramer U, Shahar E, Lerman P (2001) Absence seizures aggravated by valproic acid. Epilepsia 42: 941–943

Marini C, Mei D, Parmeggiani L et al. (2010) Protocadherin 19 mutations in girls with infantile-onset epilepsy. Neurology 75: 646–653

McIntosh AM, McMahon J, Dibbens LM et al. (2010) Effects of vaccination on onset and outcome of Dravet syndrome: a retrospective study. Lancet Neurol 9: 592–598

Mullen SA, Scheffer IE (2009) Translational research in epilepsy genetics: sodium channels in man to interneuronopathy in mouse. Arch Neurol 66: 21–26

Mullen SA, Marini C, Suls A (2011) Glucose transporter 1 deficiency as a treatable cause of myoclonic astatic epilepsy. Arch Neurol 68: 1152–1155

Niedermeyer E (1991) Awakening epilepsy (Aufwach-Epilepsie) revisited. Epilepsy Res Suppl 2: 37–42

Rosenfeld WE, Benbadis S, Edrich P, Tassinari CA, Hirsch E (2009) Levetiracetam as add-on therapy for idiopathic generalized epilepsy syndromes with onset during adolescence: analysis of two randomized, double-blind, placebo-controlled studies. Epilepsy Res 85: 72–80

Scheffer IE, Berkovic SF (1997) Generalized epilepsy with febrile seizures plus. A genetic disorder with heterogeneous clinical phenotypes. Brain 120: 479–490

Schmitt B, Kovacevic-Preradovic T, Critelli H, Molinari L (2007) Is ethosuximide a risk factor for generalised tonic-clonic seizures in absence epilepsy? Neuropediatrics 38: 83–87

Senf P, Schmitz B, Holtkamp, Janz D (2013) Prognosis of juvenile myoclonic epilepsy 45 years after onset: seizure outcome and predictors. Neurology 81: 2128–2133

Vigevano F, Fusco L, Di Capua M et al. (1992) Benign infantile familial convulsions. Eur J Pediatr 151: 608–612

Wandschneider B, Kopp UA, Kliegel M et al. (2010) Prospective memory in patients with juvenile myoclonic epilepsy and their healthy siblings. Neurology 75: 2161–2167

Wirrell EC, Camfield CS, Camfield PR et al. (1997) Long-term psychosocial outcome in typical absence epilepsy. Sometimes a wolf in sheeps' clothing. Arch Pediatr Adolesc Med 151: 152–158

7

Symptomatologie fokaler Anfälle

B. Neubauer, A. Hahn

B. A. Neubauer, A. Hahn (Hrsg.), *Dooses Epilepsien im Kindes- und Jugendalter*,
DOI 10.1007/978-3-642-41954-6_8, © Springer-Verlag Berlin Heidelberg 2014

- Kellinghaus et al. 2006, Lüders 2008, Lüders et al. 2009, Wylie 2010

Ursache des fokalen Anfalls ist eine Funktionsstörung in einem umschriebenen Hirnbezirk. Diese relativ alte Definition des fokalen Anfalls ist auch heute im Grunde noch zutreffend, stellt aber eine Simplifikation dar, die der meistens komplexen Pathogenese und Pathophysiologie fokaler epileptischer Störungen nur unzureichend gerecht wird. Sie erweckt die Vorstellung sehr einfacher Zusammenhänge zwischen Ort der Anfallsentstehung, Anfallssymptomatik und EEG-Befund. Solche klaren Gegebenheiten bestehen z. B. bei fokalmotorischen Anfällen einer Hand mit einem lokalisationsentsprechenden kontralateralen Herdbefund im EEG und einer in dieser Region im MRT nachweisbaren Läsion. Anfallssymptomatik, EEG- und bildgebender Befund stimmen also überein. So einfach und übersichtlich stellen sich die Verhältnisse aber nur bei fokalen Anfällen dar, die direkt am primären motorischen, somatosensorischen oder sensorischen Kortex entstehen.

Mehrheitlich ist das Bedingungsgefüge fokaler epileptischer Anfälle aber wesentlich komplizierter. Oft stimmen die epileptogene Läsion, der im Kopfhaut-EEG nachweisbare Fokus und die Anfallssymptomatik lokalisatorisch nicht überein. Insbesondere die Ergebnisse der modernen präoperativen invasiven Diagnostik haben hier zu wesentlichen neuen Erkenntnissen geführt. Danach erscheint es sinnvoll, bei der topographischen Analyse des fokalen Anfallsgeschehens verschiedene Komponenten und ihre Beziehungen untereinander zu unterscheiden (◘ Tab. 8.1).

❯❯ Als epileptogene Zone wird die gesamte Hirnregion bezeichnet, die für die Generierung der Anfälle verantwortlich ist. Ihre exakte Definition, d. h. insbesondere die Bestimmung ihrer Grenzen, kann auch bei Einsatz aller diagnostischen Methoden Schwierigkeiten bereiten. Das Kopfhaut-EEG ergibt wichtige, aber keineswegs ausreichend genaue Informationen.

Der im EEG nachweisbare **epileptische Fokus** erlaubt vielfach, besonders bei Kindern der ersten 10 Lebensjahr, keine exakte Lokalisation des ur-

sächlichen epileptischen Geschehens. Der Begriff ist also oft irreführend. Da meistens ausgedehnte Hirnareale betroffen sind, spricht man sinnvoll von **irritativer Zone** (◘ Tab. 8.1). Sie bezeichnet die Kortexregion, die durch das epileptische Geschehen »irritiert« ist und interiktuale hypersynchrone Potenziale im EEG generiert. Die für die Irritation verantwortliche epileptische **Schrittmacher-Zone** kann weit entfernt liegen. So kann eine frontale irritative Zone mit hypersynchronen EEG-Veränderungen (frontaler Fokus) durch einen parietal oder okzipital lokalisierten Schrittmacher verursacht werden, also ein Fortleitungsphänomen darstellen. Auch die Anfallssymptomatik kann in solchen Fällen frontalen Charakter haben und okzipitale bzw. parietale Symptome können gänzlich fehlen oder (nicht selten) nur anamnestisch fassbar sein. Dies bedeutet also auch, dass die **symptomatogene Zone** und der verantwortliche Schrittmacher lokalisatorisch nicht übereinzustimmen brauchen (◘ Tab. 8.1).

Ein sehr gutes Beispiel hierfür sind die versiven und posturalen Anfälle der supplementär-motorischen Region. Sie haben ihren Ursprung häufig in einem parietal oder okzipital lokalisierten Schrittmacher. Ein weiteres Beispiel sind komplexe Partialanfälle mit temporaler Symptomatik. Sie werden nicht selten extratemporal (frontal, parietal oder okzipital) ausgelöst, ohne dass dies in den klinischen Symptomen zum Ausdruck kommen muss. Besonders eindrücklich ist auch die lokalisatorische Diskrepanz zwischen symptomatogener und irritativer Zone bei den benignen Partialepilepsien. Bei gleichbleibender Anfallssymptomatik kann der Sharp-wave-Fokus innerhalb einer Hemisphäre seine Lokalisation ändern oder auch zur Gegenseite wechseln.

Wirkliche Klarheit über Ursprung und Ausbreitung der epileptischen Erregung ist also letztlich nur durch die Identifikation der Schrittmacher-Zone möglich. Sie ist häufig nur mittels invasiver Diagnostik zu erreichen. Aber selbst dann kann oft nicht ohne weiteres entschieden werden, ob der gefundene Schrittmacher wirklich relevant ist oder nur ein Fortleitungsphänomen eines anderen entfernteren Schrittmachers ist.

Im Kindesalter besteht zwischen einer mittels Bildgebung lokalisierten Läsion und der Schrittma-

Tab. 8.1 Lokalisationsbezogene diagnostische Parameter bei fokalen Epilepsien (nach Lüders und Awad 1992)

Epileptogene Zone	Für die Anfallsgenerierung verantwortliches Kortexareal
Irritative Zone	Kortexregion mit intervallärer hypersynchroner Aktivität (epileptogener Fokus im Kopfhaut-EEG oder sphenoidal)
Schrittmacher-Zone	Kortexregion, von der die initiale Anfallsentladung ausgeht (invasive Diagnostik)
Epileptogene Läsion	Für die Epilepsie verantwortliche strukturelle Läsion
Symptomatogene Zone	Die initiale Anfallssymptomatik bestimmende Kortexregion
Zone der funktionellen Defizite	Für die interiktualen funktionellen Defizite verantwortliche Region (neurologische und neurophysiologische Diagnostik)

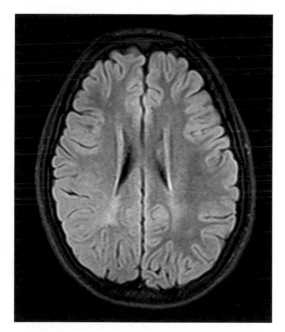

Abb. 8.1 Beispiel für Probleme bei der Erkennung des Anfallsursprungs. 9-jähriges Mädchen mit therapieschwierigen komplex-fokalen Anfällen. In der FLAIR-Sequenz im MRT leichte Volumenminderung zentro-parieto-okzipital rechts und verwaschene Mark-Rinden-Grenze als Ausdruck einer ausgedehnten fokalen kortikalen Dysplasie. Interiktal passend dazu Sharp-wave-Fokus temporal rechts. Iktal aber Aufzeichnung eines Anfalls mit Beginn in Form rhythmischer Alpha-Aktivität temporo-posterior links. Auslaufen des Anfallsmusters ebenfalls über temporo-posterior links und interiktal dann sofort wieder hypersynchrone Aktivität temporal rechts. Klinisch im Anfall zunächst leichte Kopfwendung nach links mit Anheben der Arme, Strecken der Beine und angstvollem Schreien, gefolgt von Kopf- und Blickwendung nach links als Hinweise für frontale Beteiligung

cher-Zone meistens eine weitgehende lokalisatorische Übereinstimmung. Deshalb hat die Suche nach einer Läsion durch möglichst optimale Bildgebung einen sehr hohen Stellenwert. Ein »Standard-MRT« ist hierfür fast nie ausreichend. Die Bildgebungskommission der ILAE hat daher Qualitätskriterien für die Durchführung von kernspintomographischen Untersuchungen bei Patienten mit Epilepsie erstellt (ILAE Commission 1998; ► Kap. 16).

Zu bedenken ist bei der Diagnostik, dass bei Kindern oft mit einer multifokalen Hirnschädigung zu rechnen ist und die in der Bildgebung eindrücklichste Läsion nicht immer auch die Ursache der Epilepsie sein muss. Erst aus der Kombination von Bildgebung, EEG-Befund und (passender) Anfallssymptomatik kann der Ursprung der epileptischen Erregung mit einiger Sicherheit erschlossen werden (**Abb. 8.1**).

Die genannten Zusammenhänge machen die Komplexität der Pathophysiologie fokaler Anfälle deutlich. Ihre möglichst weitgehende Analyse ist unabdingbare Voraussetzung der operativen Epilepsie-Therapie (► Kap. 20).

Zugleich zeigen diese Überlegungen, welche Schwierigkeiten einer sinnvollen Klassifikation entgegenstehen. Soll man z. B. im gegebenen Fall von einer »frontalen Epilepsie okzipitalen Ursprungs« oder von einer »okzipitalen Epilepsie mit frontaler Symptomatik« sprechen? Eine an wenigen rigiden Kriterien orientierte Klassifikation ist hier nicht hilfreich. Die Diagnose muss vielmehr immer beschreibenden Charakter haben.

Die Ätiopathogenese von Epilepsien mit fokalen Anfällen ist in der Regel vielschichtig. Eine dominie-

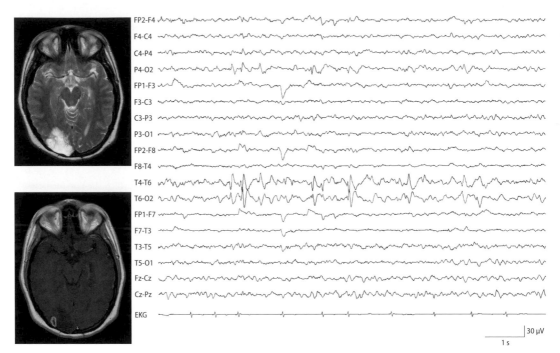

◘ Abb. 8.2 12-jähriges Mädchen mit komplex-fokalen Anfällen und kombiniertem Herdbefund temporo-okzipital rechts bei dysembryoblastisch-neuroepithelialem Tumor (DNET). Wiederauftreten von Anfällen und erstmalige KM-Aufnahme (unten links) nach Teilresektion des Tumors 4 Jahre zuvor

rende Rolle spielen Entwicklungsstörungen des Gehirns. Hierzu gehören Migrationsstörungen sowie hirnorganische Schäden und Erkrankungen jeder Art. Besonders bei Kindern im ersten Lebensjahrzehnt spielen dysontogenetische und sehr langsam oder kaum wachsende Tumoren eine wichtige Rolle (Leventer et al. 2008; ◘ Abb. 8.2). Auch durch die Epilepsie selbst oder durch okkasionelle Krämpfe entstandene Hirnschäden können die Ursache fokaler, insbesondere komplexer Partialanfälle bilden.

Die Pathogenese von fokalen Epilepsien kann aber nicht nur auf hirnorganische Schäden zurückgeführt werden. Eine genetische Disposition ist häufig zusätzlich von Bedeutung. Diese kommt oft weniger in der Familienanamnese als im EEG zum Ausdruck. Verfolgt man Patienten mit fokalen Epilepsien über lange Zeit, so findet man immer wieder Symptome einer genetischen Disposition zu zerebralen Anfällen wie bilateral synchrone »spikes and waves«, Fotosensibilität oder 4–7/s-Rhythmen. Bei den gesunden Verwandten dieser Patienten kann man solche Veränderungen ebenso vermehrt nachweisen. Anders

aber als bei idiopathischen generalisierten Epilepsien findet man die EEG-Marker einer genetischen Disposition nicht in dichter Häufung und v. a. nicht Kombinationen mehrerer unterschiedlicher Faktoren mit der Folge additiver Effekte. Die genetische Disposition ist also weniger ausgeprägt. So erklärt es sich, dass trotz der Mitbeteiligung genetischer Momente die Inzidenz von zerebralen Anfällen in den betroffenen Familien kaum erhöht ist.

Eine Sonderstellung nehmen die häufigen benignen Partialepilepsien mit fokalen »sharp waves« und die dazugehörigen vielfältigen Varianten ein. Ihnen liegt eine spezielle genetische Disposition zugrunde.

Die Symptomatik des fokalen Anfalls wird durch die Lokalisation der symptomatogenen Zone bestimmt, die oft lokalisatorisch nicht mit der Ursprungsregion (Schrittmacher-Zone) des Anfalls identisch ist. Liegt die symptomatogene Zone in umschriebenen Kortex-Bezirken, resultieren sog. einfache Herdanfälle (fokale Anfälle mit elementarer Symptomatik wie z. B. motorische, somatosen-

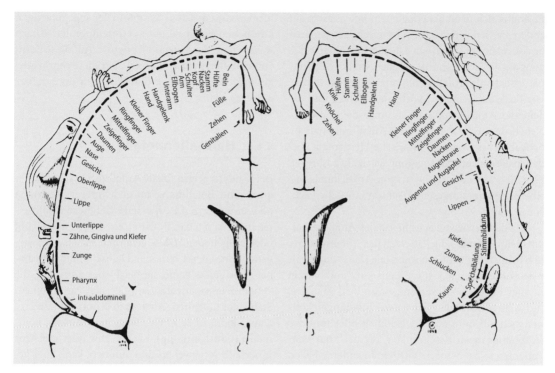

Abb. 8.3 Sensorischer (*links*) und motorischer (*rechts*) Homunculus (nach Penfield und Rasmussen 1950)

sorische und sensorische Herdanfälle). Betrifft sie komplexere Funktionsbereiche des Gehirns wie das limbische System (Hippocampus, Gyrus cinguli, Gyrus parahippocampalis, Gyrus dentatus, Amygdala und Corpus mamillare), entstehen fokale Anfälle mit komplexer Symptomatik, d. h. Anfälle mit Bewusstseinsveränderung.

Die primär fokale oder multifokale Krampferregung kann sich auch über das ganze Gehirn ausbreiten, also generalisieren. Daher können bei Epilepsien fokaler Genese neben typischen Herdanfällen auch generalisierte Anfälle auftreten oder gar das klinische Bild beherrschen. Die Generalisation verläuft dabei oft so blitzhaft schnell, dass das klinische Bild dem eines primär generalisierten Anfalls weitgehend gleicht.

Anhand dieser Überlegungen können also drei Gruppen von fokalen Anfällen unterschieden werden:
- fokale Anfälle mit elementarer Symptomatik,
- fokale Anfälle mit komplexer Symptomatik,
- generalisierte Anfälle fokaler oder multifokaler Genese.

Diese auch in der internationalen Klassifikation berücksichtigte Unterteilung stellt eine erhebliche Simplifikation dar. Infolge der äußerst variablen Ausbreitungswege der fokalen epileptischen Erregung müssen die Grenzen zwischen den genannten Gruppen unscharf sein und sind es auch. So kann z. B. der einfache fokale Anfall (motorisch, sensibel oder sensorisch) das Initialsymptom eines komplex-fokalen oder generalisierten Anfalls sein. Viele Diagnosen müssen also adjektivisch entsprechend ergänzt werden.

8.1 Fokale Anfälle mit elementarer Symptomatik

8.1.1 Motorische Herdanfälle

Der klassische Jackson-Anfall ist im Kindesalter relativ selten. Die Attacke beginnt in einem eng begrenzten Bezirk, entsprechend der ausgedehnten kortikalen Repräsentation bevorzugt im Daumen, in den Fingern oder in einer Gesichtshälfte (Abb. 8.3).

Er breitet sich dann bei erhaltenem Bewusstsein auf andere Partien der gleichen Körperseite aus (»march of convulsion«). Auch ein Überspringen der Erregung auf die Gegenseite ist möglich, wodurch scheinbar ipsilaterale Anfallssymptome ausgelöst werden. Die Seite des primären kortikalen Herdes und die Seite der Anfallssymptome stimmen dann überein. Neben dem typischen Jackson-Anfall mit »march« beobachtet man auch motorische Herdanfälle, bei denen die epileptische Erregung sich nicht ausbreitet. Sehr oft ist der motorische Jackson-Anfall durch sensible Symptome ausgestaltet (sensomotorischer Jackson-Anfall).

Da das Bewusstsein während des Anfalls erhalten bleibt, nehmen die Patienten das Anfallsgeschehen in allen Einzelheiten wahr. Die Dauer der fokalmotorischen Anfälle ist meistens kurz und beträgt in aller Regel maximal wenige Minuten. Abortive, nur wenige Sekunden dauernde Entladungen können sich auf minimale Myoklonien oder tonische Verkrampfungen beschränken, die u. U. nur vom Patienten selbst bemerkt werden. In anderen Fällen kann es zu einer raschen Generalisation des fokalen Anfalls mit Einmündung in einen generalisierten Anfall kommen. Dann ist das Bewusstsein immer aufgehoben und die Patienten nehmen nur den Beginn mit fokalen motorischen und/oder sensiblen Reizerscheinungen wahr. Der fokalmotorische Anfall kann von einer mehr oder weniger lange anhaltenden postiktualen Parese (Todd-Lähmung) gefolgt sein.

Als prolongierter Status von fokalmotorischen Anfällen ist die sog. Epilepsia partialis continua Kojewnikow aufzufassen.

8.1.2 Mastikatorische, pharyngeale und laryngeale Anfälle

Diese Anfälle stellen eine Sonderform motorischer Herdanfälle dar. Sie sind gekennzeichnet durch sensible und motorische Reizerscheinungen im Bereich des Mundes, der Zunge, des Gesichtes und seltener auch des Pharynx und Larynx. Sie werden meistens von Speichelfluss und Sprechunvermögen oder Dysarthrie begleitet. Besonders bei jüngeren Kindern kann es zu rascher Generalisation mit Halbseitenanfällen und Grand mal kommen. Diese Anfalls-

formen sind meistens Symptom der sog. gutartigen kindlichen Epilepsie mit zentrotemporalen »sharp waves« bzw. der Rolando-Epilepsie. Auf diese Form von Anfällen wird im Kapitel über diese sehr häufige und daher wichtige Epilepsieform noch näher eingegangen.

8.1.3 Halbseitenanfälle

Bei Kindern zeigen fokale Anfälle oft bereits im Beginn eine Beteiligung ausgedehnterer Regionen oder einer ganzen Körperseite. Bei diesen Halbseitenanfällen ist das Bewusstsein meistens getrübt oder aufgehoben. Diese Krämpfe haben überwiegend klonischen Charakter. Halbseitenkrämpfe haben, besonders wenn sie bei Fieber auftreten, die Tendenz lange anzuhalten oder sich gar zu einem Status auszudehnen. Aber auch schon bei kürzerer Dauer kann es zu einer Halbseitenlähmung kommen (Todd-Lähmung). Sie verschwindet meistens innerhalb von zwei bis drei Stunden, kann aber gelegentlich, besonders bei Kleinkindern, auch für längere Zeit oder für dauernd bestehen bleiben. Bei persistierender Hemiparese spricht man von einem Hemikonvulsions-Hemiplegie-(HH-)Syndrom.

Entwickelt sich im Gefolge eine Epilepsie, so wird dies als **HHE-Syndrom** bezeichnet. Das HHE-Syndrom ist ein typisches Beispiel für eine Krankheit mit multifaktorieller Pathogenese. Eine genetische Disposition führt zu prolongierten febrilen Hemikonvulsionen und die daraus resultierende Atrophie einer Hemisphäre mit Ammonshornsklerose zu einer Epilepsie mit komplex-partiellen Anfällen (Herbst et al. 2002).

Halbseitenanfälle können ihren Ursprung in unterschiedlichen Hirnregionen haben. Halbseitenanfälle okzipitalen Ursprungs werden auch beim sog. EBOSS (»early onset benign occipital seizure susceptibility«)-Syndrom beobachtet (Speccio u. Vigevano 2006). Bei dieser Epilepsieform, die sich häufig zwischen dem 3. und 5. Lebensjahr manifestiert, können zumeist selten auftretende, aber dann häufig prolongierte nächtliche Anfälle mit Erbrechen das klinische Bild bestimmen. Abzugrenzen von diesen Hemikonvulsionen mit letztlich guter Prognose sind die bei Säuglingen auftretenden alternierenden Hemi-Grand-mal im Rahmen der

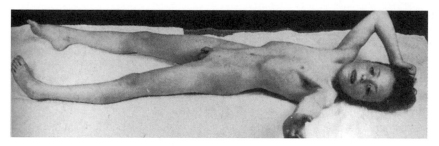

■ **Abb. 8.4** 7-jähriger Junge mit postural-versivem Anfall. Auf diesem Bild aus den Fünfziger Jahren typische Kopf- und Blickwendung nach links sowie tonische Elevation des gestreckten linken und Anwinkeln des rechten Arms (»Zeichen der Vier«)

frühkindlichen Epilepsie mit generalisierten to-nisch-klonischen Anfällen.

8.1.4 Posturale und versive Anfälle

Diese Anfälle nehmen von der supplementär-motorischen Region des Frontallappens ihren Ausgang. Führendes Symptom ist ein bilaterales, oft auch seitenbetontes oder einseitiges tonisches »posturing« bei erhaltenem Bewusstsein. Der eine Arm wird tonisch gebeugt, abduziert und eleviert, der andere gestreckt. Dabei kann es auch zur Kopf- und Blickwendung kommen, wobei der Patient den gestreckten Arm anzuschauen scheint (■ Abb. 8.4). Der gestreckte Arm ist dabei oft »dyston« verdreht (sog. iktale Dystonie). Die Sprache sistiert und Vokalisationen ängstlicher Färbung kommen vor. Das Bewusstsein trübt sich nur ein, wenn es zur Ausbreitung der Anfallserregung mit fokalen Kloni oder generalisierten tonisch-klonischen Phänomenen kommt. Die Anfälle zeigen sich vorwiegend nachts. In manchen Fällen werden sie von einer Aura in Form von Missempfindungen in einer oder in beiden oberen Extremitäten eingeleitet.

Der lokalisatorische Wert von versiven Symptomen ist begrenzt. Die dystone Streckung eines Arms und Beugung des kontralateralen Armes bis hin zur Berührung des Oberarmes der Gegenseite, die als sog. »Zeichen der 4« bezeichnet wird, kann hingegen lokalisatorisch genutzt werden. Der Fokus befindet sich bei wiederkehrend gleicher Anfallssemiologie kontralateral zum dyston gestreckten Arm. Eine lockere Wendung des Kopfes ist lokalisatorisch kaum verwertbar. Werden der Kopf und der Blick jedoch zwanghaft tonisch oder klonisch bis zur Schulter und darüber hinaus (ca. 90°) gewendet, befindet sich der Fokus fast immer kontralateral zur forcierten Version. Dies gilt besonders, wenn die Version direkt in die Generalisation des Anfalls übergeht. Das EEG ist in der Routineuntersuchung meistens normal, während man beim Langzeitmonitoring v. a. sagittale »sharp waves« findet.

Außer beim typischen »bewussten Adversivkrampf« sieht man versive Anfallssymptome auch bei anderen Anfallsformen, z. B. bei komplexen Partialanfällen. Sie sind dann ein Hinweis auf eine frontale Beteiligung bzw. Auslösung.

8.1.5 Inhibitorische Anfälle

Es handelt sich um eine seltene Anfallsform. Der inhibitorische Anfall ist durch eine paroxysmale, meistens nur wenige Sekunden dauernde »Lähmung« oder die Unfähigkeit, eine Bewegung zu initiieren oder eine intendierte Bewegung fortzuführen, gekennzeichnet. Ursprungsort ist die präsupplementär-motorische Region, wo inhibitorische Anfälle durch Stimulation ausgelöst werden können. Der nur Bruchteile von Sekunden dauernde epileptische negative Myoklonus (paroxysmale partielle Myatonie), der bei Kindern insbesondere bei benignen Partialepilepsien vorkommt, darf nicht mit inhibitorischen Anfällen verwechselt werden.

8.1.6 Somatosensorische (sensible) Herdanfälle

Diese von der Postzentralregion ausgehenden Anfälle bestehen in paroxysmal auftretenden sensiblen Störungen wie Kribbeln, Brennen, Taubheitsgefühl oder einem nicht beschreibbaren komischen Gefühl im Bereich einer Körperregion oder Extremität. Anfälle mit Schmerzempfindung sind äußerst ungewöhnlich. Wie beim motorischen Herdanfall kann sich die Erregung langsam ausbreiten (sensibler Jackson-Anfall). Sensible Herdanfälle findet man nur selten als isoliertes Symptom. Sie sind dann nur durch eine sorgfältige Anamnese zu diagnostizieren. Wegweisend ist eine eigenartige Ratlosigkeit der Patienten bei der Beschreibung ihrer Empfindungen. Viel häufiger werden sie in Kombination mit motorischen Entladungen, z. B. als sensomotorischer Jackson-Anfall sowie als Initialsymptom komplexer Partialanfälle oder supplementär-motorischer Anfälle beobachtet. Sie bilden dann einen wichtigen Hinweis auf einen parietalen Anfallsursprung.

8.1.7 Sensorische Herdanfälle

Es handelt sich um paroxysmal auftretende abnorme Sinnesempfindungen. Diese Anfallsformen sind bei Kindern wohl selten. Es muss aber berücksichtigt werden, dass jüngere Kinder kaum in der Lage sind, die für sie schwer definierbaren Anfallssymptome zu verbalisieren. Sensorische Anfallssymptome kommen selten als isolierte Erscheinungen vor. Wesentlich häufiger sind sie als Aura Teil eines komplexeren Geschehens, z. B. eines komplexen Partialanfalls. Der Begriff »Herdanfall mit elementarer Symptomatik« ist dann also synonym mit dem Begriff »Aura«.

Akustische Herdanfälle sind als isoliertes Symptom äußerst selten. Sie entspringen dem lateralen Temporallappen. Typische Symptome sind abnorme Geräuschsensationen verschiedener Art. Bei **gustatorischen** und **olfaktorischen Anfällen** klagen die Patienten über ungewöhnliche und meistens sehr unangenehme Geschmacks- bzw. Geruchsempfindungen, die sie selten genauer zu schildern vermögen. **Vertiginöse Anfälle** bestehen in paroxysmalem Drehschwindel wie z. B. dem Gefühl des Schwankens und Fallens. Sie sind bei Kindern schwer zu diagnostizieren, zumal der Ausdruck »Schwindel« für viele nicht exakter zu schildernde Aura-Erlebnisse benutzt wird.

Optische und okulomotorische Herdanfälle Unter den sensorischen Herdanfällen haben im Kindesal-

ter okzipitale Herdanfälle die größte Bedeutung. Sie werden bei läsionellen Epilepsien des Okzipitallappens, v. a. aber bei den viel häufigeren idiopathischen okzipitalen Epilepsien beobachtet. Die klinische Symptomatik ist oft schwer differenziert zu erfassen, da die Kinder ihre Anfallserlebnisse nicht genau schildern können. Eine weitere Schwierigkeit besteht darin, dass die okzipitale Rinde vielfältige Verbindungen zu temporalen, parietalen, primärmotorischen und den verschiedenen Regionen des Frontallappens aufweist, in die sich die Anfallsentladung ausbreiten kann. So können auf diese Regionen zu beziehende Symptome das Anfallsbild prägen und der okzipitale Schrittmacher kann (und auch dies keineswegs immer!) nur bei sehr detaillierter, auf sensorische Phänomene gerichteter Anamnese und eingehender EEG-Diagnostik fassbar sein. Zudem ist auch noch zu berücksichtigen, dass bei generalisierenden Anfällen die initiale optische Symptomatik der Amnesie anheimfallen kann.

Unter den einfachen oder elementaren sensorischen Anfällen sind solche mit sog. Positiv- und Negativ-Phänomenen zu unterscheiden (▶ Übersicht). Positiv-Phänomene bestehen in elementaren oder komplexen Halluzinationen wie z. B. plötzlich auftretenden, Sekunden dauernden, farbigen, geometrischen, streifen- und kreisförmigen Phosphenen. Auch komplexe Wahrnehmungsentstellungen wie Mikropsie, Makropsie, Metamorphopsie oder illusionistische Verkennungen von Wahrnehmungen können auftreten. Negativ-Phänomene stellen Skotome, kontralaterale Hemianopsie oder auch vollständige Amaurose dar. Bei fehlender Eigenanamnese kann die Beobachtung von Augenkneifen oder -reiben oder Verdecken der Augen mit den Händen als Hinweis auf mögliche optische Sensationen gewertet werden.

Symptomatologie okzipitaler Anfälle
- Sensorische Anfälle
  - Mit Positiv-Phänomen
  - Mit Negativ-Phänomen
- Okulomotorische Anfälle
  - Tonische Augendeviation
  - Epileptischer Nystagmus
- ▼

- Sensorimotorische Anfälle
- Anfälle mit Ausbreitung
  - Primär motorische Symptome (Kopf, Gesicht)
  - Hemikonvulsionen
  - Temporale Symptome (Automatismen, Umdämmerung)
  - Frontale Symptome (versiv, postural)
  - Autonome Symptome (Übelkeit, Erbrechen)
- Epilepsie-Migräne-Syndrom

Sensorische Anfälle des Okzipitallappens sind besonders bei jüngeren Kindern häufig mit motorischen Symptomen kombiniert, die auch isoliert, d. h. ohne eruierbare sensorische Zeichen, auftreten können. Diese **okulomotorischen Anfälle** bestehen in einer meistens weniger als eine Minute andauernden Blickdeviation zur kontralateral zum Herd gelegenen Seite (**okulogyre Anfälle**). Aus ruckartigen Rückstellbewegungen der Bulbi resultiert das Bild des sog. epileptischen Nystagmus. Treten Augendeviationen mit sensorischen Phänomenen gemeinsam auf, spricht man von sensorimotorischen okzipitalen Anfällen.

Breitet sich die Anfallserregung vom Okzipitallappen aus, entstehen kombinierte Anfallsformen (▶ Übersicht). Besonders häufig führen okulomotorische Anfälle zu einer Beteiligung des primären motorischen Kortex mit Rolando-Symptomen und v. a. zu Hemikonvulsionen. Diese Halbseitenanfälle treten fast nur nachts auf und sind häufig mit ausgeprägten vegetativen Symptomen wie Übelkeit, Erbrechen und Kopfschmerzen verbunden. Sie können in generalisierte große Anfälle einmünden. Die Symptomkonstellation von nächtlichen Hemikonvulsionen mit Blick- und Kopfwendung zur Seite sowie Erbrechen ist charakteristisch für den frühkindlichen Typ der benignen Epilepsie mit okzipitalen »sharp waves« (EBOSS).

Auch posturale und versive Anfälle der supplementär-motorischen Region werden nicht selten durch einen okzipitalen Schrittmacher ausgelöst (okzipitofrontale Anfälle). Orale und gestische Automatismen bei gleichzeitiger Umdämmerung weisen auf eine temporale Anfallsausbreitung hin. Ini-

tiale sensorische Phänomene können auch hier der Amnesie anheimfallen (komplexe Partialanfälle okzipitotemporaler Genese). Differenzialdiagnostisch besonders problematisch kann eine Kombination von okzipitalen epileptischen Anfalls- und typischen Migräne-Symptomen sein. In diesen Fällen ist das eigentliche epileptische Geschehen gewissermaßen »umrahmt« von den Initial- und Finalsymptomen eines Migräneanfalls, d. h. dem okzipitalen Anfall gehen vegetative Reizerscheinungen voraus, und nach Anfallsende besteht eine typische Hemikranie (Halbseitenkopfschmerz).

8.2 EEG-Befunde bei fokalen Anfällen mit elementarer Symptomatik

Das **iktuale** EEG zeigt in der Regel fokale Entladungen von hypersynchronen Potenzialen sehr unterschiedlichen Typs wie 8–15/s-Wellen oder auch schnellere Spitzenfolgen, kettenförmige fokale »sharp slow waves«, »spike waves« oder »polyspike waves«. In manchen Fällen, besonders bei frontaler Epilepsie, kann im iktualen Oberflächen-EEG jegliche hypersynchrone Aktivität fehlen. Im **Anfallsintervall** findet man fokale oder multifokale »sharp waves« und/oder herdförmige Verlangsamungen, eine fokale Verminderung von Beta-Wellen u. a. Die wegweisenden Veränderungen sind gelegentlich nur im Schlaf-EEG zu finden. Sharp-wave-Foci zeigen oft eine rasch wechselnde Ausbreitung auf benachbarte Regionen und zur Gegenseite, einen Lokalisationswechsel über einer Hemisphäre wie auch einen Seitenwechsel. Diese lokalisatorisch inkonstanten Sharp-wave-Foci sind für nichtläsionelle, rein funktionelle Störungen bei benignen Partialepilepsien charakteristisch. Diese Epilepsien werden in ▶ Abschn. 9.2 eingehend beschrieben.

In der Lokalisation konstante Herde sind mit Ausnahme des typischen Sharp-wave-Fokus bei der Rolando-Epilepsie immer auf eine Läsion oder einen Prozess verdächtig. Besonderheiten zeigen okzipitale Sharp-wave- und Spike-wave-Foci. Sowohl läsionell wie rein funktionell bedingte okzipitale hypersynchrone Aktivität wird durch Augenöffnen in Verbindung mit gerichteter Fixation blockiert und tritt nach Augenschluss, d. h. Verlust der Fixation erneut auf. Dieses Phänomen wird als »Fixa-

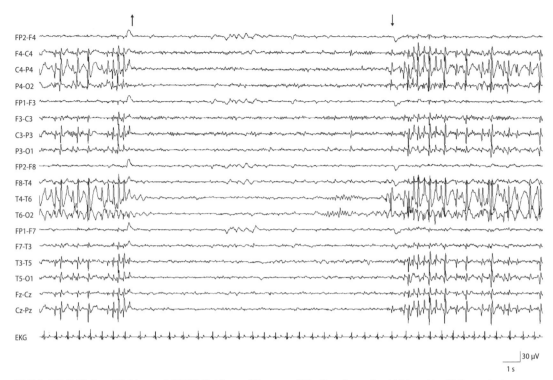

FP2-F4
F4-C4
C4-P4
P4-O2
FP1-F3
F3-C3
C3-P3
P3-O1
FP2-F8
F8-T4
T4-T6
T6-O2
FP1-F7
F7-T3
T3-T5
T5-O1
Fz-Cz
Cz-Pz
EKG

30 µV
1 s

◘ Abb. 8.5 7-jähriges Mädchen mit EBOSS. Bei Augenöffnung und Fixation eines roten Lichtpunktes Sistieren der hypersynchronen Aktivität und sofortiges Wiederauftreten nach Augenschluss (Fixation-on-Fixation-off-Effekt)

tion-on-fixation-off-Effekt« bezeichnet (◘ Abb. 8.5). Entsprechend der häufig raschen Ausbreitung der epileptischen Erregung bei fokalen Anfällen kann das EEG bei Partialepilepsien im Übrigen sehr variable generalisierende Veränderungen zeigen, wobei eine Ausbreitung von parieto-okzipitalen auf frontale und temporale Regionen vorherrscht. Der Ausgangspunkt solcher generalisierter Entladungen ist dabei oft nicht ohne weiteres erkennbar. Auch bei Langzeitableitung mit vielen Elektroden und selbst bei invasiver Diagnostik kann sich der Schrittmacher der Identifikation entziehen.

> **❯** Wichtig ist, dass das EEG bei Herdepilepsien neben fokalen Veränderungen auch Merkmale einer genetischen Anfallsbereitschaft wie 4–7/s-Rhythmen, generalisierte »spikes and waves« oder Fotosensibilität zeigen kann.

Solche Befunde kennzeichnen eine bei fokalen Epilepsien nicht seltene multifaktorielle Pathogenese.

8.3 Fokale Anfälle mit komplexer Symptomatik (komplexe Partialanfälle)

— Camfield u. Camfield 2002, Fogarasi et al. 2002, Ray u. Kotagal 2005

Diese früher »psychomotorisch« genannte Anfallsform ist im Kindes- wie im Erwachsenenalter besonders häufig. Man findet sie während des ganzen Kindesalters und auch schon bei Säuglingen. Ursache des komplexen Partialanfalls ist eine meistens organisch bedingte Funktionsstörung im Bereich des Temporallappens und darüber hinaus des gesamten limbischen Systems wie auch anderer extratemporaler Hirnregionen. Der epileptogene Herd ist also keineswegs immer im Temporallappen lokalisiert. Die Verbindungen des limbischen Systems sind so weiträumig, dass auch von entfernteren, z. B. frontalen, parietalen oder okzipitalen Regionen komplexe Partialanfälle ausgelöst werden können (extratemporale Anfälle).

■ **Symptomatologie**

Das Kernsymptom des komplexen Partialanfalls ist die paroxysmale Bewusstseinstrübung. Anders als bei Absencen beginnt die Bewusstseinsstörung meistens nicht abrupt, und v. a. kehrt das Bewusstsein mit Ende des Anfalls nicht sofort wieder. Die Patienten hellen vielmehr langsam auf; die Reorientierung kann sich über mehrere Minuten und länger erstrecken und unmittelbar in die postiktuale Müdigkeit übergehen, so dass es sehr schwierig sein kann, das Ende des Anfalls exakt zu bestimmen.

Die postiktuale psychische Symptomatik ist gelegentlich wenig augenfällig. Auch bei Patienten, die voll orientiert und klar erscheinen, lässt sich später oft eine schwere postiktuale Gedächtnisstörung erfragen. Das Ausmaß der iktualen Bewusstseinsstörung ist unterschiedlich. Es reicht von leichtester bis zu tiefer Umdämmerung. Manche Patienten vermögen während des komplexen Partialanfalls zu hören und zu sehen, aber höchstens in einfachster Form und dann häufig inadäquat zu reagieren. Die Kranken können sich oft an Wahrnehmungen während des Anfalls zwar bruchstückhaft erinnern, z. B. an die Ansprache durch Außenstehende, nicht aber an deren Inhalt. Andere haben eine vollständige Amnesie. Es liegt also nicht Bewusstlosigkeit im eigentlichen Sinne vor, sondern eine Störung der Wahrnehmung, der kortikalen Weiterverarbeitung und Speicherung.

Der Umdämmerung geht meistens eine Aura voraus. Sie lässt sich in etwa 80% der Fälle erfragen oder beobachten. Möglicherweise sind Auren noch häufiger, fallen aber der anfallsbedingten Amnesie anheim und können deshalb nicht berichtet werden. Während Erwachsene häufig differenzierte Angaben über ihre Aura-Erlebnisse machen können, vermögen Kinder meistens nur über unbestimmte Sensationen zu berichten. Bei entsprechender Befragung suchen sie nach Worten, werden eigenartig ratlos und weichen dann in unbestimmte Angaben wie »komisches Gefühl« oder »Schwindel« aus.

Diese Kennzeichnung ihrer Empfindungen und eben diese Ratlosigkeit sind differenzialdiagnostisch wertvolle Zeichen. In anderen Fällen, so z. B. bei Säuglingen und Kleinkindern, kann nur aus der Beobachtung auf eine Aura geschlossen werden. Hierzu gehören ängstliches, hilfesuchendes Umherschauen und Weinen, Rufen oder gar angsterfülltes Schutzsuchen bei der Mutter.

Unter den differenzierten Aura-Erlebnissen, wie sie von älteren Kindern und Jugendlichen geschildert werden, kann man verschiedene Symptomgruppen unterscheiden: **Vegetative Auren** beinhalten ein »merkwürdiges«, vom Leib aufsteigendes Gefühl (**epigastrische Aura**) oder ein Engigkeitsgefühl im Hals und in der Brust. Begleitend können Gesichtsblässe, Schwitzen, Tachykardie und andere vegetative Zeichen auftreten. **Sensorische Auren** bestehen in abnormen Sinneswahrnehmungen, wie sie oben als sensorische Herdanfälle geschildert wurden. Zu den Auren im weiteren Sinne gehören auch andere **elementar-fokale Symptome**, z. B. fokalmotorische Erscheinungen wie Zuckungen eines Mundwinkels, einer Gesichtshälfte oder einer Extremität, Spracharrest und somatosensorische Reizerscheinungen.

Seltener sind bei Kindern **psychische Auren** (Störungen höherer kortikaler Funktionen), die eine Veränderung des Bewusstseins, des Wahrnehmens und des Befindens beinhalten: An erster Stelle stehen Angst- und Bedrohungsgefühle. Diese **Angstauren** können sehr dramatischen Charakter zeigen und hysteriform anmuten (»terror fits«). Seltener sind eigenartige Vertrautheitserlebnisse (»déjà vu«) oder Gefühle von Befremdung (»jamais vu«).

Die Dauer der Aura ist sehr unterschiedlich. Sie kann Sekunden oder auch Minuten betragen, so dass die Kranken noch Zeit haben, sich bis zum Beginn des Anfalls zurückzuziehen. Die Aura kann auch als einziges Anfallssymptom, als **isolierte Aura**, auftreten. Es finden sich dann also keine äußerlich erkennbaren Anfallssymptome. Die Kinder schildern ein »komisches Gefühl«, das dem sonst vor Anfällen empfundenen gleicht. Eine sorgfältige anamnestische Analyse der Aura-Symptomatik ist von großem diagnostischen Interesse, gibt sie doch wichtige Hinweise auf den Ursprungsort der epileptischen Erregung (temporal oder extratemporal).

Von der Aura zu unterscheiden sind die sog. **Prodromi** oder Vorboten. Sie äußern sich bereits Stunden oder gar Tage vor den Anfällen durch vermehrte Unruhe und Reizbarkeit, Stimmungslabilität, Schlafstörungen, vegetative Symptome u. a. Die Vorboten können im Einzelfall so charakteristisch sein, dass Patienten und Angehörige das Auftreten von Anfällen vorhersagen können.

Wie die Aura sind auch die objektiv registrierbaren Symptome des komplexen Partialanfalls in ihrer Ausprägung altersabhängig. Häufig verläuft der Anfall bei Säuglingen und Kleinkindern wie eine einfache Absence, d. h. der Patient erstarrt, zeigt einen leeren Blick (Arrest), macht einige wenige Leckbewegungen und reagiert nach Sekunden wieder auf Ansprache. Der Anfall kann sich also auf einen so kurzen Arrest beschränken, dass er dann oft nicht erkannt wird. Sonst folgt – bei älteren Kindern – der ausgestaltete Anfall. Je älter die Patienten sind, desto vielgestaltiger ist die Symptomatik.

Unter den motorischen Anfallssymptomen stehen Automatismen an erster Stelle. Besonders häufig sind orale Automatismen wie Leck-, Schmatz-Schluck- und Kaubewegungen. Andere motorische Automatismen bestehen in Nesteln, Zupfen, Klopfen mit den Händen, Treten und Scharren mit den Füßen u. ä. Besonders ausgeprägte hypermotorische Anfälle finden sich bei frontaler Epilepsie. Häufig werden unartikulierte Laute ausgestoßen, selten ist überwiegend ungeordnetes, vereinzelt auch verständliches Sprechen von meistens stereotyp wiederholten Satzfragmenten.

Lachen oder eigenartiges »Grinsen« während des Anfalls (gelastischer Anfall) ist selten und wird z. B. bei hypothalamischen Hamartomen mit und ohne Pubertas praecox gefunden (Frazier et al. 2009). Sehr oft beobachtet man vegetative Phänomene wie Blässe, Zyanose infolge Atemdepression, Schwitzen, Speichelfluss u. a. Manche Kinder empfinden während des Anfalls Ansprache und Berührung als unangenehm und reagieren mit heftigen Abwehrbewegungen. Besonders bei älteren Kindern kann es zu ausgestalteten szenischen Handlungsabläufen kommen. Hierzu gehören z. B. Umherlaufen, An- und Auskleiden oder Urinieren. Einfache Handlungen wie z. B. Schreiben werden manchmal während des komplexen Partialanfalls fortgeführt. Sie werden dabei aber immer fehlerhaft (◘ Abb. 8.6). Die besonders vielgestaltige Symptomatik der komplexen Partialanfälle soll an folgenden zwei Beispielen demonstriert werden:

- Ein 2½-jähriges Mädchen kommt plötzlich mit den Zeichen der Angst im Gesicht vom Spiel zu seiner Mutter gelaufen, klammert sich

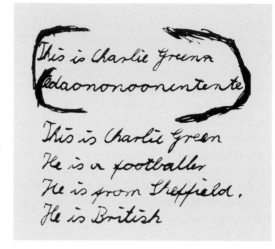

◘ **Abb. 8.6** Fehlerhafte Schriftprobe während eines komplex-partiellen Anfalls

angstvoll an ihren Rock, guckt eigenartig starr, verfärbt sich leicht zyanotisch, zeigt orale Automatismen und Schluckbewegungen und reagiert nicht auf Ansprache. Nach etwa 30 Sekunden kommt das Kind langsam zu sich, kehrt zu seinem Spiel zurück und ist für einige Zeit noch etwas müde und abgeschlagen.

- Ein 7-jähriger Junge blickt im Bett sitzend plötzlich verwirrt um sich, spricht einige unverständliche Worte, zupft mit den Händen an der Bettdecke, verlässt dann das Bett, geht mit eigenartig automatenhaften Bewegungen durch das Zimmer zum Waschbecken, wäscht sich ungeschickt die Hände, um dann zum Bett zurückzukehren, wo er sich niederlegt, die Decke über den Kopf zieht und einschläft. Auf Ansprache reagiert der Junge während dieses Zustandes mit unverständlichem Murmeln und Abwehrbewegungen.

Während man die im ersten Beispiel geschilderte relativ symptomarme Form von komplexen Partialanfällen besonders bei kleinen Kindern beobachtet, sind die Anfälle bei älteren Kindern häufig reicher ausgestaltet. Das Anfallsgeschehen hat dann wie im zweiten Beispiel den Charakter einer ausgestalteten Szene. Während der Attacke läuft eine in sich geordnete Handlung ab, deren Anfallscharakter allein daran zu erkennen ist, dass sie nicht situationsange-

> ◻ **Tab. 8.2** Lokalisations- und Lateralisationszeichen bei Anfällen fokaler Genese. (Mod. nach Obeid et al. 2009)

Semiologie	Herd
Hypermotorischer Anfall	Frontal
Proximale Automatismen (z. B. Fahrradfahren)	Frontal
Posturaler Anfall (z. B. tonisches Armheben)	Frontal
Gelastischer Anfall	Hypothalamus (Hamartom)
Einfache visuelle Halluzination	Okzipital
Komplexe visuelle Halluzination	Temporal (falls epileptisch)
Epigastrische Aura	Temporal
Automatismen der oberen Extremität	Temporal und meist ipsilateral
Einseitige somatosensorische Aura	Parietal und kontralateral
Iktaler Schmerz	Parietal und kontralateral
Forcierte Kopfversion vor sekundärer Generalisation	Kontralateral
»Zeichen der 4«	Kontralateral zum gestreckten Arm
Einseitige iktale Dystonie	Kontralateral
Versivbewegung bei erhaltenem Bewusstsein	Kontralateral und frontal
Postiktale Parese (Todd-Parese)	Kontralateral
Iktaler Sprachverlust (zu Beginn des Anfalls)	Dominante Hemisphäre
Postiktale Dysphasie	Dominante Hemisphäre
Nystagmus	Meist kontralateral
Iktales Erbrechen	Nicht-dominante Hemisphäre
Postiktales Nasereiben	Ipsilateral
Seitlicher Zungenbiss	Meist ipsilateral

passt ist, in ihrem Ablauf eigenartig automatenhaft wirkt und das Bewusstsein verändert ist.

Bei zahlreichen Kindern finden sich als Hinweis auf einen extratemporalen Ursprung von Beginn an ausgeprägte motorische Anfallserscheinungen. Hierzu zählen symmetrische und asymmetrische tonische Krämpfe, tonische Versivbewegungen (ATNR-Muster) und posturale Symptome als Hinweise auf eine frontale Genese. Ist die tonische Symptomatik generalisiert und setzt sie sehr plötzlich ein, kann es zum Sturz kommen. In wieder anderen Fällen geht der komplexe Partialanfall in einen generalisierten tonisch-klonischen Anfall über. Ob man solche Anfälle als komplexe Partialanfälle mit sekundärer Generalisation oder als generalisierte

Anfälle fokaler Genese bezeichnet, ist eine Ermessensfrage. Beide Bezeichnungen sind gerechtfertigt.

Staten von komplexen Partialanfällen sind sehr selten. Sie bestehen in einer diskontinuierlichen oder kontinuierlichen Umdämmerung (Status psychomotoricus).

Auf weitere symptomatische Besonderheiten komplexer Partialanfälle wird bei der Darstellung der verschiedenen lokalisationsbezogenen Verlaufsformen fokaler Epilepsien eingegangen. Besonders komplexe Partialanfälle frontaler Genese unterscheiden sich in ihrer Symptomatik deutlich von den hier dargestellten Anfallsbildern.

Häufig stellt sich die Frage von welcher Hirnhälfte der Anfall primär ausgeht. Es gibt eine Reihe

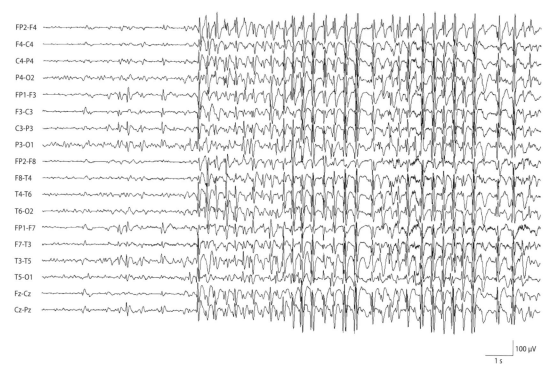

◻ Abb. 8.7 7-jähriges Mädchen mit atypischer Absence bei Pseudo-Lennox-Syndrom. Klinisch leicht verminderte Reagibilität. Im EEG Sharp-wave-Fokus zentro-temporal links mit Generalisation

von klinischen Zeichen, die lokalisatorischen Wert haben und als **Lateralisationshinweis** genutzt werden können (Lüders et al. 1995, Chee et al. 1993, Ebner et al. 1995, Leutmezer 1998, Olivier 1982). Bei frontalen Anfällen mit einem ATNR-Muster kann die Richtung des ATNR-Musters sogar im Anfall wechseln und bietet keinen guten Seitenhinweis. Bei dystoner Streckung eines Arms und Beugung des kontralateralen Armes (»Zeichen der 4«) befindet sich der Fokus kontralateral zum dyston gestreckten Arm. Bei zwanghafter tonischer oder klonischer Kopf- und Blickwendung ist der Herd fast immer kontralateral zur forcierten Version lokalisiert. Eine erhaltene Responsivität bei gleichzeitigen Automatismen weist auf einen komplexen Partialanfall ausgehend von der nicht dominanten, d. h. zumeist der rechten Hemisphäre, hin. Bleibt im Anfall die Sprache (lange) erhalten, lässt dies ebenso auf einen Anfallsbeginn in der nicht dominanten Hemisphäre schließen. Das postiktale »Nasereiben« findet ipsilateral zum Herd statt; vermutlich weil die kontralaterale Hand noch nicht wieder vollständig

benutzt werden kann. Wie ebenfalls bereits ausgeführt, kommt es bei okulomotorischen Anfällen okzipitaler Genese zu einer Blick- und auch Kopfwendung kontralateral zum Herd. ◻ Tab. 8.2 gibt eine Übersicht über die wichtigsten Lokalisations- und Lateralisationszeichen.

▪ **EEG**
Typische EEG-Befunde sind bei der Beschreibung der einzelnen Verlaufsformen dargestellt.

▪ **Differenzialdiagnose**
Komplexe Partialanfälle bereiten durch die Vielgestaltigkeit ihrer Symptomatik häufig besondere differenzialdiagnostische Schwierigkeiten.

❯ **Die Abgrenzung blander Anfallsformen gegen Absencen kann schwierig sein. Sie ist aber besonders wichtig, da Epilepsien mit diesen Anfallsformen sich hinsichtlich Prognose und Therapie grundsätzlich unterscheiden.**

Die bei komplexen Partialanfällen nachweisbare Aura, die ausgeprägten vegetativen Phänomene, die unscharfe Begrenzung der Bewusstseinsstörung, die postiktuale Müdigkeit sowie schließlich das völlig andere EEG-Muster erlauben eine Unterscheidung. Orale und gestikulatorische Automatismen hingegen sind kein unterscheidendes Merkmal. Sie kommen bei länger als 15 Sekunden dauernden Absencen und komplexen Partialanfällen in gleicher Weise vor. Bei letzteren können sie aber im Gegensatz zu Absencen schon nach wenigen Sekunden auftreten.

Schwieriger ist die Unterscheidung symptomarmer komplexer Partialanfälle von atypischen Absencen bei Epilepsien fokaler Genese. Diese sind mit 5–15 Sekunden in aller Regel kürzer. Das für atypische Absencen charakteristische Blinzeln fehlt bei komplexen Partialanfällen. Im Zweifelsfall führt das EEG zur richtigen Klassifikation. Bei komplexen Partialanfällen findet sich ein fokales Anfallsmuster, während bei atypischen Absencen generalisierte, frontal betonte 2/s-Spike oder »sharp slow waves« zu sehen sind (◨ Abb. 8.7).

Wichtig ist ferner die differenzialdiagnostische Abgrenzung gegenüber nächtlichen Anfällen bei Rolando-Epilepsie. Hier kann das Unvermögen der Kinder, auf Ansprache verbal zu reagieren, eine Umdämmerung vortäuschen. Eine detaillierte Anamnese mit Befragung des Patienten selbst klärt im Allgemeinen die Diagnose. Das Kind mit Rolando-Epilepsie erlebt den Anfallsablauf und das Sprachunvermögen bewusst.

Auf die Differenzialdiagnose der komplexen Partialanfälle gegenüber nichtepileptischen Erscheinungen, z. B. Hyperventilationssynkopen, psychogenen Anfällen und Pavor nocturnus wird später noch eingegangen (▶ Kap. 17). Eingehende differenzialdiagnostische Überlegungen sind besonders dann notwendig, wenn sich die Anfallsentladungen auf isolierte Auren beschränken. Als Regel kann gelten, dass isolierte Auren nur bei Kindern vorkommen, die auch eindeutige, von einer Aura eingeleitete zerebrale Anfälle haben oder gehabt haben.

8.4 Generalisierte Anfälle fokaler und multifokaler Genese

Im frühen Kindesalter ist die Fähigkeit des Gehirns, eine fokal entstehende Krampferregung örtlich zu begrenzen, noch mangelhaft. Die Erregung breitet sich vielmehr häufig auf benachbarte Regionen und u. U. auf den gesamten Kortex aus. Besonders leicht tritt eine Generalisation ein, wenn hypersynchrone Aktivität an mehreren Stellen des Gehirns, also multifokal, entsteht. Die Generalisation der Anfallsentladung kann so langsam ablaufen, dass man die Entstehung des generalisierten Anfalls aus einem fokalen beobachten kann; z. B. den Übergang eines motorischen Jackson-Anfalls oder eines komplexen Partialanfalls in einen Grand mal. In anderen Fällen erfolgt die Generalisation blitzhaft schnell, so dass der fokale Ursprung des Anfallsgeschehens nicht erkennbar ist. Eine so rasche Generalisation kann immer als Hinweis auf eine frontale Störung gewertet werden. Anfälle dieses Typs können primär generalisierten Anfällen äußerst ähnlich sein oder ihnen gleichen.

> Eine Unterscheidung primär und sekundär generalisierter großer und kleiner Anfälle ist aber wegen der unterschiedlichen Therapie und Prognose der entsprechenden Epilepsieformen von größter Bedeutung.

Lässt das klinische Bild differenzialdiagnostisch im Stich, vermag das EEG häufig den fokalen Charakter der Epilepsie aufzudecken. Mit entsprechender Technik lässt sich die Ausbreitung fokaler Erregungen an zeitlichen Verzögerungen zwischen dem Auftreten von hypersynchroner Aktivität über verschiedenen Regionen erkennen.

Da auch in der Pathogenese von Epilepsien fokaler und multifokaler Genese eine konstitutionelle Disposition eine wesentliche Rolle spielen kann, findet man häufig auch bei diesen Kindern mindestens vorübergehend entsprechende generalisierte genetische EEG-Merkmale. Das gleiche gilt auch für andere Familienmitglieder. Aus solchen Kombinationen verschiedener pathogener Mechanismen kann eine irritierende Vielfalt von im Verlauf wechselnden EEG-Befunden resultieren.

8.4.1 Generalisierte tonisch-klonische Anfälle fokaler Genese

Große Anfälle fokaler Genese kommen als fakultatives Symptom bei allen Epilepsien fokaler Genese vor; von den benignen Partialepilepsien bis hin zu den malignen Verlaufsformen multifokaler Epilepsien. Sie können auch das alleinige Symptom einer Epilepsie fokaler Genese sein, z. B. einer frühkindlich beginnenden Rolando-Epilepsie.

■ Symptomatologie

Kennzeichnend für den generalisierten tonisch-klonischen Anfall fokaler Genese ist die Einleitung und Ausgestaltung durch fokale Symptome. Der Anfall kann sich aus einem Herdanfall mit elementarer Symptomatik entwickeln oder auch die Endphase eines komplexen Partialanfalls bilden. In anderen Fällen beschränken sich die fokalen Initialsymptome auf eine Aura. Bei wieder anderen Kindern fehlen solche initialen Herdsymptome vollkommen, und man erkennt nur an der fokalen Ausgestaltung des Anfalls selbst (konstante Kopfwendung und v. a. Seitenbetonung der generalisierten Krämpfe) oder schließlich auch nur im EEG seine fokale Genese. Gelegentlich ist der fokale Ursprung des Anfalls auch nur an postiktualen neurologischen oder Herdzeichen im EEG erkennbar.

Insbesondere bei schwer verlaufenden Epilepsien kann nach lange dauernden großen Anfällen und v. a. nach Grand-mal-Staten das Bewusstsein über Stunden eingeschränkt sein. Die Patienten sind in der Lage, auf einfache Aufforderungen zu reagieren, erweisen sich aber oft als nicht voll orientiert. Sie führen einfache Verrichtungen aus und sind meistens ruhig oder stark verlangsamt. Seltener sind sie unruhig und aggressiv. Das EEG zeigt während eines solchen postiktualen Dämmerzustands eine diffuse Verlangsamung, meistens ohne hypersynchrone Aktivität.

> Generalisierte tonisch-klonische Anfälle fokaler Genese treten bevorzugt im Schlaf oder ohne tageszeitliche Bindung auf. Niemals sind sie konstant an die Zeit nach dem morgendlichen Erwachen gebunden wie primär generalisierte tonisch-klonische Anfälle.

■ EEG

Im iktualen EEG findet man einen fokalen Beginn der generalisierten Anfallsaktivität, eine Seitenbetonung während des voll ausgebildeten Anfalls und v. a. aber oft eine fokale postiktuale Verlangsamung als Hinweis auf eine fokale Genese. In diagnostisch unklaren Fällen ist es also wichtig, unmittelbar postiktual eine Ableitung zu gewinnen. Das *interiktuale EEG* zeigt oft nur im Schlaf die grundsätzlich gleichen Veränderungen wie bei den verschiedenen Formen von fokalen Anfällen. Als Ausdruck einer konstitutionellen Disposition sind nicht selten zusätzlich generalisierte genetische Muster wie bilateral synchrone »spikes and waves«, Fotosensibilität und 4–7/s-Rhythmen nachweisbar.

■ Differenzialdiagnose

Besonders wichtig ist die scharfe Abgrenzung gegen den primär generalisierten großen Anfall. Eine exakte Anamnese ist entscheidend. Insbesondere müssen eine mögliche Aura, andere fokale Initial- und Begleitsymptome, Kombination mit einfachen und komplexen fokalen Anfällen sowie tageszeitliche Bindung erfragt werden. Schließlich macht das EEG eine Unterscheidung möglich. Die Grenzen zwischen großen Anfällen fokaler Genese und fokalen Anfällen mit sekundärer Generalisation sind verständlicherweise unscharf. Die Klassifikation und Terminologie wird die im Vordergrund stehende Symptomatik berücksichtigen, bleibt aber oft eine Ermessensfrage.

8.4.2 Tonische Anfälle fokaler Genese

Der tonische Anfall ist eine Variante des generalisierten tonisch-klonischen Anfalls. Die klonische Phase ist auf ein Minimum reduziert oder fehlt ganz. Wie bei allen anderen Formen von generalisierten Anfällen sind auch bei den tonischen Anfällen primär generalisierte und sekundär generalisierte Formen zu unterscheiden. Während primär generalisierte tonische Anfälle sehr selten sind und zumeist in der Spätphase von ungünstig verlaufenden Epilepsien mit myoklonisch-astatischen Anfällen und Absencen auftreten, werden tonische Anfälle fokaler Genese wesentlich häufiger beobachtet. Immer sind sie Zeichen eines ungünstigen Verlau-

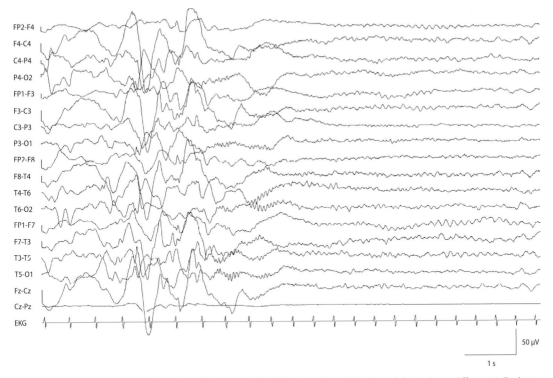

■ **Abb. 8.8** 6 Monate altes Mädchen mit tonischem Anfall bei West-Syndrom. Klinisch gedehntes Augenöffnen mit Drehen von Kopf und Augen nach links. Im EEG abrupte Amplitudenabflachung und rasche Alpha/Beta-Aktivität zu Beginn des Anfalls

fes. So finden sie sich als führendes Symptom beim West-Syndrom (■ Abb. 8.8) und bei den verschiedenen Verlaufsformen des Lennox-Gastaut-Syndroms (■ Abb. 8.9).

■ **Symptomatologie**

Kennzeichnend ist die meistens vehement einsetzende tonische Verkrampfung mit Beugung des Kopfes, Versteifung des Rumpfes, dann leichter Anhebung und Vorstrecken der meistens gering gebeugten und abduzierten Arme sowie auch leichter Anbeugung der Beine und der Hüften. Die Atmung ist gepresst oder sistiert. Die Augen werden aufgerissen, die Bulbi nach oben gewendet und der Mund öffnet sich. Häufig bestehen zunächst eine Gesichtsröte und dann eine leichte Zyanose. Einnässen ist häufig. Die Anfälle dauern meistens nur 5–10 Sekunden, selten länger. Das Bewusstsein kehrt rasch wieder.

Der tonische Anfall fokaler Genese ist häufig durch Herdsymptome ausgestaltet wie z. B. einseiti-

gen Beginn, konstante Seitenbetonung oder versive Bewegungen in eine konstante Richtung. Der tonische Krampf als Teilsymptom komplexer Partialanfälle wurde bereits erwähnt. Bei den tonischen Anfällen im Rahmen des West-Syndroms (»Salaam-Krämpfe«) krümmen sich die Säuglinge unter Einbeziehung auch der Beine heftig zusammen. Neben ausgeprägten tonischen Anfällen beobachtet man besonders im Schlaf häufig abortive Formen: Es kommt zu einer nur Sekunden dauernden Starre des Körpers mit kaum wahrnehmbarer oder fehlender Flexionsbewegung der Extremitäten. Augen und Mund werden kurz geöffnet und infolge Einbeziehung der Atemmuskulatur wird manchmal ein kurzer stöhnender, gepresster Laut ausgestoßen.

Tonische Anfälle fokaler Genese sind die häufigste Ursache von vehementen Stürzen, sog. »Sturzanfällen« (tonisch-astatische Anfälle). Die plötzlich einsetzende Hüftbeugung führt zum Balanceverlust und die Kranken stürzen »wie eine Statue« blitzartig schnell ohne Abstützreaktion steif nach vorne zu

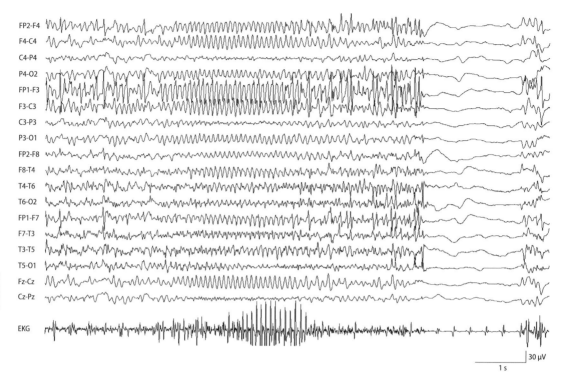

◻ Abb. 8.9 12-jähriger Junge mit tonischem Anfall bei Lennox-Gastaut-Syndrom. Klinisch Rumpfbeugung und Anheben der gestreckten Arme. Im EEG fronto-präzentrale 8–15/s-Aktivität, gefolgt von einigen »spike waves« und einer abschließenden Amplitudendepression

Boden. Überwiegt eine tonische Verkrampfung der Nacken- und Rückenmuskulatur und werden die Arme gleichzeitig heftig angehoben, erfolgt der Sturz nach hinten. Diese tonischen Stürze können äußerst heftig sein und besonders bei älteren Kindern und Jugendlichen wegen des höheren Körpergewichts und der größeren Fallhöhe zu schweren Verletzungen des Gesichtes, der Zähne und des Schädels führen. Das Tragen eines Sturzhelmes, ggf. mit Mund- und Kinnschutz, ist dann notwendig.

■ **EEG**

Das **iktuale EEG** ist sehr variabel. Es finden sich mehr oder weniger regelmäßige generalisierte scharfe 10–15/s-Wellen, eine Abflachung mit amplitudenniedrigen 20–25/s-Wellen und anderes. Diesen Mustern können generalisierte, meistens frontal betonte unregelmäßige langsame »spikes and waves« vorausgehen oder folgen (◻ Abb. 8.8, ◻ Abb. 8.9, ◻ Abb. 8.10). Häufig ist ein asymmetrischer oder ausgeprägt fokaler Beginn des Anfalls-

musters. Besonders bei jüngeren Kindern finden sich Nachentladungen in Form von generalisierten »sharp slow waves« hoher Amplitude. Das **Intervall-EEG** zeigt je nach dem Typ der Epilepsie alle Varianten fokaler und multifokaler, meistens generalisierender hypersynchroner Aktivität. Dabei ist fast immer eine frontale Betonung erkennbar. In zahlreichen Fällen, z. B. bei Kindern mit Lennox-Gastaut-Syndrom mit tonischen Anfällen, findet man sehr charakteristische frontale Foci mit negativen amplitudenhohen Delta-Wellen mit und ohne Spitzen (◻ Abb. 8.11). Der Frontallappen spielt in der Generierung tonischer Anfälle fokaler Genese eine entscheidende Rolle.

■ **Differenzialdiagnose**

Die Grenze gegenüber tonisch-klonischen Anfällen mit sehr kurzer klonischer Phase ist nicht scharf. Es bestehen weiterhin fließende Übergänge zu fokalen Anfällen mit ausgeprägter tonischer Komponente wie z. B. tonischen komplexen Partialanfällen oder

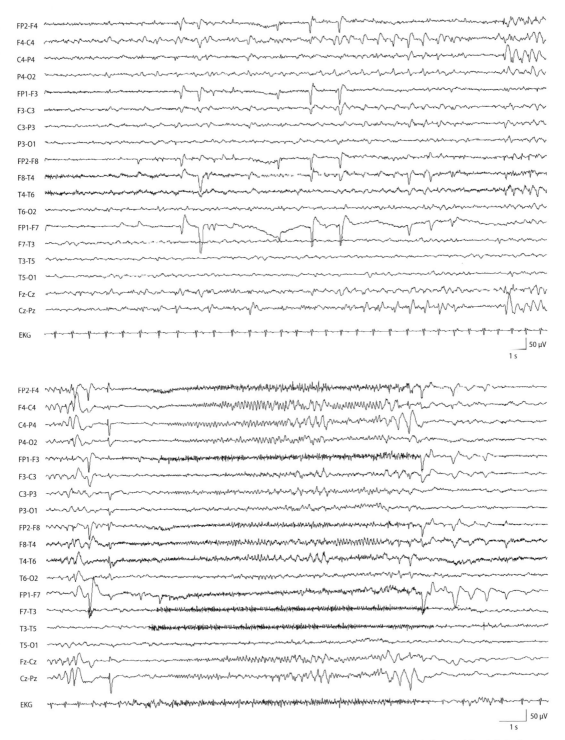

□ **Abb. 8.10** 13-jähriges Mädchen mit Frontallappenepilepsie. Klinisch dystones Strecken des linken und Anwinkeln des rechten Armes mit Kopf- und Blickwendung nach links. Im EEG zunächst »sharp-waves«, dann 8–15/s-Aktivität mit Maximum präzentral rechts

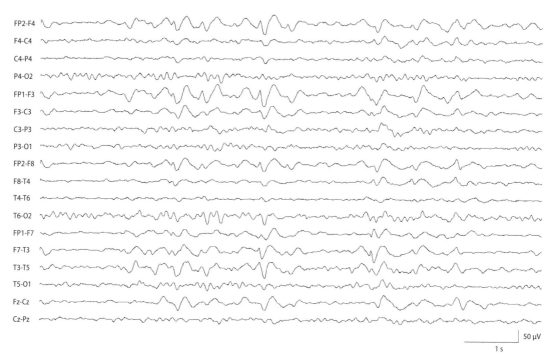

FP2-F4

F4-C4

C4-P4

P4-O2

FP1-F3

F3-C3

C3-P3

P3-O1

FP2-F8

F8-T4

T4-T6

T6-O2

FP1-F7

F7-T3

T3-T5

T5-O1

Fz-Cz

Cz-Pz

50 µV

1 s

Abb. 8.11 10-jähriges Mädchen mit Frontallappenepilepsie. Im EEG frontale amplitudenhohe, teilweise triphasische langsame Wellen

versiven und posturalen Anfällen. Abortive tonische Anfälle können mit atypischen Absencen verwechselt werden. Auf die Abgrenzung gegen primär generalisierte tonische Anfälle bei primär generalisierten Epilepsien ist bereits eingegangen worden.

Äußerst wichtig ist die Unterscheidung der tonischen Stürze von **aton**-astatischen und myoklonisch-**aton**-astatischen Anfällen, d. h. also von Stürzen, die durch Tonusverlust zustande kommen. Schon die sorgfältige Anamnese erlaubt meistens eine Unterscheidung. Der **atone Sturz** erfolgt senkrecht zu Boden (die Kinder fallen »auf den Po«). Er wird durch eine paroxysmale Myatonie (epileptischer negativer Myoklonus) und nicht durch einen tonischen Krampf verursacht. Abzugrenzen sind weiter nichtepileptische tonische Streckkrämpfe z. B. bei traumatisch bedingtem Mittelhirnsyndrom, im Rahmen von Synkopen und bei schweren Affektkrämpfen.

8.4.3 Myoklonische Anfälle multifokaler Genese

Wie bei primär generalisierten myoklonischen Epilepsien kann es auch bei Epilepsien fokaler und multifokaler Genese zu generalisierten symmetrischen Beugemyoklonien der Extremitäten, sog. »Spasmen« oder »Blitzkrämpfen« kommen. Einen Prototyp bilden die sog. Blitzkrämpfe im Rahmen des West-Syndroms. Aber auch beim Lennox-Gastaut-Syndrom und den anderen altersabhängigen epileptischen Enzephalopathien kann dieser an sich für Säuglinge besonders charakteristische Anfallstyp beobachtet werden. Da die Blitzkrämpfe pathognomonisch für diese epileptischen Syndrome sind, wird auf sie dort weiter eingegangen. Selten sieht man myoklonische Anfälle auch beim Pseudo-Lennox-Syndrom.

◻ Tab. 8.3 Differenzialdiagnose von atonischen Anfällen (»Sturzanfällen«)

Vorkommen	Klinik	EEG	Pathophysiologie
Primär generalisierte Anfälle			
Myoklonisch-atonische Anfälle bei MAE	Senkrechter myatoner Sturz mit oder ohne vorausgehende Myoklonie meist in Kombination mit anderen primär generalisierten Anfällen (Absencen, Grand mal)	Bilateral symmetrische »spikes and waves«	Postmyoklonische Myatonie
Myoklonische Anfälle bei BME, SMEI, JME	Heftige symmetrische Myoklonien in Schultergürtel, Armen und seltener auch Beinen mit Balanceverlust und Sturz	Generalisierte »poly-spike waves«	Primär generalisierte myoklonische Entladung
Tonisch-astatische Anfälle bei schwerer MAE	Tonische Verkrampfung des Rumpfes (und der Extremitäten), Hüftbeugung mit Balanceverlust, steifer Sturz meist nach vorn, selten nach hinten	Tonisches Muster mit Serien von raschen Spitzen	Primär generalisierte Entladung
Sekundär generalisierte Anfälle			
(Myoklonisch)-atonische Anfälle bei PLS, LGS	Senkrechter myatoner Sturz, häufig seitwärts, fließender Übergang zum partiellen myatonen Anfall, evtl. vorausgehende Myoklonie bei LGS	Generalisierte, seitenbetonte oder fokale »sharp slow waves«	Epileptischer negativer Myoklonus
Tonisch-astatische Anfall bei LGS und frontalen Epilepsien	Tonische, meist symmetrische Verkrampfung des Rumpfes (und der Extremitäten), Hüftbeugung mit Balanceverlust, steife Stürze nach vorn, zur Seite und nach hinten	Abflachung, tonisches Muster mit Serien von raschen Spitzen, frontal betonte Spike-wave-Varianten	Sekundär generaliserte tonische Entladung meist frontaler Genese

MAE myoklonisch-astatische Epilpsie, *BME* benigne myoklonische Epilepsie, *SMEI* schwere myoklonische Epilepsie des Säuglingsalters, *PLS* Pseudo-Lennox-Syndrom, *LGS* Lennox-Gastaut-Syndrom

8.4.4 Aton-astatische Anfälle fokaler Genese

Auf die unterschiedliche Pathophysiologie und Klinik epileptischer Stürze wurde bereits eingegangen (◻ Tab. 8.3). Durch Myatonie bedingte, also aton-astatische Anfälle fokaler Genese kommen besonders bei Kindern mit Pseudo-Lennox-Syndrom und wahrscheinlich auch beim echten Lennox-Gastaut-Syndrom vor. Dies ist polygraphisch aber kaum untersucht. Der fokale Ursprung dieser aton-astatischen Anfälle wird deutlich an den fließenden Übergängen zwischen Anfällen mit partiellem und generalisiertem Tonusverlust (Oguni et al. 1993, Neubauer et al. 2005). Polygraphische Untersuchungen bei Patienten mit Pseudo-Lennox-Syndrom und zentralen Sharp-

wave-Foci ergeben ein charakteristisches Bild (Hahn et al. 2001). »Sharp slow waves« höherer Amplitude sind von einem kurzen Tonusverlust und Herabsinken des kontralateralen Armes begleitet. Das EMG zeigt eine etwa 100 ms dauernde Aktivitätspause. Sie beginnt mit dem »peak« des »spike« und endet in der Mitte der nachfolgenden langsamen Welle (▶ Kap. 6, ▶ Abb. 6.5). Dieses Phänomen wird als epileptischer negativer Myoklonus bezeichnet.

Bei Generalisation der »sharp slow waves«, z. B. beim Pseudo-Lennox-Syndrom, generalisiert auch die Myatonie. Klinisch äußert sich das in partiell oder vollständig generalisierten aton-astatischen Anfällen. Der aton-astatische Anfall fokaler Genese beruht also auf einem sekundär generalisierten epileptischen negativen Myoklonus, oder besser, auf einer sekundär generalisierten paroxysmalen Myatonie. Epileptogene Herde im Frontallappen sind für die blitzartig schnelle Generalisation der Entladungen von entscheidender Bedeutung (▶ Kap. 10, Pseudo-Lennox-Syndrom).

- **Symptomatologie**

Das Kernsymptom des aton-astatischen Anfalls ist der plötzliche, weniger als eine Sekunde dauernde Tonusverlust der die Statik erhaltenden Muskulatur. Die Kinder sacken schlaff zu Boden. Entsprechend seiner fokalen Genese kann der Tonusverlust seitenbetont sein, so dass die Kinder zu einer Seite fallen. Bei abortiven Anfällen beschränkt sich der Tonusverlust auf die Nackenmuskulatur, woraus ein kurzes, meistens seitwärts gerichtetes Nicken resultiert. Die bei solchen Patienten auch vorkommenden atonen Partialanfälle äußern sich in einem plötzlichen kurzen Absinken z. B. eines Armes. So sinkt beispielsweise beim Essen die den Löffel haltende Hand für den Bruchteil einer Sekunde herab. Sucht man nach solchen minimalen Anfallssymptomen, muss man den Patienten in Phasen mit Anfallshäufungen stehend mit vorgestreckten Armen beobachten. In der Regel ist der aton-astatische Anfall fokaler Genese nicht von einer Bewusstseinspause begleitet. Kombinationen mit atypischen Absencen kommen aber vor.

- **EEG**

Das EEG zeigt **iktual** und **interiktual** wechselnd ausgeprägte generalisierte »sharp slow waves« mit frontaler Betonung. **Interiktual** sind außerdem fokale und multifokale »sharp waves« nachweisbar.

- **Differenzialdiagnose**

Bei der Differenzialdiagnose (▣ Tab. 8.3) müssen tonisch-astatische Anfälle bei schweren epileptischen Enzephalopathien wie dem West- und Lennox-Gastaut-Syndrom und v. a. primär generalisierte myoklonisch-astatische Anfälle bei der gleichnamigen Epilepsie berücksichtigt werden. Astatische Anfälle bei dieser Epilepsieform werden meistens von Myoklonien eingeleitet und sind fast immer symmetrisch. Die Kinder bieten außerdem andere primär generalisierte Anfallsformen. Aton-astatische Anfälle fokaler Genese sind dagegen immer Teilsymptom einer fokalen Epilepsie mit entspre-chenden klinischen und EEG-Symptomen. Die Abgrenzung gegen tonische Stürze wurde bereits dargestellt. Von partiellen paroxysmalen Myatonien z. B. in einem Arm müssen inhibitorische Partialanfälle abgegrenzt werden, die von der supplementärmotorischen Region ausgehen. Bei ihnen dauert die Inhibition aber nicht lediglich Sekundenbruchteile, sondern mehrere Sekunden und hat keinen eigentlich paroxysmalen Charakter, der dem epileptischen negativen Myoklonus seinen Namen gibt.

8.4.5 Atypische Absencen

- **Ätiopathogenese**

Unter dieser Bezeichnung werden mit paroxysmaler Bewusstseinsveränderung einhergehende kleine Anfälle verstanden, die sich in ihrer klinischen und bioelektrischen Symptomatik von der »typischen«, primär generalisierten, mit 3/s-Spike-wave-Mustern einhergehenden Absence unterscheiden. Die wenig glückliche Bezeichnung »atypisch« verleitet dabei leicht zu der falschen Vorstellung, es handele sich um eine Variante der Spike-wave-Absencen.

Tatsächlich ist aber die »atypische Absence« ein pathophysiologisch anderes Phänomen. Sie ist das Symptom einer blitzartig generalisierenden fokalen oder multifokalen Störung. Es gilt hier also Gleiches wie für die in den vorherigen Abschnitten genannten anderen Formen generalisierter kleiner Anfälle fokaler Genese. Die sekundär generalisierte (multi)fokale epileptische Störung führt zu weitgehend gleichen Symptomen wie die primär generalisierte. Die Verkennung dieser Zusammenhänge ist immer noch eine häufige Ursache von Fehldiagnosen und jahrelanger Fehlbehandlung, so dass nicht selten atypische Absencen fokaler Genese wie Spike-wave-Epilepsien behandelt werden. Atypische Absencen werden v. a. bei den verschiedenen Varianten des Lennox-Gastaut-Syndroms, beim Pseudo-Lennox-Syndrom, beim ESES sowie bei frontalen und anderen fokalen generalisierenden Epilepsien beobachtet.

- **Symptomatik**

Kernsymptom ist die Bewusstseinseinschränkung oder -pause. Sie ist anders als bei typischen Spike-wave-Absencen meistens nicht scharf begrenzt, Be-

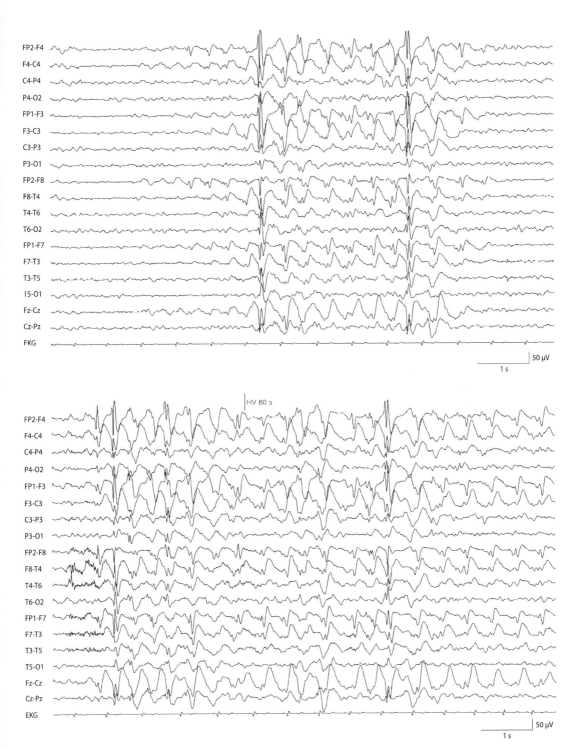

◻ Abb. 8.12 14-jähriger Junge mit Frontallappenepilepsie. Im EEG frontal rechts betonte generalisierende »sharp slow waves« und durch Hyperventilation provozierte atypische Absence

ginn und Ende sind oft nicht sicher zu bestimmen. Die Korrelation zwischen dem EEG-Anfallsmuster und der Bewusstseinsveränderung ist locker. Von leichtester, kaum objektivierbarer Einschränkung bis zum völligen Verlust kognitiver Funktionen gibt es alle Übergänge. Schließlich findet man 5–10 Sekunden und länger dauernde EEG-Paroxysmen ohne eindeutige klinische Symptome.

Motorische Erscheinungen sind gering ausgeprägt. Man sieht höchstens ein leichtes Blinzeln, manchmal auch langsames, EEG-synchrones Lidzucken und gelegentlich ein- oder beidseitige Mundwinkelzuckungen als Hinweis auf die Beteiligung der Prärolando-Areale. Die bei Spike-wave-Absencen vorkommenden rhythmischen 3/s-Myoklonien des Gesichtes und der Extremitäten werden nicht beobachtet. Eine Kombination mit kurzen Myatonien, meist in Form eines asymmetrischen Nickens, ist möglich. Atypische Absencen können in dichter Folge auftreten und sich zu diskontinuierlichen oder auch kontinuierlichen Staten häufen.

■ **EEG**

Das EEG zeigt **iktual** generalisierte Paroxysmen von fast immer frontal betonten unregelmäßigen »sharp slow waves« oder langsamen Spike-wave-Varianten (◘ Abb. 8.7, ◘ Abb. 8.12) Weitere Beispiele sind im Doose-EEG-Atlas zu finden (Doose 2002). Eine Seitenbetonung dieser Veränderungen ist häufig. Hyperventilation kann die Paroxysmen aktivieren bzw. provozieren. Anfang und Ende der Paroxysmen sind weniger abrupt als bei Spike-wave-Absencen. Generalisierte langsame Spike-wave-Varianten werden bei Kindern mit Pseudo-Lennox-Syndrom und ESES (»electrical status epilepticus during sleep«) im NonREM-Schlaf regelmäßig aktiviert. Das **Intervall-EEG** im Wachzustand zeigt die für die jeweilige Epilepsieform typischen, meistens multifokalen »sharp waves«.

■ **Differenzialdiagnose**

Die Abgrenzung von Spike-wave-Absencen ist wichtig. Entsprechend der meistens multifaktoriellen Pathogenese fokaler Epilepsien ist zu erwarten und tatsächlich auch zu beobachten, dass in zahlreichen Fällen neben fokalen und multifokalen EEG-Veränderungen auch generalisierte genetische EEG-Merkmale vorkommen. Der Nachweis solcher EEG-Ver-

änderungen darf dann nicht zur Fehldiagnose einer primär generalisierten Epilepsieform führen. Auf die Differenzialdiagnose gegenüber komplexen Partialanfällen wurde bereits dort eingegangen.

8.5 Nichtkonvulsiver Status bei Epilepsien fokaler oder multifokaler Genese

Die früheste Form eines nichtkonvulsiven Status bildet die Bewusstseinsveränderung mit Hypsarrhythmie beim West-Syndrom. Während bei schwer hirngeschädigten Säuglingen Vigilanz und Kontaktverhalten kaum zu beurteilen sind, kann man bei Kindern mit idiopathischem West-Syndrom häufig während der Hypsarrhythmie eine eindeutige Bewusstseinsveränderung beobachten. Aufmerksamkeit, affektiver und Blickkontakt sind eingeschränkt oder gehen ganz verloren. Die Kinder greifen und spielen nicht mehr. In manchen Fällen wird eine Vigilanzminderung erst retrospektiv besonders deutlich, wenn bei medikamentöser Unterbrechung der Hypsarrhythmie die Kinder wie aus einem Trancezustand erwachen und wieder ihre von früher gewohnten Aktivitäten zeigen.

Analoges gilt für Staten beim Lennox-Gastaut-Syndrom. Treten kleine Anfälle in dichter Häufung auf, ist eine Erkennung des Status leicht möglich. Fehlen aber klinische Anfallsentladungen weitgehend oder ganz, so ist die Diagnose oft nur durch das EEG möglich. Anders als im Status von Spike-wave-Absencen ist dabei die Korrelation zwischen bioelektrischer epileptischer Aktivität und Bewusstseinslage nur locker. Auch während kontinuierlicher hypersynchroner Aktivität kann eine eindeutige Bewusstseinseinschränkung fehlen. Das klinische Bild wird dann von psychischen Störungen wie Reizbarkeit, Verstimmung, Antriebsverarmung und eigenartig läppischem, unkooperativen Verhalten sowie kognitiven Ausfällen geprägt.

Auch die bei Kindern mit Pseudo-Lennox-Syndrom und ESES gelegentlich am Tage auftretenden nichtkonvulsiven Staten machen sich manchmal nur durch Verhaltensauffälligkeiten und Störungen der zeitlichen und räumlichen Orientierung sowie anderer kognitiver Funktionen bemerkbar. Die Differenzialdiagnose von Dämmerzuständen hat einen psychogenen Stupor, der auch bei Epilepsiekranken mit Retardierung auftreten kann, Intoxikation, Enzephalitis, konfusionelle Migräne u. a. in Betracht zu ziehen.

Literatur

Camfield P, Camfield C (2002) Epileptic syndromes in childhood: clinical features, outcomes, and treatment. Epilepsia 43 (Suppl 3): 27–32

Chee MW, Kotagal P, Van Ness PC et al. (1993) Lateralizing signs in intractable partial epilepsy: blinded multiple-observer analysis. Neurology 43: 2519–2525

Commission (1998) Guidelines for neuroimaging evaluation of patients with uncontrolled epilepsy considered for surgery. Commission on Neuroimaging of the International League Against Epilepsy. Epilepsia 39: 1375–1376

Ebner A, Dinner DS, Noachtar S, Lüders H (1995) Automatisms with preserved responsiveness: a lateralizing sign in psychomotor seizures. Neurology 45: 61–64

Fogarasi A, Jokeit H, Faveret E, Janszky J, Tuxhorn I (2002) The effect of age on seizure semiology in childhood temporal lobe epilepsy. Epilepsia 43: 638–643

Frazier JL, Goodwin CR, Ahn ES, Jallo GI (2009) A review on the management of epilepsy associated with hypothalamic hamartomas. Childs Nerv Syst 25: 423–432

Hahn A, Pistohl J, Neubauer BA, Stephani U (2001) Atypical »benign« partial epilepsy or pseudo-Lennox syndrome. Part I: symptomatology and long-term prognosis. Neuropediatrics 32: 1–8

Herbst F, Heckmann M, Reiss I et al. (2002) Hemiconvulsion-Hemiplegia-Epilepsy-Syndrome (HHE). Klin Pädiatr 214: 126–127

Kellinghaus C, Loddenkemper T, Wyllie E et al. (2006) ILAE Task Force for Epilepsy Classification. Suggestion for a new, patient-oriented epilepsy classification. Nervenarzt 77: 961–969

Leutmezer F, Serles W, Lehrner J et al. (1998) Postictal nose wiping: a lateralizing sign in temporal lobe complex partial seizures. Neurology 51: 1175–1177

Leventer RJ, Guerrini R, Dobyns WB (2008) Malformations of cortical development and epilepsy. Dialogues Clin Neurosci 10: 47–62

Lüders H, Award I (1991) Conceptual considerations. In: Epilepsy surgery Lüders H (ed) pp. 51–62, Raven Press New York

Lüders H (2008) Textbook of Epilepsy Surgery, 1. Ed. Informa Healthcare, New York

Lüders HO, Dinner DS, Morris HH, Wyllie E, Comair YG (1995) Cortical electrical stimulation in humans. The negative motor areas. Adv Neurol 67: 115–129

Lüders HO, Turnbull J, Kaffashi F (2009) Are the dichotomies generalized versus focal epilepsies and idiopathic versus symptomatic epilepsies still valid in modern epileptology? Epilepsia 50: 1336–1343

Neubauer BA, Hahn A, Doose H, Tuxhorn I (2005) Myoclonic-astatic epilepsy of early childhood - definition, course, nosography, and genetics. Adv Neurol 95: 147–155

Obeid M, Wyllie E, Rahi AC, Mikati MA (2009) Approach to pediatric epilepsy surgery: State of the art, Part I: General principles and presurgical workup. Eur J Paediatr Neurol 13: 102–114

Oguni H, Imaizumi Y, Uehara T, Oguni M, Fukuyama Y (1993) Electroencephalographic features of epileptic drop attacks and absence seizures: a case study. Brain Dev 15: 226–230

Olivier A, Gloor P, Andermann F, Ives J (1982) Occipitotemporal epilepsy studied with stereotaxically implanted depth electrodes and successfully treated by temporal resection. Ann Neurol 11: 28–432

Penfield W und Rasmussen T (1950) The cerebral cortex of men. Macmillan press, New York

Ray A, Kotagal P (2005) Temporal lobe epilepsy in children: overview of clinical semiology. Epileptic Disord 7: 299–307

Specchio N, Vigevano F (2006) The spectrum of benign infantile seizures. Epilepsy Res 70 (Suppl 1):S156–167

Wyllie E (2010) Treatment of Epilepsy, 5 th ed. Wolters Kluwer, New York

Verlaufsformen von Epilepsien fokaler Genese

B. Neubauer, A. Hahn

B. A. Neubauer, A. Hahn (Hrsg.), *Dooses Epilepsien im Kindes- und Jugendalter*,
DOI 10.1007/978-3-642-41954-6_9, © Springer-Verlag Berlin Heidelberg 2014

9.1 Symptomatische oder kryptogene Epilepsien mit Anfällen fokaler und multifokaler Genese

Unter den Epilepsien mit Anfällen fokaler und multifokaler Genese finden sich weniger als bei Epilepsien mit primär generalisierten Anfällen Verlaufsformen, die als nosographische Einheiten abgegrenzt werden können. Der Verlauf von Epilepsien fokaler Genese zeigt vielmehr eine kaum übersehbare Variabilität. Sie wird in ihrer Gänze erst erkennbar, wenn man langjährige Krankheitsverläufe bei vielen Kindern überblickt. Man kann dann oft einen Wechsel des syndromatischen Charakters beobachten. So kann eine infantile epileptische Enzephalopathie (Ohtahara-Syndrom) in ein West-Syndrom und dieses in ein Lennox-Gastaut-Syndrom übergehen. Ein West- und ein Lennox Gastaut-Syndrom wiederum können in eine Epilepsie mit komplexen Partialanfällen einmünden. Benigne Partialepilepsien können selten von primär generalisierten Epilepsien abgelöst werden.

Die enorme Vielfalt der Krankheitsbilder wird verständlich, wenn man sich die ätiopathogenetische Heterogenität fokaler Epilepsien und die altersabhängige, d. h. maturationsbedingte unterschiedliche Reagibilität des Gehirnes vor Augen hält. So sind West- und Lennox-Gastaut-Syndrom keine in sich einheitlichen Krankheitsbilder, sondern polyätiologische, durch spezielle altersgebundene Anfallssymptome gekennzeichnete Syndrome. Eine Ausnahme bildet das Spektrum der idiopathischen Partialepilepsien, das nosographische Schwerpunkte erkennen lässt, wobei allerdings große Überlappungen der verschiedenen Symptomkreise bestehen.

Fokale Anfälle mit elementarer Symptomatik aller Qualitäten können als einziges Merkmal das klinische Bild der Epilepsie bestimmen oder aber ein integrierendes Merkmal bilden, d. h. mit anderen Anfallsformen zusammen auftreten. Mit Ausnahme der oft monosymptomatischen Rolando-Epilepsie, auf die als idiopathische Epilepsie in anderem Zusammenhang eingegangen wird, bedürfen monosymptomatische Epilepsien immer einer besonders eingehenden und u. U. mehrfachen diagnostischen Abklärung, da neben lokalisierten Defekten z. B. in Form von Narben und Dysgenesien

aller Art auch dysontogenetische oder andere Tumoren ursächlich sein können. Da die Veränderungen sehr klein und schwierig von gesunden Hirnstrukturen zu differenzieren sein können, führt oft nur eine hochauflösende Kernspintomographie in entsprechender Technik durch einen erfahrenen Untersucher zur Diagnose (◻ Abb. 9.1). Monosymptomatische Krankheitsbilder sind häufig besonders schwer zu behandeln oder gar therapieresistent. Ein operatives Vorgehen muss ggf. erwogen werden, kommt aber meist nur in Betracht, wenn bildgebend ein eindeutiger Befund zu erheben ist.

Häufiger treten die verschiedenen Formen von fokalen Anfällen mit elementarer Symptomatik in Kombination mit anderen Anfällen fokaler Genese auf. So können ihnen große Anfälle im Verlauf schon vorausgehen, sie begleiten oder im späteren Verlauf folgen. Fokale Anfälle im Säuglingsalter können auch das Initialsymptom einer Epilepsie sein, die später in ein West- oder Lennox-Gastaut-Syndrom übergeht. Oft sieht man elementar-fokale Symptome als Initialsymptom (Aura) komplexer Partialanfälle, was dann ein wichtiger Hinweis auf den möglichen Ursprungsort des Anfallsgeschehens ist.

> ❯ Als Regel kann gelten, dass eine Epilepsie mit läsionell bedingten Herdanfällen niemals in eine Epilepsie mit primär generalisierten Anfällen übergeht. Seltene Ausnahmen bestätigen diese Regel.

Komplexe Partialanfälle können wie bereits ausgeführt bei sehr verschiedenen Formen von Epilepsien fokaler Genese und auch im Spätstadium ungünstig verlaufender primär generalisierter Epilepsien vorkommen. Man darf Epilepsien mit komplexen Partialanfällen also nicht als nosologische Entität verstehen oder womöglich mit dem Begriff der »Temporallappenepilepsie« gleichsetzen. Kinder mit Temporallappenepilepsie haben komplexpartielle Anfälle, aber nicht alle Kinder mit komplex-partiellen Anfällen haben eine Temporallappenepilepsie. Komplexe Partialanfälle können vielmehr von verschiedenen Hirnregionen ihren Ausgang nehmen. Neben dem Temporallappen kommen v. a. das Frontalhirn, der Parietal- und der Okzipitallappen als Ursprungsort in Betracht. Es müssen also **temporale** und **extratemporale Epi-**

9

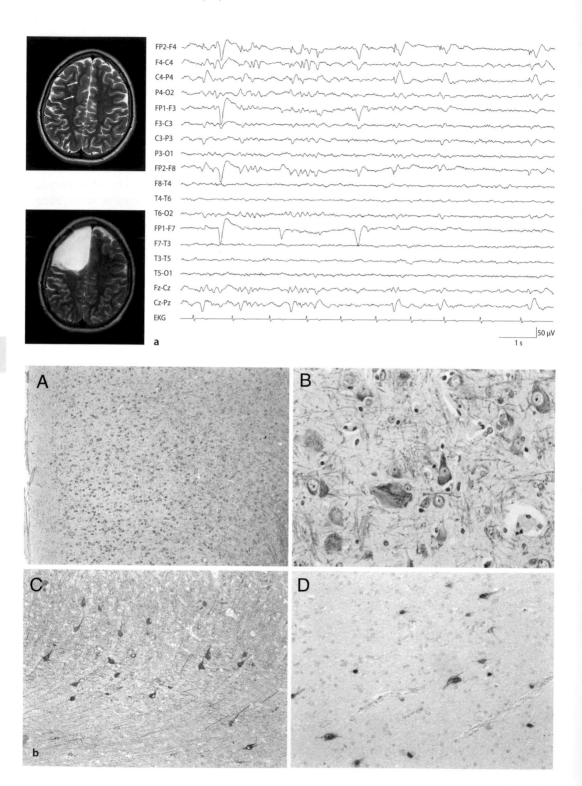

lepsien mit komplex-partiellen Anfällen unterschieden werden.

Für komplexe Partialanfälle gilt in besonderem Maße, was bereits über die allgemeine Pathophysiologie fokaler Anfälle ausgeführt wurde: Irritative, symptomatogene, Schrittmacher- und läsionelle Zone stimmen in vielen Fällen lokalisatorisch nicht überein (▶ Kap. 8, ▶ Abb. 8.1). Das die komplexe Symptomatik wesentlich bestimmende limbische System kann infolge seiner weiträumigen Verbindungen auch von entfernten Regionen »angestoßen« und in das Anfallsgeschehen einbezogen werden.

Die hinsichtlich der verantwortlichen Schrittmacher und deren Lokalisation unterschiedlichen Formen von **extratemporalen Epilepsien** mit komplexen Partialanfällen zeigen ätiologische und symptomatische Besonderheiten. Auf sie wird deshalb bei den speziellen lokalisationsbezogenen Verlaufsformen fokaler Epilepsien eingegangen.

Eine Sonderstellung nehmen die gutartigen Epilepsien des Säuglingsalters mit komplex-partiellen Anfällen (»Watanabe Syndrom«) und die ebenso wohl meistens gutartigen komplex-partiellen Epilepsien mit affektiver Symptomatik bei älteren Kindern ein.

◄ **▢ Abb. 9.1** 13-jähriges Mädchen mit therapieresistenter Frontallappenepilepsie. **a** Im 3-Tesla-MRT mit Dünnschichtung Nachweis einer laminären Heterotopie frontal rechts und im postoperativen MRT Status nach Resektion. Im präoperativen EEG kombinierter Herdbefund frontal rechts. **b** Histopathologischer Befund einer FCD Typ II. (Mit freundlicher Genehmigung von Prof. Pagenstecher, Institut für Neuropathologie, Philipps-Universität Marburg). *A*: Darstellung der Kortexschichtung von links (Hirnoberfläche) nach rechts (Marklager) mit fehlender Abgrenzbarkeit der Layer II–VI (Klüver-Barrera-Färbung). *B*: Querliegendes Riesenneuron (Hirnoberfläche oben; Klüver-Barrera-Färbung) *C*: Im Übergang zum Marklager und im Marklager selbst Darstellung eines Streifens großer immunoreaktiver Neurone (MAP2-Färbung). *D*: Nachweis von Neuronen auch im tieferen Marklager (Neu2-Färbung)

9.1.1 Epilepsia partialis continua (Kojewnikow-Syndrom)

– Bien u. Elger 2008, Guerrini 2009

Es handelt sich um einen prolongierten Status fokal-motorischer Anfälle. Lokalisatorisch meist eng begrenzte, also z. B. nur einen Daumen oder eine Hand betreffende Kloni treten in unregelmäßiger, gelegentlich auch regelmäßiger rhythmischer Folge über Stunden, Tage oder auch Monate auf. Sie dauern meistens auch im Schlaf an. Phasenweise können sie sich im Sinne eines »march« auf andere Regionen ausbreiten. Neurologisch findet sich meistens eine mehr oder weniger ausgeprägte Hemiparese. Die Ursachen der Epilepsia partialis continua sind vielfältig. In einem großen Teil der Fälle finden sich abgelaufene Hirnschädigungen oder Dysgenesien mit entsprechenden Befunden in der Bildgebung als Ursache. Auch mitochondriale Enzephalopathien (▢ Abb. 9.2), insbesondere ein Morbus Alpers-Huttenlocher, sind mögliche Ursachen.

Eine weitere Gruppe bilden Fälle mit langsam progredienten Hirnerkrankungen unklarer und vermutlich heterogener Ätiologie. Die wichtigste Form stellt die sog. **Rasmussen-Enzephalitis** dar. Hierbei handelt sich um eine chronische Enzephalitis zumeist nur einer Hemisphäre. Neuropathologisch finden sich häufig entzündliche Veränderungen des Hirngewebes mit Glianknötchen und perivaskulären Infiltraten. Die Ätiologie ist nicht vollständig geklärt, doch handelt es sich vermutlich um eine Autoimmunerkrankung. Der Liquor zeigt eine Eiweißvermehrung, kann aber auch normal sein. Führende klinische Symptome sind epileptische Anfälle, zunehmende Hemiparese und Demenz.

Bei mehr als 50% der Fälle tritt eine Epilepsia partialis continua auf. Im EEG finden sich eine schwere seitenbetonte Verlangsamung sowie fokale und generalisierte hypersynchrone Aktivität. Bildgebende Verfahren zeigen eine progrediente Atrophie der betroffenen Hemisphäre. Der Verlauf ist wellenförmig, aber insgesamt progredient. Länger anhaltende Plateauphasen mit schwersten Defektsymptomen sind möglich. Auch formes frustes kommen vor (▢ Abb. 9.3). Die Therapie besteht in

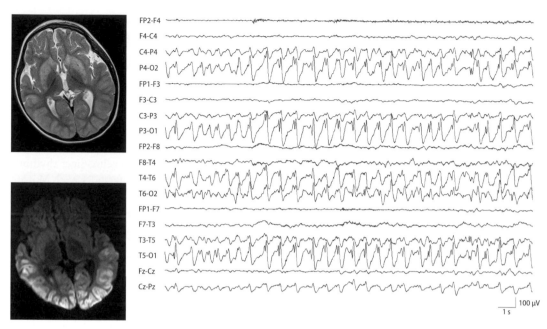

◘ Abb. 9.2 5-jähriger Junge mit mitochondrialer Zytopathie. Im EEG okzipitales Anfallsmuster mit langsamen amplituden-hohen sharp waves. Klinisch epileptischer Nystagmus. Im MRT Ödem der Basalganglien und des okziptialen Kortex in den T2-gewichteten Bildern sowie Signalanhebung temporo-okzipital in den DWI-Sequenzen

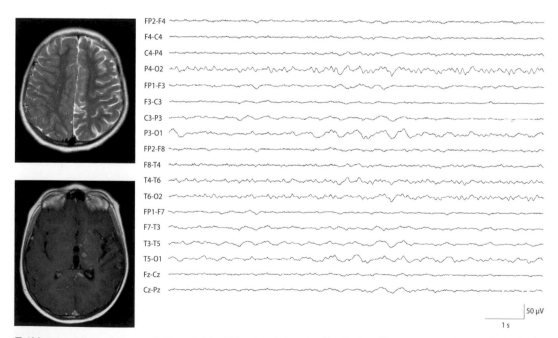

◘ Abb. 9.3 12-jähriger Junge mit zirkumskripter Sklerodermie (en coup de sabre) und langsam progredienter, vorwiegend linkshemisphäraler Enzephalitis. Klinisch Hemiparese rechts, Demenz und vereinzelte Anfälle. Im EEG einseitige Verlang-samung. Im T2-gewichteteten MRT kortikale Atrophie und in der KM-verstärkten T1 Sequenz Signalanhebungen der Basal-ganglien links im Sinne einer Schrankenstörung

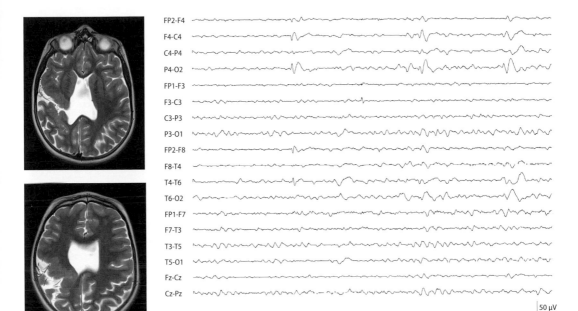

◨ Abb. 9.4 9-jähriges Mädchen mit Temporallappenepilepsie bei Schizenzephalie. Im EEG stumpfe »sharp waves« mit Phasenumkehr über zentro-temporal rechts

Fällen mit bereits vollständiger Hemiplegie und therapieresistenter Epilepsie in der sog. funktionellen Hemisphärektomie.

9.1.2 Lokalisationsbezogene Verlaufsformen

Epilepsien des Temporallappens

— Fogarasi et al. 2002, Ray u. Kotagal 2005

Führendes Symptom von Epilepsien des Temporallappens sind komplexe Partialanfälle.

Mesiotemporale Epilepsie Diese mit mesiotemporalen (amygdalo-hippokampalen, limbischen oder primär rhinenzephalen) Anfällen einhergehende Epilepsie ist die häufigste Form der Temporallappenepilepsien des Kindesalters.

▪ **Ätiopathogenese**
Betroffen sind Kinder aller Altersstufen. In vielen, besonders älteren Statistiken sind Säuglinge und junge Kleinkinder unterrepräsentiert, was seine Ur-

sache sicher in der oft schwierigen Erkennung von komplexen Partialanfällen in dieser Altersstufe hat. Ätiopathogenetisch spielen bei Kindern der ersten 7 Lebensjahre dysontogenetische Tumoren (z. B. Gangliogliome, Hamartome) sowie Migrationsstörungen jeder Art eine besonders wichtige Rolle (◨ Abb. 9.4). Diese strukturellen Veränderungen können sehr klein und eng umschrieben und nur durch sehr differenzierte Kernspinuntersuchung mit axial durch den Temporallappen gelegten dünnen Schichten nachweisbar sein.

Eine weitere häufige Ursache ist die mesiale temporale Sklerose nach frühkindlichen prolongierten, meistens genetisch determinierten febrilen und afebrilen Anfällen und Anfallsstaten (Cendes et al. 2003). Die Ammonshornsklerose ist oft in den ersten 10 Lebensjahren noch nicht nachweisbar und wird erst später im MRT erkennbar. Eine Volumometrie des Temporallappens und eine Positronenemissionstomographie (PET) können wichtige diagnostische Hilfen sein. Histopathologisch finden sich ein Zelluntergang und eine Sklerose; v. a. in den Sektoren CA1 und CA4, dem Gyrus dentatus und in der Amygdala. Der Bildung von sog. Moosfasern

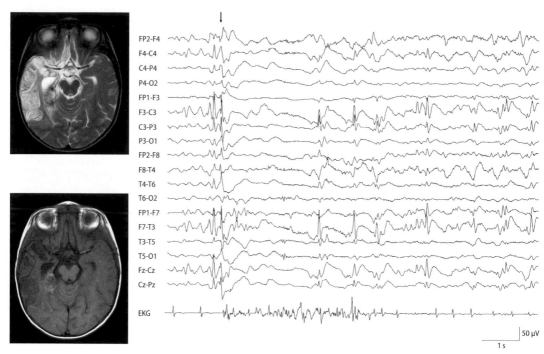

☐ Abb. 9.5 7-jähriger Junge mit therapieresistenten Temporallappenanfällen bei Z. n. Herpesenzephalitis. (Patient wie ► Abb. 4.8, ► Kap. 4). Im EEG ausgeprägte hypersynchrone Aktivität in Form von frontal betonten »sharp waves«. Zudem Registrierung eines kurzen tonischen Anfalls mit vorangehender Myoklonie (*Pfeil*)

(»mossy fibers«), die zu neuronalen Fehlinervationen führen, kommt eine wichtige Rolle in der Pathogenese zu. Die Hippokampussklerose tritt in ca. 2/3 der Fälle einseitig auf. Bei rund 1/3 der Fälle findet man im Kindesalter eine sog. duale Pathologie, d. h. zusätzliche extratemporale Läsionen oder Fehlbildungen (Woermann u. Vollmar 2009). Der genaue kausale Zusammenhang zwischen prolongierten Fieberkrämpfen, Hippokampussklerose und Temporallappenepilepsie ist bislang nicht vollständig geklärt.

Weiterhin führen Enzephalitiden, insbesondere die Herpesenzephalitis, häufig zur Schädigung der Temporallappen und zu komplex-partieller Epilepsie (☐ Abb. 9.5). Dass außer hirnorganischen Schäden ätiopathogenetisch eine u. U. nur im EEG erkennbare genetische Disposition zusätzlich von Bedeutung sein kann, wurde bereits erwähnt. Eine Sonderstellung nimmt die genetisch determinierte benigne Partialepilepsie mit komplexen Partialanfällen ein.

▪ Symptomatologie

Die Symptomatologie temporaler komplexer Partialanfälle lässt bei durchaus unscharfen Grenzen zwei Gruppen erkennen (► Übersicht):
- für die mesiotemporale Epilepsie charakteristische amygdalo-hippokampale (mesiobasale, limbische oder rhinenzephale) Anfälle und
- temporolaterale Anfälle.

> **Symptomatik komplexer Partialanfälle bei Temporallappenepilepsien**
> — Amygdalo-hippokampale Anfälle
>   - Olfaktorische, gustatorische Auren
>   - Epigastrische Auren
>   - Mydriasis, Blässe, Apnoe
>   - Oroalimentäre Automatismen
>   - Angst
> ▼

- Temporolaterale Anfälle
  - Auditive und sensorische Auren
  - Dreamy states
  - Illusionen
  - Komplexe Halluzinationen
  - Emotionale Symptome
  - Sprachstörung

Für **amygdalo-hippokampale Anfälle** (mesialer Temporallappen) sind olfaktorische, gustatorische, epigastrische und von Angst bestimmte Auren, vegetative Symptome und oroalimentäre Automatismen besonders charakteristisch. Die Reorientierung erfolgt im Gegensatz zu frontal ausgelösten komplexen Partialanfallen langsam. Postiktual können für längere Zeit erhebliche Merkfähigkeitsstörungen bestehen, die nur bei gezielter Befragung oder durch Testung zu eruieren sind.

Temporolaterale (neokortikale) Anfälle sind von der vorgenannten Anfallsform zu unterscheiden. Ihre Symptomatik ist bestimmt von sensorischen und psychischen Phänomenen wie z. B. sensorischen, insbesondere auditiven Auren, »dreamy states« oder Illusionen. Die Diagnose ist deshalb bei jüngeren und behinderten Kindern, die ihre Empfindungen nicht zu verbalisieren vermögen, schwierig. Man muss sich dann diagnostisch an die objektiven Anfallsphänomene halten. Eine Abgrenzung gegenüber den vorher genannten amygdalo-hippokampalen Anfällen ist in diesen Fällen kaum zu treffen. Darüber hinaus können sich temporolaterale Anfälle auch auf mesiale Strukturen ausbreiten, wodurch sich die symptomatologischen Grenzen der Anfallssyndrome verwischen.

Bei allen Bemühungen um eine Ordnung temporaler Anfallsformen muss man sich vor Augen halten, dass die Anfallserregung vielfältige Ausbreitungswege gehen kann, z. B. über ipsilaterale Frontalregionen zum gegenseitigen Frontallappen und weiter zum kontralateralen Temporallappen.

- **EEG**

Das **Anfalls-EEG** zeigt sehr variable Veränderungen. Am häufigsten ist wie bei Erwachsenen eine initiale Abflachung, der meistens temporal oder frontotemporal betonte monomorphe rhythmische Theta-Wellen folgen. Sie verlangsamen sich während des Anfallsablaufes und gehen in die postiktuale, zunächst rhythmische, dann polymorphe Verlangsamung über. In anderen Fällen sieht man fokale spike-wave-ähnliche Muster, Serien von raschen Spitzen u. a. Das Anfallsmuster zeigt oft eine ausgeprägte Tendenz zur Ausbreitung auf benachbarte Hirnregionen und zur Gegenseite. Es hat deshalb nur begrenzten lokalisatorischen Wert.

Informativer ist diesbezüglich die postiktuale Verlangsamung, die ausführlich abgeleitet werden muss. Das **Intervall-EEG** zeigt bei der Temporallappenepilepsie des Kindes oft bunte und eher irreführende Veränderungen. Zumindest bei jungen Kindern kann der erwartete, temporal lokalisierte Fokus auch im Schlaf fehlen. Es finden sich stattdessen seitenwechselnde, multifokale und auch generalisierte Veränderungen, die nicht einmal eine sichere Lateralisation zulassen.

> Die beste Information gibt die interparoxysmale oder auch postiktuale fokale Verlangsamung, die sich häufig vornehmlich im unabdingbar notwendigen Schlaf-EEG darstellt.

EEG-Befunde bei komplex-partiellen Epilepsien extratemporaler Genese werden bei den entsprechenden Verlaufsformen besprochen. Weitere Beispiele für EEG-Veränderungen bei Temporallappenepilepsien finden sich im Doose-EEG-Atlas (Doose 2002). Es muss bei der EEG-Interpretation aber immer bedacht werden, dass bei komplexen Partialepilepsien im Kindesalter der lokalisatorische Wert der EEG-Befunde begrenzt ist und der Bildgebung mit modernen Verfahren die größere Bedeutung zukommt. Darüber hinaus ist immer daran zu denken, dass sowohl bei temporalen als auch bei extratemporalen Epilepsien eine genaue Analyse des Anfallsablaufes wichtige Lateralisationshinweise geben kann.

- **Prognose**

Die verschiedenen Formen von Temporallappenepilepsien zeigen sehr variable Verläufe. Manche Kranke haben häufige, teilweise tägliche Anfälle, andere wochenlange freie Intervalle und dann serienhafte Anfallshäufungen (Cluster). In der Regel besteht keine feste Bindung an den Schlaf-Wach-Rhythmus. Zwischen der Häufigkeit der Anfälle und der Prognose bestehen keine engen Beziehungen. Epilepsien mit seltenen Anfällen können jeder Behandlung trotzen, während solche mit häufigen, womöglich täglichen Anfällen manchmal rasch auf die Medikation reagieren. Die Korrelation zwischen EEG-Befund und Anfallsbereitschaft ist oft nur locker.

Ungünstige prognostische Kriterien sind anamnestische Anfallsstaten einschließlich prolongierter Fieberkrämpfe, mentale Retardierung und eine diffuse Verlangsamung der EEG-Grundaktivität. Nach eigener Erfahrung korreliert allein eine rhythmische Verlangsamung der Grundaktivität im Theta-Bereich eng mit einer ungünstigen Prognose. Lässt man Patienten mit idiopathischen benignen Epilepsien außen vor, werden nur 30–40% der Patienten mit Temporallappenepilepsien anfallsfrei (Crompton et al. 2010). In den resistenten Fällen muss ohne zu langes Zögern die Frage der Operabilität geprüft werden. Die operative Therapie der mesiotemporalen Epilepsie hat besonders gute Erfolgsaussichten. Kranke mit Temporallappenanfällen bieten häufig neben einer Intelligenzminderung auch eine Wesensänderung, woraus bedeutende Probleme bei der sozialen Eingliederung entstehen können.

Epilepsien des Frontallappens

- Bass et al. 1995, Fogarasi et al. 2001

Die klinische und die EEG-Symptomatik frontaler Anfälle umfasst ein breites Spektrum unterschiedlicher Phänomene. Diese Vielfalt verschiedener Anfallsformen ist erst mit der Differenzierung der modernen invasiven Diagnostik, mit der Entwicklung polygraphischer Untersuchungen sowie mit der Einführung von Video-Doppelbild-Aufzeichnungen und metabolischen Untersuchungsverfahren (PET) bekannt geworden. Und dennoch kann die Diagnose einer frontalen Epilepsie auch heute noch größte Schwierigkeiten bereiten; nicht zuletzt, weil das Kopfhaut-EEG diagnostisch gänzlich im Stich lassen kann. Die verschiedenen Anfallsformen gruppieren sich nur zu einem kleinen Teil zu nosographischen Entitäten (z. B. familiäre Frontallappenepilepsie).

Auch bei den benignen idiopathischen Partialepilepsien kommen unzweifelhaft Anfälle frontaler Genese vor (Hahn et al. 2001). Die auf einem epileptischen negativen Myoklonus beruhenden **aton-**astatischen Anfälle** sowie die **atypischen Absencen beim Pseudo-Lennox-Syndrom** haben ihren Ursprung bzw. ihre Mitursache meistens in der Frontalregion. In der Entstehung des ESES spielen ebenso frontale epileptogene Areale eine entscheidende Rolle.

Atypische Absencen frontaler Genese kommen außerdem als führendes Symptom bei epileptischen Enzephalopathien wie dem Lennox-Gastaut-Syndrom und dem Spät-Lennox-Syndrom vor. Selten findet man sie auch als einziges Symptom einer benignen Partialepilepsie. Gleiches gilt für **tonische Anfälle frontaler Genese** beim West-, Lennox-Gastaut- und Spät-Lennox-Syndrom.

Myoklonische Anfälle frontaler Genese bei älteren Kindern als Symptom eines Spät-West-Syndroms sind insgesamt selten. Sie können mit primär generalisierten myoklonischen Anfällen verwechselt werden.

Frontotemporale komplexe Partialanfälle spielen bei den extratemporalen Epilepsien symptomatologisch eine dominierende Rolle. **Supplementär-motorische Anfälle** mit dem führenden Symptom des unilateralen oder bilateralen Arm-posturing mit Versivbewegung von Kopf und Augen bei erhaltenem Bewusstsein (ATNR-Muster) wurden bereits beschrieben.

Komplex-partielle Anfälle frontaler Genese unterscheiden sich symptomatisch von anderen, z. B. temporalen komplexen Partialanfällen deutlich (▶ Übersichten). Charakteristisch ist der plötzliche Beginn. Kurze Auren kommen zwar vor, sind aber bei Kindern nicht charakteristisch.

Allgemeine Charakteristika frontaler Anfälle
- Hohe Anfallsfrequenz mit täglich zahlreichen Anfällen, auch in Serien oder
- Auftreten der Anfälle in Clustern mit mehrtägigen oder längeren freien Intervallen
- Kurze Dauer der Anfälle
- Plötzlicher Beginn und plötzliches Ende der Anfälle
- Fehlen einer postiktualen Verwirrtheit
- Neigung zu blitzhaft schneller Generalisation
- Neigung zur Ausbildung von konvulsiven und nichtkonvulsiven Staten

Führendes Symptom sind bizarre, chaotisch wirkende Bewegungsstürme: wildes Strampeln und Treten (Radfahrbewegungen), Schlagen und Fuchteln mit den Armen, Wälzen und Wühlen, rhythmische Beckenbewegungen z. T. in Knie-Ellenbogen-Lage, Reiben an den Genitalien, lautes Schreien auch obszönen Inhalts. Bei manchen Kindern sind diese Symptome von Zeichen furchtbarer Angst und äußersten Schreckens begleitet. Die Augen sind weit aufgerissen und das Gesicht ist gerötet mit blassem Munddreieck (»terror fits«). Das Bewusstsein ist nur leicht getrübt oder eingeengt. Manche Kinder rennen im Anfall blitzhaft schnell davon und verbergen sich in einer Ecke (»running fits«), andere vermögen während des Anfalls zielgerichtet zu agieren (z. B. zu schlagen oder mit Gegenständen zu werfen). Das Geschehen dauert meist weniger als 30 Sekunden und endet ebenso abrupt, wie es begonnen hat (▶ Übersicht).

Symptomatologie komplex-partieller Anfälle bei Frontallappenepilepsie

— Stereotype Symptomatik
— Abrupter Beginn
— Turbulente polymorphe Bewegungsstürme
— Angst und Schrecken
— Wenig eingetrübtes Bewusstsein
— Lautes Schreien (z. T. obszönen Inhalts)
— Vegetative Symptome
— Abruptes Ende
— Keine postiktuale Verwirrtheit
— Hohe Anfallsfrequenz
— Ähnlichkeit mit psychogenen Anfällen

Ganz im Gegensatz zu temporalen komplex-partiellen Anfällen ist das plötzliche Ende des Anfalls für Außenstehende und die Patienten klar erkennbar. Gelegentlich wird dieses vom Patienten mit den Worten kommentiert: »So, das war's!«. Es besteht keinerlei postiktuale Verwirrtheit, höchstens eine gewisse Ermattung. Anfälle dieser Art können sich stereotyp viele Male am Tag und besonders auch nachts wiederholen oder auch in Clustern mit freien Intervallen auftreten. In Phasen von Anfallshäufungen können die Kinder erhebliche Verhaltensstörungen, z. T. psychotiformen Charakters, bieten. Eine sichere anatomische Zuordnung kann nicht getroffen werden. Es ist wahrscheinlich, dass neben mesiofrontalen, besonders zingulären Regionen durch Ausbreitung auch der Mandelkern einbezogen ist, durch dessen Stimulation Angstanfälle ausgelöst werden können.

Besonders wichtig ist, dass das Bewusstsein während frontaler Anfälle auch bei ausgeprägter motorischer Symptomatik ganz oder partiell erhalten sein kann. In diesen Fällen kann der Anfall manchmal durch exogene Stimuli wie laute Ansprache oder durch emotionale Stimuli abgeschwächt oder sogar unterbrochen werden. Dies verleitet erfahrungsgemäß leicht zur fälschlichen Annahme eines psychogenen Anfalls.

■ **Differenzialdiagnose**

Die größten differenzialdiagnostischen Schwierigkeiten bereiten zumeist die hypermotorischen Anfälle und die sog. »terror-fits«, die leicht als psychogene Anfälle missdeutet werden. Zu diesem Fehler verleitet besonders das oft nicht nur im Intervall, sondern auch während des komplex-partiellen Anfalls normale EEG. Eine Unterscheidung ist aber bei Kenntnis der möglichen Symptomatik (▶ Übersichten) und Erfahrung mit diesem Krankheitsbild in der Regel auch ohne invasive Diagnostik möglich.

Differenzialdiagnostisch muss auch berücksichtigt werden, dass komplex-partielle Anfälle des geschilderten Typs nicht nur bei läsionell bedingten Epilepsien vorkommen, sondern auch im Rahmen der idiopathischen Partialepilepsien. Die sehr seltene familiäre Epilepsie mit nächtlichen Frontallappenanfällen ist an der familiären Häufung analoger Fälle zu erkennen. Die frühere Deutung dieser komplex-partiellen Anfälle als »nächtliche paroxysmale Dystonie« ist heute nicht mehr aktuell (Bertrand et al. 2002). Abzugrenzen sind von den eigentlichen frontalen komplexen Partialanfällen frontal ausgelöste temporale (frontotemporale) Anfälle. Nach initialer frontaler versiver, posturaler oder asymmetrischer tonischer Symptomatik kommt es zu einem typischen temporalen komplexen Partialanfall.

Die Differenzialdiagnose von aton-astatischen Anfällen fokaler Genese ist in ▶ Kap. 8, ▶ Tab. 8.3 dargestellt. Die generalisierten EEG-Muster bei diesen Anfallsformen führen immer wieder zur Fehldiagnose primär generalisierter Anfälle, z. B. zur

Diagnose einer primär generalisierten myoklonisch-astatischen Epilepsie.

■ **EEG**

Die EEG-Befunde bei Epilepsien des Frontallappens sind entsprechend der vielfältigen Funktionsbereiche und der speziellen Anatomie dieses großen Hirnareals sehr variabel und können hier nicht im Detail besprochen werden. Hierzu wird auf den DooseEEG-Atlas verwiesen (Doose 2002). Zwei Umstände erschweren die EEG-Diagnostik erheblich.

━ Zum einen können mesiofrontale Regionen (Gyrus cinguli bei frontalen komplexen Partialanfällen, supplementär-motorische Region bei versiven und posturalen Anfällen) im Intervall und selbst während eines Anfalls im Kopfhaut-EEG »stumm« bleiben.

━ Zum anderen werden fokale Veränderungen mit und ohne hypersynchrone Aktivität aufgrund der ausgeprägten interhemisphärischen Verbindungen meistens blitzartig zur Gegenseite fortgeleitet, so dass das Kopfhaut-EEG eine Lokalisation nicht zulässt. Weniger häufig findet man konstant einseitige Foci.

Besonders hingewiesen sei auf einen häufigen und in seiner Form besonders charakteristischen frontalen Herdbefund. Kennzeichnend sind amplitudenhohe negative biphasisch steile Wellen. Wenn ihnen »sharp waves« vorgelagert sind, bereitet ihre Identifizierung keine Schwierigkeiten, fehlen aber hypersynchrone Anteile, werden sie leicht übersehen oder womöglich als Artefakte verkannt (▶ Kap. 8, ▶ Abb. 8.11).

Epilepsien des Okzipitallappens

━ Sveinbjornsdottir u. Duncan 1993, Doose et al. 2002, Jobst et al. 2010

Die bereits ausführlich geschilderte Symptomatologie von Anfällen okzipitaler Genese kann in sehr variablen Konstellationen auftreten, von denen einige den Charakter von Entitäten haben. Wichtig ist immer zu klären, ob es sich um eine läsionell bedingte oder genetisch determinierte benigne okzipitale Epilepsie handelt.

Die **benignen okzipitalen Epilepsien** gehören, wie Familienuntersuchungen gezeigt haben, zum großen Formenkreis der Epilepsien bei hereditärer

zerebraler Maturationsstörung. Auf sie wird in ihren verschiedenen Erscheinungsformen in ▶ Abschn. 9.2 näher eingegangen.

Als Ursache sog. **symptomatischer okzipitaler Epilepsien** kommen alle strukturellen Anomalien in Betracht, die eine Partialepilepsie verursachen können. Deshalb ist eine detaillierte Bildgebung erforderlich. Konstante neurologische Symptome wie bleibende Gesichtsfeldausfälle und seitenkonstante EEG-Herdbefunde sprechen für eine läsionelle Genese (◘ Abb. 9.6). Die Anfallssymptomatik ist vielfältiger als bei benignen okzipitalen Partialepilepsien. Neben typischen okzipitalen Anfällen kommen, verursacht durch die rasche Ausbreitung der Anfallsentladung, Anfälle mit temporaler, parietaler und frontaler Symptomatik vor. Deren okzipitale Entstehung ist dann oft nicht leicht zu eruieren, weil das EEG generalisierte sowie temporal und frontal betonte Veränderungen, aber nur inkonstant einen okzipitalen Herd zeigen kann. Einen differenzialdiagnostisch verwertbaren Hinweis auf die okzipitale Genese einer generalisierten hypersynchronen Aktivität bildet ihre konstante Blockierung durch Augenöffnen. Die genannten diagnostischen Schwierigkeiten gelten v. a. auch für okzipitale Epilepsien des Neonaten und jungen Säuglings. Bei diesen jungen Kindern sind eine gestörte visuelle Entwicklung und auch nur zeitweise auftretende okzipitale Anfallssymptome diagnostisch wegweisend.

Eine seltene und meistens ungünstig verlaufende Sonderform ist die Epilepsie mit okzipitalen Verkalkungen. Sie ist überzufällig mit einer Zöliakie assoziiert, nach der gezielt gefahndet werden muss (Nakken et al. 2005). Eine ebenfalls seltene Differenzialdiagnose der okzipitalen Epilepsien bilden mitochondriale Enzephalopathien wie das MELAS. Die typischen »strokelike episodes« können erst im späteren Verlauf auftreten. Bei einigen dieser Kinder und insbesondere bei solchen mit einer Epilepsia partialis continua können Mutationen im Polymerase-Gamma-Gen (POLG1) nachgewiesen werden (Engelsen et al. 2008).

Epilepsien des Parietallappens

━ Sveinbjornsdottir u. Duncan 1993, Kim et al. 2004

Epileptische Störungen im Bereich des Parietallappens können zu somatosensorischen Reiz- und

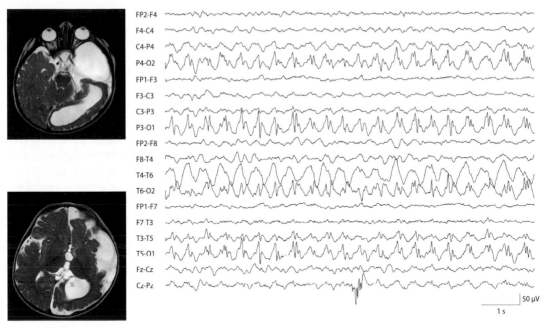

◘ Abb. 9.6 10 Monate alter Junge mit komplexer Hirnfehlbildung, Kopfhaut-Nävus, Kolobomen, Hemiparese rechts und okzipitalen Anfällen. Im EEG diskontinuierliche sharp waves biokzipital bei tonischer Kopf- und Blickwendung nach rechts

Ausfallserscheinungen, visuellen Halluzinationen, Metamorphopsie, vertiginösen Symptomen, Körperschemastörungen u. a. führen. Sind solche Zeichen als Initialsymptom z. B. komplexer Partialanfälle oder supplementär-motorischer Anfälle zu eruieren, muss an einen parietalen Ursprung gedacht und die Schrittmacherzone in diesem Bereich gesucht werden. Die Symptome sind infolge der raschen Ausbreitung des Anfallsgeschehens oft flüchtig, oder sie verfallen der Amnesie durch den komplexen Partialanfall. Darüber hinaus ist eine solche Symptomatik besonders bei jungen Kindern schwer in Erfahrung zu bringen. Umso mehr gilt es, durch wiederholte Befragung der Patienten selbst nach solchen lokalisatorischen Hinweisen zu suchen, die ggf. die Gestaltung der weiteren Diagnostik wesentlich bestimmen. Bei ungenauer Anamnese können die somatosensorischen Empfindungen der Patienten mit psychogenen Symptomen verwechselt werden.

9.1.3 Therapie von überwiegend symptomatischen Epilepsien mit einfachen und komplexen Partialanfällen

Die Therapie der Partialepilepsien erfolgt je nach Ätiologie unterschiedlich.

Für die **benignen Partialepilepsien** und verwandte Krankheitsbilder gelten besondere Regeln, auf die im entsprechenden Kapitel eingegangen wird.

Die Therapie von Epilepsien mit **komplexen Partialanfällen** erfolgt nach dem gleichen Prinzip wie die Behandlung der fokalen Epilepsien mit elementarer Symptomatik, gestaltet sich aber häufig besonders schwierig. Es bleibt nur der Versuch, durch äußerst systematischen Wechsel und notfalls durch unterschiedliches Kombinieren der Medikamente eine Besserung zu erzielen. Dabei orientiert sich die Gestaltung der Therapie am klinischen Verlauf und weniger am EEG. Immer ist zu bedenken, dass die Dosis der Medikamente nur so hoch gewählt werden darf, wie sie noch einen eindeutigen Nutzen bringt. Andernfalls riskiert man Begleiteffekte, die für den Patienten gravierender sein können als einzelne Anfälle.

Für die Behandlung der **symptomatischen** und **kryptogenen Epilepsien** mit Partialanfällen steht heutzutage eine Vielzahl von Antiepileptika zur Verfügung, deren Wirksamkeit meist gut belegt ist. Um einen allgemeingültigen Therapiealgorithmus vorgeben zu können, wären jedoch kontrollierte randomiserte Vergleichsstudien zwischen zwei oder mehr Medikamenten notwendig. Solche Untersuchungen (sog. Head-to-head-Studien) fehlen für neuere Antiepiletika aber fast vollständig. Werden kontrollierte und randomisierte Studien durchgeführt, so untersuchen sie häufig heute nicht mehr gebräuchliche Medikamente, sind industriefinanziert und schließen vorwiegend nur Erwachsene ein (Chadwick et al. 2009).

Breitere internationale Beachtung hat aber die sog. SANAD-Studie gefunden. Zwar war diese Untersuchung nicht randomisiert, doch umfasste sie insgesamt 2.400 Patienten und 8.000 Patientenbeobachtungsjahre. Für die fokalen symptomatischen Epilepsien zeigt sie eine Überlegenheit von Lamotrigin im Vergleich zu Carbamazepin, Gabapentin und Topiramat. Oxcarbazepin ist dem Lamotrigin vermutlich gleichwertig. Andere Präparate wie z. B. Valproat und Levetiracetam wurden in diesem Zweig der Studie leider nicht untersucht (Marson et al. 2007).

> Im Hinblick auf Wirksamkeit und Verträglichkeit sind Lamotrigin und Oxcarbazepin derzeit die Mittel der ersten Wahl.

Ebenfalls sehr effektiv sind Levetiracetam, Valproat, Zonisamid und das leider selten gut verträgliche Topiramat (Verrotti et al. 2010, Lagae 2009). Eine Monotherapie mit einem dieser Präparate ist anzustreben. Kann mit einer Monotherapie kein befriedigender Therapieeffekt erreicht werden, sollte eine Kombinationstherapie erfolgen. Sinnvolle und häufig erfolgreiche Medikamentenkombinationen sind Lamotrigin/Valproat, Lamotrigin/Levetiracetam, Valproat/Oxcarbazepin und Valproat/Topiramat. Eine evidenzbasierte Aussage darüber, welcher dieser Medikamentenkombinationen der Vorzug zu geben ist bzw. in welcher Reihenfolge sie eingesetzt werden sollten, kann nicht gemacht werden.

Die »alten« Antiepileptika wie Primidon, Phenytoin, Clobazam oder Clonazepam (in geringer Dosierung) sind sicher häufig nicht weniger wirksam, haben jedoch oft eine ungünstige Pharmakokinetik oder ein unvorteilhaftes Nebenwirkungsprofil. Vigabatrin wird wegen der hohen Rate von wohl größtenteils irreversiblen konzentrischen Gesichtsfeldausfällen (15% im Kindesalter) fast ausschließlich bei Patienten mit tuberöser Sklerose und West-Syndrom eingesetzt. Bei Säuglingen und Kleinkindern sowie in Fällen, in denen das EEG neben fokalen Symptomen auch solche konstitutioneller generalisierter Krampfbereitschaft zeigt, sind Topiramat, Levetiracetam oder Primidon oft wirksamer als Carbamazepin oder Oxcarbazepin. Bei therapieschwieriger Epilepsie können darüber hinaus auch die ketogene Diät oder die Implantation eines Vagusnervstimulators wertvolle Therapieoptionen sein.

> Nach zwei, spätestens drei gescheiterten Monotherapien muss bei Epilepsien mit komplexen Partialanfällen durch eine eingehende Diagnostik die Frage der Operabilität geprüft werden.

Diese Diagnostik beinhaltet Langzeitableitungen oder ein Intensivmonitoring zur Erfassung von Anfällen und zur genauen Lokalisation des Anfallsursprungs, eine Kernspintomographie mit axial durch den Temporallappen gelegten und koronaren dünnen Schichten sowie ggf. auch eine invasive Diagnostik.

Bei der Entscheidung über eine **Beendigung der Therapie** sind verschiedene Faktoren zu berücksichtigen. Prognostisch ungünstig sind strukturelle Läsionen im MRT, eine rhythmische Verlangsamung des EEGs (6–7 Hz), der Nachweis einer fokalen Verlangsamung oder von epilepsietypischen Potenzialen und ein initial schlechtes Therapieansprechen. In solchen Fällen kann ein Absetzen nach etwa 5 Jahren erwogen werden. Prognostisch günstig ist eine rasch eingetretene Anfallsfreiheit unter Monotherapie bei Patienten ohne neurologische und intellektuelle Beeinträchtigung mit normalem MRT-Befund. Hier ist ein Absetzversuch nach 2 Jahren möglich. Auch bei der Beendigung der Therapie nehmen die seltenen benignen idiopathischen, komplexen Partialepilepsien mit zentrotemporalen »sharp waves« eine Sonderstellung ein. Weitere Ausführungen zum Absetzen von Antiepileptika finden sich ► Kap. 19.

9.1.4 Partialepilepsien im Säuglingsalter

━ Nabbout u. Dulac 2008

Läsionelle Partialepilepsien im Säuglingsalter

Epilepsien mit Anfällen fokaler Genese haben bei Säuglingen einige symptomatische Besonderheiten (Nabbout u. Dulac 2008). Die größte Gruppe bilden Epilepsien läsioneller, dysgenetischer und metabolischer Ätiologie. Die Anfallssymptomatik ist polymorpher als bei älteren Kindern. Fokale Symptome sind weniger konstant lokalisiert, sondern oft seitenwechselnd und z. T. sekundär generalisiert. Die Kopfregion ist häufig in Form von beidseitigen Augenlidzuckungen, wechselseitiger Verziehung des Mundes und epileptischem Nystagmus beteiligt. Autonome Symptome wie Mydriasis, Speichelfluss, Tachypnoe, orale Automatismen, bizarre automatische Bewegungen der Extremitäten u. a. sind häufig. Ein nicht selten zu beobachtendes Verharren oder ein ängstlicher Gesichtsausdruck zu Beginn des Anfalls lassen bei solchen Kindern auf eine Aura schließen. Der Verlauf kann fluktuierend sein mit Phasen von geringer bzw. hoher Anfallsfrequenz. Es besteht dabei eine Neigung zu prolongierten Anfällen und Staten, oft mit wechselnder Seitenbetonung oder Halbseitigkeit.

Idiopathische Partialepilepsien des Säuglingsalters mit benignem Verlauf

━ Nabbout u. Dulac 2008, Okumura et al. 2006

Partialepilepsien der ersten Lebensjahre wurden früher regelhaft den symptomatischen Epilepsien zugeordnet. Erst in den 1990er Jahren wurde eine Gruppe von Krankheitsbildern herausgearbeitet, die mit Fehlen läsioneller Faktoren, normaler psychomotorischer Entwicklung und zum Teil familiärem Auftreten die wesentlichen Merkmale idiopathischer Epilepsien zeigen.

So beschrieb Watanabe erstmals eine **idiopathische benigne Epilepsie des Säuglingsalters mit** **komplexen Partialanfällen.** Diese Epilepsieform wird nach ihren fast gleichzeitig tätigen Beschreibern und je nach Land auch als **Watanabe-, Fukuyama-** oder **Vigevano-Epilepsie** bezeichnet. Später zeigte sich, dass die Symptomatologie vielfältiger ist, d. h. sekundär generalisierende Anfälle und große Anfälle ohne fokale Symptome einschließt. Die von Watanabe beschriebene Epilepsieform und Fälle mit allein sekundär generalisierten Anfällen wurden von anderen Autoren später unter dem Begriff **benigne Partialepilepsie des Säuglings** zusammengefasst.

Auch hier sind die normale Entwicklung der Kinder, das Auftreten der Anfälle in Clustern mit oder ohne initiale fokale Symptome (Kopf- und Blickwendung) und sekundäre Generalisation charakteristisch. Ebenso ist auch bei diesen Fällen das Intervall-EEG in der Regel normal und die Prognose gut. Diagnostisch wegweisend ist das häufig familiäre Auftreten der Anfälle, was die Annahme einer autosomal-dominanten Vererbung erlaubt. Eine Variante der benignen familiären Säuglingskrämpfe bilden Epilepsien, die mit dystonen oder seltener kinesiogenen Choreoathetosen kombiniert sind. Molekulargenetische Untersuchungen ergaben in verschiedenen Großfamilien divergierende Kopplungsbefunde. Ein mehrfach berichteter Genort liegt auf Chromosom 16 (Weber et al. 2008).

Diese **benignen familiären Säuglingskrämpfe** stehen nosographisch wiederum in einer Reihe mit den **benignen familiären neonatalen Anfällen** (sog. BFNS) und den benignen **familiären neonatal-infantilen Anfällen** (sog. BFNIS). Bei den BFNIS handelt es sich um ein autosomal-dominant vererbtes Epilepsiesyndrom mit guter Prognose. Die Anfälle beginnen zwischen dem 2. und 7. Lebensmonat mit afebrilen fokalen, sekundär generalisierten Anfällen und enden in aller Regel vor dem 12. Lebensmonat. Im EEG findet sich wohl häufig ein okzipitaler Anfallsbeginn. Mutationen in einem zentral exprimierten Natriumkanal (SCN2A) konnten bei mehreren, aber nicht bei allen diesen Familien nachgewiesen werden (Herlenius et al. 2007).

Als weitere Entität konnte das sog. **ICCA-Syndrom** (»infantile convulsions and paroxysmal choreoathetosis«) abgegrenzt werden. Bei betroffenen Patienten treten im Säuglingsalter in aller Regel einfach zu behandelnde epileptische Anfälle wie oben dargestellt auf. Die Anfälle sistieren dann im Verlauf spontan. Mit einer Latenz von mehreren Jahren kann es dann zur Manifestation einer episodischen extrapyramidalen Bewegungsstörung kommen. Diese äußert sich zumeist in einer paroxysmalen kinesiogenen, also durch Bewegungen ausgelösten Choreoathetose (**paroxysmale kinesiogene Dyskinesie**, PKD) und beginnt in der Regel nach dem 5. Lebensjahr, manchmal noch deutlich später. Diese episodische Bewegungsstörung persistiert vermutlich lebenslang, spricht aber im typischen Fall gut auf niedrige Dosen von Carbamazepin oder auch Oxcarbazepin an. Als Ursache sind Mutationen im **PRRT2-Gen** auf Chromosom 16 identifiziert worden (Heron et al. 2012). Bei manchen Patienten mit solchen Mutationen treten auch nur PKD ohne Säuglingsanfälle auf. Zudem können verschiedene weitere Krankheitsbilder wie die **familiäre hemiplegische Migräne** und die **episodische Ataxie** durch Mutationen im PRRT2-Gen ausgelöst werden (Méneret et al. 2013).

■ **Ätiopathogenese**

Von der von Watanabe beschriebenen **benignen Epilepsie mit komplexen Partialanfällen** bzw. der **benignen Partialepilepsie des Säuglings** sind normal entwickelte Kinder im Alter von 2–9 Monaten betroffen. Zwar scheinen wie oben ausgeführt genetische Faktoren von wesentlicher Bedeutung zu sein, doch besteht keine Verwandtschaft mit den ebenfalls genetisch (mit)bedingten Partialepilepsien (HIBM-Epilepsien) (▶ Abschn. 9.2) älterer Kinder. Schwangerschafts- und Geburtsanamnese sind normal. Stoffwechseluntersuchungen und Bildgebung fallen unauffällig aus.

■ **Klinik**

Die Anfälle beginnen meist zwischen dem 5. und 8. Lebensmonat und halten oft auch nicht länger als 3 Monate an. Die Anfälle treten häufig in Clustern auf und gehen mit Arrest, leerem Blick, verminderter Reaktion auf Ansprache, oralen Automatismen, Kopf- und Blickdeviation und auch sekundärer Generalisation einher. Weinen oder sogar Schreien während der Anfälle kommt ebenfalls vor. Zudem können generalisierte Anfälle ohne erkennbare initiale fokale Symptomatik beobachtet werden.

■ **EEG und Prognose**

Das EEG ist im Intervall zumeist unauffällig und zeigt während der Anfälle fokale Entladungen (Okamura et al. 2006 und 2007). Die Prognose scheint mit und ohne Therapie günstig zu sein.

■ **Differenzialdiagnose**

Differenzialdiagnostisch müssen läsionelle oder metabolische Epilepsien mit Manifestation im Säuglingsalter abgegrenzt werden. Unauffälliges interiktuales EEG und normale MRT- und Stoffwechseluntersuchungen sowie der günstige Verlauf erlauben aber zumeist schon frühzeitig eine Differenzierung.

■ **Therapie**

Bei vereinzelten Anfällen oder nur einzelnen Clustern von Anfällen ist eine medikamentöse Behandlung nicht zwingend erforderlich. Ansonsten sind niedrige Dosen von Carbamazepin, aber auch andere Antiepileptika wirksam. Eine Überbehandlung ist zu vermeiden. Ein Absetzversuch sollte aufgrund der guten Prognose mit Ende des ersten Lebensjahres erfolgen.

9.2 Idiopathische Partialepilepsien und verwandte Syndrome bei sog. hereditärer zerebraler Maturationsstörung (HIBM)

Der Begriff Epilepsie verbindet sich allgemein mit der Vorstellung einer chronischen, ohne Behandlung ungünstig verlaufenden Krankheit. In der Tat hat sich aber schon vor Jahrzehnten gezeigt, dass es unter den Epilepsien des Kindesalters eine Gruppe von Krankheitsbildern gibt, die zwar gelegentlich unter fast dramatischen Erscheinungen verlaufen, aber letztlich immer eine gute Prognose haben, d. h. spätestens in der Pubertät völlig ausheilen (Doose et al. 1997, Hahn et al. 2001, Doose et al. 2001, Neubauer et al. 2002, Hahn und Neubauer 2009). Die häufigste Form gutartiger Epilepsien des Kindesalters ist die benigne Partialepilepsie mit zentrotemporalen »sharp waves«; die sog. Rolando-Epilepsie. Daneben gibt es aber eine Reihe weiterer seltenerer Partialepilepsien und nicht mit Anfällen, aber mit epileptischen EEG-Veränderungen und psycho-

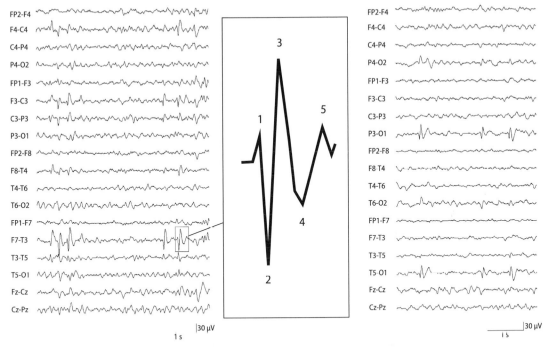

Abb. 9.7 Morphologie fokaler »sharp waves« bei benignen Partialepilepsien. *Links*: präzentro-temporaler 5-phasiger Sharp-wave-Fokus bei einem 10-jährigen Jungen mit Rolando-Epilepsie. *Rechts*: okzipitaler Fokus bei einem 5-jährigen Jungen mit EBOSS

mentalen Beeinträchtigungen einhergehender Syndrome, denen jedenfalls hinsichtlich der epileptischen Symptomatik eine gute Prognose gemeinsam ist. Will man die große Variabilität der Symptomatik und v. a. die Verwandtschaft der einzelnen Syndrome miteinander richtig verstehen, ist ein Blick auf pathogenetische Zusammenhänge unverzichtbar.

Schon vor Jahrzehnten erkannte man, dass der benignen Partialepilepsie mit zentrotemporalen »sharp waves« eine spezielle genetische Disposition zugrunde liegt. Sie kommt im EEG in charakteristisch strukturierten, aus 5 Komponenten bestehenden »sharp waves« zum Ausdruck (■ Abb. 9.7). In früheren Arbeiten wurde ein autosomal-dominanter Vererbungsmodus angenommen, doch verhalten sich eineiige Zwillinge bzgl. des EEG-Merkmals nur teilweise konkordant (Vadlamudi et al. 2006). Auch die Ergebnisse von Geschwisteruntersuchungen divergieren mit 6–40% Merkmalsträgern erheblich. Dennoch wurde die Hypothese einer autosomal-dominanten Vererbung dieser EEG-Anomalie kürzlich erneut aufgestellt (Bali et al. 2007). Interes-

santerweise scheint bei Fällen mit atypischem Verlauf wie z. B. dem Pseudo-Lennox-Syndrom die genetische Komponente deutlich größer zu sein als bei den klassischen Formen (Doose et al. 2001; Vadlamudi et al. 2006; ■ Abb. 9.15). Bei gesunden Kindern sieht man fokale »sharp waves« des beschriebenen Typs in der bemerkenswerten Häufigkeit von ca. 2%. Es handelt sich also um eine weit verbreitete genetische Eigenschaft. Nur etwa 10% der Merkmalsträger bieten zerebrale Anfälle.

Molekulargenetische Untersuchungen machen es wahrscheinlich, dass in einem Teil der Fälle eine Störung im Chromosom 15q14 (entspricht heute 15q13.2) von Bedeutung ist (Neubauer et al. 1998).

Ausgehend von dem charakteristischen EEG-Befund wurde eine Reihe von epileptischen Syndromen definiert, die unter dem Begriff der idiopathischen, d. h. genetisch determinierten Partialepilepsien zusammengefasst wurden. Diese auch in der ILAE-Klassifikation berücksichtigte Syndromatologie hat indessen bedeutende Schwächen. Sie wird der tatsächlich zu beobachtenden beträchtlichen

Variabilität der klinischen Symptomatik bei Kindern mit genetisch bedingten fokalen »sharp waves« nur unvollkommen gerecht. Dies hat seine Ursache darin, dass die Definition der genannten Syndrome an jeweils ausgelesenen typischen Fällen erfolgte.

Ein anderes Bild erhält man, wenn man nicht von den klinischen Symptomen sondern vom EEG-Befund ausgeht; d. h. wenn man fragt, unter welchen Erscheinungen sich diese spezielle, mit fokalen »sharp waves« einhergehende genetische Anomalie manifestieren kann. Solche Untersuchungen wurden in Familien, in denen mehrere Kinder den charakteristischen EEG-Befund boten (Multiplex-Familien), durchgeführt (Doose u. Baier 1989; Kavros et al. 2008): Hierbei zeigte sich, dass die in fokalen »sharp waves« zum Ausdruck kommende genetische Anomalie sich selbst innerhalb einer Geschwisterschaft in sehr variablen klinischen Erscheinungen äußern kann (► Übersicht).

Symptomatologie hereditärer zerebraler Maturationsstörungen

- Primäre Entwicklungsretardierung
- Teilleistungsstörungen (Dysphasie, Dyslexie u. a.)
- Neugeborenenkrämpfe
- Fieberkrämpfe
- Epilepsien
  - Rolando-Epilepsie
  - Pseudo-Lennox-Syndrom (frontale Epilepsie)
  - Benigne psychomotorische Epilepsie
  - Benigne okzipitale Epilepsie
- Landau-Kleffner-Syndrom (z. T. ohne Anfälle)
- ESES (z. T. ohne Anfälle)
- Klinisch asymptomatische Fälle

Es handelt sich dabei keineswegs nur um Epilepsien, sondern wahrscheinlich sehr viel häufiger um Entwicklungsstörungen unterschiedlicher Art ohne Anfälle. Hierzu gehören v. a. Teilleistungsstörungen wie z. B. Sprachentwicklungsverzögerung, Dyslexie oder visuomotorische Koordinationsstörungen. Seltener handelt es sich auch um globale primäre Entwicklungsstörungen. Bei den mit Anfällen einhergehenden Manifestationsformen reicht das

Spektrum von Neugeborenenkrämpfen über Fieberkrämpfe und einfache Rolando-Anfälle bis hin zu schweren Krankheitsbildern wie dem Pseudo-Lennox-Syndrom, dem ESES und dem Landau-Kleffner-Syndrom. Die epileptischen Syndrome können dabei nicht als scharf abgrenzbare Entitäten verstanden werden, sondern sind nur Spitzen in einem breiten Spektrum von Symptomen, d. h. also Schwerpunkte mit besonders hervortretenden klinischen Charakteristika. Die Grenzen zwischen ihnen sind unscharf und es bestehen große symptomatische Überlappungen.

Insgesamt lässt die Symptomatologie von Krankheitsbildern mit fokalen und multifokalen »sharp waves« also ein breites Spektrum erkennen. Dabei ist den Partialepilepsien und den nichtepileptischen Krankheitsbildern eine Reihe wichtiger Gemeinsamkeiten eigen. Sie betreffen die EEG-Veränderungen, deren Lokalisation und ausgeprägte Altersabhängigkeit sowie ihr familiäres Auftreten. Gemeinsamkeiten bestehen auch in den primären Entwicklungsstörungen (natürlich nicht in den sekundären epilepsiebedingten Defiziten). Sie sind bei den nichtepileptischen Kindern Leitsymptom und bei den epilepsiekranken fakultatives Symptom.

Die Gesamtschau dieser symptomatologischen Gemeinsamkeiten führte, gestützt auf umfangreiche Familienuntersuchungen, zur Arbeitshypothese einer hereditären zerebralen Maturationsstörung (»hereditary impairment of brain maturation«, HIBM; Doose u. Baier 1989).

Die Zusammenfassung epileptischer und nichtepileptischer Krankheitsbilder in diesem Konzept bedingt die Frage, warum nur ein kleiner Teil der Kinder zerebrale Anfälle bekommt, die Mehrzahl trotz z. T. erheblicher EEG-Veränderungen hingegen aber nicht. Die Beantwortung dieser Frage ist leicht. Verlaufs- und Familienuntersuchungen ergaben, dass Partialepilepsien auf dem Boden von HIBM fast immer multifaktoriell bedingt sind. In je nach Alter bis zu 80% der Fälle konnten EEG-Merkmale einer genetischen Anfallsbereitschaft generalisierten Typs wie generalisierte »spikes and waves«, Theta-Rhythmen oder fotoparoxysmale Reaktionen nachgewiesen werden.

Aus diesen Befunden wurde geschlossen, dass eine HIBM-Disposition alleine nur sehr selten, nämlich bei nur etwa 2% der Betroffenen zur Epilepsie führt (Doose u. Baier 1989). Diese Rate kann sich aber bei Mitwirkung weiterer genetischer Faktoren deutlich erhöhen.

Die damit skizzierte Komplexität des pathogenetischen Bedingungsgefüges macht die große Variabilität klinischer Erscheinungen aber nur teilweise verständlich. Eine Reihe weiterer Faktoren kann pathoplastische Bedeutung gewinnen. So kann die der HIBM zugrunde liegende Störung in verschiedenen Phasen der Hirnentwicklung beginnen. Sie kann schon bei der Geburt vorhanden sein und sich sowohl in einer primären Entwicklungsstörung wie auch in Neugeborenenkrämpfen äußern. Dies ließ sich kürzlich auch molekulargenetisch belegen (Neubauer et al. 2008). Wie die EEG-Befunde zeigen, kann die HIBM unterschiedlich ausgeprägt und schwerpunktmäßig unterschiedlich lokalisiert sein. Neben der wahrscheinlich häufigsten Rolando-Lokalisation kommen okzipitale, frontale und temporale Lokalisationen vor (◻ Abb. 9.7; ◻ Abb. 9.9; ◻ Abb. 9.16). Im Verlauf des Einzelfalles ist eine »Wanderung« der fokalen Schwerpunkte häufig. Weiter muss eine so weit verbreitete genetische Disposition schon rein zufällig mit anderen, ebenso weit verbreiteten, zu zerebralen Anfällen disponierenden genetischen Faktoren wie z. B. der Disposition zu Fieberkrämpfen zusammentreffen. Es muss daher in der Population zwangsläufig viele Individuen geben, die Träger mehrerer unterschiedlicher pathogener Eigenschaften sind und damit ein erhöhtes Risiko für zerebrale Anfälle haben.

Es ist zu erwarten, dass Individuen mit einem in dieser Weise erhöhten Risiko für zerebrale Anfälle in einer Population von Epilepsie-Kranken gehäuft vorkommen. Diese Erwartung erfüllt sich: Patienten mit Rolando-Epilepsie haben gehäuft Fieberkrämpfe und Kinder mit Fieberkrämpfen zeigen andererseits gehäuft Rolando- und okzipitale Foci. Zudem finden sich im EEG von Kindern mit benignen Partialepilepsien gehäuft generalisierte »spikes and waves«, Fotosensibilität und Theta-Rhythmen.

◻ **Tab. 9.1** Rolando-Epilepsie

Manifestation	Zumeist normal entwickelte Kinder, Jungen häufiger als Mädchen, Beginn im 2.–12. Lebensjahr
Klinik	Rolando-, unilaterale, generalisierte tonisch-klonische Anfälle, vorhergehend gehäuft Neugeborenenkrämpfe und Fieberkrämpfe
EEG	Sharp-wave-Foci zentrotemporal (aber auch parietal, temporal, okzipital) oft wechselnder Lokalisation, Schlafaktivierung
Neurologie	Meistens normal, Koordinationsstörungen oder Teilleistungsstörungen möglich
Prognose	Vollständige Remission vor oder während der Pubertät
Ätiopathogenese	Hereditäre zerebrale Maturationsstörung (HIBM)

9.2.1 Gutartige Epilepsie mit zentrotemporalen »sharp waves« (Rolando-Epilepsie)

- Doose et al. 1997, Neubauer et al. 2002, Gobbi et al. 2006, Hahn u. Neubauer 2009
- Synopsis: ◻ Tab. 9.1

■ **Ätiopathogenese**
Nach epidemiologischen Untersuchungen ist die Rolando-Epilepsie mit einem Anteil von 8–23% die häufigste Epilepsie des Kindesalters. Sie ist somit also noch etwas häufiger als die Absence-Epilepsie, deren Anteil ca. 10% ausmacht. Das Krankheitsbild wurde erstmals bereits in den 1950iger Jahren beschrieben. Seitdem ist eine nur noch schwer überschaubare Literatur entstanden. Betroffen sind überwiegend normal entwickelte Kinder im Alter von 2–10 Jahren. Am häufigsten manifestiert sich die Epilepsie zwischen dem 5. und 9. Lebensjahr. Jungen erkranken etwa 1,5-fach häufiger als Mädchen.

> Leitsymptome sind neben dem Fehlen neurologischer und mentaler Defizite idiopathische sensomotorische Herdanfälle mit und ohne Generalisation.

Das EEG zeigt bei in aller Regel altersgemäßer Grundaktivität fokale und multifokale »sharp waves« einer charakteristischen Form, bevorzugt in der Zentrotemporalregion, die im Schlaf zumeist aktiviert werden (◨ Abb. 9.8, ◨ Abb. 9.10, ◨ Abb. 9.11). Typisch ist darüber hinaus die gute, Namen gebende Prognose mit Schwinden aller klinischen und bioelektrischen Krankheitszeichen spätestens während der Adoleszenz. Diese Charakterisierung des Krankheitsbildes stellt wie im Folgenden erläutert wird, eine nicht unbeträchtliche Simplifikation dar.

In der Ätiopathogenese der Rolando-Epilepsie spielen genetische Faktoren eine dominierende Rolle. Die im EEG nachweisbaren fokalen oder multifokalen 5-Komponenten-Sharp-waves kann man als das Markersymptom einer weit verbreiteten genetischen Störung verstehen, was zur Hypothese einer erblichen Hirnreifungsstörung (HIBM) geführt hat. Bei allen Kindern mit einer Rolando-Epilepsie ist dieses EEG-Merkmal nachweisbar.

Umgekehrt erkranken aber nur etwa 10% aller EEG-Merkmalsträger an einer Rolando-Epilepsie. In 80% zeigen diese Kinder im EEG außerdem Merkmale, die auf die Mitbeteiligung einer generalisierten Anfallsbereitschaft hinweisen. Die Pathogenese der Rolando-Epilepsie ist also meistens multifaktoriell bedingt. Dies zeigt sich auch in einer erhöhten Inzidenz von Epilepsien unterschiedlicher Art in den Familien der Patienten. So ist in 20–30% der Fälle die Familienanamnese für Epilepsien positiv und es haben 6,5% der Mitglieder der engeren Familie Anfälle.

Zusammenfassend kann angenommen werden, dass die in den fokalen »sharp waves« zum Ausdruck kommende HIBM-Disposition möglicherweise einem autosomal-dominanten Erbgang unterliegt. Für die Rolando-Epilepsie ist eine multifaktorielle Pathogenese anzunehmen, wobei aber der postulierten genetischen Maturationsstörung des Gehirnes eine dominierende, die Symptomatik prägende Rolle zukommt. Diese Komplexität möglicher pathogenetischer Konstellationen muss man sich vor Augen halten, um die beträchtliche Variabilität der klinischen Symptomatologie der Rolando-Epilepsie und die enge Verwandtschaft mit anderen Formen der idiopathischen Partialepilepsie zu verstehen.

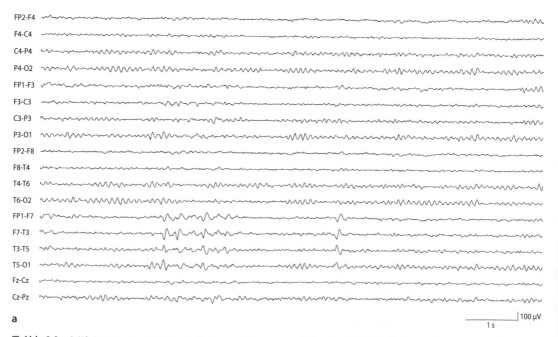

a   ⌐_____⌐ 100 µV
                                                                       1 s

◨ **Abb. 9.8a** 9-jähriger Junge mit Rolando-Epilepsie. **a** Sharp-wave-Fokus temporal links bei normaler Grundaktivität

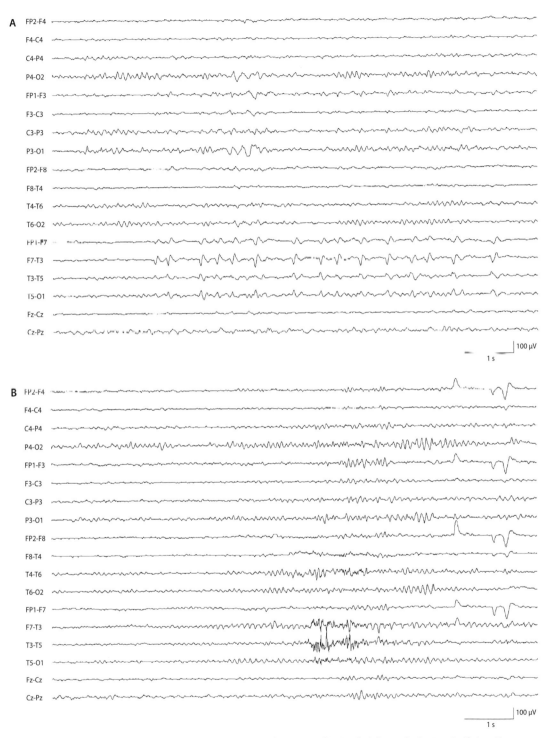

Abb. 9.8b Registrierung eines Rolando-Anfalls mit sekundärer Generalisation bei diesem Patienten. A. Aktiver Sharp-wave-Fokus temporal links. B: Auftreten von rascher Thetaaktivität temporal links, retrospektiv dabei Missempfindungen enoral rechts

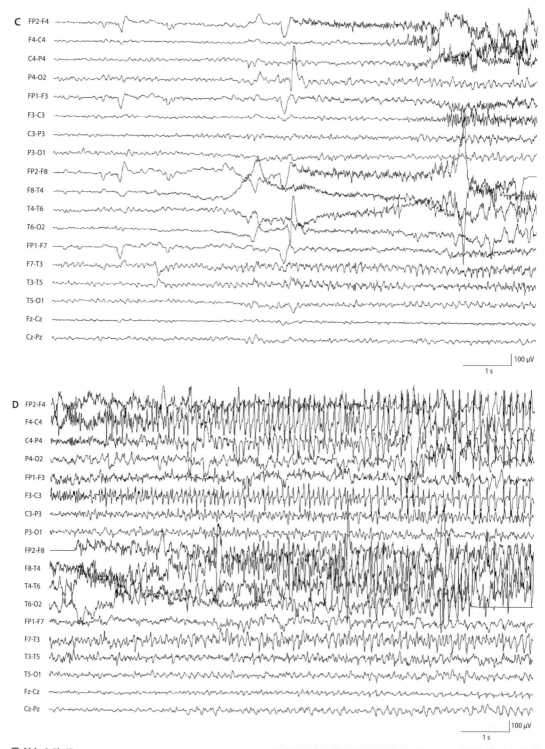

◻ **Abb. 9.8b** (Fortsetzung) Registrierung eines Rolando-Anfalls mit sekundärer Generalisation bei diesem Patienten. C: Nach kurzer Abnahme wieder Zunahme der Theta-Akivität temporal links. Nun tonisches Verziehen des rechten Mundwinkels und Greifen mit der linken Hand zum Mund. D: Dann Ausbreitung des Anfallsmusters nach frontal links und rechts bei Auftreten von raschen Spitzen. Dabei tonisches Anheben von rechtem Arm und Bein mit Einnahme einer ATNR-Position

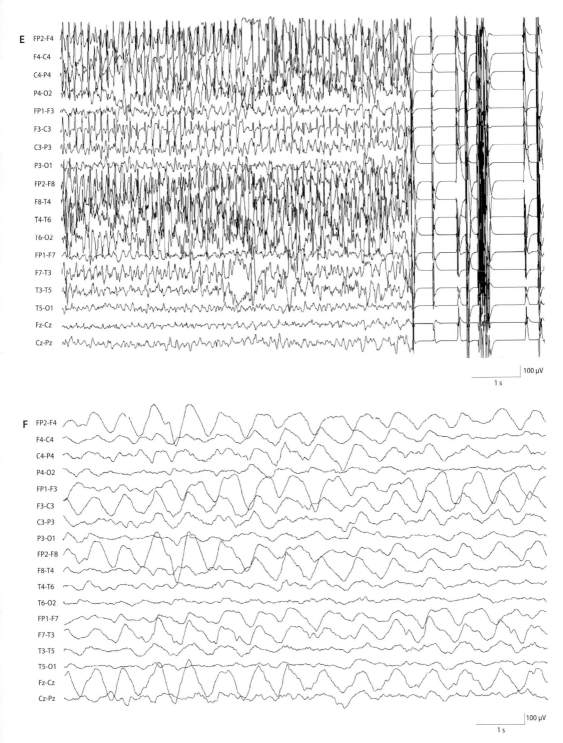

□ **Abb. 9.8b** (Fortsetzung) Registrierung eines Rolando-Anfalls mit sekundärer Generalisation bei diesem Patienten. E: Schließlich Generalisation der Spitzen und artefaktverdecktes EEG. Dabei generalisierte, rechtsbetonte Kloni. F: Nach 2 Minuten spontanes Sistieren des Anfalls und deutliche fronto-temporal und links betonte Verlangsamung

■ **Klinik**

Kennzeichnendes, wenngleich nicht häufigstes Symptom sind sensomotorische Herdanfälle im Kopfbereich mit unterschiedlich ausgeprägter Generalisation (◘ Abb. 9.8). Sie nehmen ihren Ausgang von den entsprechenden primären motorischen und sensiblen Rindenfeldern nahe der Fissura sylvii unter Einbeziehung der motorischen Sprachregion. Die Anfälle beginnen meistens mit sensiblen Reizerscheinungen in Form von Missempfindungen im Bereich der Mundhöhle, der Zunge und des Gesichtes. Selten bleibt die Missempfindung einziges Anfallssymptom. Es folgen tonische und seltener auch klonische Krämpfe im Bereich der Kaumuskulatur und einer Gesichtshälfte. Das Gesicht verzieht sich zu einer Seite. Die Kinder vermögen nicht zu sprechen oder höchstens lallend einige Worte auszustoßen. Die Sprechstörung kann nach Abklingen der motorischen Anfallserscheinungen noch für einige Minuten fortbestehen. Dies ist ein diagnostisch wegweisendes Symptom, das gezielt erfragt werden muss.

Sehr kennzeichnend ist ein vermehrter Speichelfluss. Breitet sich der Anfall auf die laryngeale und pharyngeale Muskulatur aus, entsteht das Gefühl der Atembeklemmung und es werden oft stöhnende und würgende Laute hervorgebracht. Das Bewusstsein ist während des gesamten Anfallsablaufes erhalten. Fälschlich kann der Eindruck einer Umdämmerung wie bei komplexen Partialanfällen entstehen, weil die Kinder sprachlich nicht zu reagieren vermögen. Es ist deshalb wichtig, sie nach ihren Empfindungen zu fragen. Ältere Kinder vermögen den Anfallsablauf meistens gut zu schildern. Besonders Anfälle mit laryngealer und pharyngealer Beteiligung werden von den Kindern als äußerst unangenehm empfunden und können zu heftigen Angstreaktionen führen. Neben diesen lokalisatorisch eng begrenzten fokalen Anfällen kommen auch Halbseitenanfälle vor, die von einer postiktualen Parese gefolgt sein können.

Wenngleich sensomotorische Herdanfälle mit ihrer besonders charakteristischen Symptomatik als Kennzeichen der Rolando-Epilepsie gelten, sind sie doch nicht die häufigste Anfallsform. Bei insgesamt zwei Drittel der Kinder beherrschen generalisierte tonisch-klonische Anfälle das klinische Bild. Ihre fokale Genese wird an initialen und begleitenden Herdsymptomen der geschilderten Art, an der Schlafbindung und dem EEG-Befund deutlich. Je jünger die Kinder sind, desto häufiger dominieren generalisierte Anfälle.

Zehn bis 15% der Patienten haben als erstes Anfallssymptom Fieberkrämpfe, die gehäuft durch fokale Symptome und eine besonders lange Dauer gekennzeichnet sind. In analoger Weise sind auch Neugeborenenkrämpfe bei Kindern mit Rolando-Epilepsie mehrfach überrepräsentiert. Fokale und generalisierte Anfälle treten bei der Mehrzahl der Kinder (70%) im Schlaf, insbesondere unmittelbar nach dem abendlichen Einschlafen oder im morgendlichen Leichtschlaf auf. Die Eltern bemerken nächtliche Anfälle nicht selten daran, dass das Kind lallende Laute ausstößt. Manche Kinder kommen im Zustand des Spracharrests oder der schweren Dysarthrie angsterfüllt zu den Eltern. Seltener zeigen sich die Anfälle auch oder nur über Tag. Die Anfallshäufigkeit ist von Patient zu Patient sehr unterschiedlich. Manche Kinder bieten über Jahre nur vereinzelte Anfälle. Bei anderen können, jedenfalls vorübergehend, Anfallshäufungen mit mehreren Anfällen pro Tag und Nacht auftreten. Ein Status von Rolando-Anfällen ist selten. Hierbei treten Mundwinkelzuckungen, die von motorischen Sprachstörungen begleitet sind, in dichter Folge über Stunden auf.

Für die Rolando-Epilepsie gilt ein »normaler neurologischer Befund« als typisch. Diese Feststellung ist aber problematisch. Sie beruht auf einem Zirkelschluss, da die Diagnose einer Rolando-Epilepsie jedenfalls früher nur in Fällen mit altersgemäßer psychomotorischer Entwicklung und unauffälligem neurologischen Status gestellt wurde. Bei detaillierter motoskopischer Untersuchung findet man aber häufig leichte Koordinationsstörungen. Auch leichte Sprachentwicklungsdefizite mit Dysarthrie und andere oromotorische Defizite sind durchaus nicht selten.

Analoges gilt für den angeblich immer normalen psychomentalen Status. Die neuropsychologische Untersuchung deckt oft eindeutige Störungen der visuomotorischen Koordination, eine Lese-Rechtschreib-Schwäche, Aufmerksamkeits- und Konzentrationsstörungen u. a. auf. Diese Beeinträchtigungen können in ihrer besonderen Art nicht als Symptom einer hirnorganischen Schädi-

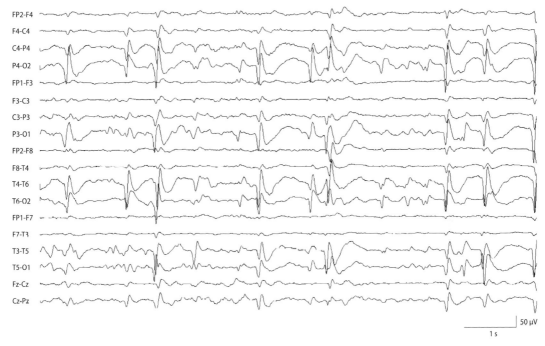

◻ Abb. 9.9 6-jähriges Mädchen mit EBOSS. Amplitudenhohe biokzipitale »sharp waves«

gung und auch nicht als Folge der Epilepsie selbst gedeutet werden (es sei denn, es wären klinische oder bioelektrische Staten aufgetreten). Viel wahrscheinlicher sind sie Symptome der hereditären zerebralen Maturationsstörung, die für die Epilepsie und die Entwicklungsdefizite in gleicher Weise ursächlich verantwortlich ist.

■ **EEG**

Das EEG zeigt im typischen Fall im Wachzustand einen zentrotemporalen Sharp-wave-Fokus mit pseudorhythmisch auftretenden, oft amplitudenhohen »sharp waves« (◻ Abb. 9.8). Die EEG-Symptomatik ist aber wesentlich variabler, als es der Name der Krankheit vermuten lässt. Man darf für die Diagnosestellung nicht auf der präzentralen Fokuslokalisation insistieren. Auch temporale und parietale Foci sind möglich. Bei Kindern der ersten 5 Lebensjahre findet man auch okzipitale oder biokzipitale Foci, die in typischer Weise durch Augenöffnen blockiert werden (▸ Kap. 8, ▸ Abb. 8.4, ◻ Abb. 9.9). Häufig ist eine Ausbreitung der »sharp waves« auf benachbarte Regionen und auf die Gegenseite zu beobachten.

In vielen Fällen findet man Multifoci, d. h. unabhängige »sharp waves« über beiden Hemisphären (◻ Abb. 9.10). Die Lokalisation der Foci kann im Verlauf wiederholt wechseln. Multifokale »sharp waves« können zu bilateral-synchronen »sharp slow waves« generalisieren, die mit Absence-Mustern verwechselt werden können. Im Schlaf kommt es regelmäßig zu einer Aktivierung der im Wach-EEG nachweisbaren Herde und gelegentlich auch zum Auftreten weiterer Foci anderer Lokalisation (◻ Abb. 9.11). Bei einigen wenigen Kindern ist das Wach-EEG konstant normal und die beschriebenen Veränderungen kommen nur im Schlaf-EEG zur Darstellung. Die Korrelation von EEG und klinischem Bild hinsichtlich Anfallsfrequenz und -symptomatik ist locker. Die Rolando-Epilepsie ist geradezu ein Musterbeispiel für die mögliche geringe Übereinstimmung von EEG-Fokus (irritative Zone) und symptomatogener Zone. Auch dies ist ein differenzialdiagnostisch verwertbares Merkmal der Gutartigkeit.

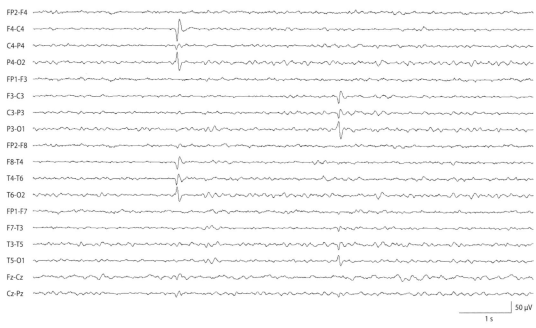

◻ **Abb. 9.10** 7-jähriges Mädchen mit Rolando-Epilepsie. Multifokale »sharp waves«

Besonders bei vor dem 5. Lebensjahr beginnender Epilepsie findet man in Verlaufsuntersuchungen gehäuft generalisierte genetische EEG-Veränderungen wie »spikes and waves«, Theta-Rhythmen und Fotosensibilität als Hinweis auf eine multifaktorielle Pathogenese. Nur sehr selten kommt es aber zu einem Syndromwandel, z. B. zur Entwicklung einer Absence-Epilepsie (Ramelli et al. 1998, Doose 2002). Dies ist dann aber nicht als Ausdruck einer genetischen Verwandtschaft zwischen Absence-Epilepsie und benigner Partialepilepsie zu werten. Schon lange ist bekannt, dass sich die den fokalen »sharp waves« und den generalisierten »spikes and waves« zugrunde liegenden genetischen Eigenschaften unabhängig voneinander vererben. Der Übergang einer Rolando-Epilepsie in ein Landau-Kleffner-Syndrom, ein Pseudo-Lennox-Syndrom oder einen ESES muss dagegen anders gedeutet werden (Doose et al. 2001).

■ **Prognose**

Die Prognose der Rolando-Epilepsie ist günstig. Die Kinder werden in aller Regel in der Pubertät erscheinungsfrei und nehmen eine normale Entwicklung. Dies gilt auch, wenn sie nicht medikamentös behandelt werden. In weniger als 5% der Fälle, also sehr selten, kann es in der Adoleszenz und im Erwachsenenalter zu vereinzelten großen Anfällen kommen. Das EEG normalisiert sich häufig erst nach Eintritt klinischer Erscheinungsfreiheit. Ausdrücklich ist zu betonen, dass das Ausmaß der EEG-Veränderungen nicht mit der aktuellen Anfallsbereitschaft und der Prognose korreliert. Das EEG ist deshalb auch als Kriterium für die Gestaltung der Therapie nicht geeignet; es sei denn, es träten statusartige generalisierte Veränderungen auf.

■ **Differenzialdiagnose**

Die Diagnose der Rolando-Epilepsie ist aufgrund des typischen klinischen Bildes und des EEG-Befundes in aller Regel ohne Schwierigkeiten zu stellen. Eingreifende diagnostische Maßnahmen erübrigen sich damit. Man kann im typischen Fall auf eine Kernspintomographie verzichten. Die größte Gefahr liegt in der Verwechslung der nächtlichen Anfälle mit komplexen Partialanfällen, die auf der fälschlichen Annahme einer Bewusstseinstrübung bei fehlender sprachlicher Reaktion auf Ansprache beruht. Bei Kindern mit großen Anfällen resultiert aus einer ungenauen Anamnese gelegentlich eine Verwechs-

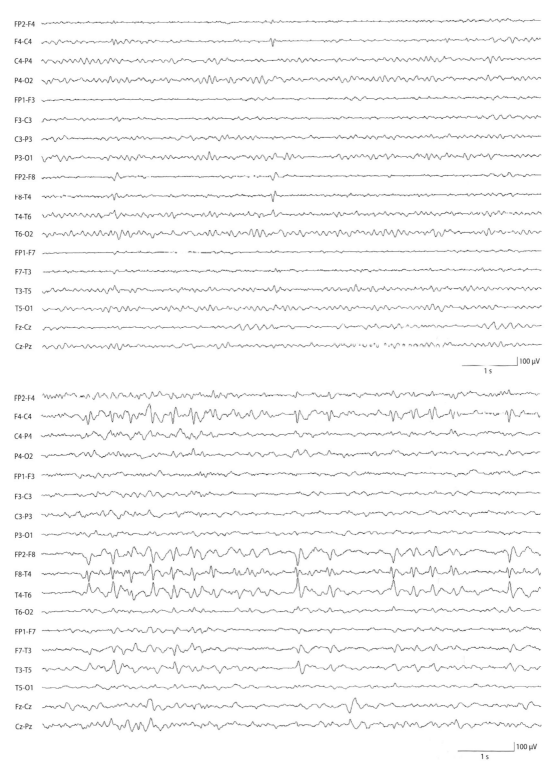

□ **Abb. 9.11** 7-jähriger Junge mit Rolando-Epilepsie. Sharp-wave-Fokus präzentro-temporal rechts mit deutlicher Aktivierung im Leichtschlaf

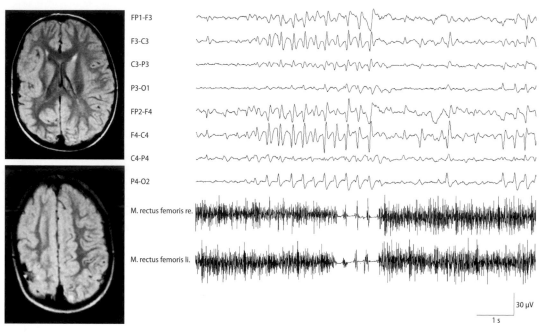

◘ Abb. 9.12 7-jähriger Junge mit ESES bei ausgedehnter Pachygyrie/Polymikrogyrie temporal rechts. Abortive astatische Anfälle mit Einknicken in den Beinen. Im Oberflächen-EMG kurze myatone Pausen in zeitlicher Relation zu »sharp waves« im EEG

lung mit der Aufwachepilepsie. Große Anfälle fokaler Genese treten kurz **vor** dem Erwachen, primär generalisierte tonisch-klonische Anfälle **nach** dem Erwachen, meistens nach dem Aufstehen auf.

Schwierigkeiten kann auch die Abgrenzung von läsionell bedingten frontalen Epilepsien mit Prärolando-Symptomatik bereiten. In der Regel haben diese Kinder aber eindeutige frontale, z. B. posturale Anfallssymptome. Bei jedem Zweifel an der Diagnose einer gutartigen Rolando-Epilepsie muss diagnostisch wie bei anderen Partialepilepsien verfahren werden, d. h. es müssen alle Möglichkeiten der Bildgebung ausgeschöpft werden. Ausdrücklich ist zu betonen, dass gut strukturierte 5-Komponenten-Sharp-slow-waves nicht etwa spezifisch für benigne Partialepilepsien sind, sondern auch bei anderen Partialepilepsien, bei Leukomalazie, bei Dysgenesien (◘ Abb. 9.12), beim Fragile-X-Syndrom, beim Rett-Syndrom (◘ Abb. 9.13), bei Kindern mit Shuntversorgtem Hydrozephalus und bei anderen Krankheitszuständen vorkommen.

Sehr hilfreich können bei der diagnostischen Klärung EEG-Untersuchungen einschließlich Schlafableitungen der Geschwister sein. Der Nachweis eines Sharp-wave-Fokus spricht für das Vorhandensein der gesuchten speziellen genetischen Disposition und lässt eine gute Langzeitprognose stellen (◘ Abb. 9.15). Schließlich ist bei der Differenzialdiagnose der Rolando-Epilepsie immer zu bedenken, dass die symptomatologischen Grenzen gegenüber den anderen »Syndromen« bei hereditärer zerebraler Maturationsstörung unscharf sind. Bei sonst typischer Rolando-Symptomatik können z. B. Sprachentwicklungsstörungen, auch leichte Regressionen der motorischen und sensorischen Sprachfunktion, orale Dyspraxie u. a. vorkommen; also Werkzeugstörungen wie sie für das Pseudo-Lennox-Syndrom, das Landau-Kleffner-Syndrom und den ESES charakteristisch sind.

▪ **Therapie**
Nicht in jedem Falle ist eine Indikation zur medikamentösen Therapie gegeben. Treten Anfälle nur vereinzelt auf und belästigen sie den Patienten nicht in nennenswerter Weise, kann man zunächst abwarten. Zeigen sich Anfälle häufiger, so muss man

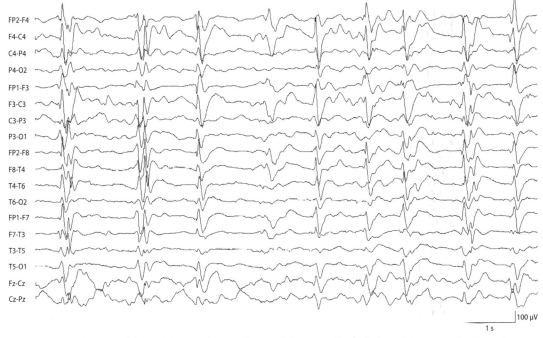

FP2-F4
F4-C4
C4-P4
P4-O2
FP1-F3
F3-C3
C3-P3
P3-O1
FP2-F8
F8-T4
T4-T6
T6-O2
FP1-F7
F7-T3
T3-T5
T5-O1
Fz-Cz
Cz-Pz

100 µV
1 s

◻ **Abb. 9.13** 5-jähriges Mädchen mit Rett-Syndrom und generalisierten amplitudenhohen »sharp waves« im Sinne eines diskontinuierlichen bioelektrischen Status im Schlaf

sich zur Entlastung des Patienten und seiner Familie zu einer antikonvulsiven Medikation entschließen. Sultiam ist das Mittel der ersten Wahl.

ⓘ Sultiamdosierung
 ▬ 5 mg/kg KG
 ▬ Blutspiegel: 1–3 mg/l (Bast et al. 2003)

In der überwiegenden Zahl der Fälle kommt es rasch zu Anfallsfreiheit. Das EEG kann sich schon innerhalb von 2–3 Tagen normalisieren. Nach 9–12 Monaten können allerdings die EEG-Veränderungen bei meistens fortbestehender Anfallsfreiheit zurückkehren.

Ist Sultiam in der genannten geringen Dosis innerhalb einer Woche nicht wirksam, kann eine Steigerung auf bis zu 10 mg/kg KG versucht werden. Gegebenenfalls kann zusätzlich die Gabe von 0,1–0,3 mg/kg KG Clobazam (Frisium) erwogen werden. Ein Nichtansprechen auf Sultiam ist aber selten und sollte Anlass sein, die Diagnose zu überprüfen. Ist auch eine Kombination aus Sultiam und Clobazam nicht ausreichend wirksam, erfolgt ein Wechsel auf Carbamazepin oder Oxcarbazepin. Es ist aber wichtig zu wissen, dass Carbamazepin und

Oxcarbazepin in seltenen Fällen zu einer erheblichen Aktivierung epilepsietypischer Potenziale bis hin zu einem bioelektrischen Status, zu einer Provokation von Anfällen und zum Auftreten von neuen Anfallsformen führen können. Gabapentin und Lamotrigin sind weitere therapeutische Alternativen.

❯ Primidon, Phenytoin und Vigabatrin sollten nicht zur Therapie der gutartigen Partialepilepsie eingesetzt werden.

Wie bereits betont, ist das EEG als Kriterium für die Gestaltung der Therapie nicht geeignet. Insbesondere ist es gänzlich verfehlt, bei eingetretener Anfallsfreiheit wegen noch bestehender hypersynchroner Aktivität eine Steigerung der Dosis vorzunehmen. Selbst ausgeprägte Veränderungen können bei Anfallsfreiheit weiterbestehen und bilden sich erst später spontan zurück. Man sollte in solchen Fällen aber gelegentlich Schlaf-EEG-Kontrollen durchführen, um sicher zu sein, nächtliche Staten nicht zu übersehen. Besonders wichtig ist es, die Eltern von der Gutartigkeit der Krankheit zu überzeugen und sie zu motivieren, für eine Zeit einzelne Anfälle zu tolerieren.

⬛ Tab. 9.2 Pseudo-Lennox-Syndrom

Manifestation	Überwiegend normal entwickelte Kinder, zerebrale Vorschädigung aber möglich, Beginn im 2.–7. Lebensjahr
Klinik	Kleine generalisierte Anfälle (atypische Absencen, aton-astatische Anfälle, myoklonische Anfälle), Rolando-Anfälle, generalisierte tonisch-klonische Anfälle, nonkonvulsive Staten, keine tonischen Anfälle
EEG	Multifokale, häufig frontale »sharp waves«, Generalisation mit symmetrischen und asymmetrischen »sharp slow waves« und Spike-wave-Varianten, immer Schlafaktivierung, bioelektrische Staten im NonREM-Schlaf
Neurologie	Häufig Koordinationsstörungen, orale Dyspraxie möglich, Sprachentwicklungsprobleme, häufig Teilleistungsstörungen
Prognose	Große Rezidivneigung, Remission vor oder während der Pubertät. Mentale, sprachliche und andere Defizite möglich, regelhaft in Fällen mit Staten
Ätiopathogenese	Hereditäre zerebrale Maturationsstörung (HIBM)

Die medikamentöse Therapie kann im Allgemeinen nach zweijähriger Anfallsfreiheit beendet werden. Spätestens sollten die Medikamente mit eingetretener Pubertät abgesetzt werden. Besonders bei Kindern jenseits des 10. Lebensjahres sind EEG-Restbefunde kein Grund, die Therapie fortzuführen!

9.2.2 Pseudo-Lennox-Syndrom (atypische benigne Partialepilepsie)

− Hahn et al. 2001, Doose et al. 2001
− Synopsis: ⬛ Tab. 9.2

Ätiopathogenese
Eine Krankheit, deren Ätiopathogenese auf einem komplexen multifaktoriellen Bedingungsgefüge beruht, muss zwangsläufig eine große phänotypische Variabilität zeigen. Unter den zahlreichen phänotypischen Varianten der HIBM-Epilepsien hat das Pseudo-Lennox-Syndrom wegen seiner Häufigkeit und gravierenden Symptomatik die größte praktische Bedeutung. Die Bezeichnung »Pseudo-Lennox-Syndrom« wurde wegen der an ein Lennox-Gastaut-Syndrom erinnernden Symptomatik und v. a. wegen des oft defektuösen, also nicht eigentlich benignen Verlaufes von Doose für treffender gehalten, als der von Aicardi u. Chevrie 1982 gewählte Begriff »atypische benigne Partialepilepsie«. Wie die Literatur zeigt, besteht bis heute kein allgemei-

ner Konsens bezüglich des klinischen Bildes der Krankheit und ihrer Ätiopathogenese.

Umfassende Studien haben eindeutig gezeigt, dass das Pseudo-Lennox-Syndrom als eine Form der idiopathischen Partialepilepsien zu verstehen ist (Hahn et al. 2001, Doose et al. 2001). So wiesen die Geschwister der Patienten zum Zeitpunkt der maximalen Expressivität des verbindenden EEG-Merkmals, also im Alter von 2–9 Jahren in über 40% im EEG fokale »sharp waves« der typischen Form auf (⬛ Abb. 9.14). Der Anteil positiv konkordanter monozygoter Zwillingspaare ist ebenfalls viel höher als bei der klassischen Rolando-Epilepsie (Vadlamudi et al. 2006). In der Pathogenese des Pseudo-Lennox-Syndroms spielt also die gleiche genetische Disposition wie bei der Rolando-Epilepsie eine dominierende Rolle. Diese lange Zeit immer wieder angezweifelten Befunde konnten kürzlich durch den Nachweis von Mutationen im **GRIN2A-Gen** sowohl bei Kindern mit Rolando-Epilepsie als auch bei Patienten mit Pseudo-Lennox-, Landau-Kleffner-Syndrom und bioelektrischem Status im Schlaf (ESES) molekulargenetisch bestätigt werden (Lemke et al. 2013).

Betroffen sind vom Pseudo-Lennox-Syndrom meistens normal entwickelte, 2- bis 7-jährige Kinder. Gelegentlich besteht aber auch bereits vor Manifestation der Epilepsie eine Entwicklungsretardierung. Neugeborenenkrämpfe und Fieberkrämpfe kommen bei betroffenen Kindern eindeutig häufiger als in der Normalbevölkerung vor.

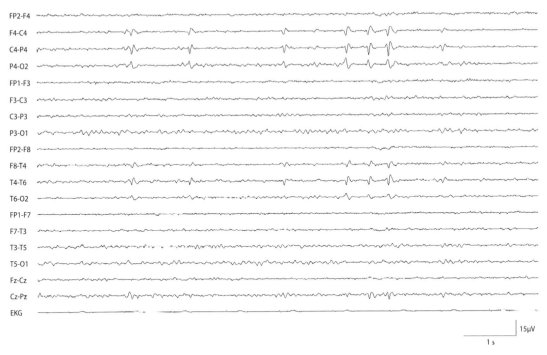

FP2-F4
F4-C4
C4-P4
P4-O2
FP1-F3
F3-C3
C3-P3
P3-O1
FP2-F8
F8-T4
T4-T6
T6-O2
FP1-F7
F7-T3
T3-T5
T5-O1
Fz-Cz
Cz-Pz
EKG

15µV

1 s

◻ **Abb. 9.14** 10-jähriger Bruder der Patientin von ◻ Abb. 9.15 mit Lese-Rechtschreib-Schwäche. Im EEG Sharp-wave-Fokus temporo-parietal rechts

■ **Klinik**

Das klinische Bild zeigt symptomatische Überlappungen mit dem der Rolando-Epilepsie (Hahn et al. 2001). Wie dort können zunächst sensomotorische Herdanfälle und v. a. nächtliche große Anfälle im Vordergrund stehen. Charakteristisch für das Pseudo-Lennox-Syndrom ist aber das Auftreten kleiner generalisierter Anfälle fokaler Genese. Beobachtet werden generalisierte aton-astatische Anfälle, atonische Nickanfälle, atypische Absencen und selten auch myoklonische Anfälle. Durch paroxysmale Myatonien bedingte fokale Anfälle scheinen ebenfalls häufiger vorzukommen und werden wahrscheinlich zu selten diagnostiziert (▶ Kap. 6, ▶ Abb. 6.5, ◻ Abb. 9.15). Sie beruhen auf einem epileptischen negativen Myoklonus, der sowohl partiell als auch generalisiert auftreten kann. Symptomatik und Pathophysiologie der genannten Anfallsformen wurden bereits dargestellt. Der epileptische negative Myoklonus muss vom inhibitorischen Anfall unterschieden werden. Beim letzteren Phänomen handelt es sich um eine gänzlich andere Anfallsform, die beim Pseudo-Lennox-Syndrom nicht vorkommt.

Die kleinen Anfälle können sich zu langanhaltenden Serien und Staten häufen. Dann besteht ein buntes Gemisch aus partiellen und generalisierten astatischen Symptomen sowie atypischen Absencen und einzelnen Myoklonien. Das Bild gleicht weitgehend dem Status beim Lennox-Gastaut-Syndrom, wobei aber tonische Anfälle und v. a. tonische Stürze immer fehlen. Auch im Schlaf treten keine tonischen Anfälle auf. Ein anfallsbedingter Sturz wird beim Pseudo-Lennox-Syndrom immer durch eine Myatonie verursacht. Stehen während des Status atypische Absencen im Vordergrund, resultiert das Bild eines leichten Stupors mit Schwerbesinnlichkeit, Konzentrationsstörung und Verwirrtheit.

Im psychomentalen und neurologischen Bereich zeigen die Kinder schon bald nach Epilepsie-Beginn deutliche Ausfälle. Hierzu gehören eine ausgeprägte Störung der visuomotorischen Koordination sowie Schwächen in der zeitlichen und v. a. in der räumlichen Orientierung. Eine Regression des

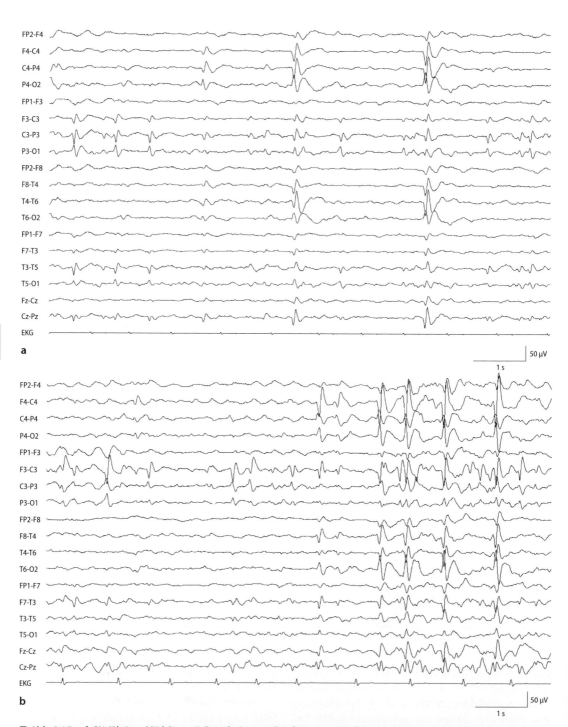

■ **Abb. 9.15a–d** 8½-jähriges Mädchen mit Pseudo-Lennox-Syndrom. **a** Im Wachen amplitudenhohe multifokale, »sharp waves«. **b** Bei Dösigkeit Zunahme der Generalisationstendenz. **c** Im Schlaf weitere Aktivierung der multifokalen »sharp waves«. **d** Polygraphie mit Registrierung eines epileptischen negativen Myoklonus mit kurzer myatoner Pause von weniger als 100 ms im M. deltoideus und den Handextensoren links in fester zeitlicher Korrelation zu amplitudenhohen »sharp waves« zentro-temporal rechts. Klinisch jeweils kurzes Absinken des linken der beiden nach vorne gestreckten Arme

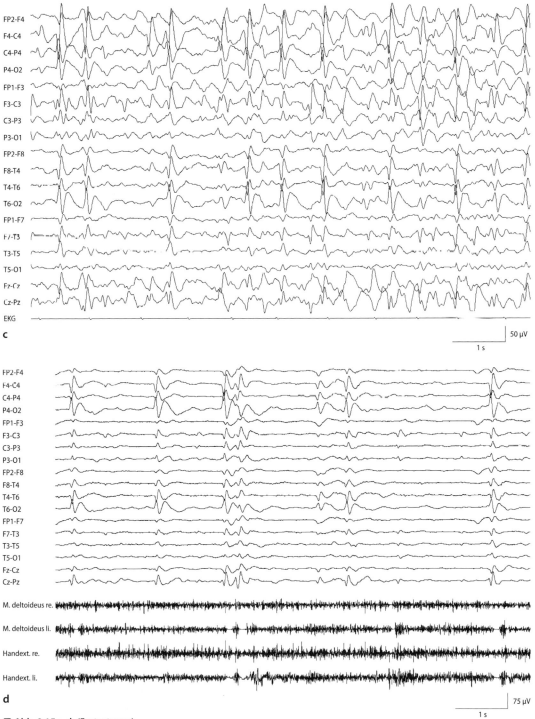

c

50 μV

1 s

d

75 μV

1 s

■ Abb. 9.15a–d (Fortsetzung)

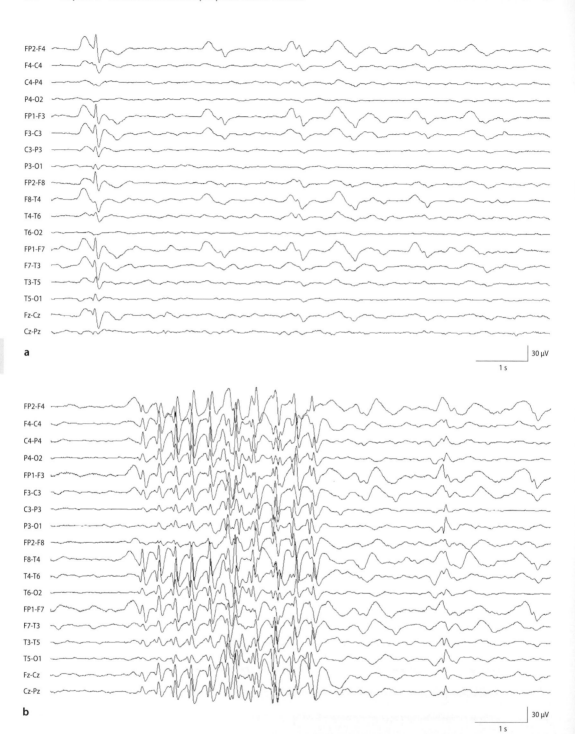

■ **Abb. 9.16a–d** 7-jähriger Junge mit Pseudo-Lennox-Syndrom. **a** Charakteristische triphasische Wellen bei frontalem Fokus. **b** Ausgeprägte Generalisationstendenz der frontalen »sharp waves«. **c** Ausgeprägte Aktivierung der »sharp waves« im Schlaf. **d** Im Alter von 9 Jahren normalisiertes EEG mit altersgemäßer Grundaktivität. Klinisch keine Anfälle mehr seit dem Alter von 8 Jahren bei normaler kognitiver Entwicklung

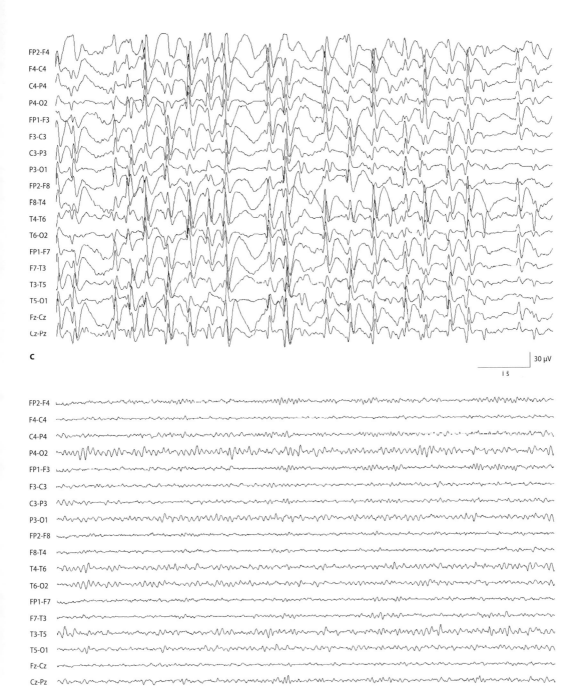

c

30 µV

1 s

d

15 µV

1 s

◘ Abb. 9.16a–d (Fortsetzung)

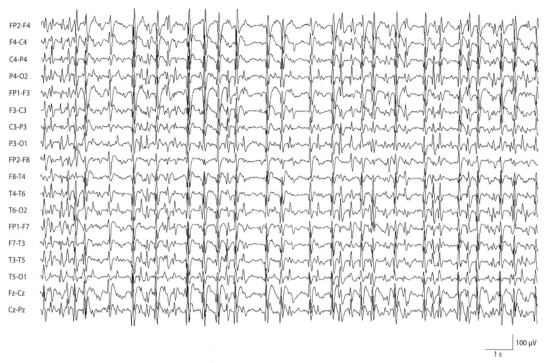

FP2-F4
F4-C4
C4-P4
P4-O2
FP1-F3
F3-C3
C3-P3
P3-O1
FP2-F8
F8-T4
T4-T6
T6-O2
FP1-F7
F7-T3
T3-T5
T5-O1
Fz-Cz
Cz-Pz

100 µV
1 s

◘ Abb. 9.17 6-jähriges Mädchen mit Pseudo-Lennox-Syndrom. Im Schlaf diskontinuierlicher bioelektrischer Status

Wortschatzes, eine Dysarthrie sowie Wortfindungs- und auch Sprachverständnisstörungen machen die Nähe zum Landau-Kleffner-Syndrom deutlich. Zusammen mit einer oralen Dyspraxie kann eine Symptomatik entstehen, wie sie für das vordere Operkulum-Syndrom bei perisylvischen Dysgenesien typisch ist.

▪ **EEG**

Das EEG zeigt immer schwere Veränderungen mit multifokal angeordneten generalisierenden »sharp waves« (◘ Abb. 9.15, ◘ Abb. 9.17). Weitere typische EEG-Befunde finden sich auch im Doose-EEG-Atlas (Doose 2002). Bei der Mehrzahl der Kinder mit Pseudo-Lennox-Syndrom sind anders als bei der Rolando-Epilepsie mehr oder weniger konstant frontale Sharp-wave-Herde nachweisbar (◘ Abb. 9.16). Bei atypischen Absencen und im Status von Absencen sieht man Gruppen und Folgen von generalisierten »sharp waves« und Spike-wave-Varianten, die mit 3/s-Spike-wave-Mustern bei primär generalisierten Absencen verwechselt werden können (◘ Abb. 9.16). Aton-astatische Anfälle korrelie-

ren mit generalisierten »sharp waves«. In anderen Fällen kann es ähnlich wie beim Landau-Kleffner-Syndrom zu einem einseitigen bioelektrischen Satus kommen. Im Schlaf wird die fokale hypersynchrone Aktivität regelmäßig massiv aktiviert, bis hin zum voll ausgebildeten bioelektrischen Status im Non-REM-Schlaf (ESES; ◘ Abb. 9.16, ◘ Abb. 9.17). Tonische Anfallsmuster fehlen aber immer. Auch diese Befunde zeigen die völlig unscharfen Grenzen zwischen dem Pseudo-Lennox-Syndrom, dem ESES und dem Landau-Kleffner-Syndrom.

> Es muss aber nochmals darauf hingewiesen werden, dass sog. gut strukturierte »sharp waves« nicht spezifisch sind für die hereditäre zerebrale Maturationsstörung und im Zweifelsfall eine eingehende bildgebende Diagnostik erforderlich ist.

▪ **Differenzialdiagnose**

Das Pseudo-Lennox-Syndrom ist erfahrungsgemäß ein weites Feld für Fehldiagnosen. Die Differenzialdiagnose gilt v. a. der Abgrenzung gegen das **Len-**

nox-Gastaut-Syndrom (▶ Kap. 8, ▶ Tab. 8.2). Die bis zum Epilepsie-Beginn meistens normale Entwicklung der Kinder, das Fehlen tonisch-astatischer und nächtlicher tonischer Anfälle sowie subklinischer tonischer Anfallsmuster, die während des Verlaufes zumindest zeitweise erkennbaren typischen, fünfphasigen Sharp-wave-Herde mit häufig frontaler Lokalisation und schließlich die massive Aktivierung der hypersynchronen Aktivität im NonREM-Schlaf sprechen für ein Pseudo-Lennox-Syndrom.

Eine primäre Entwicklungsretardierung darf nicht vorschnell als Symptom eines organischen Hirnschadens interpretiert werden, wie er für das Lennox-Gastaut-Syndrom charakteristisch ist. Entwicklungsprobleme sind oft Frühsymptom der dem Pseudo-Lennox-Syndrom zugrundeliegenden zerebralen Maturationsstörung (HIBM). Die aton-astatischen Anfälle können mit primär generalisierten myoklonisch-astatischen Anfällen verwechselt werden (▶ Kap. 8, ▶ Tab. 8.2). Zumindest außerhalb des Status ist das EEG aber ganz unterschiedlich.

- Bei der myoklonisch-astatischen Epilepsie sind bilateral synchrone »spikes and waves« und Theta-Rhythmen zu sehen,
- während sich beim Pseudo-Lennox-Syndrom multifokale »sharp waves« mit wechselnd ausgeprägter Generalisation finden.

Besondere differenzialdiagnostische Schwierigkeiten können Fälle mit ausgeprägter multifaktorieller Pathogenese bereiten. Hier kann das EEG im Verlauf irreführend sein, weil zumindest vorübergehend generalisierte genetische EEG-Merkmale wie Theta-Rhythmen und generalisierte irreguläre »spike waves« das Bild beherrschen können. Selten tritt gleichzeitig mit diesem Wechsel der EEG-Symptomatik auch ein Wandel der klinischen Symptomatik ein (▶ Prognose).

Staten von atypischen Absencen werden erfahrungsgemäß oft mit einem **Absence-Status** bei primär generalisierter Epilepsie verwechselt und entsprechend falsch behandelt. Eine Unterscheidung ermöglicht auch hier das Schlaf- und insbesondere das Langzeit-EEG. Ein Status von Spike-wave-Absencen wird im NonREM-Schlaf nicht aktiviert. In diagnostisch schwierigen Fällen sollte nicht versäumt werden, bei evtl. vorhandenen Geschwistern im Alter von 2–10 Jahren ein EEG möglichst auch im Schlaf abzuleiten. Der Nachweis eines Sharp-wave-Fokus kann diagnostisch wegweisend sein. Die Grenzen des Pseudo-Lennox-Syndroms gegenüber dem ESES und dem Landau-Kleffner-Syndrom, wo klinische Anfallssymptome gegenüber schwersten EEG-Veränderungen ganz zurücktreten oder auch fehlen können, sind unscharf. Beim geringsten diagnostischen Zweifel muss eine detaillierte Bildgebung zur Aufdeckung evtl. Dysgenesien erfolgen.

- **Prognose**

Der Verlauf des Pseudo-Lennox-Syndroms ist außerordentlich wechselhaft. Phasen mit geringer Symptomatik und sogar therapieunabhängige Spontanremissionen können mit massiven Anfallshäufungen und Staten wechseln. Während solcher Exazerbationen kann man oft eine rasche Zunahme der oben geschilderten Werkzeugstörungen oder Symptome einer globalen psychomentalen Entwicklungsregression beobachten. Die Epilepsie nimmt indessen trotz der alarmierenden klinischen und EEG-Symptomatik letztlich einen gutartigen Verlauf. Die Anfälle schwinden mit Beginn oder während der Pubertät. Wenig später normalisiert sich auch das EEG. Die Variabilität ist indessen auch hier groß. Schon vor dem 10. Lebensjahr kann mit und ohne Therapie eine endgültige Remission eintreten Andererseits können in manchen schweren Fällen Anfälle oder EEG-Veränderungen bis zum 18. Lebensjahr persistieren.

Die »Gutartigkeit« dieses Epilepsiesyndroms bezieht sich aber nur auf die epileptischen Anfälle und das EEG. Zumindest in Fällen mit klinisch sichtbaren oder auch subklinischen Staten kommt es regelmäßig zu einer Regression der psychomentalen Entwicklung im Sinne von Teilleistungsstörungen oder einer globalen Demenz. Anfangs normal entwickelte Kinder bieten dann nach Sistieren der Epilepsie das Bild einer Lern- oder sogar geistigen Behinderung. Es bestehen offensichtliche Zusammenhänge zwischen bioelektrischen Staten und demenzieller Entwicklung, wie sie auch für das ESES-Syndrom bekannt sind.

Nur äußerst selten geht eine multifokale Epilepsie vom Typ des Pseudo-Lennox-Syndroms in der zweiten Hälfte der Kindheit bei Schwinden aller fokalen Symptome in eine primär generalisierte Epilepsie mit Absencen oder großen Anfällen über. In diesen seltenen Fällen ändert sich die phänotypische Ausprägung der multifaktoriell bedingten Krankheit mit zunehmendem Alter (»Syndromwandel«, Doose 2002).

■ **Therapie**

Die Behandlung erfolgt zunächst wie bei der Rolando-Epilepsie mit Sultiam, ggf. in Kombination mit Clobazam (▶ Abschn. 9.2.1). Bei therapieresistenten aton-astatischen Anfällen ist Ethosuximid oft rasch wirksam. Carbamazepin und Oxcarbazepin wirken dagegen in der Regel nicht. Sie können sogar die Generalisation multifokaler »sharp waves« und die Entstehung von generalisierten Anfällen und Staten begünstigen. Levetiracetam und Valproat scheinen ebenfalls wirksam zu sein (Verrotti et al. 2007). Auch eine Kombination aus Valproat und Ethosuximid oder Clonazepam kann versucht werden. Primidon und Phenytoin sind zumeist unwirksam.

Ist unter den genannten Medikamenten eine deutliche Verbesserung nicht erkennbar und besteht im EEG ein bioelektrischer Status, wird zusätzlich mit ACTH oder Steroiden behandelt. Diese Therapiemaßnahmen sollten aber nur Fällen mit statenhaften Veränderungen vorbehalten bleiben.

> ℹ️ **ACTH- und Steroiddosierung bei Staten**
> — ACTH 15 IE/m^2 KOF einmal täglich morgens
> — Dexamethason 0,3 mg/kg KG/Tag oder
> — Prednison 2 mg/kg KG/Tag

Bei eindeutiger Besserung, d. h. bei Unterbrechung eines bioelektrischen oder klinischen Status, wird diese Therapie fortgesetzt. Frühestens bei Anfallsfreiheit und Beherrschung des Status über 2–4 Wochen erfolgt die langsame Reduktion der täglichen Dosis in 14-tägigen oder größeren Abständen. Später wird unter engmaschiger Kontrolle des Schlaf-EEGs auf eine intermittierende Therapie übergegangen. Bleibt der Effekt einer niedrig dosierten ACTH- oder Steroidbehandlung nach 14 Tagen aus, wird die Dosis verdoppelt (30 IE/m^2 KOF) und wie oben weiter verfahren. Über die notwendige Gesamtdauer dieser Hormontherapie kann keine allgemeingültige Aussage gemacht werden. Bei Rezidiven muss die ACTH-Behandlung evtl. wiederholt werden. Im Hinblick auf die Gefahr irreparabler Hirnschäden durch Staten erscheinen solche eingreifenden The-

rapien jedoch vertretbar. Bei Auftreten gravierender Nebenwirkungen muss die Therapie aber evtl. vorzeitig abgebrochen oder modifiziert werden.

In vielen Fällen muss der Therapieeffekt in Ermangelung besserer Behandlungsmöglichkeiten als gut eingeschätzt werden, wenn es gelingt, bioelektrische oder klinische Staten zu unterbrechen. Schlaf- und Langzeit-EEG haben deshalb in der Therapieüberwachung einen besonders hohen Stellenwert. In schwereren Fällen ist eine vollständige Sanierung von Wach- und Schlaf-EEG durch Antikonvulsiva und ACTH nur selten und dann meistens nur vorübergehend zu erreichen. Restbefunde darf man tolerieren, da sie nicht mit einer weiteren irreparablen Regression der Entwicklung zu korrelieren scheinen. Ein Zuwarten ist dann erlaubt, bis in der Pubertät eine endgültige Remission eintritt.

Die Antikonvulsiva können in der Pubertät abgesetzt werden. In einzelnen Fällen kann die Therapie früher beendet werden, wenn das EEG über mindestens 2 Jahre mit Ausnahme geringer Restbefunde saniert ist. Es ist aber immer eine Kontrolle mittels Schlaf-EEG, das mindestens eine NonREM-Phase erfassen sollte, zu empfehlen.

9.2.3 Bioelektrischer Status epilepticus im Schlaf (»electrical status epilepticus during slow sleep«, ESES)

— Nickels u. Wirrel 2008, Hughes 2011
— Synopsis: ◨ Tab. 9.3

■ **Ätiopathogenese**

Dieses zuerst von Patry et al. 1971 beschriebene Krankheitsbild ist durch den bioelektrischen Status epilepticus im NonREM-Schlaf gekennzeichnet. Teil der Syndromdefinition ist, dass mindestens 85% des NonREM-Schlafes von Statusaktivität beherrscht wird. Diese Grenzziehung ist aber eher willkürlich. Fälle, in denen bei Vorhandensein aller anderen Charakteristika der Tiefschlaf in einem geringeren Maße betroffen ist, sollten deshalb nicht weniger ernst bewertet werden. Anstatt der ursprünglich von Tassinari gewählten Bezeichnung »electrical status epilepticus during slow sleep« (ESES) wird heute vielfach der Begriff »continious spikes and waves during slow sleep« (CSWS) verwendet.

Tab. 9.3 Bioelektrischer Status im Schlaf (ESES)	
Mani-festation	Normal entwickelte Kinder und primär entwicklungsretardierte Kinder, selten mit hirnorganischen Läsionen, Beginn im 2.–10. Lebensjahr
Klinik	Komplexe psychomentale und Sprachentwicklungsprobleme, Entwicklungsregression, global oder in Teilbereichen, Verhaltensstörungen. In 70% Anfälle wie beim Pseudo-Lennox-Syndrom. Fehlen von tonischen Anfällen
EEG	Multifokale, häufig frontale »sharp waves«, bioelektrischer Status von »sharp waves« und Spike-wave-Varianten im NonREM-Schlaf
Neurologie	Häufig Koordinationsstörungen, fokale neurologische Defizite und Zerebralparese möglich
Prognose	Große Rezidivneigung, Remission vor oder während der Pubertät. Mentale, sprachliche und andere Defizite wechselnder Ausprägung, selten defektfreie Ausheilung
Ätiopatho-genese	Teilweise hereditäre zerebrale Maturationsstörung (HIBM)

Vielfach wird der ESES den epileptischen Enzephalopathien zugerechnet, ohne dass eine Einordnung unter die generalisierten bzw. fokalen Krankheitsbilder erfolgt. In die immer noch andauernde Diskussion über die Ätiopathogenese des ESES und seine nosographische Klassifikation soll hier nicht eingetreten werden. Nach unserer Einschätzung ist die Einordnung des ESES als nosographische Entität bzw. als Syndrom eigentlich nicht gerechtfertigt; aber im Alltag praktikabel. Sinnvoller erscheint es, den ESES, wie andere Formen des Status epilepticus auch, als ein heterogenes Symptom einer besonders schweren epileptischen Störung zu verstehen.

> Führendes Kennzeichen dieser Störung ist das Fehlen oder doch zumindest das deutliche Zurücktreten klinisch manifester Anfallssymptome bei ausgeprägter hypersynchroner Aktivität im Schlaf.

Auch wenn an der Heterogenie dieses Krankheitsbildes kein Zweifel bestehen kann, so gibt es doch ebenso offensichtlich eine ganz im Vordergrund stehende große Kerngruppe von Fällen, in denen der ESES das integrierende oder führende Symptom einer idiopathischen fokalen oder multifokalen generalisierenden Epilepsie ist. Breite symptomatische Überlappungen mit der Rolando-Epilepsie, dem Pseudo-Lennox-Syndrom und dem Landau-Kleffner-Syndrom sind in diesem Sinne zu werten. Ein wesentliches Kennzeichen des ESES ist wie beim Pseudo-Lennox-Syndrom die Beteiligung des Frontallappens (Doose et al. 1992, Hahn 2001, De Tiege et al. 2006). Dies ist eine zwanglose Erklärung für die ausgeprägte Generalisierungstendenz beider Epilepsieformen. Nach bisher wenigen Familienbeobachtungen liegt dem ESES dieser Kerngruppe die gleiche genetische Disposition zugrunde, wie wir sie für die anderen Formen der idiopathischen Partialepilepsien annehmen (Doose u. Baier 1989). Bei der Klassifikation von ESES-Fällen bedarf es besonderer Beachtung, dass der Nachweis von neuropsychologischen Defekten vor dem ersten Auftreten von zerebralen Anfällen bzw. eines ESES keineswegs eine läsionelle Genese der Epilepsie beweist, sondern viel wahrscheinlicher Symptom einer schon zu diesem Zeitpunkt bestehenden zerebralen Maturationsstörung (HIBM) ist.

Bis heute ist es immer noch nicht möglich, ein wirklich klares Bild vom ESES, seiner Ätiopathogenese, dem klinischen Bild und den EEG-Befunden zu gewinnen. Unterschiedliche Terminologien in der Darstellung, differierende Selektionskriterien oder auch ein in anderer Hinsicht unterschiedliches Procedere erschweren die Orientierung bedeutend. Wir beschränken uns deshalb im Folgenden auf die Darstellung des ESES aufgrund unserer Beobachtungen bei weitgehend sicher den HIBM-Epilepsien zugehörigen Fällen, die wahrscheinlich die Mehrzahl aller ESES-Fälle bilden.

■ Klinik

Betroffen sind überwiegend Kinder im Alter von 2–10 Jahren. Während einige sich bis zum Krankheitsbeginn normal entwickelt haben, zeigen andere eindeutige, auf eine Läsion hinweisende neurologische und bildgebende Befunde. Bei einer dritten Gruppe bestehen schon vor dem erstmaligem Nachweis des Status Zeichen einer primären psychomentalen Entwicklungsverzögerung wie z. B. Sprachentwicklungsprobleme, andere Teilleistungsstörungen oder eine komplexe Retardierung, die bei Fehlen anamnestischer Risikofaktoren oder läsioneller Befunde als das Symptom der zugrundeliegenden Maturationsstörung zu deuten sind.

In etwa 70% der Fälle signalisieren fokale Anfälle mit z. T. Rolando-Symptomatik, generalisierte tonisch-klonische Anfälle fokaler Genese sowie atypische Absencen und aton-astatische Anfälle den Beginn der Krankheit und die Richtigkeit der nosographischen Zuordnung.

> ❯ Tonische Anfälle kommen nicht vor. Ihre
> Beobachtung oder die Registrierung sub-
> klinischer tonischer Muster sprechen eindeu-
> tig gegen eine HIBM-Epilepsie.

Der Epilepsie-Verlauf ist sehr variabel. Das Spektrum reicht von Verläufen mit einzelnen Rolando- und/oder generalisierten nächtlichen Anfällen bis hin zum voll ausgeprägten Bild des Pseudo-Lennox- oder des Landau-Kleffner-Syndroms.

Der Beginn des ESES ist zumeist schwer zu bestimmen und nur bei wiederholten Schlaf-EEG-Ableitungen zu erfassen. Wichtig sind ggf. wiederholte psychologische Untersuchungen, um einen evtl. Entwicklungsknick aufzudecken. Hinweise für klinische Auswirkungen des Status im EEG oder Ausdruck eines »Landau-Kleffner-Syndrom-Mischbildes« sind Konzentrations- und Auffassungsstörungen, Regression der aktiven Sprache, Dysarthrie, Sprachverständnisschwierigkeiten und Verhaltensstörungen. Störungen der räumlichen Orientierung sind offenbar besonders typisch. Hierzu gehört z. B. auch die während eines längeren Klinikaufenthaltes fortbestehende Schwierigkeit, das eigene Zimmer wiederzufinden. In manchen Fällen entwickelt sich durch orofaziolinguale Dysfunktion das Bild eines vorderen Operkulum-Syndroms.

■ **EEG**

Eine ausführliche Darstellung möglicher EEG-Befunde findet sich im Doose-EEG-Atlas (Doose 2002). Das EEG zeigt im Wachzustand grundsätzlich gleiche Veränderungen wie beim Pseudo-Lennox- und beim Landau-Kleffner-Syndrom. Besonders charakteristisch sind wie beim Pseudo-Lennox-Syndrom frontale Sharp-wave-Foci mit ausgeprägter Generalisierungstendenz. Fast immer sind auch aty-

pische Absencen mit 2–3/s-Spike-wave-Varianten zu registrieren Im Schlaf wird die multifokale hypersynchrone Aktivität massiv aktiviert und geht dann im NonREM-Schlaf in einen kontinuierlichen oder diskontinuierlichen Status über. Tonische Anfallsmuster fehlen auch im Schlaf immer. Das Spektrum der EEG-Veränderungen wird von manchen Autoren durch Einbeziehung von Fällen mit mehr oder weniger ausgeprägten fokalen Veränderungen bis hin zu fokalen bioelektrischen Staten erweitert. Auf diese Weise werden vermehrt läsionelle Epilepsien einbezogen. Hier liegt sicherlich ein wesentlicher Grund für divergierende Berichte über Ätiologie und klinisches Bild des ESES.

■ **Differenzialdiagnose**

Die Differenzialdiagnose hat die gleichen Gesichtspunkte zu berücksichtigen wie beim Pseudo-Lennox- und beim Landau-Kleffner-Syndrom. Der häufigste Fehler besteht in der Verwechslung mit einer primär generalisierten Spike-wave-Epilepsie. Bei diesen Epilepsieformen kommt es aber niemals zu bioelektrischen Staten im NonRem-Schlaf.

Geschwisteruntersuchungen sind in der Differenzialdiagnose ebenfalls von hohem Interesse. Auch beim ESES kann der Nachweis von fokalen »sharp waves« bei Geschwistern differenzialdiagnostisch hilfreich sein.

■ **Prognose**

Besteht der ESES über längere Zeit, kommt es fast regelmäßig zu einer Regression der psychomentalen Entwicklung mit motorischen und sensorischen Sprachstörungen und anderen Werkzeugstörungen. Besonders charakteristisch sind Störungen in der räumlichen Orientierung. Ausgeprägte Verhaltensstörungen begleiten diese Entwicklung. Bei manchen Kindern werden Wahrnehmungsstörungen und Verhaltensmuster beobachtet, wie sie von autistischen Kindern, aber auch von Patienten mit Frontalhirnsyndrom bekannt sind. In der Präpubertät oder Pubertät bilden sich Anfallssymptome und EEG-Veränderungen zurück, sofern sie nicht bereits früher therapeutisch beherrscht werden konnten.

Nach Sistieren des ESES kann zwar eine gewisse Erholung der psychomentalen Funktionen eintreten, doch sind nach länger dauernden Staten bleibende psychomentale Defizite die Regel. Ihr tatsächliches Ausmaß wird oft erst bei einer detaillierten neuropsychologischen Untersuchung deutlich. Dass zwischen lang dauernden Staten und psychomentalen Defekten eine kausale Beziehung besteht, wird heute eigentlich nicht mehr bezweifelt. Die Beobachtung, dass solche Defekte bei Unterbrechung eines langdauernden Status nicht mehr reversibel sind, spricht nicht gegen eine kausale Beziehung, sondern für statusbedingte irreversible Schäden.

▪ Therapie
Für die Behandlung gelten die gleichen Richtlinien wie beim Pseudo-Lennox-Syndrom. Der ESES stellt wie jede andere Form des Status epilepticus wegen der Gefahr bleibender Schäden die Indikation für ein rasches und konsequentes Handeln dar. Sind die beim Pseudo-Lennox-Syndrom angegebenen initialen Therapiemaßnahmen nicht effektiv, muss man sich ohne längeres Zuwarten zu einer ACTH-Behandlung entschließen (▶ Abschn. 9.2.2). Die Erfolgsaussichten der Therapie scheinen mit zunehmender Dauer des Status offenbar rasch geringer zu werden. Die Bedeutung der sog. »neuen« Medikamente für die Behandlung des ESES wurde noch nicht ausreichend erarbeitet.

9.2.4 Landau-Kleffner-Syndrom (epileptische Aphasie)

– Overvliet et al. 2010, Deonna u. Roulet-Perez 2010, Liukkonen et al. 2010
– Synopsis: ▣ Tab. 9.4

▪ Ätiopathogenese

❯ Die Leitsymptome dieses Epilepsiesyndroms sind eine erworbene Aphasie, EEG-Veränderungen mit multifokalen »sharp waves«, Verhaltensstörungen und in 70% der Fälle eine prognostisch günstige Epilepsie.

Die Grenzen gegenüber den anderen Formen der idiopathischen Partialepilepsien sind unscharf und in manchen Fällen absolut fließend. So bestehen ausgeprägte symptomatische Überlappungen insbesondere mit der Rolando-Epilepsie, dem Pseudo-Lennox-Syndrom und dem ESES. Betroffen sind Kinder im Alter von 2–7 Jahren, Jungen häufiger als

Mädchen. In der Vorgeschichte finden sich in 10% der Fälle Hinweise auf eine verzögerte Sprachentwicklung. In der Pathogenese spielt die genetische HIBM-Disposition eine entscheidende Rolle.

▪ Klinik
Führendes Symptom ist eine auditorische Agnosie. Die Kinder vermögen Sprache nicht mehr oder nur noch unvollkommen zu verstehen. Diese Störung kann sich zur kompletten auditorischen Agnosie steigern. Solche Kinder reagieren dann auf keinerlei auditorische Reize mehr. Selbst der Knall einer Pistole wird nicht mehr wahrgenommen. Die in der fälschlichen Annahme von Schwerhörigkeit oder Taubheit abgeleiteten akustisch evozierten Potenziale sind normal. Es liegt also eine kortikale Verarbeitungsstörung auditorischer Signale vor. Im Gefolge der Agnosie tritt eine Regression der aktiven Sprache ein. Zunächst kommt es zu Paraphasien und Wortverstümmelungen, und schließlich zur

▣ Tab. 9.4 Landau-Kleffner-Syndrom

Manifestation	Zumeist normal entwickelte Kinder, in ca. 10% primär sprachentwicklungsgestörte Kinder, Beginn im 4.–10. Lebensjahr
Klinik	Verbale oder komplette auditorische Agnosie mit konsekutiver Dysphasie oder Aphasie, Sprechstörungen (Dysarthrie) möglich. Verhaltensstörungen. Fokale und generalisierte Anfälle wie bei Rolando-Epilepsie in 77% der Fälle
EEG	Fokale und multifokale« sharp waves« mit temporalem Maximum, Schlafaktivierung, fokaler oder generalisierter bioelektrischer Status im NonREM-Schlaf (ESES) möglich
Neurologie	Orale Dyspraxie möglich, sonst meistens normal
Prognose	Große Rezidivneigung, Remission vor oder während der Pubertät. Häufig bleibende sprachliche Defizite (sensorisch und/oder motorisch), in Fällen mit ESES komplexe Entwicklungsdefizite
Ätiopathogenese	Hereditäre zerebrale Maturationsstörung (HIBM)

kompletten Aphasie. Bei manchen Kindern bestehen neben einer Störung des Sprachverständnisses Wortfindungsstörungen und eine Dysarthrie als Hinweis auf das Betroffensein ausgedehnterer Bereiche der kortikalen Sprachrepräsentation. Die Dysarthrie kann sich mit anderen Zeichen einer oralen Dyspraxie wie unsauberes Essen, ungenügendes Kauen der Speisen u. a. verbinden.

Hier beginnt der Grenzbereich zur schweren Verlaufsform der Rolando-Epilepsie, zum Pseudo-Lennox-Syndrom und zum ESES. Die nonverbale Intelligenz ist zunächst normal, erfährt aber im Verlauf meistens Beeinträchtigungen. Häufig wird die Aphasie von ausgeprägten reaktiven Verhaltensstörungen begleitet. In etwa 75% der Fälle zeigen die Kinder schon vor Beginn der Aphasie oder im Verlauf epileptische Anfälle. Die Symptomatik entspricht der für die Rolando-Epilepsie bzw. das Pseudo-Lennox-Syndrom geschilderten. Insbesondere werden auch atypische Absencen und aton-astatische Anfälle beobachtet. In der Regel treten Anfälle aber selten auf. Tonische Anfälle werden niemals registriert. Neurologisch sind die Kinder meistens unauffällig, doch kommen leichte Koordinationsstörungen vor. Das MRT ergibt normale Befunde.

▪ **EEG**

Das EEG zeigt multifokale, gut strukturierte, v. a. temporal und temporoparietal betonte »sharp waves« (◻ Abb. 9.18). Sie können besonders temporal kettenförmig auftreten. Dies kann als fokaler bioelektrischer Status gewertet werden. Es besteht keine feste Bindung der Herdbefunde an die sprachdominante Hemisphäre. Die fokalen »sharp waves« wechseln vielmehr häufig die Seite und auch die Lokalisation innerhalb einer Hemisphäre. Im Schlaf kommt es aber immer zu einer erheblichen Aktivierung der hypersynchronen Aktivität. Gelegentlich kommt es überhaupt erst dann zur Darstellung der wegweisenden Befunde. Im NonREM-Schlaf kann ein voll ausgebildeter ESES bestehen. Subklinische tonische Anfallsmuster finden sich nicht.

▪ **Prognose**

Der Verlauf ist sehr unterschiedlich. Es gibt milde Verläufe mit einer wenig ausgeprägten, nur wenige Wochen anhaltenden Sprachstörung und schwere, geradezu prozesshaft anmutende Krankheitsbilder.

Häufig ist der Verlauf fluktuierend. Remissionen und Exazerbationen wechseln einander ab. Ein ursächlicher Zusammenhang zwischen bioelektrischer epileptischer Aktivität und Sprachstörung wird heute nicht mehr bezweifelt. Dieser Zusammenhang ist aber keineswegs immer linear. Zwar kommt es gerade bei längerem Beobachtungsintervall zumeist zu einer Verbesserung der Sprache bei Rückgang der hypersynchronen Aktivität im EEG, doch korrelieren Sprachverbesserung und Abnahme der EEG-Veränderungen leider nicht immer gut. Bei kurzem Beurteilungszeitraum kann man manchmal sogar den gegenteiligen Eindruck gewinnen. Zudem kann leider auch bei Kindern mit saniertem EEG der Sprachverlust persistieren.

Möglicherweise ist die Ätiologie der Erkrankung zu heterogen, um einfache Regeln ableiten zu können. Die mögliche Inkongruenz zwischen EEG-Veränderungen und Sprachfunktion ist in einigen Fällen durch länger andauernde bioelektrische Staten mit Ausbildung irreparabler Defektzustände bedingt, die die Normalisierung des EEG dann überdauern. Insgesamt ist die Prognose hinsichtlich der Epilepsie und der EEG-Veränderungen günstig. Vor oder während der Pubertät tritt eine vollständige Remission ein. Die sprachliche und psychomentale Entwicklungsprognose ist dagegen höchst zweifelhaft. Ungünstige Kriterien sind früher Beginn des Landau-Kleffner-Syndroms und spät einsetzende und/oder ineffiziente Therapie. Nachuntersuchungen ergaben neben vollständiger Restitution eine persistierende verbale oder komplette auditorische Agnosie, schwere Störungen der expressiven Sprache oder gar eine komplette Aphasie oder Dyslexie. In Fällen mit ESES können darüber hinaus schwerwiegende komplexe psychomentale Defizite persistieren.

▪ **Differenzialdiagnose**

Besonders das ohne epileptische Anfälle verlaufende Landau-Kleffner-Syndrom bleibt nicht selten lange unerkannt, weil adäquate EEG-Untersuchungen nicht erfolgen. Insbesondere Schlafableitungen werden häufig nicht durchgeführt. Die Kinder werden oft lange logopädisch behandelt, ehe die richtige Diagnostik eingeleitet wird. Dies gilt gerade auch für Kinder mit einer primären Sprachentwicklungsstörung und einem dann einsetzenden Verlust bereits erworbener Fähigkeiten. Zu fürchten ist die

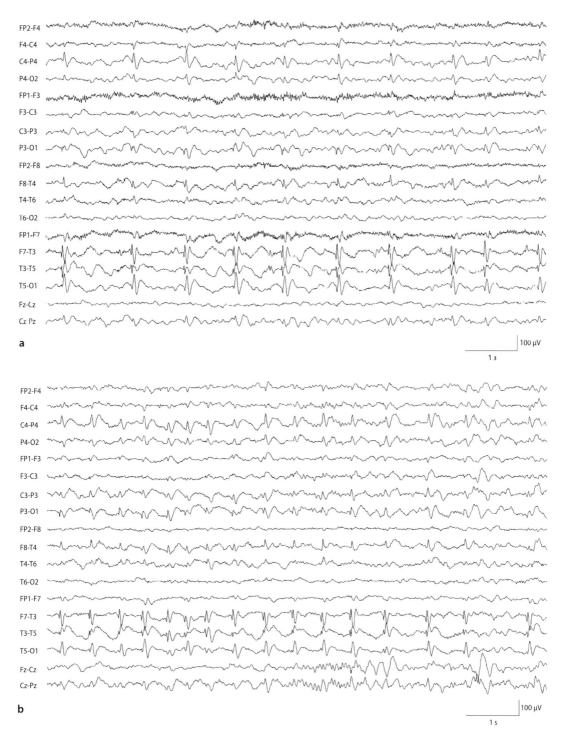

a

100 µV

1 s

b

100 µV

1 s

◘ **Abb. 9.18a,b** 3-jähriger Junge mit Landau-Kleffner-Syndrom. **a** Aktiver Sharp-wave-Fokus zentro-temporal links im Wach-EEG. **b** Weitere leichte Aktivierung der »sharp waves« mit nahezu kontinuierlichem Auftreten im Schlaf

Verkennung der verbalen Agnosie als »Schwerhörigkeit«. Frühe Erkennung und früher Therapiebeginn sind aber die wichtigsten Voraussetzungen für einen günstigen Verlauf.

> ❯ Jede Regression der Sprachentwicklung bildet deshalb die dringende Indikation für solche Untersuchungen.

Es versteht sich von selbst, dass intensive, hochqualitative Bildgebung und ggf. prächirurgisches Monitoring indiziert sind, um symptomatische und möglicherweise operable Fälle schnell zu identifizieren.

■ **Therapie**

Die Therapie entspricht der beim Pseudo-Lennox-Syndrom und dem ESES (▶ Abschn. 9.2.2, ▶ Abschn. 9.2.3). Sie zielt auf eine möglichst rasche Unterbrechung des fokalen oder generalisierten bioelektrischen Status ab. Eine Therapieüberwachung mittels 24-Stunden-EEG ist meist notwendig. Möglichst früh sollte eine intensive logopädische Behandlung einsetzen.

Eine operative Therapie in Form multipler subpialer Transsektionen erscheint bei den idiopathischen Formen dieser Krankheit problematisch. In frühen Krankheitsstadien steht eine medikamentöse Therapie mit Ausschöpfung aller Möglichkeiten an erster Stelle. In späteren Krankheitsstadien liegen in der Regel bereits schwere, nur begrenzt rückbildungsfähige Defekte vor, die die Erfolgsaussichten einer eingreifenden operativen Therapie erheblich begrenzen. Bei Fällen mit nachgewiesener Fehlbildung wie z. B. einer perisylvischen Polymikrogyrie oder Läsion muss eine operative Therapie intensiv erwogen werden.

9.2.5 Benigne Partialepilepsie mit affektiver Symptomatik (benigne psychomotorische Epilepsie, »terror fits«)

━ Dalla Bernardina et al. 1980, Lerman u. Kivity 1991

■ **Ätiopathogenese**

Es handelt sich um eine seltene Form der Partialepilepsie, die wissenschaftlich nicht viel Beachtung findet. Führende Symptome sind komplexe Partialanfälle mit Angstsymptomatik, fokale EEG-Veränderungen wie bei der Rolando-Epilepsie, normale neurologische und psychomentale Entwicklung, Fehlen von Zeichen einer hirnorganischen Läsion und gute Prognose. Die nosologische Stellung dieser Epilepsieform ist noch nicht exakt bestimmt, da das Krankheitsbild anhand einer selektierten Gruppe definiert wurde. In diesen ausgesuchten Fällen sprechen häufige familiäre Belastung mit zerebralen Anfällen, erhöhte Inzidenz von Fieberkrämpfen bei den Patienten selbst, gute Prognose und EEG-Befunde für eine Zugehörigkeit zum Formenkreis der benignen Partialepilepsien. Familienstudien liegen aber bis heute nicht vor. Die klinischen Charakteristika der Anfälle machen einen frontalen (zingulären) Ursprung wahrscheinlich.

■ **Klinik**

Betroffen sind psychomental und motorisch normal entwickelte Kinder im Alter von 2–9 Jahren. Leitsymptom sind plötzlich, manchmal auch nach kurzer uncharakteristischer Aura auftretende Attacken von Angst und äußerstem Schrecken (»terror-fits«), die oft mit lautem Schreien einhergehen. Die Augen sind schreckhaft aufgerissen, das Gesicht ist gerötet und das Munddreieck blass. Manche Kinder suchen Schutz bei Umstehenden oder rennen davon und verbergen sich. Die Angstanfälle können von chaotischen, turbulenten Bewegungsstürmen begleitet sein. Das Bewusstsein ist während des Anfalls oft nur eingeengt, aber nicht aufgehoben. Die Anfälle enden ebenso plötzlich, wie sie begannen. Eine postiktuale Verwirrtheit fehlt.

Die Anfälle zeigen sich in stereotyper Form fast immer in großer Häufigkeit, viele Male am Tag und auch nachts. In Phasen ausgeprägter Anfallshäufungen können psychotiforme Verhaltensstörungen auftreten. Charakteristisch ist, dass Schreck- oder Angstanfälle das einzige Anfallssymptom dieser Epilepsieform bilden, während andere Anfallsmanifestationen fehlen.

■ **EEG**

Das EEG zeigt bei normaler Grundaktivität inkonstant frontotemporale oder temporoparietale Sharp-wave-Foci wie bei der Rolando-Epilepsie. Zu bedenken ist aber immer, dass solche Befunde auch bei hirnorganischen Epilepsien, z. B. bei Dysgenesien, vorkommen können.

■ **Differenzialdiagnose**

Die Anfälle können äußerst dramatisch ablaufen und werden insbesondere dann, wenn das Bewusstsein nicht aufgehoben, sondern nur eingeengt ist, und wenn in Zeiten großer Anfallshäufungen erhebliche Verhaltensstörungen auftreten, oft mit hysterischen Reaktionen verwechselt. Das fast immer auch nächtliche Auftreten klärt aber die Diagnose. Die Abgrenzung gegen einen Pavor nocturnus ist nicht schwierig. Er zeigt sich niemals so stereotyp, tritt nicht mehrfach während der Nacht und natürlich auch nicht am Tag auf. Beginn und Ende des Pavors sind nicht so abrupt wie bei »terror fits«. Schwierig kann die Abgrenzung gegen »terror fits« bei Frontallappenepilepsien läsionellen Charakters sein. Immer sollte deshalb eine eingehende Diagnostik mit MRT durchgeführt werden, um organische Affektionen im Frontalhirn (z. B. kleine Dysgenesien) oder im Mandelkern auszuschließen.

■ **Prognose**

Die Prognose scheint in den wirklich typischen idiopathischen Fällen günstig zu sein. Die Symptome schwinden vor oder während der Pubertät. Es ist aber zu betonen, dass nur wenig Langzeitverlaufsuntersuchungen vorliegen.

■ **Therapie**

Mittel der ersten Wahl ist Carbamazepin, das in der Regel rasch zu Anfallsfreiheit führt. Für Sultiam liegen keine Erfahrungen vor.

9.2.6 Gutartige Partialepilepsie mit okzipitalen Foci

− Doose et al. 2002, Caraballo et al. 2009, Taylor et al. 2008
− Synopsis: ■ Tab. 9.5

■ **Ätiopathogenese**

Die umfängliche Symptomatologie okzipitaler Anfälle und Epilepsien wurde bereits dargestellt. Im Allgemeinen werden heute zwei, von manchen Autoren auch drei Verlaufsformen der okzipitalen Epilepsie unterschieden.

■ **Tab. 9.5 Benigne Partialepilepsie mit okzipitalen Foci**

Manifestation	Überwiegend normal entwickelte Kinder, Beginn im 3.–9. Lebensjahr
Klinik	Bei jüngeren Kindern v. a. Anfälle mit tonischer Augendeviation und epileptischem Nystagmus, prolongierte nächtliche Hemikonvulsionen mit initial autonomen Symptomen und Übergang in generalisierte tonisch-klonische Anfälle, Rolando-Anfallssymptome. Bei älteren Kindern v. a. sensorische Herdanfälle sowie Kombination mit Migränesymptomen (Migräne-Epilepsiesyndrom)
EEG	Häufig seitenwechselnde okzipitale Sharp-wave-Foci, oft außerdem anderweitig lokalisierte »sharp waves«
Neurologie	Normal
Prognose	Günstig, in Fällen mit prolongierten Hemikonvulsionen Sekundärschäden möglich (»Fokalisation« mit komplexen Partialanfällen)
Ätiopathogenese	Hereditäre zerebrale Maturationsstörung (HIBM)

Die in der frühen Kindheit beginnende Form wurde von Panayiotopoulos als eigenständiges Syndrom abgegrenzt und als **E**arly-**O**nset-**B**enign-**C**hildhood-**O**ccipital **S**eizure-**S**usceptibility-Syndrome (EBOSS) bezeichnet. Es wird heutzutage auch vielfach als Panayiotopoulos-Syndrom bezeichnet.

Die zweite, meistens jenseits des 6. Lebensjahres beginnende Verlaufsform, wird entsprechend der früheren Literatur als Gastaut-Typ bezeichnet.

Als dritte Variante wird von manchen Autoren die Kombination von motorischen, sensorischen oder sensorimotorischen Anfällen mit Migräne-Symptomen (Migräne-Epilepsie-Syndrom) aufgeführt (Kossoff u. Andermann 2010). Initialsymptom sind wie beim Migräneanfall vegetative Reizsymptome und Visusstörungen. Darauf folgt die epileptische Symptomatik, nach deren Abklingen sich ein typischer Migränekopfschmerz einstellt. Man kann annehmen, dass in diesen Fällen bei gleichzeitigem Bestehen einer Migräne- und Epilepsie-Disposition die migränebedingte Vasokonstriktion über eine Steigerung der neuronalen Aktivität die Entstehung eines epileptischen Anfalls begünstigt (»ischämischer Partialanfall«).

Auch bei dieser Klassifikation ist zu beachten, dass sie aus der Analyse selektierter Fälle entstanden ist. Geht man vom okzipitalen EEG-Befund aus, ergibt sich ein anderes Bild. So findet sich der charakteristische okzipitale Sharp-wave-Fokus nicht nur beim sog. Panayiotopoulos-Syndrom, sondern hat seine klinische Entsprechung in einem breiten symptomatologischen Spektrum, in dem das Panayiotopoulos-Syndrom nur eine Untergruppe bildet. Die Gesamtheit dieser frühkindlichen okzipitalen Epilepsien ist dem Formenkreis der Partialepilepsien bei hereditärer zerebraler Maturationsstörung zuzurechnen.

Diese nosographische Zuordnung stützt sich v. a. auf Familienstudien. So fanden sich einerseits bei den Geschwistern von Patienten mit benigner okzipitaler Epilepsie im EEG gehäuft Rolando-Foci, während andererseits v. a. die jüngeren Geschwister von Patienten mit Rolando-Epilepsie, Pseudo-Lennox-Syndrom oder ESES auch okzipitale Foci zeigten (Doose u. Baier 1989). Eine genetische Eigenständigkeit der okzipitalen Foci ist dabei nicht zu sichern, wenngleich familiäre Häufungen dieses Befundes vorkommen. Die Gesamtheit dieser Befunde lässt also keinen Zweifel an der Zugehörigkeit der benignen frühkindlichen okzipitalen Epilepsie zu den HIBM-Epilepsien.

- **Klinik**

Besonders charakteristisch für das EBOSS bzw. das Panayiotopoulos-Syndrom sind von Übelkeit oder Erbrechen eingeleitete, mit Bewusstlosigkeit, Kopf- und Blickwendung sowie nystagmiformen Augenbewegungen einhergehende nächtliche Anfälle. Sie können in Hemikonvulsionen übergehen. Diese Anfälle verlaufen oft statenhaft prolongiert und können von einer postiktualen Parese gefolgt sein. Die oft dramatische Symptomatik kann den Anfällen einen apoplektiformen Charakter geben. In der neueren Literatur wird diese Verlaufsform auch als »autonome Epilepsie« bezeichnet. Übergänge in generalisierte tonisch-klonische Anfälle sind möglich. Charakteristisch ist das seltene Auftreten solcher Anfälle. Oft betragen die Abstände zwischen den einzelnen Anfällen mehrere Monate. Manche Kinder zeigen zusätzlich typische Rolando-Anfälle.

Der Gastaut-Typ der okzipitalen Epilepsie ist seltener. Die Anfälle beginnen meist im Alter zwischen 5 und 7 Jahren. Die Anfälle treten v. a. tagsüber mit Sehverlust, Halbseitenanfällen und postiktalem Kopfschmerz auf. In einem Drittel der Fälle werden symptomatische Übergänge zwischen beiden Verlaufsformen beobachtet.

- **EEG**

Kennzeichnend sind okzipitale Herde mit gut strukturierten, meistens amplitudenhohen »sharp waves« (◘ Abb. 9.9). Sie können konstant einseitig, rechts häufiger als links, beidseitig und im Verlauf seitenwechselnd auftreten. Durch Augenöffnen mit Fixieren werden sie weitgehend oder vollständig blockiert. Eine Schlafaktivierung ist nicht konstant vorhanden. Zusätzlich können Rolando-, parietale oder temporale Sharp-wave-Foci nachweisbar sein. Diese zeigen sich oft erst im späteren Verlauf, d. h. im Alter zwischen 5 und 10 Jahren. In der Akutphase beider Epilepsien findet sich v. a. beim Panayiotopoulos-Syndrom häufig nicht das charakteristische Bild. Es kommen sehr verschiedene okzipitale EEG Veränderungen vor. Erst im Zusammenhang mit der klinischen Symptomatik ergibt sich die Diagnose.

- **Differenzialdiagnose**

Wichtig ist die Abgrenzung gegenüber läsionellen Formen der okzipitalen Epilepsie. Notwendige differenzialdiagnostische Überlegungen wurden bereits an anderer Stelle dargestellt. Einer differenzierten Bildgebung mittels MRT kommt im diagnostischen Zweifelsfall größte Bedeutung zu. EEG-Untersuchungen bei Geschwistern einschließlich Schlaf-EEG können auch hier diagnostisch hilfreich sein. Der Nachweis eines wie auch immer lokalisierten Sharp-wave-Fokus macht die Diagnose einer genetisch determinierten gutartigen Epilepsie beim Patienten sehr wahrscheinlich.

- **Prognose**

Die Prognose der frühkindlichen idiopathischen okzipitalen Epilepsie scheint fast immer günstig zu sein. Spätestens in der Pubertät ist eine Remission zu erwarten. Tritt sie nicht ein, bedarf die Diagnose einer Überprüfung durch detaillierte Bildgebung.

■ **Therapie**

Die Behandlung erfolgt nach den gleichen Regeln wie bei der Rolando-Epilepsie (► Abschn. 9.2.1).

9.2.7 Fieberkrämpfe mit benignen Sharp-wave-Foci

▬ Doose et al. 1997

In der Anamnese von Kindern mit benignen Partialepilepsien kommen gehäuft Fieberkrämpfe vor. Andererseits bieten etwa 10% aller Kinder mit Fieberkrämpfen während der späteren Kindheit, also erst bei wiederholten Verlaufsuntersuchungen, im EEG präzentrale und/oder okzipitale Sharp-wave-Foci eines Typs, wie er für benigne Partialepilepsien charakteristisch ist. Bei den Geschwistern dieser Kinder finden sich ebenfalls gehäuft Sharp-wave-Foci.

Solche Fieberkrämpfe und benigne Partialepilepsien haben also offenbar genetische Gemeinsamkeiten. Hervorzuheben sind auch symptomatische Besonderheiten in diesen Fällen. Fieberkrampfkinder mit späteren fokalen »sharp waves«, insbesondere solchen mit okzipitaler Lokalisation, haben gehäuft langdauernde Krämpfe. An der Entstehung von prolongierten Fieberkrämpfen ist also eine genetische Disposition mitbeteiligt. Diese Kinder haben ein erhöhtes Risiko für spätere benigne Partialepilepsien. Bei sehr langen fokalen Fieberkrämpfen, d. h. bei über eine Stunde dauernden Anfällen, besteht darüber hinaus ein hohes Risiko (ca. 50%) für spätere schwere Epilepsien mit komplex-partiellen Anfällen. In diesen Fällen ergibt sich also das Paradoxon, dass eine an sich benigne genetische Disposition (HIBM) das Auftreten prolongierter Fieberkrämpfe begünstigt und damit mittelbar zur Ursache schwerer Epilepsien wird.

9.3 Altersabhängige epileptische Enzephalopathien

Der Begriff »epileptische Enzephalopathie« kennzeichnet eine Epilepsie mit ungünstigem prozesshaften progredienten Verlauf mit zunehmender Anfallsbereitschaft und Entwicklungsstillstand bzw. -regression. Diese Merkmale werden bei einer Reihe von Epilepsieformen als führende oder auch nur fakultative Symptome beobachtet. Es sind bei den primär generalisierten (also genetischen) Epilepsien die schwere myoklonische Epilepsie, die ihr eng verwandte frühkindliche idiopathische Grand-mal-Epilepsie und die heute in entwickelten Ländern sehr selten gewordene sekundär entdifferenzierte Absence-Epilepsie. Diese Krankheitsbilder wurden im entsprechenden Kapitel bereits beschrieben (► Kap. 7).

Den in diesem Kapitel beschriebenen fünf epileptisch-enzephalopathischen Syndromen sind eine Reihe von Merkmalen gemeinsam, die bei Würdigung der jeweils speziellen Besonderheiten die Darstellung in einem eigenen Kapitel wünschenswert erscheinen lassen (► Übersicht). Diese Syndrome können als unterschiedlich altersgebundene epileptische Reaktionsformen bei Hirnschädigungen, Hirnfehlbildungen und neurometabolischen Störungen verstanden werden. Ihre enge Verwandtschaft wird nicht nur in gemeinsamen klinischen Charakteristika, sondern auch darin deutlich, dass Übergänge von der einen in die andere Krankheitsform beobachtet werden. Die Altersgebundenheit bezieht sich auch auf die Ätiologie.

Angeborene Stoffwechselanomalien finden sich besonders häufig bei der am frühesten beginnenden myoklonischen Enzephalopathie. Schwere strukturelle Hirnschäden werden beim eng verwandten Ohtahara-Syndrom, in abnehmender Schwere und Häufigkeit dann beim West- und Lennox-Gastaut-Syndrom und schließlich auch beim Spät-Lennox-Syndrom gefunden. Trotz vieler Gemeinsamkeiten zeigen die verschiedenen Krankheitsformen aber jeweils Besonderheiten, die eine getrennte Besprechung erforderlich machen.

Charakteristika epileptischer Enzephalopathien im Kindesalter
— Altersabhängigkeit
— Kleine generalisierte und tonische Anfälle
— Hohe Anfallsfrequenz
— Schwere, überwiegend kontinuierliche EEG-Veränderungen
— Heterogene Ätiologie
— Meistens psychomentale Störungen
— Meistens ungünstige bis infauste Prognose

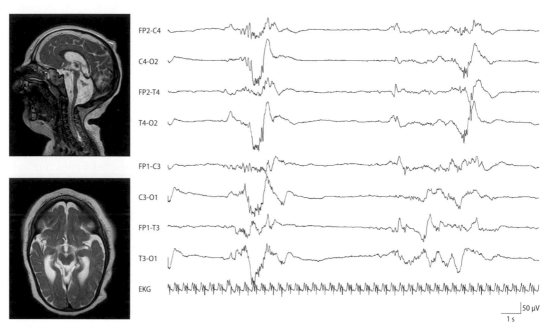

D Abb. 9.19 10 Tage altes männliches Neugeborenes mit Ohtahara-Syndrom. Nahezu permanente tonische Anfälle und Suppression-burst-Muster bei ponto-zerebellärer Atrophie und kongenitalem nephrotischem Syndrom

9.3.1 Infantile myoklonische Enzephalopathie

— Yamamoto et al. 2010

Es handelt sich um eine seltene, sich in den ersten 3 Lebensmonaten manifestierende epileptische Enzephalopathie, die erstmals von Aicardi u. Goutières als »neonatal myoclonic encephalopathy« 1978 beschrieben wurde. Jungen und Mädchen sind in gleicher Häufigkeit betroffen.

■ **Ätiopathogenese**
Die Ätiologie ist heterogen. Hauptursache sind in der Regel autosomal-rezessiv vererbte Stoffwechselstörungen (▶ Kap. 13). Einige Autoren rechnen auch das **Rett-Syndrom** mit früh einsetzenden epileptischen Anfällen und späterem enzephalopathischen Verlauf zu den frühkindlichen myoklonischen Enzephalopathien (▶ Kap. 15). In vielen Fällen bleibt die Ätiologie aber unklar.

■ **Klinik**
Die Hauptsymptome der myoklonischen Enzephalopathie sind erratische, z. T. im Schlaf persistieren-

de, die Lokalisation rasch wechselnde und generalisierte Myoklonien. Einfache Partialanfälle und im späteren Verlauf auch tonische Beugeanfälle finden sich häufig. Immer bestehen schwerste neurologische Auffälligkeiten wie massive Rumpfhypotonie oder Tetraspastik sowie ein Ausbleiben nahezu jeglicher psychomotorischer Entwicklung.

■ **EEG**
Das EEG zeigt im Wachen wie im Schlaf ein typisches Suppression-burst-Muster (D Abb. 9.19), wobei die Ausbrüche hypersynchroner Aktivität bilateral synchron und auch unabhängig voneinander auftreten können. Im Alter von 3–5 Monaten kann ein Übergang in eine Hypsarrhythmie erfolgen oder es dominieren multifokale Veränderungen.

■ **Therapie und Prognose**
Die myoklonische Enzephalopathie ist therapeutisch so gut wie nicht zu beeinflussen. Die Prognose ist äußerst ungünstig. Entweder versterben die Kinder frühzeitig oder sie überleben mit schwersten zerebralen Defektzuständen.

9.3.2 Infantile epileptische Enzephalopathie mit Suppression-burst-EEG (Ohtahara-Syndrom)

— Ohtahara u. Yamatogi 2006, Yamamoto et al. 2011

Bei diesem zuerst von Ohtahara als »early infantile epileptic encephalopathy with suppression burst« beschriebenem Syndrom beginnen die Anfälle im Alter von wenigen Tagen bis zu 12 Wochen. Jungen sind etwas häufiger betroffen als Mädchen.

- **Ätiopathogenese**

Als Ursache finden sich häufig schwere Hirnschäden und kortikale Fehlbildungen unterschiedlicher Art. Bei einigen Patienten konnten Mutationen bzw. Repeatexpansionen des ARX- und STXBP1-Gens gefunden werden. Stoffwechseldefekte scheinen seltener als bei der infantilen myoklonischen Enzephalopathie ursächlich zu sein.

- **Klinik**

Leitsymptom sind einzeln oder in Serien auftretende tonische Anfälle emprosthotonen Musters. Außerdem können fokal-motorische Anfälle, Hemikonvulsionen und generalisierte tonisch-klonische Anfälle auftreten. Das EEG zeigt im Wachen und im Schlaf ein Suppression-burst-Muster (Abb. 9.19).

- **Therapie und Prognose**

Eine medikamentöse Therapie ist ineffektiv. Vereinzelt ist ACTH wirksam. Ähnlich wie bei der infantilen myoklonischen Enzephalopathie ist die Prognose ungünstig. Oft versterben die Kinder in den ersten Lebensmonaten. Ansonsten zeigen sie schwere neurologische Defizite. Überleben die Patienten, geht die Epilepsie zumeist in ein West- und später in ein Lennox-Gastaut-Syndrom über.

- **Differenzialdiagnose**

Die Differenzialdiagnose hat die zweifellos verwandte infantile myoklonische Enzephalopathie zu berücksichtigen. Dort stehen myoklonische und nicht tonische Anfälle im Vordergrund des klinischen Bildes und es können öfter Stoffwechselstörungen nachgewiesen werden. Der Unterschied zum West-Syndrom besteht darin, dass dort eine Gruppierung der Hypsarrhythmie nur im Schlaf vorkommt.

9.3.3 Maligne migrierende Partialanfälle des Säuglingsalters

— Coppola et al. 1995, Dulac 2002, Hahn et al. 2007

So genannte wandernde (migrierende) Partialanfälle sind Leitsymptom einer sehr seltenen und besonders bösartigen früh beginnenden Epilepsie, die erstmals 1995 von Coppola und Kollegen beschrieben wurde.

- **Ätiopathogenese**

Die Epilepsie manifestiert sich bei bis dahin normal entwickelten Kindern vor dem 6. und in der Mehrzahl der Fälle vor dem 3. Lebensmonat. Mädchen und Jungen sind etwa gleich häufig betroffen. Die bildgebende und neurometabolische Diagnostik ergibt keine pathologischen Befunde. Kürzlich konnte gezeigt werden, dass etwa 50% der Patienten Mutationen im **KCNT1-Gen** aufweisen. Defekte dieses Gens sind auch ursächlich für die autosomal dominante Frontallappenepilepsie (Barcia et al. 2012).

- **Symptomatik**

Initial prägen fokale klonische Anfälle wechselnder Lokalisation das klinische Bild. Die Anfälle treten häufig in Clustern auf. Nach einigen Tagen bis Wochen nimmt die Anfallsfrequenz dann dramatisch zu. Es treten täglich zahlreiche Anfälle auf und die Symptomatik wird zunehmend polymorpher. In dieser Phase kommt es zu einer Stagnation der psychomotorischen Entwicklung und die Kinder entwickeln eine sekundäre Mikrozephalie. Nach einigen Monaten nimmt die Anfallsfrequenz meist wieder ab. Dies ist aber in der Regel nicht auf die Wirksamkeit der eingesetzten Antiepileptika zurückzuführen, sondern wird als Ausdruck eines »Burnt-out«-Stadiums der epileptischen Enzephalopathie interpretiert (Dulac 2002).

- **EEG**

Das EEG zeigt im Intervall unspezifische Veränderungen wie symmetrische oder auch asymmetrische Verlangsamungen und multifokale »sharp waves« ohne Schlafaktivierung. Iktuale Video-EEG-Aufzeichnungen zeigen bei variabler Anfallssymptomatologie im typischen Fall eine fokale rhythmische Theta- oder langsame Alpha-Aktivität, die sich über benachbarte Hirnregionen ausbreitet und generalisiert, während dabei die Frequenz der Entladungen abnimmt. In Phasen hoher Anfallsfrequenz können sich die Anfälle überlappen. Es wird dann manchmal im EEG der Beginn eines Anfallsmusters erkennbar, noch bevor die vorangehenden Anfallsentladungen vollständig abgeklungen sind (◘ Abb. 9.20).

▪ Differenzialdiagnose
Die Differenzialdiagnose umfasst Epilepsien mit myoklonischen oder fokalmotorischen Anfällen und Manifestation im frühen Säuglingsalter. Der ungünstige Verlauf und das typische EEG erlauben aber eine Abgrenzung gegenüber anderen Epilepsiesyndromen.

▪ Therapie und Prognose
Die Prognose der Epilepsie ist ebenfalls schlecht. Einige Kinder versterben bereits im ersten Lebensjahr. Die Anfälle sind in der Regel therapieresistent. Bei einzelnen Patienten wurden Therapieerfolge mit Brom und Stiripentol in Kombination mit Clobazam sowie mit Levetiracetam erzielt (Übersicht ▶ Hahn et al. 2007). Sistieren die Anfälle, können geringe Entwicklungsfortschritte beobachtet werden.

9.3.4 West-Syndrom (Blitz-Nick-Salaam-Krämpfe)

- Lux et al. 2004 und 2005, Frost u. Hrachovy 2005, Hancock et al. 2008, Lux 2007, Osborne et al. 2010, Darke et al. 2010
- Synopsis: ◘ Tab. 9.6

▪ Ätiopathogenese
Es handelt sich um ein altersgebunden auftretendes polyätiologisches epileptisches Syndrom, das etwa 8% aller kindlichen Epilepsien ausmacht. Die alten Bezeichnungen »Blitz-Nick-Salaam-Krämpfe« oder BNS-Anfälle sowie »infantile spasms« werden heute zunehmend durch den nach dem erstbeschreibenden englischen Arzt gewählten Begriff West-Syndrom verdrängt. Betroffen sind überwiegend Säuglinge zwischen dem 2. und 8. Lebensmonat; Jungen sehr viel häufiger als Mädchen. Ein Krankheitsbeginn nach dem ersten Geburtstag findet sich in nur

◘ Tab. 9.6 West-Syndrom	
Manifestation	Meistens hirngeschädigte Säuglinge, Jungen häufiger als Mädchen. Beginn im 3.–8. Lebensmonat, vorher nicht selten Neugeborenenkrämpfe und/oder fokale Anfälle
Klinik	Blitzartige Anfälle, meistens emprosthoton, seltener ophistoton, tonische Beugekrämpfe, oft asymmetrisch, fokale Anfälle, Umdämmerungen
EEG	Hypsarrhythmie, generalisierende irreguläre »sharp slow waves«, im Verlauf fast immer multifokal, wechselnde Seitenbetonung
Neurologie	Meistens pathologisch, komplexe Retardierung in 90%
Prognose	Entsprechend der zugrundeliegenden Hirnschädigung ungünstig (Letalität bis zum 3. Lebensjahr 30%), zusätzlich Schädigung durch Hypsarrhythmie (bioelektrischer Status). Oft Übergang in Epilespien mit komplexen Partialanfällen und tonischen (frontalen) Anfälle wie dem Lennox-Gastaut-Syndrom
Ätiopathogenese	Hirnschädigungen aller Art, v. a. Entwicklungsstörungen des Gehirns, tuberöse Sklerose, neurometabolische Erkrankungen

5% der Fälle. In der Mehrzahl handelt es sich um zerebral geschädigte Kinder.

Ätiologisch kommen alle Schädigungen in Betracht, die das kindliche Gehirn in der Schwangerschaft, unter der Geburt und in der frühen Säuglingszeit treffen können. Kernspintomographische Befunde zeigen, dass Entwicklungsstörungen des Gehirns eine weitaus größere Rolle spielen als früher angenommen. Nach Familienuntersuchungen ist in etwa 30% der Fälle eine konstitutionelle Krampfbereitschaft pathogenetisch zusätzlich von Bedeutung. Außer bei exogenen Hirnschäden und Dysgenesien kommt das West-Syndrom bei neurometabolischen Erkrankungen wie z. B. der nichtketotischen Hyperglyzinämie und bei neurodegenerativen Erkrankungen vor. In etwa 7% der Fälle liegt dem West-Syndrom eine tuberöse Sklerose zugrunde (◘ Abb. 9.21). Die tuberöse Sklerose ist somit die

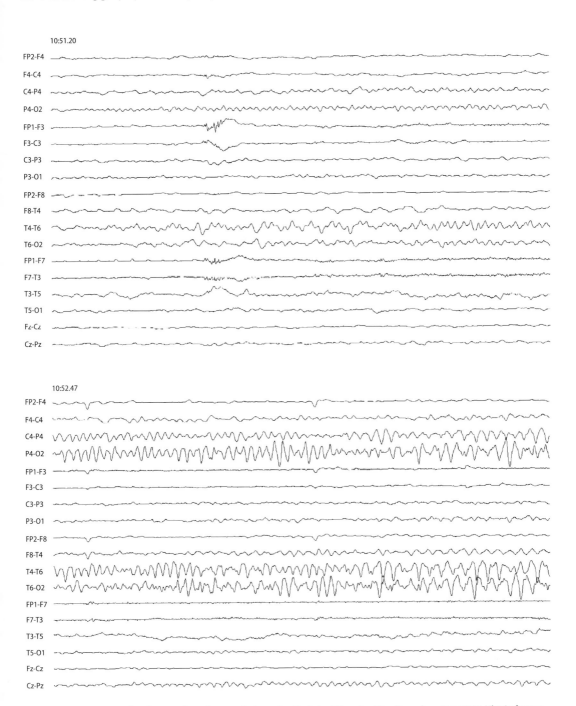

☐ **Abb. 9.20** 7 Monate alter Junge mit malignen migrierenden Partialanfällen des Säuglingsalters. Um 10.51 Uhr Auftreten eines Anfallsmusters in Form monomorpher 8/s-Aktivität rechts temporo-okzipital, das sich bei Amplitudenzunahme und leicht abnehmender Frequenz auf angrenzende Hirnregionen ausbreitet. Das Anfallsmuster endet mit langsamen rhythmischen Delta-Wellen. Nur 2 Minuten später Beginn eines neuen Anfallsmusters, nun ausgehend von zentro-temporal links

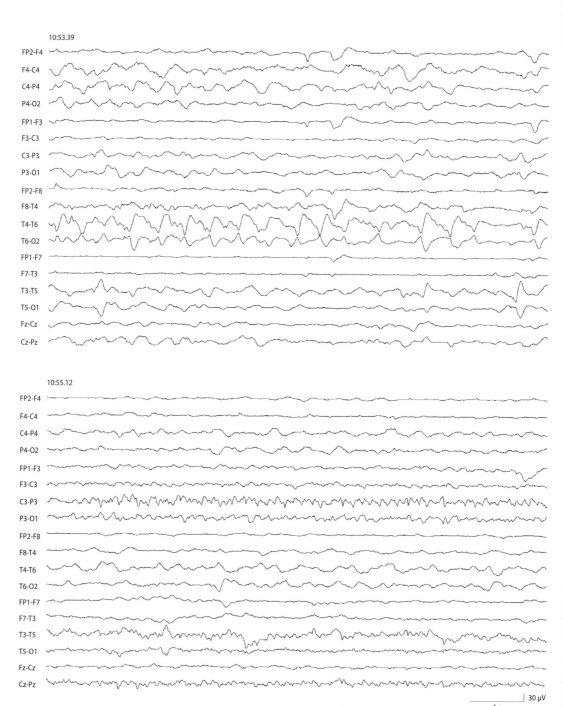

9

10:53.39

10:55.12

30 µV

1 s

☐ **Abb. 9.20** (Fortsetzung)

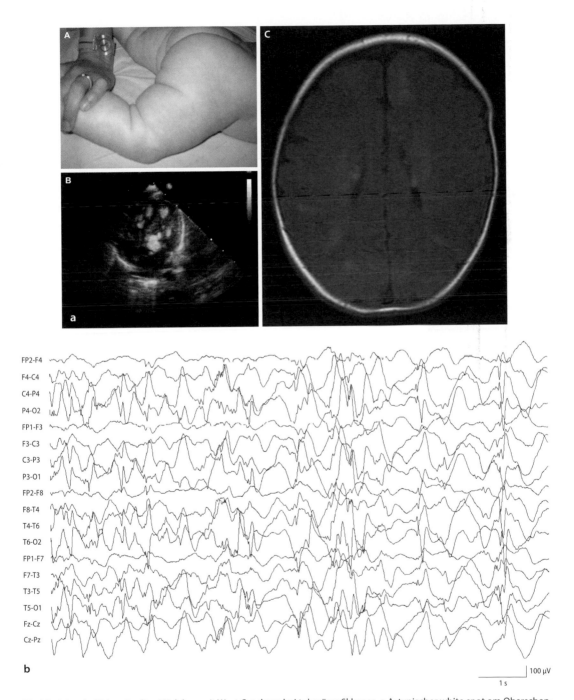

■ Abb. 9.21a,b 7 Monate altes Mädchen mit West-Syndrom bei tuberöser Sklerose. a A: typischer white spot am Oberschenkel. B: multiple kardiale Rhabdomyome im Echokardiogramm. C: MRT mit charakteristischen subependymalen Knötchen sowie mehreren kortikalen Tubera. b Im Wachen diffuses unregelmäßiges Gemisch aus amplitudenhohen langsamen Wellen und »sharp waves« im Sinne einer Hypsarrhythmie

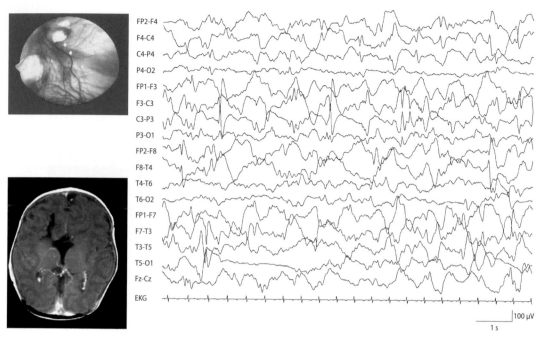

☐ Abb. 9.22 10 Monate altes Mädchen mit Aicardi-Syndrom. Lakunäre Veränderungen am Augenhintergrund, Balkenagenesie und Hypsarrhythmie im EEG bei West-Syndrom

häufigste Einzelursache für BNS-Anfälle und muss daher differenzialdiagnostisch besonders bedacht werden.

Als **Aicardi-Syndrom** bezeichnet man die fast ausschließlich Mädchen betreffende Kombination von West-Syndrom, Hirnfehlbildungen und Augenhintergrundsveränderungen (chorioretinale Lakunenbildung; ☐ Abb. 9.22). Charakteristische zerebrale Befunde sind Balkenagenesie, Polymikrogyrie, fehlende Schichtbildung des Kortex, noduläre Heterotopien und ependymale Zysten. Kostale und vertebrale Fehlbildungen sind ebenfalls typisch. Die BNS-Anfälle sind häufig assoziiert mit fokalen Anfällen.

Insgesamt ist der Anteil der als symptomatisch erkannten Fälle mit West-Syndrom durch Differenzierung der zerebralen Diagnostik in den letzten Jahren immer größer geworden. In mehr als zwei Drittel der Fälle kann heute die Ätiologie geklärt werden (Osborne et al. 2010). Als kryptogen bzw. idiopathisch werden Fälle bezeichnet, in denen die Entwicklung bis zum Beginn der Epilepsie normal verlief und alle gängigen diagnostischen Methoden einschließlich der Kernspintomographie und einer

umfassenden neurometabolischen Diagnostik normale Befunde ergaben. In der Pathogenese dieser Form spielen genetische Faktoren eine größere Rolle als beim symptomatischen West-Syndrom (► Kap. 15).

▪ Klinik

Der Manifestation des West-Syndroms gehen oft charakteristische Störungen in der Entwicklung und im Verhalten voraus. Hierzu gehören der Verlust des bis dahin schon guten affektiven Kontaktes, ein verträumter leerer Blick oder Schwinden des Blickkontaktes, eine Regression der statomotorischen Funktionen, stereotype automatische Bewegungen wie rhythmisches Schmatzen und Wischbewegungen mit den Händen, auffälliges Gähnen sowie ein abrupter Wechsel zwischen unkoordinierter motorischer Unruhe und völliger Bewegungsruhe. Die Erkennung dieser Frühsymptome ermöglicht die äußerst wichtige Frühdiagnose.

Bei zahlreichen Kindern gehen dem Beginn der BNS-Anfälle andere Formen von zerebralen Anfällen voraus. Hierbei handelt es sich v. a. um Neugeborenenkrämpfe, fokalmotorische Anfälle und große Anfälle. Die psychomotorische Entwicklung ist bei mehr als 90% der Kinder schon bei Beginn der Epilepsie verzögert. Neurologisch finden sich vielfältige Ausfälle, wie sie für die ursächlich verantwortlichen Hirnschäden charakteristisch sind.

Die Anfallssymptomatik des West-Syndroms ist v. a. durch drei Anfallsformen gekennzeichnet:

- **Blitzkrämpfe** bestehen in heftigen myoklonischen Stößen der Extremitäten. Arme und Beine werden dabei blitzartig nach vorne geschleudert und Kopf und Rumpf gleichzeitig gebeugt. Nicht selten werden die Arme auch bei gleichzeitiger Anbeugung der Beine nach oben geworfen. Die »Blitzkrämpfe« können eine Seitenbetonung zeigen.
- Bei **Nickkrampf** beschränkt sich die Beugebewegung auf den Kopf. Die Dauer beider Anfallsformen beträgt nur Bruchteile von Sekunden.
- Bei den »Salaam-Krämpfen« handelt es sich um meist ebenso abrupt einsetzende **tonische Beugeanfälle**. Kopf, Rumpf und Extremitäten werden tonisch gebeugt und die Arme werden vorgestreckt, wobei die Hände gelegentlich vor der Brust zusammengeführt werden.

Alle drei Anfallsformen können nebeneinander bei einem Kind vorkommen. Sie können alle ausgeprägt asymmetrisch, d. h. seitenbetont sein. Dies ist meistens ein Hinweis auf eine läsionale Genese. Tonische und Blitzkrämpfe sind nicht immer scharf voneinander zu trennen, da der tonische Anfall blitzartig schnell beginnen und der Blitzkrampf auch etwas »gedehnt« ablaufen kann. In typischer Weise treten die Anfälle in Serien auf, d. h. sie wiederholen sich während einiger Minuten in Abständen von jeweils 10–30 Sekunden mehrfach. Vor Beginn der Serien werden die Kinder häufig auffallend ruhig oder weinerlich, so dass man eine Aura vermuten kann. Zwischen den einzelnen Entladungen beobachtet man oft ein klägliches Schreien. Serien werden besonders nach dem morgendlichen Erwachen beobachtet.

Eine seltene Sonderform bilden Fälle, in denen tonische Beugeanfälle regelmäßig periodisch über lange Zeit, manchmal über Stunden, auftreten (Gobbi et al. 1987). Neben kleinen generalisierten und tonischen Anfällen bieten die Kinder häufig auch große Anfälle mit fokaler Symptomatik und in ca. 25% auch fokalmotorische Anfälle.

- **EEG**

Der Entwicklung der pathognomonischen Hypsarrhythmie gehen im EEG meistens Veränderungen voraus, deren Kenntnis eine Frühdiagnose ermöglicht. Hierzu gehören multifokale hypersynchrone Aktivität, seitenwechselnde dysrhythmische Gruppen, kontinuierliche oder gruppierte zentrotemporale polymorphe Verlangsamung, konstante Seitendifferenzen und Reduktion des REM-Schlafes. Beim voll ausgebildeten West Syndrom zeigt das EEG dann meistens eine kontinuierliche Hypsarrhythmie (□ Abb. 9.23). Die Kurve wird von amplitudenhohen langsamen und steilen Wellen sowie Spitzenpotenzialen verschiedenen Typs und verschiedener Lokalisation beherrscht. Wichtig ist, dass diese Veränderungen auch im Anfallsintervall nachweisbar sind und eine rasche Diagnose ermöglichen.

In seltenen Fällen tritt die Hypsarrhythmie nur im Schlaf auf. Sie zeigt im Leichtschlaf fast immer eine sehr typische Gruppierung mit eingeschalteten kurzen Strecken einer flachen Grundaktivität (□ Abb. 9.24). Diese EEG-Auffälligkeiten ähneln dem Suppression-burst-Muster bei neonatalen Enzephalopathien. Die hypsarrhythmischen Gruppen können dabei bilateral gleichzeitig wie auch zeitlich verschoben auftreten. Die Gruppierung der hypersynchronen Aktivität im Schlaf ist so charakteristisch, dass ihre Feststellung auch die Identifikation abortiver Formen der Hypsarrhythmie ermöglicht.

Während die Hypsarrhythmie im Säuglingsalter im Wachzustand keine bilateral synchronen Komponenten enthält, werden bei Kleinkindern auch partiell synchronisierte Muster beobachtet (»modifizierte Hypsarrhythmie«). Treten hypsarrhythmische Gruppen asynchron über den Hemisphären auf, ohne dass dabei eine Fortleitung zur Gegenseite erfolgt, kann dies als Hinweis auf eine Balkenaplasie oder -hypoplasie gelten. Selten beschränkt sich die Hypsarrhythmie auf eine Hemisphäre (Hemi-Hypsarrhythmie). Die Hypsarrhythmie ist als bioelektrischer Status zu werten. Die Kinder wirken meistens apathisch, nehmen weniger Kontakt auf und verlieren bereits erworbene psychomentale und motorische Funktionen.

9

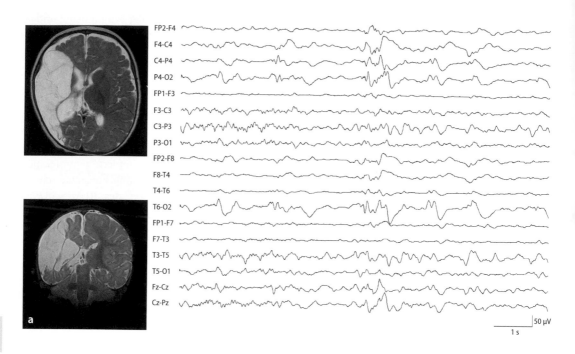

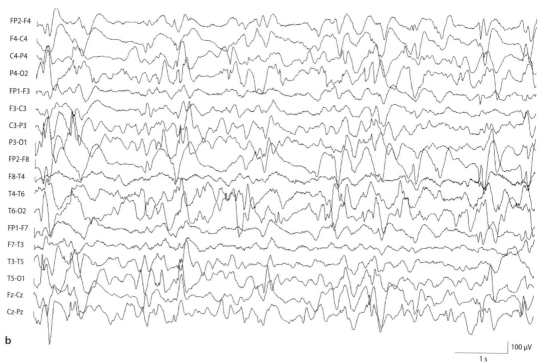

■ **Abb. 9.23a,b** 3 Monate alter Junge mit konnatalem Mediainfarkt rechts. **a** Klinisch keine Anfälle bei Amplitudenabflachung und Verlangsamung rechts sowie stumpfen »sharp waves« temporo-okzipital rechts. **b** Im Alter von 6 Monaten Auftreten von BNS-Anfällen und im EEG Hypsarrhythmie. **c** Unter ACTH-Therapie Sistieren der BNS-Anfälle und Normalisierung des EEG

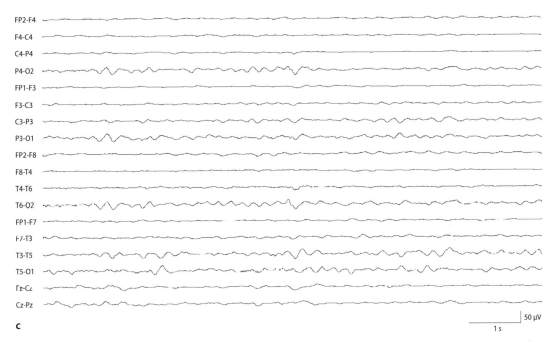

c

Abb. 9.23 (Fortsetzung)

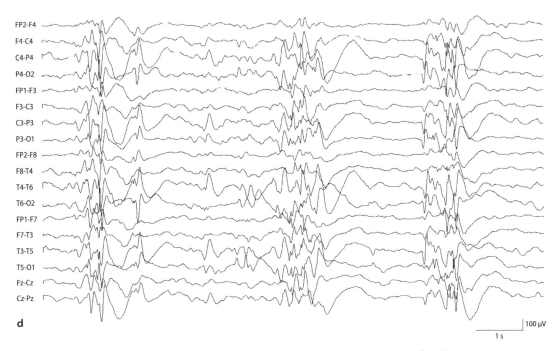

d

Abb. 9.24 Selbe Patientin wie in **Abb. 9.21**. Im Schlaf Gruppierung der hypersynchronen Aktivität

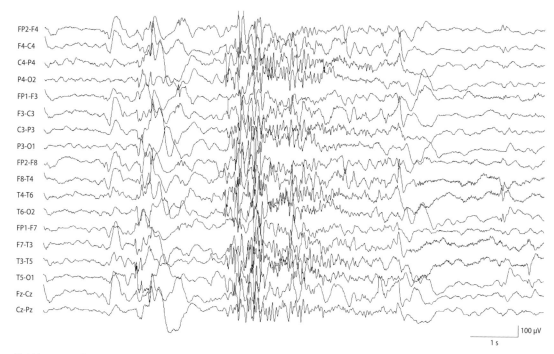

FP2-F4
F4-C4
C4-P4
P4-O2
FP1-F3
F3-C3
C3-P3
P3-O1
FP2-F8
F8-T4
T4-T6
T6-O2
FP1-F7
F7-T3
T3-T5
T5-O1
Fz-Cz
Cz-Pz

100 µV

1 s

Abb. 9.25 Selbe Patientin wie in □ Abb. 9.21 und □ Abb. 9.24. Kurzer tonischer Anfall im Schlaf

Bei Persistieren des West-Syndroms in die Kleinkindzeit (Talwar et al. 1995) und bei Erstmanifestation nach dem ersten Lebensjahr (»Spät-West-Syndrom«) können bei Fehlen einer Hypsarrhythmie nur frontal betonte hypsarrhythmische Gruppen nachweisbar sein. Sie dürfen nicht mit irregulären »spike waves« verwechselt werden. Das **iktuale EEG** zeigt bei tonischen Krämpfen meistens eine initiale träge Welle und dann für einige Sekunden anhaltende rasche Aktivität bei generalisierter Abflachung (▶ Kap. 8, ▶ Abb. 8.8, □ Abb. 9.25). Kurze Blitzkrämpfe heben sich aus der Hypsarrhythmie nicht heraus (□ Abb. 9.26). Bei einigen wenigen Kindern mit West-Syndrom fehlt eine Hypsarrhythmie, und das EEG zeigt lediglich multifokale hypersynchrone Aktivität. Sie wird im Schlaf aktiviert und zeigt dann meistens die genannte, diagnostisch wegweisende Gruppierung.

Ein West-Syndrom mit konstant normalem Wach- und Schlaf-EEG scheint nicht vorzukommen. Im Spätverlauf des West-Syndroms mit Auftreten tonischer Anfälle lassen sich oft charakteristische frontale Foci nachweisen. Eine detaillierte Darstellung von EEG-Veränderungen beim West-

Syndrom findet sich im Doose-EEG-Atlas (Doose 2002).

■ **Differenzialdiagnose**

Blitzkrämpfe werden oft mit einem schreckhaften Zusammenzucken des Säuglings verwechselt. Nicht selten werden sie auch als harmlose Angewohnheit missdeutet. Unter den zerebralen Anfällen sind primär generalisierte myoklonische Anfälle bei benigner und schwerer myoklonischer Epilepsie abzugrenzen. Hier treten die myoklonischen Anfälle nicht in Serien auf. Sie sind auch anders als beim West-Syndrom nicht von einleitenden Aura-ähnlichen und interiktualen Störungen der Befindlichkeit wie Weinen begleitet. Es findet sich auch niemals eine Hypsarrhythmie. Das EEG ist zunächst normal oder zeigt bei der schweren myoklonischen Epilepsie eine diffuse Theta-Rhythmisierung und später dann auch gruppierte bilateral-synchrone irreguläre »spike waves« und »polyspike waves«. Zum Lennox-Gastaut-Syndrom zeigt das West-Syndrom besonders bei älteren Kindern fließende Übergänge. Die infantilen epileptischen Enzephalopathien, die

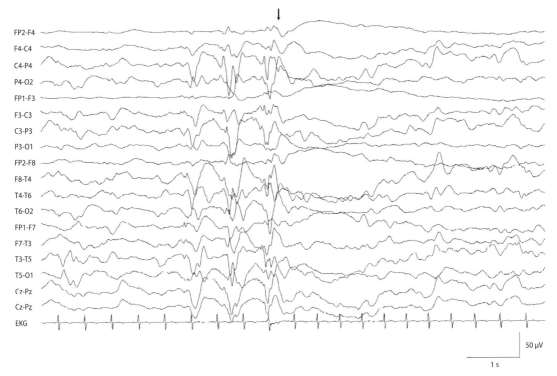

Abb. 9.26 4 Monate altes Mädchen mit West-Syndrom und kurzem myoklonischen Anfall (*Pfeil*). Dabei keine nennenswerte Änderung des Kurvenbildes

dem West-Syndrom vorausgehen können, wurden bereits dargestellt.

Eine seltene Differenzialdiagnose bilden die nichtepileptischen gutartigen Myoklonien des Säuglings, die Blitzkrämpfen praktisch gleichen, aber keinen pathologischen EEG-Befund zeigen und eine gute Prognose haben (Dravet et al. 1986). Leicht auszuschließen sind durch Anamnese und EEG auch die benignen neonatalen Schlafmyoklonien (Maurer et al. 2010). Auch nichtepileptische Startle-Reaktionen bei irritablen Säuglingen können Blitzkrämpfen sehr ähnlich sein. Selten ist das ebenso nichtepileptische »shuddering«; ein dem Kältezittern ähnliches paroxysmales Phänomen bei sonst gesunden Säuglingen. Es hat keine Beziehungen zur Epilepsie. Das EEG und der neurologische Untersuchungsbefund sind stets normal. Es schwindet mit Ende der Säuglingszeit. Möglicherweise bestehen Beziehungen zu einem später auftretenden essenziellen Tremor.

Im Hinblick auf die mögliche vielfältige Ätiopathogenese sollten Kinder mit einem West-Syndrom immer einer eingehenden Diagnostik zugeführt werden. Sie gilt v. a. auch neurometabolischen und neurodegenerativen Erkrankungen sowie Fehlbildungen.

■ **Prognose**

Die Prognose des West-Syndroms ist in der Regel ungünstig und wird maßgeblich durch die zugrunde liegende Hirnschädigung bestimmt. Gelegentlich sistieren die Krämpfe am Ende des Säuglingsalters, ohne dass andere Anfälle auftreten. In bis zu 50% der Fälle entwickelt sich ein Lennox-Gastaut-Syndrom oder es erfolgt ein Übergang in eine Epilepsie mit elementar- oder komplex-fokalen, v. a. aber frontalen Anfällen. Niemals kommt es im Spätverlauf des West-Syndroms zu primär generalisierten Anfällen mit entsprechenden EEG-Mustern. Die geistige Entwicklung der Kinder nimmt nur in etwa 10% der Fälle einen normalen Verlauf. Die übrigen Patienten zeigen mehr oder weniger ausgeprägte Entwicklungsdefizite. Besonders ungünstig ist die Prognose, wenn sich im Anschluss an das West-Syndrom ein Lennox-Gastaut-Syndrom entwickelt.

Die Prognose ist allein in idiopathischen und kryptogenen Fällen günstiger, d. h. bei Kindern, bei denen Hinweise auf eine hirnorganische Schädigung fehlen und die Entwicklung bis zum Epilepsiebeginn normal verlief. Dieses idiopathische West-Syndrom spricht zumeist auch rascher auf die Therapie an. Es gibt indessen auch hier therapieresistente Fälle.

▪ Therapie

Für das West-Syndrom gibt es zahlreiche Therapiemöglichkeiten, deren exakte Bewertung in weitgehender Ermangelung systematischer Vergleichsstudien bis heute kaum möglich ist (Schmitt 2009). Zunächst können ACTH und Glukokortikoide, Vigabatrin, Valproat und Benzodiazepine zur Therapie eingesetzt werden. Weiterhin kommen neuere Antiepileptika wie Topiramat, Zonisamid, Felbamat, Levetiracetam und Lamotrigin in Frage. Zudem steht schließlich eine Vielzahl von Kombinationen dieser Wirkstoffe zur Verfügung.

> ❯ **Wichtigste Voraussetzung für einen Therapierfolg ist in jedem Fall ein frühestmöglicher Beginn der Behandlung.**

Kinder mit einem erhöhten Risiko für die Entwicklung eines West-Syndroms (z. B. Neugeborenenkrämpfe) sollten deshalb engmaschig kontrolliert werden, um den ersten Beginn einer Epilepsie zu erfassen. Besonderes Augenmerk verdienen dabei die oben genannten klinischen und EEG-Symptome, deren Kenntnis eine Frühdiagnose erleichtert.

Die heute nicht mehr bezweifelten Zusammenhänge zwischen bioelektrischem Status und Schädigung der Hirnfunktion setzen einem nicht ausreichend fundierten therapeutischen »Experimentieren« engste Grenzen. Zugleich impliziert dies die Notwendigkeit, bei der Gestaltung der Therapie nicht nur den Anfallskalender zu beachten, sondern engmaschig Wach- und auch Schlaf-EEG-Ableitungen durchzuführen.

> ❯ **Es muss immer bedacht werden, dass nicht die Blitzkrämpfe das Gehirn schädigen, sondern die im Wachen und/oder im Schlaf bestehende Hypsarrhythmie.**

Die Gesellschaft für Neuropädiatrie hat eine evidenzbasierte Leitlinie zur Therapie des West-Syndroms herausgegeben (Schmitt 2009). Die zentralen Empfehlungen sind:

- Bei Verdacht auf BNS-Epilepsie soll die Diagnostik innerhalb weniger Tage beginnen (nach unserer Ansicht noch besser innerhalb von Stunden!).
- Bei gesicherter Diagnose soll die Therapie umgehend begonnen werden.
- Kinder mit BNS-Epilepsie sollten primär mit ACTH, oralen Kortikosteroiden oder Vigabatrin behandelt werden. Eine Priorität für eines der Medikamente ergibt sich aus der internationalen Studienlage derzeit nicht.
- Der Therapieerfolg soll jeweils nach 14 Tagen klinisch (Sistieren der BNS-Anfälle) und elektroenzephalographisch (Schwinden der Hypsarrhythmie) evaluiert werden.
- Es liegen nur weinge Studien über den Einsatz von Sultiam vor. Aufgrund der geringen unerwünschten Wirkungen kann es dennoch initial eingesetzt werden.
- Bei Kindern mit tuberöser Sklerose soll Vigabatrin als Mittel der ersten Wahl eingesetzt werden.
- Bei Kindern, die nicht auf eine medikamentöse Therapie ansprechen, sollte insbesondere bei im MRT nachweisbaren fokalen ZNS-Läsionen früh die Möglichkeit eines epilepsiechirurgischen Vorgehens geprüft werden.

ACTH Seit fast 50 Jahren wird das West-Syndrom mit ACTH oder Glukokortikoiden wie dem Dexamethason behandelt. Diese Therapieform ist nach unserer Einschätzung angesichts der Schwere der Erkrankung weiterhin die wichtigste Behandlungsoption; zumal v. a. bei kürzerer Dauer die Therapie vergleichsweise gut vertragen wird (Lux et al. 2004). Die Therapie sollte aber unbedingt unter stationären Bedingungen in einer spezialisierten Einrichtung mit angeschlossener Intensivstation erfolgen. So kann eine niedrige Mortalität und Morbidität garantiert werden.

Gemäß einem Schema von Lux et al. (2004) beginnen wir die Behandlung mit 40 IE Depot-ACTH jeden 2. Tag für 2 Wochen i.m. Nach einer Woche wird bei Fortbestehen von BNS-Anfällen eine Steigerung auf 60 IE vorgenommen, das für eine Woche ebenfalls jeden 2. Tag appliziert wird. In beiden Fällen erfolgt ein Ausschleichen, indem auf Prednisolon umgesetzt und dies in 5-tägigen Schritten reduziert wird. Bei Gabe von 40 IE ACTH erfolgt die Reduktion über die Stufen 30, 20 und 10 mg täglich. Wurde eine Steigerung auf 60 IE ACTH vorgenommen, wird mit 40, 20 und 10 mg Prednisolon täglich reduziert. In beiden Fällen wird die Steroidtherapie nach zweiwöchiger ACTH-Gabe und 15-tägiger Ausschleichphase beendet.

Der Königsteiner Arbeitskreis empfahl früher ein hiervon abweichendes Vorgehen. Dabei wird 15 IU/m^2 Körperoberfläche synthetisches Depot-ACTH täglich für 2 Wochen i.m. gegeben. Bei Erfolglosigkeit wird eine Steigerung auf 30 IE/m^2 für weitere 2 Wochen vorgenommen. Bei Ansprechen erfolgt dann eine schrittweise Reduktion durch wöchentliche Vergrößerung der Injektionsintervalle um je einen Tag über 18 Wochen. Dies Schema ist durch seine lange Dauer eingreifender als das von Lux et al. (2004).

Eine Infektprophylaxe mit Eusaprim (1,5 mg Trimetoprim/kg KG) und oralem Nystatin während der Therapie ist unbedingt zu empfehlen.

Vor Beginn der ACTH-Behandlung sollten folgende Untersuchungen erfolgen: Bestimmung der Körpermaße, Messung des Blutdrucks, Röntgen von Thorax und linker Hand, Quantiferontest, EKG, Sonographie von Herz, Pankreas und Nieren sowie Bestimmung der Leberwerte.

Ziel der Behandlung sind Anfallsfreiheit (Sistieren der BNS-Anfälle) und völliges Schwinden der Hypsarrhythmie im Wach- und Schlaf-EEG. Wach- und Schlaf-Untersuchungen sind daher unbedingt erforderlich. Ein Weiterbestehen von tonischen Anfällen ohne Hypsarrhythmie ist kein Grund, die ACTH-Dosis weiter zu erhöhen oder eine Reduktion aufzuschieben. Solche tonischen Anfälle sprechen nicht auf die ACTH-Gabe an, sondern können bei Reduktion sogar weniger werden oder ganz sistieren. In allen Fällen mit generalisierten großen oder fokalen Anfällen wird zusätzlich ein konventionelles Antikonvulsivum gegeben. Mit der ACTH-Therapie soll lediglich das Sisiteren der BNS-Anfälle und der Hypsarrhythmie erreicht werden.

Vigabatrin Die Wirksamkeit dieser Substanz beim West-Syndrom ist gut belegt. Die angegebenen Erfolgsquoten variieren mit 28–57% aber stark. Die Dosis des Vigabatrins in diesen Studien betrug 80–150 mg/kg KG. Zwar waren die akuten Nebenwirkungen gering, doch stellte sich später leider heraus, dass es bei etwa 15–35% aller Kinder, die Vigabatrin über mehrere Monate eingenommen hatten, zu irreversiblen Gesichtsfeldausfällen gekommen war (Wild et al. 2009). Diese Nebenwirkung limitiert den Einsatz des Vigabatrins ganz erheblich, zumal im Säuglingsalter Gesichtsfeldausfälle nicht diagnostiziert werden können.

Falls Vigabatrin wirksam ist, stellt sich die Wirkung auf die Anfälle in ca. 70% der Fälle bereits nach einer Woche ein. Ein Therapieversuch über etwa 3 Wochen scheint im Hinblick auf das Risiko potenziell irreversibler Gesichtsfeldausfalle noch vertretbar, da diese erst nach mehrmonatiger Therapiedauer aufzutreten scheinen. Bei befriedigender Wirkung sollte versucht werden, die Behandlung nach 3–4 Monaten zu beenden.

Das West-Syndrom bei tuberöser Hirnsklerose muss gesondert betrachtet werden. Hier ist Vigabatrin besonders gut wirksam und daher das Mittel der ersten Wahl.

Valproat Die Wirksamkeit des Valproats beim West-Syndrom kann als sicher belegt gelten. Die mögliche akute Hepatotoxizität gerade bei jungen Kindern darf aber nicht außer Acht gelassen werden. Weiter muss bedacht werden, dass zerebrale Anfälle im Säuglingsalter Erstsymptom einer auch die Leber betreffenden Stoffwechselkrankheit sein können, die die Anwendung von Valproat verbieten würde. Schließlich scheint der Effekt des Valproats in der Regel später einzutreten und die die Gehirnentwicklung beeinträchtigende Hypsarrhythmie länger zu bestehen als bei ACTH-Therapie. Dies schränkt die Bedeutung des Valproats für die Therapie des West-Syndroms ein, da es auf einen schnellen Wirkungseintritt ankommt. Wird Valproat angewandt, so beträgt die Initialdosis 50 mg/kg KG/Tag. Die Dosis kann auf bis zu 120 mg/kg KG/Tag gesteigert werden. Die für die Valproattherapie geltenden besonderen Richtlinien müssen sorgfältig beachtet werden (► Kap. 19).

Clonazepam Dieses Medikament ist in etwa 20–30% der Fälle wirksam. Es ist aber mit teilweise erheblichen Nebenwirkungen belastet und die Wirkung ist nicht selten nur vorübergehend. Die Dosis sollte im Säuglingsalter 0,3–0,8 mg/Tag nicht überschreiten. Das Absetzen sollte sehr langsam erfolgen, da auch bei fehlendem therapeutischem Effekt erhebliche Entzugseffekte mit vermehrten Anfällen auftreten können.

Sultiam In einer placebokontrollierten Studie wurde die Wirksamkeit von Sultiam bei 37 Kindern mit West-Syndrom untersucht (Debus et al. 2004). In der Vorphase erhielten alle Kinder Pyridoxin. Während keines der Kinder auf die Gabe von Pyridoxin oder Plazebo ansprach, war Sultiam bei 6 von 20 Kindern in einer Dosierung von 5–10 mg/kg KG wirksam.

Neue Antiepileptika Lamotrigin, Zonisamid, Felbamat, Levetiracetam und Topiramat sowie Vitamin B_6 bzw. Pyridoxalphosphat wurden als wirksam beschrieben. Kontrollierte Studien liegen noch nicht vor. Dennoch kann ein Einsatz dieser Medikamente bei Therapieresistenz in Betracht gezogen werden.

Ketogene Diät Insbesondere für Patienten mit symptomatischem West-Syndrom stellt die ketogene Diät eine weitere Therapieoption dar (► Kap. 22). In einer Studie mit über 100 Kindern konnte eine Verbesserung der Anfallssituation bei rund zwei Drittel erreicht werden (Hong et al. 2010).

Wahl des therapeutischen Vorgehens Eine wirklich verbindliche Empfehlung kann auch heutzutage aufgrund der unübersichtlichen Datenlage nicht gegeben werden. Berücksichtigt werden müssen aber Wirkung auf Anfallshäufigkeit, Wirkung auf EEG-Veränderungen (Hypsarrhythmie) im Wachen und im Schlaf, Latenz bis zum Wirkungseintritt und Nebenwirkungsprofil. Hieraus resultieren folgende Empfehlungen:

- Nach derzeitigem Wissensstand ist die ACTH-Therapie die erste Behandlungsoption. Erweist sich diese Therapie als nicht wirksam, ist der Einsatz von Vigabatrin sinnvoll.
- Entscheidet man sich für den umgekehrten Weg, d. h. einen Behandlungsbeginn mit Vigabatrin und ggf. einen späteren Übergang auf

eine ACTH-Therapie, muss darüber aufgeklärt werden, dass aus diesem Vorgehen permanente Gesichtsfeldausfälle resultieren können.
- Die Wirksamkeit von Sultiam ist noch nicht ausreichend untersucht. Einige Autoren nutzen die Tage, in denen die notwendigen diagnostischen Maßnahmen vor Beginn einr ACTH-Therapie durchgeführt werden, für einen Behandlungsversuch mit Sultiam.
- Die **neueren Antiepileptika** sind bisher nicht ausreichend genug untersucht, um fundierte Empfehlungen abgeben zu können. Sie sind daher als Mittel der dritten Wahl anzusehen. Gleiches gilt für die ketogene Diät.
- Eine **operative Therapie** kommt bei Kindern mit umschriebenen kortikalen Fehlbildungen, porenzephalen Zysten u. a. in Betracht und sollte in solchen Fällen dringlich erwogen werden.

9.3.5 Lennox-Gastaut-Syndrom

- Hancock u. Cross 2009, Arzimanoglou et al. 2009, Michoulas u. Farrell 2010
- Synopsis: ◘ Tab. 9.7

■ **Ätiopathogenese**

Das Lennox-Gastaut-Syndrom bildet wie das West-Syndrom keine Krankheitseinheit. Es ist wie dieses ein polyätiologisches, altersgebundenes epileptisches Syndrom. Kennzeichnend ist die besonders bunte Symptomatik mit tonischen, astatischen, myoklonischen, fokalen, tonisch-klonischen Anfällen und atypischen Absencen. Diese Symptomatik macht deutlich, dass frontale Anfallsmechanismen wesentlich beteiligt sein müssen.

Fälschlich werden dem Lennox-Gastaut-Syndrom oft auch Epilepsien mit primär generalisierten myoklonisch-astatischen Anfällen und das Pseudo-Lennox-Syndrom zugeordnet. Man muss leider davon ausgehen, dass gerade das letztgenannte Syndrom, das auch in der ILAE-Klassifikation nicht enthalten ist, immer noch vielerorts nicht oder nur unzureichend bekannt ist. Das Pseudo-Lennox-Syndrom unterscheidet sich indessen nicht nur in der Symptomatik, sondern auch hinsichtlich der maßgeblich genetisch bestimmten Pathogenese, der

◻ Tab. 9.7 Lennox-Gastaut-Syndrom

Manifestation	Meistens hirngeschädigte Kinder, Jungen häufiger als Mädchen. Beginn 2.–7. Lebensjahr, vorher häufig fokale Anfälle, West-Syndrom
Klinik	Meistens asymmetrische tonische Anfälle, tonisch-astatische Anfälle (»tonische Stürze«), atypische Absencen, aton-astatische Anfälle, Nickanfälle, fokale Anfälle, Staten
EEG	Frontal und seitenbetonte Spike-wave-Varianten und multifokale, generalisierende »sharp slow waves«, modifizierte Hypsarrhythmie, besonders im Schlaf »tonische Muster« mit Serien von raschen (ca. 10–15 Hz) Spitzen
Neurologie	Meistens pathologisch, komplexe Retardierung in 80%
Prognose	Entsprechend der zugrundeliegenden Hirnschädigung ungünstig mit Übergang in therapieresistente multifokale (oft frontale) Epilepsien mit tonischen Anfällen
Differenzialdiagnose	Primär generalisierte myoklonisch-astatische Epilepsie und Pseudo-Lennox-Syndrom
Ätiopathogenese	Hirnschädigungen aller Art, v.a. Dysgenesien, tuberöse Sklerose, neurometabolische Erkrankungen

Prognose und der Therapie grundsätzlich vom Lennox-Gastaut-Syndrom. Es ist aus den genannten Gründen oft schwer oder unmöglich, die Literatur über das sog. Lennox-Gastaut-Syndrom z.B. hinsichtlich der Therapie richtig zu interpretieren.

Betroffen sind vom Lennox-Gastaut-Syndrom vornehmlich Kinder zwischen dem 2. und 7. Lebensjahr. Gelegentlich erkranken auch ältere Kinder; Jungen sehr viel häufiger als Mädchen. Meistens handelt es sich um hirngeschädigte Kinder. Ursächlich stehen anlagebedingte kortikale Fehlbildungen an erster Stelle. In etwa 20% der Fälle geht ein West-Syndrom voraus. Immer ist auch an eine tuberöse Sklerose und an eine neurometabolische Erkrankung zu denken. Eine konstitutionelle Krampfbereitschaft spielt im Gegensatz zur Epilep-

sie mit primär generalisierten myoklonisch-astatischen Anfällen eine geringere Rolle.

▪ **Klinik**

◆ Leitsymptom sind kleine generalisierte Anfälle. Es können sowohl tonische Anfälle als auch astatische Anfälle und atypische Absencen auftreten. Die tonischen Anfälle können über Tag und v. a. auch nachts in dichter Häufung auftreten.

Bei Ganznacht-EEG-Ableitungen findet man die Anfälle serienhaft mit klinisch kaum wahrnehmbarer Symptomatik. Es können ein stöhnender Laut, ein Öffnen von Mund und Augen, eine kurze Versteifung des Körpers und oft auch leichtes Anheben der Arme beobachtet werden. Im Wachzustand können die tonischen Anfälle durch eine blitzartige Hüftbeugung zu massiven Stürzen führen. Die Patienten fallen, selbst wenn sie an der Hand geführt werden, so heftig zu Boden, dass sie ernsthafte Verletzungen erleiden. Das Tragen eines Sturzhelmes ist dringend notwendig. Häufig werden bei diesen tonischen Stürzen fokale Initial- und Begleitsymptome wie Kopfwendung, seitenbetonter Sturz, initiale Streckung eines Armes u. a. beobachtet.

Aton-astatische Anfälle, also durch eine paroxysmale Myatonie bedingte Stürze, sind sehr viel seltener. Sie sind daher kein Leitsymptom des Lennox-Gastaut-Syndroms, sondern findern sich typischer Weise bei der myoklonisch-astatischen Epilepsie und dem Pseudo-Lennox-Syndrom. Die Differenzialdiagnose der sog. Sturzanfälle ist in ▶ Kap. 8 in ▶ Tabelle 8.3 dargestellt.

Eine weitere charakteristische Anfallsform sind atypische Absencen. Sie unterscheiden sich klinisch wie im EEG von typischen Spike-wave-Absencen. Die Bewusstseinseinschränkung ist unscharf begrenzt und wechselnd ausgeprägt; oft kaum wahrnehmbar. Die Korrelation zwischen Bewusstseinsveränderung und EEG ist lockerer als bei typischen Absencen. Häufig sieht man fokale Begleitsymptome. Im EEG finden sich Spike-wave-Varianten, die auch als Slow-spike-wave-Muster bezeichnet werden. Gelegentlich sind auch Spitzenserien, die auf eine tonische Anfallskomponente hinweisen, zu sehen.

Häufig werden Blitzkrämpfe beobachtet, die grundsätzlich denen beim West-Syndrom gleichen.

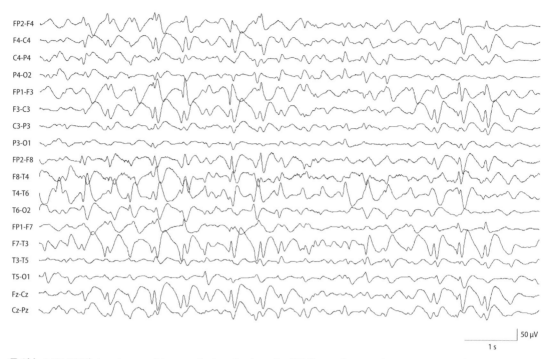

◻ Abb. 9.27 15-jähriger Junge mit Lennox-Gastaut-Syndrom. Im EEG Slow-spike-wave-Variantmuster mit frontaler Betonung

Die kleinen Anfälle können sich zu langanhaltenden Staten häufen. Tonische Anfälle, Blitzkrämpfe und atypische Absencen sowie Stürze unterschiedlicher Genese (tonisch oder atonisch) treten in bunter Folge auf. Bei manchen Kindern äußert sich der im EEG erkennbare Status vorwiegend in einer Wesensänderung und Antriebsverarmung bei nur minimalen Anfallssymptomen.

▪ EEG
Das EEG zeigt fokale und häufiger multifokale »sharp slow waves« mit ausgeprägter Generalisierungstendenz (◻ Abb. 9.27, ◻ Abb. 9.28, ◻ Abb. 9.29). Man spricht dann von generalisierten »sharp slow wave-« oder »Spike-wave-Varianten mit frontaler Betonung. Gelgentlich zeigt sich ein hypsarrhythmieähnliches Bild (◻ Abb. 9.30). Bei sehr ausgeprägter Generalisation können weitgehend regelmäßige Ketten von langsamen Spike-wave-Varianten erscheinen. Typisch ist, dass selbst langdauernde Entladungen von Spike-wave-Varianten oft nicht von einer erkennbaren Veränderung des Bewusstseins begleitet sind. Besonders im NonREM-Schlaf

werden die hypersynchronen Potenziale regelmäßig aktiviert und gruppieren sich zu sehr irregulären (meistens asymmetrischen) »polyspike waves«. Es kommt aber nicht zur Ausbildung eines ESES wie beim Pseudo-Lennox-Syndrom. Tonische Anfallsmuster (10–15 Hz-Wellen) sind beim Lennox-Gastaut-Syndrom obligat und können in dichten Folgen auftreten (▶ Kap. 8, ▶ Abb. 8.9, ◻ Abb. 9.31). Im Status zeigt das EEG kontinuierlich Spike-wave-Varianten und hypsarrhythmieähnliche Bilder.

▪ Differenzialdiagnose
Auf die Differenzialdiagnose gegenüber der Epilepsie mit primär generalisierten myoklonisch-astatischen Anfällen wurde bereits eingegangen. Bei Kindern mit aton-astatischen Anfällen ist v. a. auch an das prognostisch günstig zu beurteilende **Pseudo-Lennox-Syndrom** zu denken. Im Zweifelsfall muss sorgfältig, d. h. mittels Schlaf- und Langzeit-EEG, nach tonischen Anfällen bzw. entsprechenden EEG-Anfallsmustern gefahndet werden. Ihr Fehlen spricht für das Vorliegen eines Pseudo-Lennox-Syndroms und gegen die Diagnose Lennox-Gastaut-

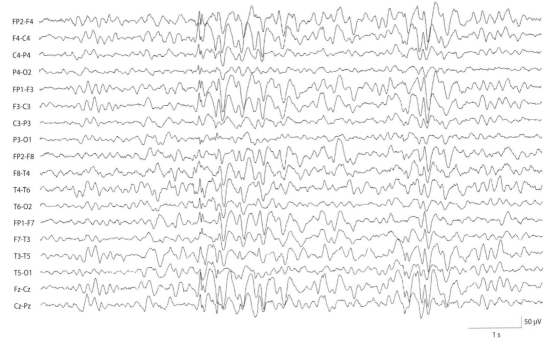

■ **Abb. 9.28** 14-jähriger Junge mit Lennox-Gastaut-Syndrom. Im EEG Slow-spike-wave-Variantmuster und Verlangsamung

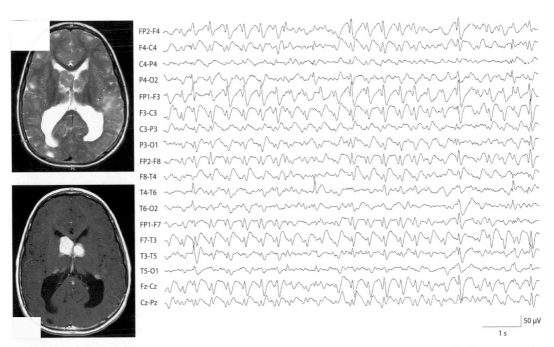

■ **Abb. 9.29** 15-jähriger Junge mit Lennox-Gastaut-Syndrom bei tuberöser Sklerose. Kernspintomographisch im T2-gewichteten Bild (*oben*) multiple subkortikale Tubera und 2 Riesenzellastrozytome im Bereich der Foramina monroii mit Erweiterung der Hinterhörner der Seitenventrikel und deutlicher KM-Aufnahme im T1-gewichteten Bild (*unten*). Im EEG Slow-spike-wave-Variantmuster

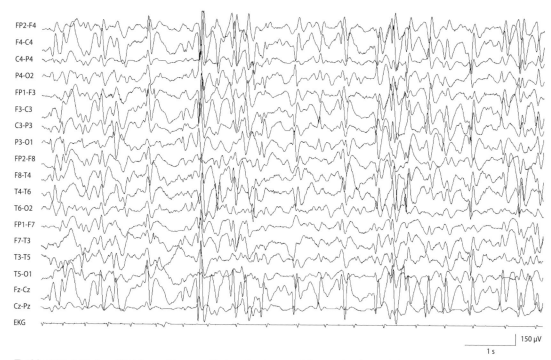

◨ Abb. 9.30 7-jähriges Mädchen mit Lennox-Gastaut-Syndrom nach konnataler CMV-Infektion. Im EEG hypsarrhythmie-ähnliches Bild

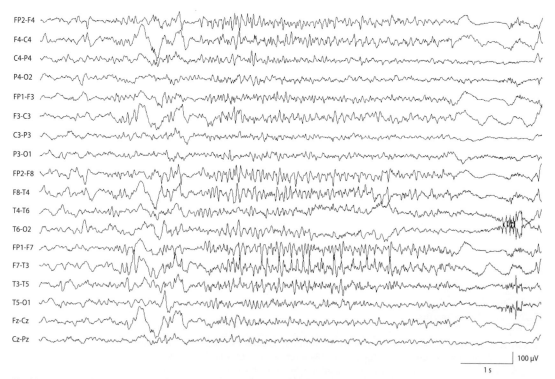

◨ Abb. 9.31 12-jähriger Junge mit Lennox-Gastaut-Syndrom. Im EEG tonisches Muster mit frontal betonten 10–15 Hz-Wellen

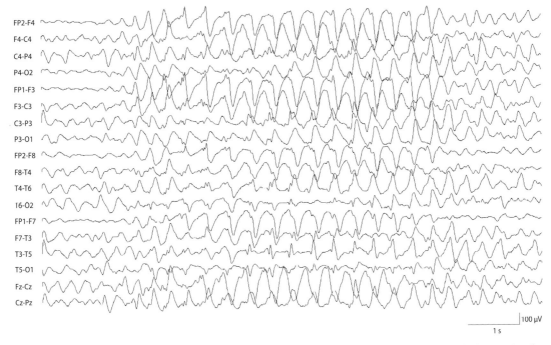

Abb. 9.32 1½-jähriger Junge mit Angelman-Syndrom. Im EEG frontal betonte amplitudenhohe Delta-Rhythmen mit teilweise aufgesetzten Spitzen

Syndrom. Das Wach-EEG kann beim Lennox-Gastaut-Syndrom und bei ausgeprägten Formen des Pseudo-Lennox-Syndroms sehr ähnlich sein. Eine ausführliche Darstellung der EEG-Befunde bei beiden Krankheitsbildern findet sich im Doose-EEG-Atlas (Doose 2002).

Differenzialdiagnostisch zu erwägen ist auch die »**schwere Epilepsie mit multiplen unabhängigen Spike-Foci**«. Leitsymptome dieser Epilepsieform sind Multiple-spike-Foci im EEG, häufige Anfälle unterschiedlichen Typs, v. a. aber generalisierte kleine Anfälle, psychomentale Entwicklungsretardierung und ungünstige Prognose mit enzephalopathischem Verlauf. Es bestehen v. a. im Verlauf symptomatische Überlappungen mit anderen altersgebundenen epileptischen Enzephalopathien. Insgesamt ist das Krankheitsbild eher als eine Variante des Lennox-Gastaut-Syndroms, denn als eine eigene Entität einzuordnen.

Eine seltene Differenzialdiagnose bildet das **Angelman-Syndrom**. Bei dieser syndromalen Erkrankung sind Anamnese und äußeres Erscheinungsbild der Patienten wegweisend. Beim Angel-

man-Syndrom stehen nicht tonische Anfälle, sondern generalisierte Anfälle und atypische Absencen im Vordergrund. Führende EEG-Symptome sind eine frequenzinstabile 4–7/s-Rhythmisierung und gruppierte, frontal wie auch okzipital betonte Delta-Rhythmen. Die auch beim Angelman-Syndrom vorkommenden Spike-wave-Varianten zeigen eine andere Form als beim Lennox-Gastaut-Syndrom: Die »sharp waves« sind meistens sehr stumpf und den langsamen Wellen weniger vorgelagert als aufgesetzt (■ Abb. 9.32). Immer muss beim Lennox-Gastaut-Syndrom zum Ausschluss neurometabolischer und degenerativer Krankheiten eine eingehende Diagnostik erfolgen.

■ **Prognose**

Das Lennox-Gastaut-Syndrom entwickelt sich häufig (in etwa 20% der Fälle) aus dem West-Syndrom. In anderen Fällen gehen dem Syndrom Neugeborenenkrämpfe, fokale oder generalisierte Anfälle voraus. Die Prognose ist ungünstig. Nur in höchstens 50% der Fälle lassen sich die Anfälle medikamentös vollkommen beherrschen oder wesentlich mindern. Mit zunehmendem Alter treten die kleinen generalisierten Anfälle meistens zurück, und elementar- und komplex-fokale Anfälle sowie verschiedene Formen von frontalen Anfällen treten in den Vordergrund. Besonders kennzeichnend sind auch im späteren Verlauf tonische Anfälle, die sich bevorzugt im NonREM-Schlaf zeigen. Niemals erfolgt ein Übergang in eine Epilepsie mit primär generalisierten Anfällen. Die geistige Entwicklung der Kinder ist in der Mehrzahl der Fälle aufgrund einer zerebralen Vorschädigung oder einer prozesshaften Grundkrankheit erheblich beeinträchtigt. Darüber hinaus führt die Epilepsie selbst mit oft langdauernden Staten zu einer rasch fortschreitenden Demenz. Besonders ungünstig ist die Prognose in den Fällen, in denen sich das Lennox-Gastaut-Syndrom aus dem West-Syndrom entwickelt.

- **Therapie**

Wie auch neuere epikritische Zusammenfassungen des Wissensstandes eindrücklich zeigen, besteht keine genauere Vorstellung von der bestmöglichen Therapie des Lennox-Gastaut-Syndroms. Eine eigentliche »Standardtherapie« existiert nicht (Hancock u. Cross 2009). Es gibt zahlreiche Publikationen über vielfältige medikamentöse und sonstige Therapieversuche. Viele dieser Literaturberichte sind aber nur schwer oder gar nicht interpretierbar, da sie der Differenzialdiagnose des Lennox-Gastaut-Syndroms nicht hinreichend Rechnung tragen und somit offen bleibt, ob und inwieweit fälschlich Fälle von Pseudo-Lennox-Syndrom und primär generalisierter myoklonisch-astatischer Epilepsie eingeschlossen sind.

Man darf aber als ausreichend belegt ansehen, dass Valproat und die meist als Add-on-Medikamente eingesetzten Präparate Topiramat, Lamotrigin, Rufinamid (u. a. wirksam bei Sturzanfällen!), Felbamat, Zonisamid und wahrscheinlich auch Levetiracetam wirksam sein können. Vielfach wird heute die Therapie mit Valproat (bis zu 100 mg/kg KG) begonnen und später mit den oben genannten Medikamenten kombiniert. Möglich ist auch der Einsatz kleiner Dosen von **Clobazam** oder **Clonazepam**. Bei Anwendung von Benzodiazepinen ist auf eine mögliche Aktivierung von tonischen Anfällen zu achten.

Die ketogene Diät wird von mehreren Autoren als wirksam beschrieben. Auch die Implantation eines Vagusnervstimulators kann die Gesamtsituation oft bessern (Arzimanoglou et al. 2009). Der Einsatz von **Primidon** oder **Phenobarbital** wird von zahlreichen Autoren heute abgelehnt. **Carbamazepin** zeigt in der Initialtherapie selten einen Effekt und kann kleine generalisierte Anfälle auch erheblich aktivieren.

Wie beim West-Syndrom ist auch bei einem durch eine tuberöse Sklerose bedingten Lennox-Gastaut-Syndrom **Vigabatrin** besonders wirksam und daher ebenfalls Mittel der ersten Wahl. Rufinamid kann bei Sturzanfällen (und atypischen Absencen) sehr wirkungsvoll sein.

Lamotrigin kann als Add-on-Medikament, z. B. in Kombination mit **Valproat**, zu einer wesentlichen Besserung führen, die auch die gefürchteten tonischen Anfälle einschließt. Es kann aber auch zu einer Verschlechterung der Anfallssituation kommen, ohne dass eine diesbezügliche Voraussage möglich wäre.

Felbamat kann nach Literatur beim Lennox-Gastaut-Syndrom positve Effekte haben, muss aber wegen seines Nebenwirkungsprofils vorsichtig eingesetzt werden.

In einigen Fällen bringt nur eine Therapie mit **ACTH** eine anhaltende Besserung.

Besondere Schwierigkeiten bereiten die nächtlichen tonischen Anfälle. Sie müssen notfalls toleriert werden. Es ist auch beim Lennox-Gastaut-Syndrom nicht vertretbar, toxische Dosen von Antikonvulsiva zu geben, wenn damit nicht ein eindeutiger und für das Kind entlastender Effekt eintritt. Eine Überdosierung der Antikonvulsiva ist sorgfältig zu vermeiden. Sie kann außer anderen Nebenwirkungen auch eine bedeutende Aktivierung der Epilepsie bewirken. Bei pharmakoresistenten tonischen Sturzanfällen mit der Gefahr von Schädel-Hirn-Traumen kann auch eine **operative Therapie** (z. B. eine Kallosotomie) erwogen werden. Eine kausale operative Therapie kommt nur selten in Betracht, da das Lennox-Gastaut-Syndrom fast immer multifokal bedingt ist, wie Verlaufsuntersuchungen zeigen.

Insgesamt führt ein Resume der heutigen therapeutischen Möglichkeiten zu einem eher ungünstigen Resultat. Es bleibt zu hoffen, dass sich die an die neuen Antiepileptika geknüpften Hoffnungen erfüllen.

9.3.6 Spät-Lennox-Syndrom (Juvenile Spike-wave-Variantepilepsie)

– Bauer et al. 1983, Hancock u. Cross 2009, Sakurai et al. 2007

■ **Ätiopathogenese**

Es handelt sich um eine seltene, schwere Epilepsieform, die bisher wenig Beachtung gefunden hat und auch in der internationalen Klassifikation der Epilepsien nicht gesondert aufgeführt wird. Das Krankheitsbild wird meist als Lennox-Gastaut-Syndrom mit ungewöhnlich spätem Beginn und somit als Variante des »normalen« Lennox-Gastaut-Syndroms verstanden. Es bietet jedoch eine Reihe von klinischen und EEG-Besonderheiten, die einer Beachtung bedürfen, wenn man rasch zu einer richtigen Diagnose kommen möchte. Dies rechtfertigt eine gesonderte Darstellung des Krankheitsbildes.

Betroffen sind Kinder im Alter von 7–15 Jahren. Ein Teil der Patienten zeigt Symptome einer zerebralen Vorschädigung, andere haben sich bis zum Epilepsiebeginn normal entwickelt. Oft bleibt die Krankheit auch bei eingehender Diagnostik ätiologisch ungeklärt. Statenhafte Anfallshäufungen und EEG-Veränderungen mit Stillstand oder gar Regression der psychomentalen Entwicklung im Sinne einer epileptischen Demenz rechtfertigen die Zuordnung des Krankheitsbildes zu den epileptischen Enzephalopathien.

■ **Klinik**

Charakteristisch sind komplexe Partialanfälle und v. a. langdauernde Umdämmerungen. Sie sind unscharf begrenzt und Anfang und Ende sind klinisch nur schwer zu bestimmen. Während einige Patienten im eigentlichen Sinne umdämmert sind, ist bei anderen der Umweltkontakt bei erheblicher Einschränkung kognitiver Funktionen, völliger Konzentrationsunfähigkeit sowie Störung der zeitlichen und örtlichen Orientierung erhalten. Die Patienten empfinden z. B. in der Testsituation selbst deutlich, Fragen und Aufgaben nicht gewachsen zu sein, die sie kurz zuvor noch bewältigen konnten. Im Krankheitsverlauf kommt es dann zu nächtlichen, später auch am Tag auftretenden tonischen und tonisch-astatischen Anfällen, die zu besonders heftigen und risikoreichen Stürzen führen können.

■ **EEG**

Eine ausführliche Darstellung der EEG-Befunde findet sich im Doose-EEG-Atlas (Doose 2002). Das EEG kann im Wachzustand zunächst normal sein, zeigt aber meistens bald eine diffus verlangsamte Grundaktivität mit vorwiegend temporal bis frontal lokalisierten Verlangsamungsherden. Kennzeichnend sind darüber hinaus Gruppen und Folgen von generalisierten unregelmäßigen, fast immer frontal und wechselnd seitenbetonten langsamen »sharp slow waves« und Spike-wave-Varianten. Sie sind nur inkonstant von einer Bewusstseinsänderung begleitet. Andererseits gehen die oben geschilderten Umdämmerungen immer mit langen Folgen von Spike-wave-Varianten einher. Im Nachtschlaf, besonders im NonREM-Schlaf, findet sich eine äußerst polymorphe hypersynchrone Aktivität mit langsamen Polyspike-wave-Varianten und hypsarrhythmieähnlichen Abläufen. In fortgeschrittenen Stadien treten häufige tonische Anfallsmuster auf. Auch diese Veränderungen sind meistens frontal betont.

Ein besonders charakteristisches und bei anderen Epilepsien in dieser Form nicht vorkommendes Muster findet man im NonREM-Schlaf. Es handelt sich um amplitudenhohe, sägezahnartige, meistens sehr gleichförmige 0,8–1,0/s-Wellen. In ihrer einfachsten Form zeigen sie keine Spitzen, sondern nur kleine, ihren Gipfeln aufgesetzte steile Abläufe (◨ Abb. 9.33). Bei stärkerer Ausprägung treten eingelagert Gruppen von steilen Wellen und auch »spikes« und Spike-Serien auf (◨ Abb. 9.34). Diese markanten Muster können unmittelbar in tonische Anfälle einmünden.

■ **Differenzialdiagnose**

In manchen Fällen zeigt das EEG geordnete 2–3/s-Spike-wave-Gruppen. Dies kann dann bei Vernachlässigung der übrigen klinischen und EEG-Symptome zur irrtümlichen Annahme von primär generalisierten Anfällen und zu entsprechenden therapeutischen Konsequenzen verleiten. Eine genaue Anfallsanamnese und ausführliche Schlaf- und Langzeitableitungen schützen vor dieser Fehldiagnose.

■ **Prognose**

Besonders bei vorgeschädigten Kindern ist Therapieresistenz häufig. Die Epilepsie kann einen über

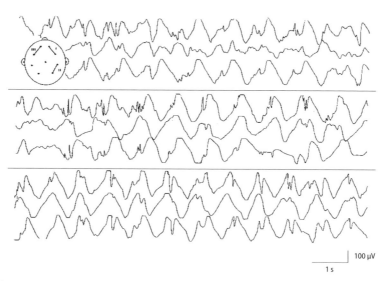

100 µV

1 s

◩ **Abb. 9.33** 8-jähriges Mädchen mit Spät-Lennox-Syndrom. Im Tiefschlaf sofort Auftreten langer Folgen amplitudehoher langsamer Wellen mit vorgelagerten und aufgesetzten sharp waves (»Sägezahnwellen«)

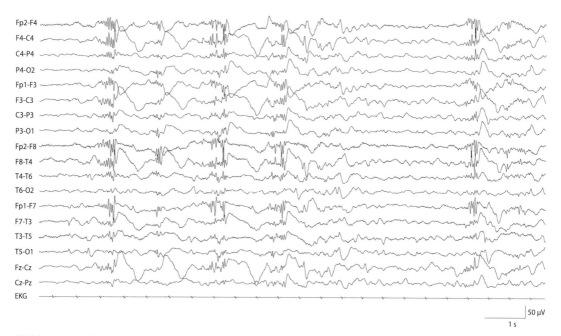

50 µV

1 s

◩ **Abb. 9.34** 7-jähriger Junge mit Spät-Lennox-Syndrom. Im Schlaf Vor- und Einlagerung von Spike-Serien in langsame amplitudenhohe Delta-Wellen als Ausdruck eines Übergangs in tonische Muster

Jahre schleichend prozesshaften Verlauf mit Demenz nehmen. Tonische Sturzanfälle beherrschen das Bild. Andererseits gibt es bei primär normal entwickelten Kindern auch günstige Verläufe mit vollständiger Remission der Anfälle und Schwinden der EEG-Veränderungen.

▪ Therapie

Die Therapie gestaltet sich immer äußerst schwierig. Eine Standardtherapie kann nicht formuliert werden. Carbamazepin kann im Beginn der Erkrankung wirksam sein. Es sollte eine mittlere Dosis gewählt und es muss lange zugewartet werden. Im

Übrigen wird man wie bei Epilepsien mit komplexen Partialanfällen die heute bestehenden Möglichkeiten einer medikamentösen Therapie mit systematischem Wechsel der Wirkstoffe ausschöpfen. Sedierende Medikamente, v. a. Clonazepam und Phenobarbital, können in höherer Dosierung tonische Sturzanfälle aktivieren.

Eine Polytherapie mit ihren meistens gravierenden Nebenerscheinungen sollte vermieden werden. Valproat scheint beim juvenilen Lennox-Syndrom nur selten wirksam zu sein und auch zur Aktivierung der Anfallsbereitschaft führen zu können. Es sollte nur mit besonderer Vorsicht und unter Kontrolle auch des Langzeit-EEGs eingesetzt werden.

9.3.7 Catastrophic epilepsies

Dieser manchmal benutzte Begriff ist wenig glücklich, da er lediglich einen »Sammeltopf« therapieresistenter schwerer, ätiologisch unterschiedlicher Epilepsien beschreibt. Will man eine Definition geben, so bezeichnet der Begriff am ehesten eine Epilepsie mit Beginn zumeist im Säuglingsalter, hoher Anfallsfrequenz, Therapieresistenz und Stagnation oder Regression der geistigen Entwicklung. Man sollte diesen Terminus vermeiden oder seine Verwendung ggf. nur als Aufforderung zu einer besonders eingehenden ätiologischen Diagnostik verstehen (Glauser 2004).

9.4 Unklassifizierbare Epilepsien

Neben den besprochenen und weiteren seltenen, hier nicht im einzelnen aufgeführten Krankheitsbildern, trifft man insbesondere bei schwerkranken Patienten immer wieder auf Anfallsformen, die weder klinisch noch elektroenzephalographisch sicher zu klassifizieren sind. So kann sich z. B. die Symptomatik einer primär typischen Absence- oder Grandmal-Epilepsie im Gefolge sekundärer Hirnschäden vollkommen wandeln. Es resultieren atypische Anfallsformen wie z. B. Absencen mit einer komplexfokalen Symptomatik oder tonische Sturzanfälle. Bei Kindern mit primär multifokalen Epilepsien (z. B. West- und Lennox-Gastaut-Syndrom) kann

im Verlauf durch unterschiedliche und wechselnde Ausbreitung der Anfallserregungen ein so buntes Bild entstehen, dass weder eine klare symptomatologische noch syndromatologische Zuordnung möglich ist.

Für die Behandlung dieser Fälle lassen sich keine detaillierten Richtlinien aufstellen. Man wird das jeweils gravierendste und im Vordergrund stehende Symptom zuerst zu beseitigen suchen. Bei Epilepsien mit solchen gemischten Anfallsbildern wird man nur in höchstens 30% mit therapeutischen Erfolgen rechnen dürfen. Zu beachten ist, dass das Fortbestehen von Anfällen nicht zu einer »Polytherapie« mit mehreren Medikamente in hoher Dosierung führen darf, die die Patienten schwer beeinträchtigt, ohne die Anfälle zu beeinflussen. Bei solchen Kindern sind immer wieder Reduktionsversuche einzuschalten. Oft ist der relativ beste Zustand mit einer Monotherapie in mittlerer Dosis zu erreichen.

Literatur

Aicardi J, Chevrie JJ (1982) Atypical benign partial epilepsy of childhood. Dev Med Child Neurol 24: 281–292

Aicardi J, Goutieres F (1978) Neonatal myoclonic encephalopathy. Rev Electroenceph alogr Neurophysiol Clin 8: 99–101

Arzimanoglou A, French J, Blume WT et al. (2009) Lennox-Gastaut syndrome: a consensus approach on diagnosis, assessment, management, and trial methodology. Lancet Neurol 8: 82–93

Bali B, Kull LL, Strug LJ et al. (2007) Autosomal dominant inheritance of centrotemporal sharp waves in rolandic epilepsy families. Epilepsia 48: 2266–2272

Barcia G, Fleming MR, Deligniere A et al. (2012) De novo gain-of-function KCNT1 channel mutations cause malignant migrating partial seizures of infancy. Nat Genet 44: 1255–1259

Bass N, Wyllie E, Comair Y et al. (1995) Supplementary sensorimotor area seizures in children and adolescents. J Pediatr 126: 537–544

Bast T, Völp A, Wolf C, Rating D; Sulthiame Study Group (2003) The influence of sulthiame on EEG in children with benign childhood epilepsy with centrotemporal spikes (BECTS). Epilepsia 44: 215–220

Bauer G, Aichner F, Saltuari L (1983) Epilepsies with diffuse slow spikes and waves of late onset. Eur Neurol 22: 344–350

Bertrand D, Picard F, Le Hellard S et al. (2002) How mutations in the nAChRs can cause ADNFLE epilepsy. Epilepsia 43 (Suppl 5): 112–122

Bien CG, Elger CE (2008) Epilepsia partialis continua: semiology and differential diagnoses. Epileptic Disord 10: 3–7

Cendes F (2003) Partial epilepsies: overview. Arq Neuropsiquiatr 61 (Suppl 1): 1–7

Chadwick D, Shukralla A, Marson T (2009) Comparing drug treatments in epilepsy. Ther Adv Neurol Disord 2: 181–187

Coppola G, Plouin P, Chiron C et al. (1995) Migrating partial seizures in infancy: a malignant disorder with developmental arrest. Epilepsia 36: 1017–1024

Crompton DE, Scheffer IE, Taylor I et al. (2010) Familial mesial temporal lobe epilepsy: a benign epilepsy syndrome showing complex inheritance. Brain 133: 3221–3231

Dalla Bernardina B, Bureau M, Dravet C et al. (1980) Affective symptoms during attacks of epilepsy in children. Rev Electroencephalogr Neurophysiol Clin 10: 8–18

Darke K, Edwards SW, Hancock E; trial steering committee on behalf of participating investigators (2010) Developmental and epilepsy outcomes at age 4 years in the UKISS trial comparing hormonal treatments to vigabatrin for infantile spasms: a multi-centre randomised trial. Arch Dis Child 95: 382–386

Debus OM, Kurlemann G; Study group (2004) Sulthiame in the primary therapy of West syndrome: a randomized double-blind placebo-controlled add-on trial on baseline pyridoxine medication. Epilepsia 45: 103–108

Deonna T, Roulet-Perez E (2010) Early-onset acquired epileptic aphasia (Landau-Kleffner syndrome, LKS) and regressive autistic disorders with epileptic EEG abnormalities: the continuing debate. Brain Dev 32: 746–752

De Tiège X, Goldman S, Verheulpen D et al. (2006) Coexistence of idiopathic rolandic epilepsy and CSWS in two families. Epilepsia 47: 1723–1727

Doose H (2002) Das EEG bei Epilepsien im Kindes- und Jugendalter. Desitin, Hamburg

Doose H, Baier WK (1989) Benign partial epilepsy and related conditions: multifactorial pathogenesis with hereditary impairment of brain maturation. Eur J Pediatr 149: 152–158

Doose H, Brigger-Heuer B, Neubauer B (1997) Children with focal sharp waves: clinical and genetic aspects. Epilepsia 38: 788–796

Doose H, Hahn A, Neubauer BA, Pistohl J, Stephani U (2001) Atypical »benign« partial epilepsy of childhood or pseudo-lennox syndrome. Part II: family study. Neuropediatrics 32: 9–13

Doose H, Petersen B, Neubauer BA (2002) Occipital sharp waves in idiopathic partial epilepsies - clinical and genetic aspects. Epilepsy Res 48: 121–130

Dravet C, Giraud N, Bureau M et al. (1986) Benign myoclonus of early infancy or benign non-epileptic infantile spasms. Neuropediatrics 17: 33–38

Dulac O. Malignant migrating partial seizures in infancy. In: Roger J, Bureau M, Dravet C, Genton P, Tassinari CA, Wolf P (eds) Epileptic syndromes in infancy, childhood and adolescence (3rd edition). John Libbey, London, pp 65–68

Engelsen BA, Tzoulis C, Karlsen B et al. (2008) POLG1 mutations cause a syndromic epilepsy with occipital lobe predilection. Brain 131: 818–828

Fogarasi A, Jokeit H, Faveret E, Janszky J, Tuxhorn I (2002) The effect of age on seizure semiology in childhood temporal lobe epilepsy. Epilepsia 43: 638–643

Fogarasi A, Janszky J, Faveret E, Pieper T, Tuxhorn I (2001) A detailed analysis of frontal lobe seizure semiology in children younger than 7 years. Epilepsia 42: 80–85

Frost JD Jr, Hrachovy RA (2005) Pathogenesis of infantile spasms: a model based on developmental desynchronization. J Clin Neurophysiol 22: 25–36

Glauser TA (2004) Following catastrophic epilepsy patients from childhood to adulthood. Epilepsia 45 (Suppl 5): 23–26

Gobbi G, Boni A, Filippini M (2006) The spectrum of idiopathic Rolandic epilepsy syndromes and idiopathic occipital epilepsies: from the benign to the disabling. Epilepsia 47 (Suppl 2): 62–66

Gobbi G, Bruno L, Pini A, Giovanardi Rossi P, Tassinari CA (1987) Periodic spasms: an unclassified type of epileptic seizure in childhood. Dev Med Child Neurol 29: 766–775

Guerrini R (2009) Physiology of epilepsia partialis continua and subcortical mechanisms of status epilepticus. Epilepsia 50 (Suppl 12): 7–9

Hahn A, Heckel M, Neubauer BA (2007) Pronounced microcephaly in a patient with malignant migrating partial seizures in infancy. Epileptic Disord 9: 94–97

Hahn A, Neubauer BA (2009) Sodium and potassium channel dysfunctions in rare and common idiopathic epilepsy syndromes. Brain Dev 31: 515–520

Hahn A, Pistohl J, Neubauer BA, Stephani U (2001) Atypical »benign« partial epilepsy or pseudo-Lennox syndrome. Part I: symptomatology and long-term prognosis. Neuropediatrics 32: 1–8

Hancock EC, Cross HH (2009) Treatment of Lennox-Gastaut syndrome. Cochrane Database Syst Rev 8: CD003277

Hancock EC, Osborne JP, Edwards SW (2008) Treatment of infantile spasms. Cochrane Database Syst Rev 8: CD003277

Herlenius E, Heron SE, Grinton BE et al. (2007) SCN2A mutations and benign familial neonatal-infantile seizures: the phenotypic spectrum. Epilepsia 48: 1138–1142

Hong AM, Turner Z, Hamdy RF, Kossoff EH (2010) Infantile spasms treated with the ketogenic diet: prospective single-center experience in 104 consecutive infants. Epilepsia 51: 1403–1407

Hughes JR (2011) A review of the relationships between Landau-Kleffner syndrome, electrical status epilepticus during sleep, and continuous spike-waves during sleep. Epilepsy Behav 20: 247–253

Jobst BC, Williamson PD, Thadani VM et al. (2010) Intractable occipital lobe epilepsy: clinical characteristics and surgical treatment. Epilepsia 51: 2334–2337

Kavros PM, Clarke T, Strug LJ et al. (2008) Attention impairment in rolandic epilepsy: systematic review. Epilepsia 49: 1570–1580

Kim CH, Chung CK, Lee SK, Lee YK, Chi JG (2004) Parietal lobe epilepsy: surgical treatment and outcome. Stereotact Funct Neurosurg 82: 175–185

Kossoff EH, Andermann F (2010) Migraine and epilepsy. Semin Pediatr Neurol 17: 117–122

Lagae L (2009) The need for broad spectrum and safe antiepileptic drugs in childhood epilepsy. Acta Neurol Belg 109: 167–170

Lemke, Lal D, Reinthaler EM, Steiner I et al. (2013) Mutations in GRIN2A cause idiopathic focal epilepsy with rolandic spikes. Nat Genet 45: 1067–1072

Lerman P, Kivity S (1991) The benign partial nonrolandic epilepsies. J Clin Neurophysiol 8: 275–287

Liukkonen E, Kantola-Sorsa E, Paetau R et al. (2010) Long-term outcome of 32 children with encephalopathy with status epilepticus during sleep, or ESES syndrome. Epilepsia 51: 2023–2032

Lux AL (2007) Is hypsarrhythmia a form of non-convulsive status epilepticus in infants? Acta Neurol Scand 115 (Suppl 4): 37–44

Lux AL, Edwards SW, Hancock E et al. (2004) The United Kingdom Infantile Spasms Study comparing vigabatrin with prednisolone or tetracosactide at 14 days: a multicentre, randomised controlled trial. Lancet 364: 1773–1778

Lux AL, Edwards SW, Hancock E; United Kingdom Infantile Spasms Study (2005) The United Kingdom Infantile Spasms Study (UKISS) comparing hormone treatment with vigabatrin on developmental and epilepsy outcomes to age 14 months: a multicentre randomised trial. Lancet Neurol 4: 712–717

Marson AG, Appleton R, Baker GA et al. (2007) A randomised controlled trial examining the longer-term outcomes of standard versus new antiepileptic drugs. The SANAD trial. Health Technol Assess 11: iii-iv, ix-x, 1–134

Maurer VO, Rizzi M, Bianchetti MG, Ramelli GP (2010) Benign neonatal sleep myoclonus: a review of the literature. Pediatrics 125: e919–924

Michoulas A, Farrell K (2010) Medical management of Lennox-Gastaut-Syndrome. CNS Drugs 24: 363–374

Nabbout R, Dulac O (2008) Epileptic syndromes in infancy and childhood. Curr Opin Neurol 21: 161–166

Nakken KO, Røste GK, Hauglie-Hanssen E (2005) Coeliac disease, unilateral occipital calcifications, and drug-resistant epilepsy: successful lesionectomy. Acta Neurol Scand 111: 202–204

Neubauer BA, Hahn A, Stephani U, Doose H (2002) Clinical spectrum and genetics of Rolandic epilepsy. Adv Neurol 89: 475–479

Neubauer BA, Fiedler B, Himmelein B et al. (1998) Centrotemporal spikes in families with rolandic epilepsy: linkage to chromosome 15q14. Neurology 51: 1608–1612

Neubauer BA, Waldegger S, Heinzinger J et al. (2008) KCNQ2 and KCNQ3 mutations contribute to different idiopathic epilepsy syndromes. Neurology 71: 177–183

Nickels K, Wirrell E (2008) Electrical status epilepticus in sleep. Semin Pediatr Neurol 15: 50–60

Ohtahara S, Yamatogi Y (2006) Ohtahara syndrome: with special reference to its developmental aspects for differentiating from early myoclonic encephalopathy. Epilepsy Res 70 (Suppl 1): S58–67

Okumura A, Watanabe K, Negoro T et al. (2006) The clinical characterizations of benign partial epilepsy in infancy. Neuropediatrics 37: 359–363

Okumura A, Watanabe K, Negoro T et al. (2007) Ictal EEG in benign partial epilepsy in infancy. Pediatr Neurol 36: 8–12

Osborne JP, Lux AL, Edwards SW et al. (2010) The underlying etiology of infantile spasms (West syndrome): information from the United Kingdom Infantile Spasms Study (UKISS) on contemporary causes and their classification. Epilepsia 51: 2168–2174

Overvliet GM, Besseling RM, Vles JS et al. (2010) Nocturnal epileptiform EEG discharges, nocturnal epileptic seizures, and language impairments in children: review of the literature. Epilepsy Behav 19: 550–558

Patry G, Lyagoubi S, Tassinari CA (1971) Subclinical »electrical status epilepticus« induced by sleep in children. A clinical and electroencephalographic study of six cases. Arch Neurol 24: 242–252

Prats JM, Garaizar C, García-Nieto ML, Madoz P (1998) Antiepileptic drugs and atypical evolution of idiopathic partial epilepsy. Pediatr Neurol 18: 402–406

Ramelli GP, Donati F, Moser H, Vassella F (1998) Concomitance of childhood absence and Rolandic epilepsy. Clin Electroencephalogr 29: 177–180

Ray A, Kotagal P (2005) Temporal lobe epilepsy in children: overview of clinical semiology. Epileptic Disord 7: 299–307

Sakurai K, Tanaka N, Kamada K et al. (2007) Magnetoencephalographic studies of focal epileptic activity in three patients with epilepsy suggestive of Lennox-Gastaut syndrome. Epileptic Disord 9: 158–163

Schmitt B (2009) Therapie der Blitz-Nick-Salaam Epilepsie (West-Syndrom) Leitlinie Neuropädiatrie. www.neuropaediatrie.com

Sveinbjornsdottir S, Duncan JS (1993) Parietal and occipital lobe epilepsy: a review. Epilepsia 34: 493–521

Talwar D, Baldwin MA, Hutzler R, Griesemer DA (1995) Epileptic spasms in older children: persistence beyond infancy. Epilepsia 36: 151–155

Taylor I, Berkovic SF, Kivity S, Scheffer IE (2008) Benign occipital epilepsies of childhood: clinical features and genetics. Brain 131: 2287–2294

Vadlamudi L, Kjeldsen MJ, Corey LA et al. (2006) Analyzing the etiology of benign rolandic epilepsy: a multicenter twin collaboration. Epilepsia 47: 550–555

Verrotti A, D'Adamo E, Parisi P, Chiarelli F, Curatolo P (2010) Levetiracetam in childhood epilepsy. Paediatr Drugs 12: 177–186

Verrotti A, Coppola G, Manco R et al. (2007) Levetiracetam monotherapy for children and adolescents with benign rolandic seizures. Seizure 16: 271–275

Weber YG, Jacob M, Weber G, Lerche H (2008) A BFIS-like syndrome with late onset and febrile seizures: suggestive linkage to chromosome 16p11.2-16q12.1. Epilepsia 49: 1959–1964

Wild JM, Chiron C, Ahn H et al. (2009) Visual field loss in patients with refractory partial epilepsy treated with vigabatrin: final results from an open-label, observational, multicentre study. CNS Drugs 23: 965–982

Woermann FG, Vollmar C (2009) Clinical MRI in children and adults with focal epilepsy: a critical review. Epilepsy Behav 15: 40–49

Yamamoto H, Okumura A, Fukuda M (2011) Epilepsies and epileptic syndromes starting in the neonatal period. Brain Dev 33: 213–220

9

Reflexepilepsien

B. Neubauer, A. Hahn

B. A. Neubauer, A. Hahn (Hrsg.), *Dooses Epilepsien im Kindes- und Jugendalter*,
DOI 10.1007/978-3-642-41954-6_10, © Springer-Verlag Berlin Heidelberg 2014

— Doose u. Waltz 1993, Ferlazzo et al. 2005, Mayer et al. 2006

Kennzeichnend ist die reproduzierbare Auslösung von Anfällen durch sensorische, sensible und komplexe Reize. Die Variabilität der in Betracht kommenden Auslöser ist groß (◻ Tab. 10.1). Reflektorisch ausgelöste Anfälle können einziges Symptom einer Epilepsie sein oder neben spontanen Anfällen auftreten. Mit Ausnahme der fotogenen Epilepsie ist allen Reflexepilepsien gemeinsam, dass sie therapeutisch schwer zu beeinflussen sind. Dies gilt insbesondere für die Startle-Anfälle im Rahmen schwerer »symptomatischer« Epilepsien (z. B. Zerebralparese, Mediainfarkt etc.). Größte praktische Bedeutung hat wegen ihrer Häufigkeit die fotogene Epilepsie.

10.1   Fotogene Epilepsie

▪ Ätiopathogenese

Dieser Form der Reflexepilepsie liegt eine hereditäre Fotosensibilität zugrunde. Sie äußert sich im EEG in Paroxysmen von generalisierten irregulären »spikes and waves« bei Stimulation mit intermittierenden Lichtreizen (◻ Abb. 10.1). Eine Fotosensibilität kommt bei Berücksichtigung auch der Schwachformen bei 8% hirngesunder Kinder vor und ist dann als nicht behandlungsbedürftige Normvariante zu verstehen. Bei Epilepsie (Morbidität etwa 0,8% bis zum 15. Lebensjahr) findet man eine Fotosensibilität in 25% der Fälle. Anhand dieser Zahlen ergibt sich, dass nur bei jedem 40. fotosensiblen Kind zerebrale Anfälle auftreten. In der überwiegenden Mehrzahl haben diese Kinder aber keine fotogenen Anfälle, sondern die Fotosensibilität stellt nur einen Teilfaktor in der komplexen Pathogenese der Epilepsie dar.

❯ Nur bei etwa 1–2% aller epileptischen Kinder ist die Fotosensibilität so ausgeprägt, dass durch Lichtreize unter Alltagsbedingungen Anfälle ausgelöst werden. Nur in diesen Fällen spricht man von fotogener Epilepsie.

◻ Tab. 10.1 Auslösende Reize bei Reflexepilepsie	
Somatosensorische Reize	Plötzliche Berührung (z. T. als Schreckreiz), thermische Reize (z. B. heißes Wasser), Bewegungen (kinesiogen)
Visuelle Reize	Lichtreize (fotogen), plötzlicher Wechsel von hell und dunkel (skotogen), Augenschluss (Fixation-off)
Andere sensorische Reize	Auditorisch, vestibulär, Schreckreize (Startle-Anfälle)
Komplexe Reize	Musik, Lesen, Essen, forciertes Denken, (Rechnen, Fällen von Entscheidungen) u. a.

▪ Klinik

Betroffen sind überwiegend Kinder in der Präpubertät und Pubertät. Als anfallsauslösende Lichtreize kommen z. B. Schwarz-Weiß-Fernsehen, flackernde Leuchtstoffröhren, Fahrten durch baumbestandene Straßen bei niedrig stehender Sonne oder Anschauen von bestimmten kontrastreichen Mustern (musterempfindliche Epilepsie) in Betracht. Farbfernsehen scheint nur äußerst selten Anfälle auszulösen. Ausnahmen bilden Sendungen mit extremen Lichtreizen, wie sie z. B. in Japan zu massiven Häufungen von fotogenen Anfällen führten (Ishiguro et al. 2004).

Anfälle, die durch Bildschirmspiele ausgelöst werden, gewinnen zunehmend an Bedeutung. In Betracht kommen v. a. Spiele am häuslichen Fernsehgerät und an Geräten in Spielhallen. Die technischen Qualitäten der Geräte (Bildwiederholungsfrequenz von 50 Hz und Bildaufbaufrequenz von 25 Hz) begünstigen eine fotogene Anfallsauslösung. Spiele an kontrastarmen Kleingeräten (Game-boy, Playstation etc.) führen hingegen nur sehr selten zu Anfällen. Tritt ein Anfall bei solchen Gelegenheiten auf, ist wegen der geringen Lichtintensität eine fotogene Auslösung nur in Betracht zu ziehen, wenn beim Patienten im EEG eine stark ausgeprägte Fotosensibilität nachgewiesen wird.

Zudem kommen dann meist Schlafentzug und langdauernde intensive konzentrative Anspannung als anfallsbegünstigende Faktoren hinzu. Zu berücksichtigen ist weiter, dass auch die Struktur der dargebotenen Reize von Bedeutung ist. Eine Mus-

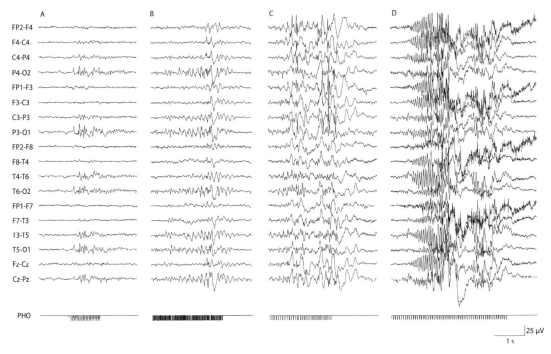

▢ Abb. 10.1 Fotosensibilität verschieden starker Ausprägung. A: in die Grundaktivität eingelagerte Spitzen (Typ I). B: unvollständig generalisierende »spikes and waves« (Typ II–III). C: generalisierende »polyspike waves« (Typ IV). D: generalisierte »polyspikes« mit begleitenden heftigen Myoklonien des Oberkörpers und des Gesichts (Typ IV)

terempfindlichkeit geht zwar meistens, aber nicht immer mit einer Fotosensibilität einher. In problematischen Fällen muss also neben der üblichen Fotostimulation auch eine Stimulation mit Mustern erfolgen. Eine genaue Analyse der Auslösemechanismen ist wünschenswert, um Ansätze für eine Verminderung gefährlicher Stimuli zu gewinnen.

> **⟩** Arbeiten am Bildschirm (Computer) scheinen wegen der geringen Lichtintensität und des Fehlens von kontrastreichen Mustern nicht gefährlich zu sein. Dies ist für die berufliche Integration fotosensibler Menschen von Bedeutung.

Die Anfallssymptomatik besteht vorwiegend in primär generalisierten Anfällen wie Grand-mal-Anfällen, myoklonischen Anfällen oder Absencen. Gelegentlich werden auch komplexe Partialanfälle beobachtet. Bei der sehr seltenen selbstinduzierten fotogenen Epilepsie löst der Patient selbst durch Provokation intermittierender Lichtreize Anfälle aus, die lustbesetzte Empfindungen hervorrufen

können. Die Provokation erfolgt durch Blinzeln oder fächelnde Handbewegungen vor den Augen beim Blick in die Sonne, durch Fixieren stimulierender Muster u. ä. Das Auftreten fotogener Anfälle wird durch Schlafentzug erheblich begünstigt.

▪ EEG

Das EEG zeigt bei fotogenen Epilepsien eine hochgradige Fotosensibilität (▢ Abb. 10.1). Meistens treten schon bei niederfrequenten Blitzreizen generalisierte irreguläre »spikes and waves« auf. Die Stimulation sollte dann nicht weiter fortgeführt werden, da andernfalls die Gefahr einer Anfallsprovokation besteht. Das Ruhe-EEG kann unauffällig sein, zeigt häufig aber irreguläre »spikes and waves« und paroxysmale dysrhythmische Gruppen, die besonders durch Augenschluss provoziert werden.

▪ Therapie

Erstes Gebot ist die Vermeidung intermittierender Lichtreize. Hilfreich ist zudem eine zusätzliche Raumbeleuchtung. Bei Gefährdung durch intensive intermittierende Lichtreize muss eine (grüngetönte) Sonnenbrille getragen werden.

> **Medikamente der ersten Wahl zur Vermeidung von fotogen induzierten Anfällen sind Levetiracetam und Valproat (Kasteleijn-Nolst Trenité et al. 1996).**

Clobazam, Lamotrigin und Ethosuximid sind Medikamente zweiter Wahl. In manchen Fällen kann eine absolut konsequente und vollkommen dichte wechselseitige Okklusion jeweils eines Auges eine Anfallsauslösung verhindern. Bei jüngeren Kindern kann dies durch eine Augenklappe und bei älteren durch eine schwarz eingefärbte Kontaktlinse mit 90% Absorption erfolgen. Eine begleitende augenärztliche Überwachung bezüglich des binokularen Sehvermögens ist hierbei notwendig. Schlafentzug ist sorgfältig zu vermeiden.

Die elektroenzephalographisch nachweisbare Fotosensibilität ist nicht als Parameter für die Therapiekontrolle geeignet. Sie ist nur selten durch die Medikation ganz zu unterdrücken. Meistens bleibt sie im EEG zumindest in gemilderter Ausprägung erhalten. Es ist deshalb sinnlos, fotosensible Patienten bei Kontrolluntersuchungen immer wieder der Stimulation auszusetzen.

10.2 Anoxisch-epileptische Anfälle (anoxische Reflexanfälle)

— Horrocks et al. 2005, Kelly et al. 2001

Eine seltene, aber möglicherweise unterdiagnostizierte Anfallsform sind anoxisch-epileptische Anfälle. Betroffene Kinder haben Synkopen oder Affektkrämpfe, die dann in einen echten epileptischen, zumeist generalisierten tonisch-klonischen Anfall übergehen.

▪ Ätiopathogenese

Als Ursache für den Affektkrampf wird eine Unfähigkeit des vegetativen Nevensystems angenommen, aufgrund von Unreife vasovagale Reize zu kompensieren. Für einen Übergang in einen epileptischen Anfall können sowohl die Dauer der zerebralen Hypoxie als auch eine gesteigerte zerebrale Erregbarkeit bedeutsam sein.

▪ Klinik

Aus der Atonie eines blassen oder aus der tonischen Anspannung eines zyanotischen Affektkrampfs heraus entwickeln sich allmählich Kloni der Hände und des Gesichts oder ein generalisierter epileptischer Anfall. Anamnestisch kann die Diagnose leicht verfehlt werden, da einzelne Kloni bei Synkopen durchaus häufig beobachtet werden (konvulsive Synkopen). Allerdings dauern solche, in der Regel unregelmäßigen, Kloni oft nur 5–10 Sekunden. Gehen die Synkopen oder Affektkrämpfe in einen epileptischen Anfall über, so halten die Kloni meist länger an und sind synchroner als bei konvulsiven Synkopen. Eine iktale Ableitung ist aufgrund der Seltenheit der Zustände oft nicht einfach zu realisieren, so dass eine definitive Diagnosestellung schwierig sein kann. Auch wenn in der ganz überwiegenden Mehrzahl der Fälle Affektkrämpfe natürlich ein harmloses Phänomen darstellen, so ist bei Kindern mit häufigen, teilweise mehrfach täglich auftretenden Zuständen und ausgeprägter Symptomatik eine iktale Ableitung mittels Langzeit-EKG notwendig, um die Dauer der Asystolie zu erfassen. Hieraus kann sich in Einzelfällen die Indikation zur Schrittmacherimplantation ergeben (Horrocks et al. 2005; ◻ Abb. 10.2).

▪ Differenzialdiagnose

Differenzialdiagnostisch ist gerade bei zyanotischen Affektkrämpfen an eine Hyperekplexie zu denken. Typischer Weise ist bei dieser Erkrankung aber der sog. »Nose-tapping«-Test positiv und die Symptomatik spricht zumeist gut auf Benzodiazepine an.

▪ Prognose

Die Prognose scheint auch in den allermeisten Fällen mit ausgeprägter Symptomatik günstig zu sein. Die anoxisch-epileptischen Anfälle sistieren zumeist nach Schrittmacherimplantation oder nehmen mit zunehmendem Alter ab (Kelly et al. 2001).

▪ Therapie

Bei Säuglingen mit häufigen und schweren Affektkrämpfen kann die Anwendung des sog. Vigevano-Handgriffs manchmal zu einer Verkürzung des Krampfes und zur Vermeidung des Übergangs in einen epileptischen Anfall führen. Dabei werden den Kindern gleichzeitig sowohl Kopf als auch Hüf-

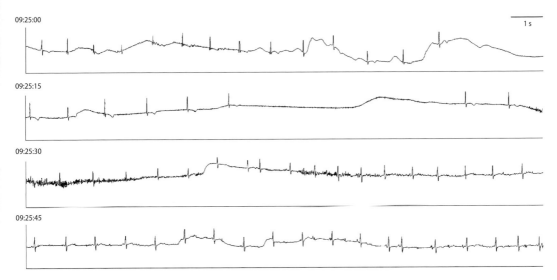

Abb. 10.2 Asystolie über 7 Sekunden. Bei einem einjährigen Kind mit mehrmals täglichen zyanotischen Affektkrämpfen seit der zweiten Lebenswoche und dreimaligem prolongierten anoxisch-epileptischen Anfall

ten und Beine gebeugt (Kopf auf die Knie). Dies kann die tonische Versteifung des Körpers unterbrechen und das Wiedereinsetzen der Atmung beschleunigen (Vigevano et al. 1989).

Mayer TA, Schroeder F, May TW, Wolf PT (2006) Perioral reflex myoclonias: a controlled study in patients with JMF and focal epilepsies. Epilepsia 47: 1059–1067

Vigevano F, Di Capua M, Dalla Bernardina B (1989) Startle disease: an avoidable cause of sudden infant death. Lancet. 1 (8631): 216

Literatur

Beaumanoir A (1989) Reflex seizures and reflex epilepsies. Mèdicine Hygiène, Genève

Doose H, Waltz S (1993) Photosensitivity – genetics and clinical significance. Neuropediatrics 24: 249–255

Ferlazzo E, Zifkin BG, Andermann E, Andermann F (2005) Cortical triggers in generalized reflex seizures and epilepsies. Brain 128:700–710

Horrocks IA, Nechay A, Stephenson JB, Zuberi SM (2005) Anoxic-epileptic seizures: observational study of epileptic seizures induced by syncopes. Arch Dis Child 90: 1283–1287

Ishiguro Y, Takada H, Watanabe K et al. (2004) A follow-up survey on seizures induced by animated cartoon TV program »Pocket Monster«. Epilepsia 45: 377–383

Kasteleijn-Nolst Trenité DG, Marescaux C, Stodieck S, Edelbroek PM, Oosting J (1996) Photosensitive epilepsy: a model to study the effects of antiepileptic drugs. Evaluation of the piracetam analogue, levetiracetam. Epilepsy Res 25: 225–230

Kelly AM, Porter CJ, McGoon MD et al. (2001) Breath-holding spells associated with significant bradycardia: successful treatment with permanent pacemaker implantation. Pediatrics 108: 698–702

Epilepsien bei strukturellen Anomalien des Gehirns

B. Neubauer, A. Hahn

B. A. Neubauer, A. Hahn (Hrsg.), *Dooses Epilepsien im Kindes- und Jugendalter*,
DOI 10.1007/978-3-642-41954-6_11, © Springer-Verlag Berlin Heidelberg 2014

11.1 Malformationen durch Störungen der kortikalen Entwicklung

— Barkovich et al. 2005, Leventer et al. 2008, Blümcke u. Spreafico 2011

Störungen der kortikalen Hirnentwicklung sind für mindestens 25% aller Fälle von therapierefraktären Epilepsien im Kindesalter verantwortlich. Umgekehrt leiden etwa 75% der Kinder mit Hirnfehlbildungen unter epileptischen Anfällen. Durch Verbesserung der bildgebenden Diagnostik, insbesondere der Kernspintomographie, nimmt die Zahl detektierbarer zerebraler Fehlbildungen stetig zu (Leventer et al. 2008). Eine Einteilung solcher Störungen kann nach dem Zeitpunkt ihres Auftretens und nach genetischen Gesichtspunkten erfolgen (Barkovich et al. 2005; ◘ Tab. 11.1).

Die Entwicklung des Kortex während der Fetalzeit ist ein komplizierter, mehrstufiger Prozess. In der ersten Phase, der Neurogenese, erfolgt eine Proliferation von glialen und neuronalen Vorläuferzellen in der periventrikulär gelegenen germinalen Matrixzone. Die zweite Phase ist durch eine zentrifugale Migration dieser Zellen zur Hirnoberfläche und ihre schichtweise Anordnung charakterisiert. Die letzte Phase ist durch die neuronale Differenzierung und kortikale Organisation gekennzeichnet. Diese Schritte folgen einem exakt aufeinander abgestimmten Zeitplan, der genetisch determiniert ist. Zwar sind die Ursachen von kortikalen Malformationen vielfältig, doch ist die Mehrzahl der Fälle wahrscheinlich genetisch bedingt. Mittlerweile wurden Mutationen in mehr als 30 Genen beschrieben, die zu Störungen der kortikalen Entwicklung führen.

Mit Hilfe der Kernspintomographie können die Entstehung der Gyri und Sulci sowie die Ausbildung von weißer Substanz und Basalganglien etwa ab der 20. Schwangerschaftswoche dargestellt werden. Eine Störung in einem bestimmten Stadium der Kortexentwicklung führt zu charakteristischen Fehlbildungen (z. B. Lissenzephalie oder Polymikrogyrie). Bei Nachweis solcher typischen Malformationen im MRT kann einerseits auf den Zeitpunkt der Störung und andererseits auf den möglichen zugrunde liegenden genetischen Defekt geschlossen werden. Da der Zeitpunkt der Störung der kortikalen Entwicklung das Schädigungsmuster aber wesentlich bestimmt, können Schädigungen durch Infektionen, Ischämien oder toxische Substanzen in bestimmten Phasen der Schwangerschaft zu Fehlbildungen führen, die von genetisch bedingten Malformationen oft nur schwer zu unterscheiden sind (◘ Abb. 11.8).

11.1.1 Malformationen durch Störungen der neuronalen und glialen Proliferation oder Differenzierung

Tuberöse Sklerose

Die tuberöse Sklerose ist eine Multisystemerkrankung, bei der es zur Entstehung von Hamartomen in verschiedenen Organen kommt. Das Krankheitsbild wird autosomal dominant mit einer Häufigkeit von etwa 1:6.000 vererbt. In der überwiegenden Mehrzahl der Fälle handelt es sich aber um Spontanmutationen. Ursächlich sind Defekte in den Genen TSC1 auf 9q34 oder TSC2 auf 16p13. Die Genprodukte, Hamartin (TSC1) und Tuberin (TSC2), bilden einen Komplex, der eine Hemmfunktion im sog. mTOR-Signalweg (»mammalian target of rhapamycin«) ausübt. Mutationen in einem der beiden Gene führen zu einer Aktivierung dieses Signalwegs und so zu vermehrter Zellproliferation.

Charakteristische zerebrale Veränderungen sind kortikale Tubera, subependymale Knoten und subependymale Riesenzellastrozytome (▶ Kap. 9.3, ▶ Abb. 9.21 und ▶ Abb. 9.29). Die subependymalen ventrikelnahen Riesenzelltumoren können den Verlauf durch Verschluss der Foramina Monroii oder Aquäduktstenosen komplizieren. Im frühen Kindesalter fehlt das typische Adenoma sebaceum fast immer (◘ Abb. 11.1).

> Diagnostisch wegweisend sind dann fleckförmige Depigmentierungen der Haut (»white spots«). Bei Säuglingen muss hiernach wegen des meist noch sehr blassen Hautkolorits mittels einer Wood-Lampe (UV-Licht) gezielt gesucht werden (▶ Kap. 9.3, ▶ Abb. 9.21).

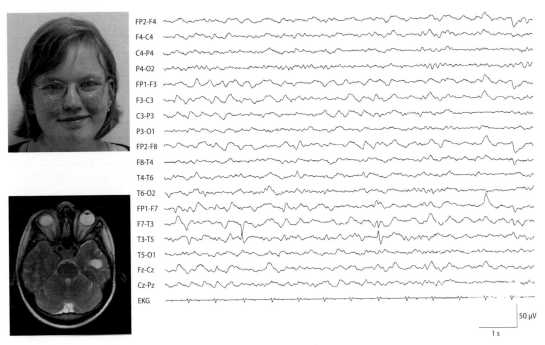

FP2-F4
F4-C4
C4-P4
P4-O2
FP1-F3
F3-C3
C3-P3
P3-O1
FP2-F8
F8-T4
T4-T6
T6-O2
FP1-F7
F7-T3
T3-T5
T5-O1
Fz-Cz
Cz-Pz
EKG

50 μV

1 s

▢ Abb. 11.1 17-jähriges Mädchen mit typischem Adenoma sebaceum bei tuberöser Sklerose und therapieresistenten hypermotorischen Anfällen. Im MRT Substanzdefekt nach Resektion eines subkortikalen Tubers temporal links. Im EEG Verlangsamung und einzelne »sharp waves« fronto-temporal links. (Mit freundlicher Genehmigung der Eltern)

▢ Tab. 11.1 Klassifikation von Fehlbildungen durch Störungen der Kortexentwicklung. (Nach Barkovich et al. 2005)			
1			**Fehlbildungen durch Störungen der neuronalen und glialen Proliferation oder Apoptose**
	1.1		Verringerte Proliferation/vermehrte Apoptose
		1.1.1	Mikrozephalie mit normalem oder abnorm dünnem Kortex
		1.1.2	Mikrolissenzephalie (extreme Mikrozephalie mit verdicktem Kortex)
		1.1.3	Mikrozephalie mit Polymikrogyrie/kortikaler Dysplasie
	1.2		Erhöhte Proliferation/verminderte Apoptose normaler Zellen (Megalenzephalien)
	1.3		Erhöhte Proliferation abnormer Zellen
		1.3.1	Nichtneoplastisch
		1.3.1.1	Kortikale Hamartome bei tuberöser Sklerose
		1.3.1.2	Fokale kortikale Dysplasien mit Ballonzellen
		1.3.1.3	Hemimegalenzephalie
		1.3.2	Neoplastisch mit gestörtem Kortexaufbau
		1.3.2.1	DNET
		1.3.2.2	Gangliogliom
		1.3.2.3	Gangliozytom

❑ **Tab. 11.1** (Fortsetzung)

2			**Fehlbildungen durch Störungen der neuronalen Migration**
	2.1		Lissenzephalie/subkortikale Bandheterotopie-Spektrum
	2.2		Lissenzephalie/Pflastersteinkomplex
		2.2.1	Mit kongenitaler Muskeldystrophie
		2.2.2	Ohne neuromuskuläre Beteiligung
	2.3		Heterotopien
		2.3.1	Subependymal oder periventrikulär
		2.3.2	Subkortikal (mit Ausnahme von Bandheterotopien)
		2.3.3	Marginal glioneuronal
3			**Fehlbildungen durch Störungen der kortikalen Organisation (oder der späten neuronalen Migration)**
	3.1		Polymikrogyrie und Schizenzephalie
		3.1.1	Bilaterale Polymikrogyriesyndrome
		3.1.2	Schizenzephalie (Polymikrogyrie mit Spaltbildung)
		3.1.3	Polymikrogyrie mit anderen assoziierten Hirnfehlbildungen oder -anomalien
		3.1.4	Polymikrogyrie oder Schizenzephalie als Teil multipler angeborener Anomalien oder von Dysmorphie-Retardierungs-Syndromen
	3.2		Fokale kortikale Dysplasien ohne Ballonzellen
	3.3		Mikrodysgenesien
4			**Sonstige Fehlbildungen durch Störungen der kortikalen Entwicklung**
	4.1		Fehlbildungen aufgrund von Stoffwechselerkrankungen
		4.1.1	Mitochondriale Zytopathien und Pyruvatstoffwechselstörungen
		4.1.2	Peroxisomale Erkrankungen
	4.2		Weitere nichtklassifizierte Fehlbildungen
		4.2.1	Sublobare Dysplasien
		4.2.2	Andere

Histologisch finden sich in den kortikalen Tubera große, dysplastische Nervenzellen und sog. Ballonzellen. Gleichsinnige Veränderungen finden sich auch bei fokalen kortikalen Dysplasien vom Taylor-Typ (Gumbinger et al. 2009; ▶ Kap. 9.1, ▶ Abb. 9.1).

Mehr als 80% der Patienten mit tuberöser Sklerose leiden unter epileptischen Anfällen und rund zwei Drittel weisen eine Einschränkung der intellektuellen Leistungsfähigkeit unterschiedlichen Ausmaßes auf. Für die Schwere der Epilepsie und z. T. auch für die kognitiven Probleme und die Ver-haltensauffälligkeiten sind Zahl und Lokalisation der kortikalen Tubera bedeutsam (Webb et al. 1991, Sheperd u. Stephenson 1992). Bei insgesamt rund zwei Dritteln der Kinder beginnen die Krampfanfälle bereits im ersten Lebensjahr und bei etwa einem Drittel der Patienten manifestiert sich die Epilepsie als West-Syndrom (Chu-Shore et al. 2010). Ein Beginn der Anfälle im Erwachsenenalter ist selten (ca. 10% der Fälle). Häufig bestehen mehrere Anfallstypen nebeneinander oder treten im Verlauf auf.

Bei ungefähr zwei Dritteln der Kinder, die eine Epilepsie entwickeln, erweist sich diese als **therapierefraktär**. Das Auftreten eines West-Syndroms und die Entwicklung pharmakoresistenter Anfälle sind negative Prädiktoren für die kognitive Entwicklung (Chu-Shore et al. 2010). Ein West-Syndrom und therapierefraktäre Anfälle finden sich häufiger bei Patienten mit Mutation im TSC2- als bei solchen mit Defekt im TSC1-Gen.

> **❯** Erleidet ein Kind mit tuberöser Sklerose einen ersten afebrilen Krampfanfall, so beträgt sein Risiko für weitere Anfälle nahezu 100%.

Aufgrund der Häufigkeit und der Vielgestaltigkeit des Krankheitsbildes muss die tuberöse Sklerose immer in jedem Alter differenzialdiagnostisch als Ursache einer fokalen oder multifokalen Epilepsie mit bedacht werden. Dies gilt insbesondere dann, wenn die Anfälle schwierig zu therapieren sind. Das hohe Risiko für Anfälle in den ersten 12 Lebensmonaten legt nahe, Patienten, bei denen die Diagnose im Neugeborenen- oder frühen Säuglingsalter gestellt wurde, engmaschig zu überwachen, um ein sich entwickelndes West-Syndrom möglichst früh erkennen und therapieren zu können.

Als besonders gut wirksam hat sich bei Kindern mit tuberöser Sklerose und BNS-Anfällen **Vigabatrin** erwiesen (▶ Kap. 9.3). Vigabatrin ist ein strukturelles Analogon der Gamma-Amino-Buttersäure (GABA) und bewirkt über eine irreversible Hemmung der GABA-Transaminase eine Erhöhung der Konzentration des inhibitorischen Neurotransmitters GABA im zentralen Nervensystem. Dieser Effekt erklärt zwar die Wirksamkeit des Medikamentes bei fokalen Epilepsien, aber nicht seine besondere Effektivität in der Behandlung von Säuglingen mit tuberöser Sklerose und West-Syndrom. Tatsächlich konnte kürzlich tierexperimentell gezeigt werden, dass ein weiterer Wirkmechanismus des Vigabatrins in einer partiellen Hemmung des mTOR-Signalweges besteht, der ja gerade bei Kindern mit tuberöser Sklerose überschießend aktiviert ist (Zhang et al. 2013). Eine unerwünschte Nebenwirkung des Medikamentes sind zwar meist klinisch inapparente, aber leider irreversible Gesichtsfelddefekte. Inzidenz und Prävalenz dieser Nebenwirkung sind abhängig vom Alter und von der Dauer der Einnahme. Für Erwachsene wird eine Prävalenz von 25–50% angeben. Für Kinder scheinen diese Zahlen mit 15–30% zwar geringer zu sein, doch müssen dabei auch die methodischen Probleme bei der Gesichtsfeldprüfung bedacht werden. Die kürzeste Einnahmedauer, nach der Gesichtsfeldausfälle nachgewiesen wurden, beträgt für Erwachsene 9 und für Kinder 11 Monate. Da die Wirksamkeit von Vigabatrin meist bereits nach 2–3 Wochen erkennbar wird, scheint ein Therapieversuch für bis zu 3 Monate vertretbar (Willmore et al. 2009). Ist das Medikament gut wirksam, muss dann gemeinsam mit den Eltern abgewogen werden, ob die Behandlung fortgesetzt werden soll oder nicht.

Kinder mit tuberöser Sklerose scheinen darüber hinaus ebenfalls besser als manche andere Patientengruppen von einer **Vagusnervstimulator-Therapie** oder einer **ketogenen Diät** zu profitieren (▶ Kap. 21 und 22).

Das MRT bei Kindern mit tuberöser Sklerose zeigt zumeist multiple Tubera. Auch im Oberflächen-EEG finden sich häufig multifokale oder bilateral synchrone epilepsietypische Potenziale. Dennoch hat sich in den letzten Jahren gezeigt, dass, wenn es gelingt den hauptsächlichen epileptogenen Fokus zu identifizieren, Patienten mit ansonsten therapierefraktären Anfällen von einem epilepsiechirurgischen Eingriff profitieren (◘ Abb. 11.1) (Carlson et al. 2011).

Everolimus ist ein potenter Inhibitor des **mTOR-Signalweges**, der unter dem Namen Votubia in Deutschland bereits zur Behandlung von subependymalen Riesenzellastrozytomen und Angiomyolipomen der Niere bei Patienten mit tuberöser Sklerose zugelassen ist. Erste Studien mit noch kleineren Patientenzahlen lassen begründet erhoffen, dass das Medikament auch gut wirksam ist in der Behandlung von Anfällen bei Kindern mit tuberöser Sklerose (Krüger et al. 2013). Aktuell wird eine internationale, multizentrische, randomisierte, placebokontrollierte und doppelblinde Studie an über 200 tuberöse Sklerose-Patienten mit therapieresistenten fokalen Anfällen durchgeführt, deren Ergebnisse maßgeblich mit darüber entscheiden werden, ob das Präparat auch zur Epilepsiebehandlung bei dieser Patientengruppe zugelassen wird.

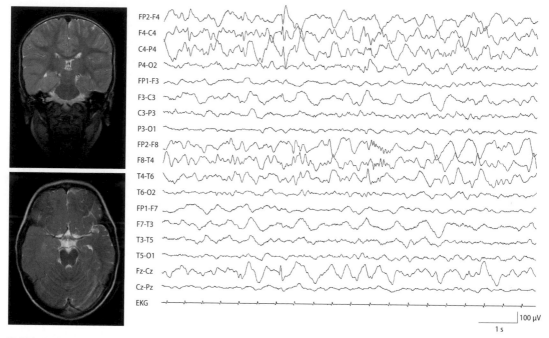

◘ Abb. 11.2 20 Monate alter Junge mit ausgedehntem Hamartom temporal rechts. Bei Zustand nach West-Syndrom und therapieschwieriger Epilepsie mit komplex-fokalen und sekundär generalisierenden Anfällen ohne weitere Zeichen einer tuberösen Sklerose. Im EEG hochamplitudige polymorphe Verlangsamung mit eingelagerten »sharp waves« rechtshemisphäral

11.1.2 Hamartome

Hamartome können prinzipiell überall im Gehirn entstehen und müssen nicht in jedem Fall Ausdruck einer tuberösen Sklerose sein (◘ Abb. 11.2). Die Anfallssymptomatik und Epilepsieform sind abhängig von Lokalisation und Alter bei Auftreten der Anfälle.

Leitsymptom hypothalamisch oder dienzephal lokalisierter Hamartome sind Lachanfälle (»gelastic seizures«). Daneben kommen auch komplex-fokale und sekundär generalisierende Anfälle vor. Die meisten, aber nicht alle, Patienten entwickeln zudem eine Pubertas praecox. Das MRT kann vor Auftreten von Tumorzeichen normal sein. Ein asymmetrischer Stand der Mamillarkörper kann einziges Symptom sein. Die Epilepsie ist fast regelhaft therapieresistent und kann mit einem mentalen Abbau einhergehen. Ein chirurgischer Eingriff ist daher frühzeitig zu erwägen.

11.1.3 Neoplasien

Hirntumoren stellen im Kindesalter eine seltene, aber klinisch bedeutsame Ursache von Epilepsie dar. Insgesamt sind sie für 1–3% der kindlichen Epilepsien ursächlich (Kaderali et al. 2009). Krampfanfälle können anderen Tumorsymptomen um Jahre vorausgehen. Viele Hirntumoren sind histologisch gutartig. Es dominieren Gangliogliome und neuroepitheliale Tumoren (DNET: dysembryoplastischer neuroepithelialer Tumor; ► Kap. 8, ► Abb. 8.1, ◘ Abb. 11.3). Die klinische Symptomatik wird unabhängig vom Malignitätsgrad durch Wachstumsgeschwindigkeit und Lage des Tumors bestimmt. Bei rund 25% der Patienten mit supratentoriellen Tumoren sind epileptische Anfälle das erste klinische Symptom (◘ Abb. 11.4). Bei infratentoriellen Tumoren sind sie hingegen sehr selten und dann fast immer ein Spätzeichen (◘ Abb. 11.5). Das Epilepsierisiko ist zudem abhängig von der Histologie. Langsam wachsende DNET oder niedriggradig maligne Astrozytome weisen mit 75–100% das höchste Risiko auf. Gelegentlich finden sich bei der Ursachenabklärung einer fokalen Epilepsie ein gutartiger Tumor oder eine fokale kortikale Dysplasie und zusätzlich eine Hippokampussklerose. Dieses Phänomen wird als »duale Pathologie« bezeichnet. Die Frage, ob in solchen Fällen der Tumor zu epileptischen Entladungen und so sekundär zur Hippokampussklerose geführt hat, ist ungeklärt (Spencer u. Huh 2008).

Treten Anfälle nach Resektion eines Tumors oder während einer adjuvanten Therapie auf, ist dies verdächtig auf einen Tumorprogress. Kommt es bei einem histologisch eher gutartigen Tumor nach längerer Zeit zu einem Anfallsrezidiv, muss an eine mögliche maligne Transformation gedacht werden. In größerem zeitlichen Abstand zu einer erfolgreichen Tumorbehandlung auftretende Anfälle können zudem ein Hinweis auf einen Zweittumor sein (◘ Abb. 11.6).

Eine routinemäßige »Anfallsprophylaxe« bei Kindern mit Hirntumoren, die noch nie einen Anfall erlitten haben, wird eindeutig nicht empfohlen. Erfolgt eine Antiepileptikatherapie perioperativ, so sollte sie eine Woche nach dem Eingriff wieder beendet werden. Neben einer supratentoriellen Lage des Tumors ist eine postoperative **Hyponatriämie** der wichtigste Risikofaktor für perioperative Anfälle.

Wenn es bei Kindern mit bekanntem Hirntumor zum Neuauftreten von Anfällen oder zu einer Verschlechterung der Epilepsie kommt, können die Ursachen vielfältig sein. Neben einem Tumorprogress muss dabei immer auch an die Möglichkeit von Elektrolytstörungen und Hypoglykämien gedacht werden. Zudem kommen direkte Neurotoxizität von Chemotherapeutika (insbesondere bei intrathekaler Gabe von Methotrexat), ZNS-Infektionen durch Immunsuppression, sowie Insulte oder Thrombosen durch Tumor, Bestrahlungs- oder Chemotherapie bedingte Hyperkoagulabilität und Gefäßschädigung in Frage (◘ Abb. 11.7). Weitere mögliche Ursachen können ein Absinken der Antiepileptikaspiegel durch Wechselwirkung mit Chemotherapeutika oder eine mangelnde Compliance des Patienten sein. Unter einem **posterioren reversiblen (Leuk)Enzephalopathie-Syndrom** (PRES) versteht man eine akute Enzephalopathie, die mit epileptischen Anfällen, Kopfschmerzen, Bewusstseinsstörung, Sehverlust und einem posterioren subkortikalen Hirnödem einher geht. Ursache ist eine meist reversible zerebrale Funktionsstörung im Bereich des vertebrobasilären Systems im Rahmen einer hypertensiven Enzephalopathie. Schließlich darf auch die Möglichkeit einer Erstmanifestation einer Epilepsie unabhängig vom Tumor nicht außer Acht gelassen werden.

Krampfanfälle können auch noch viele Jahre nach erfolgreicher Tumorbehandlung, insbesondere als Spätfolgen einer **Schädelbestrahlung** auftreten (Goldsby et al. 2010).

Die Frage, ob ein Kind mit einem Hirntumor bereits nach einem ersten oder erst nach einem zweiten epileptischen Anfall antikonvulsiv eingestellt werden soll, muss individuell entschieden werden. Wird eine antikonvulsive Behandlung von Kindern mit Hirntumor unter adjuvanter Therapie begonnen, ist in 20–40% der Fälle mit Nebenwirkungen zu rechnen. Bedacht werden muss, dass sich die Nebenwirkungen von Antiepileptika- und adjuvanter Therapie wie bspw. Myelosuppression addieren können. Nicht enzyminduzierende Antiepileptika, die nur wenige Wechselwirkungen mit Chemotherapeutika haben, sind Levetiracetam, Lacosamid oder Gabapentin. Ältere Antikonvulsiva wie Phenytoin, Phenobarbital und auch Benzodiazepine sind zudem auch wegen ihres Nebenwirkungsprofils weniger für die Behandlung von Kindern mit Hirntumoren geeignet (Sogawa et al. 2009). Entscheidet man sich für eine Behandlung mit Oxcarbazepin, muss das Risiko für Hyponatriämien bedacht werden. Für **Valproat** wird gerade in höheren Dosen ein **antineoplastischer Effekt** durch seine Funktion als **Histon-Deacetylase-Inhibitor** diskutiert. Nachteilig können aber eine erhöhte Blutungsneigung durch Thrombopenie und **sekundäres Von-Willebrand-Syndrom** sein. Derzeit steht eine endgültige Bewertung des antineoplastischen Nutzens von Valproat noch aus (Wells et al. 2012). Umgekehrt kann auch der Beginn einer adjuvanten Therapie bspw. mit **Temozolomid** oder Bestrahlung eine deutliche Reduktion von Krampfanfällen bewirken.

Gerade bei Patienten mit niedriggradigen Hirntumoren sollte vor einer Operation geprüft werden, ob es nicht sinnvoll ist, diese primär unter epilepsiechirurgischen Gesichtspunkten durchzuführen (► Kap. 20, ► Abb. 20.1). Oft kann leider trotz Tumoroperation und adäquater antiepileptischer Therapie

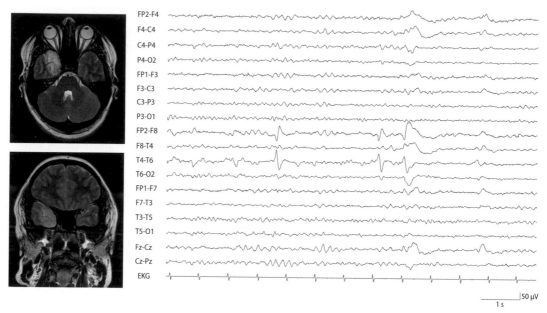

⬛ Abb. 11.3 14-jähriges Mädchen mit komplex-fokalen Anfällen bei dysembryoplastisch-neuroepithealem Tumor (DNET) des rechten Temporallappens. Im EEG Sharp-wave-Fokus fronto-temporal rechts mit Phasenumkehr über T4

keine Anfallsfreiheit oder zufriedenstellende Anfallskontrolle erreicht werden. Auch in solchen Fällen kann ein zweiter, epilepsiechirurgisch durchgeführter Eingriff sinnvoll sein.

Bei Kindern, die vor einer Operation unter Krampfanfällen litten und nach Tumorresektion anfallsfrei geworden sind, kann versucht werden, die antikonvulsive Therapie binnen 3 Monaten zu beenden (Wells et al. 2012). Bei Kindern, die erst später im Verlauf anfallsfrei geworden sind, kann nach etwa 2 Jahren ein Absetzversuch gemacht werden. Allerdings beträgt das Risiko für ein Anfallsrezidiv bei Patienten mit symptomatischen Partialanfällen etwa 90%; ist also sehr hoch (Berg et al. 2004).

11.1.4 Fokale kortikale Dysplasien

Fokale kortikale Dysplasien sind die häufigste Form einer kortikalen Entwicklungsstörung bei Kindern mit Epilepsie. Sie können sowohl durch eine fehlerhafte Neurogenese als auch durch eine Störung der kortikalen Organisation verursacht werden. Bei gestörter Neurogenese findet sich das Bild einer sog. **Transmanteldysplasie** mit Ausbildung von Ballon-

zellen (⬛ Abb. 11.8). Ist eine kortikale Organisationsstörung die Ursache, sind solche Zellen mikroskopisch hingegen nicht nachweisbar.

Ausprägung und Schweregrad fokaler kortikaler Dysplasien variieren stark bezüglich Morphologie, Lokalisation und histologischen Anomalien. Die mildeste Form stellt die sog. Mikrodysgenesie dar. Hier finden sich lediglich subtile Abweichungen von der normalen Kortexstruktur mit umschriebenen neuronalen Heterotopien, milden Anomalien der kortikalen Schichtung und Neuronenclustern in ansonsten zellarmen Bezirken. Fokale kortikale Dysplasien können lediglich auf Teile eines einzelnen Gyrus beschränkt sein, mehrere Gyri umfassen, einen Hirnlappen einschließen oder eine gesamte Hemisphäre betreffen (⬛ Abb. 11.9, ⬛ Abb. 11.10, ⬛ Abb. 11.11). Auch multifokale bilaterale Malformationen sind möglich. Folgen fokaler kortikaler Dysplasien können epileptische Anfälle, Entwicklungsverzögerung und neurologische Defizite sein.

Entsprechend der großen Variabilität der Dysplasien ist auch das Ausmaß der klinischen Symptomatik sehr unterschiedlich. Epileptische Anfälle können in jedem Lebensalter auftreten. In der Mehrzahl der Fälle manifestiert sich die Epilepsie

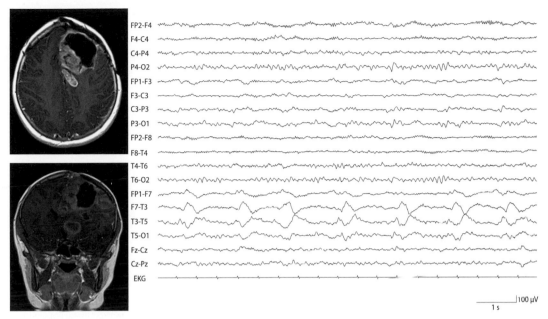

◘ Abb. 11.4 7-jähriger Junge mit ausgedehntem, metastasierten Glioblastom. Erstmanifestation des Tumors in Form von kurzen sekundär generalisierenden Krampfanfällen beginnend mit Kloni des rechten Arms und Stauungspapille links. Im EEG Beta-Reduktion linkshemisphäral und periodische langsame Subdeltawellen fronto-temporal links

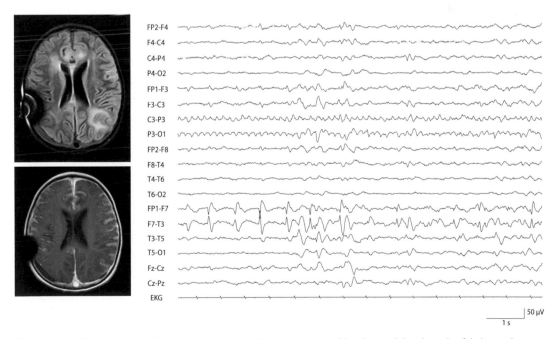

◘ Abb. 11.5 6-jähriger Junge mit metastasiertem Medulloblastom sowie zahlreichen täglichen komplex-fokalen und astatischen Anfällen. Im EEG Anfallsmuster in Form rhythmischer Theta-Wellen parietal links und aktiver Sharp-wave-Fokus fronto-temporal links. Im MRT Shuntartefakt, Leukenzephalopathie nach Radiatio und verdickte, zuckergussartig imponierende Meningen mit starker Kontrastmittelaufnahme (*unten*) im Sinne einer Meningeosis carcinomatosa

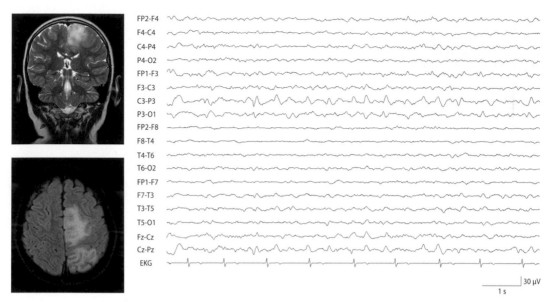

■ **Abb. 11.6** 11-jähriger Junge mit komplex-fokalen und sekundär generalisierenden Anfällen beginnen mit Kloni des rechten Beines. Im EEG Herdbefund in Form einer Verlangsamung mit eingelagerten steilen Abläufen zentroparietal links. Im MRT diffus infiltrierendes Astrozytom (WHO Grad III) bzw. Gliomatosis cerebri linkshemisphäral bei Zustand nach ZNS-positiver ALL mit intrathekaler Chemotherapie und Schädelbestrahlung im Alter von 2½ Jahren

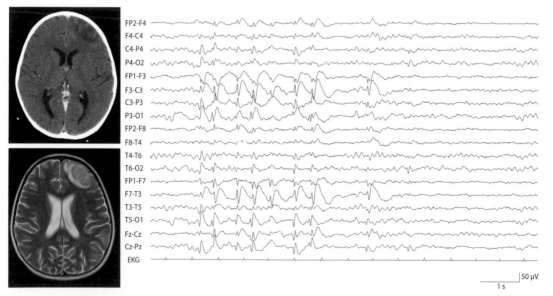

■ **Abb. 11.7** 5½-jähriges Mädchen mit Zustand nach Status epilepticus bei Sinusvenenthrombose unter Chemotherapie mit Asparaginase im Rahmen einer ALL. Im EEG im Verlauf Herdbefund frontal links in Form von nach rechts übergeleiteten sharp waves. Im initialen CCT nach KM-Gabe fehlende Kontrastierung des Sinus sagittalis okzipital (»empty triangle«) und Hypodensität frontal links. Im MRT Bestätigung des Stauungsinfarkts

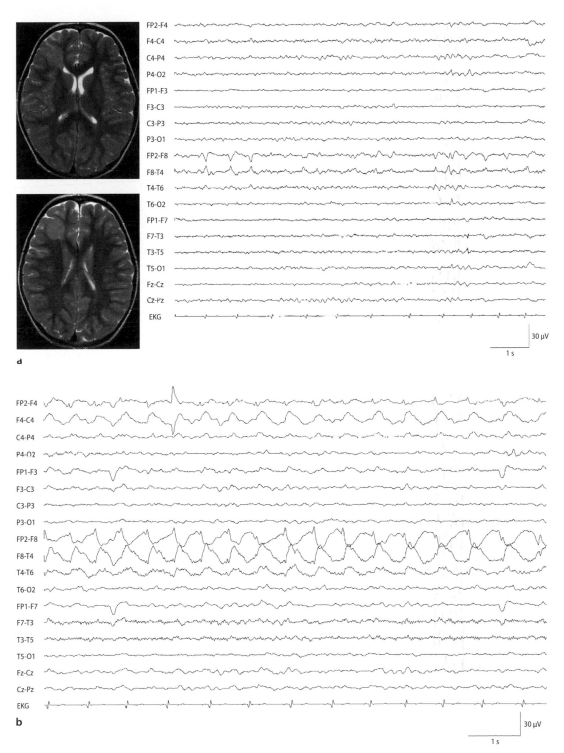

□ **Abb. 11.8a,b** 9-jähriger Junge mit Transmanteldysplasie frontal rechts. **a** Im Wach-EEG kombinierter Herdbefund fronto-temporal rechts und **b** im Schlaf Auftreten subklinischer Anfallsmuster

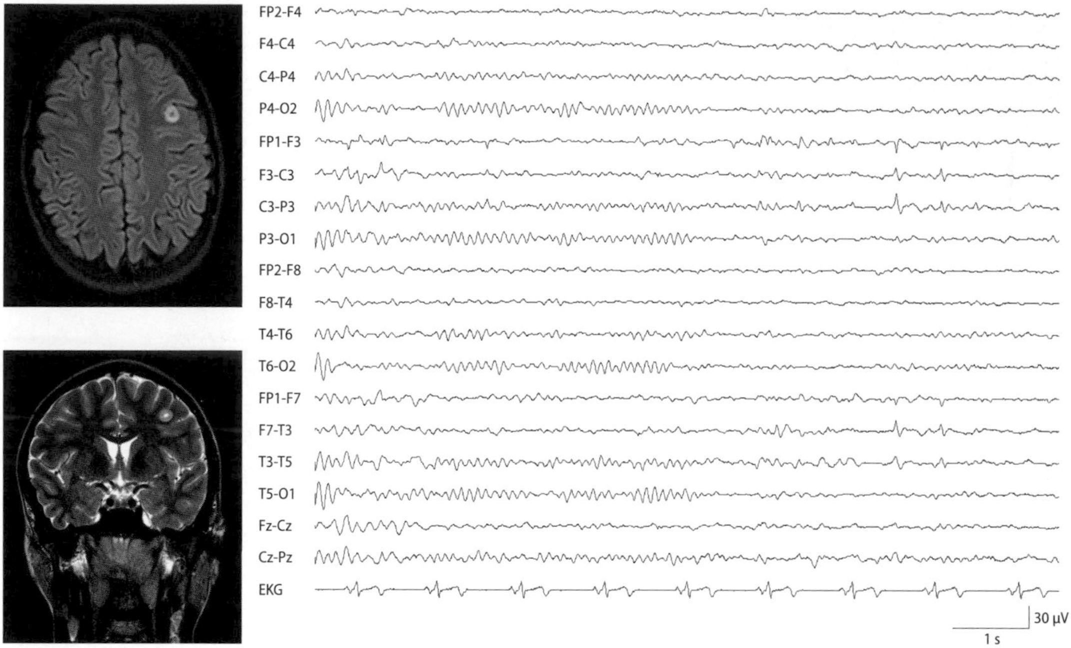

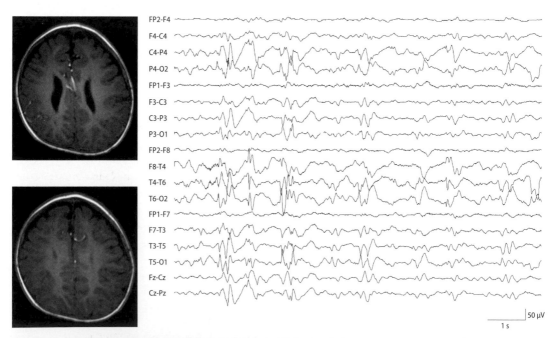

◘ Abb. 11.9 11-jähriger normal entwickelter Junge ohne neurologische Defizite mit Verdacht auf fokale kortikale Dysplasie präzentral links und einzelnen komplex-fokalen Anfällen. Im EEG Sharp-wave-Fokus präzentral links mit Phasenumkehr über F3

◘ Abb. 11.10 15 Monate altes Mädchen mit ausgedehnter kortikaler Dysplasie zentro-temporo-parieto-okzipital rechts mit Volumenreduktion der Hemisphäre, verwaschener Mark-Rinden-Differenzierung sowie leicht verdicktem und verplumptem Kortex. Klinisch BNS-artige Anfälle, dyskinetische Zerebralparese und globale Entwicklungsverzögerung. Im EEG Verlangsamung und zahlreiche »sharp waves« korrespondierend zur Fehlbildung

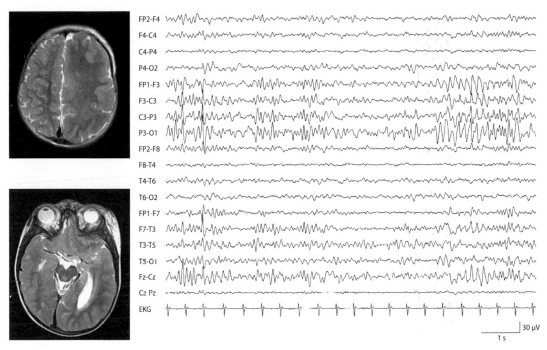

Abb. 11.11 1½-jähriger Junge mit Hemimegalenzephalie links. Im EEG Seitendifferenz mit Vorherrschen amplitudenhoher Alpha-Aktivität und eingelagerten steilen Abläufen bzw. »sharp waves« uber der betroffenen Hemisphäre. Klinisch einzelne prolongierte Anfälle bei Fieber, Hemihypertrophie links und Hemiparese rechts

aber im Kindesalter. Extratemporale Dysplasien führen früher zum Auftreten von Anfällen als temporale Fehlbildungen. Die Epilepsie kann therapieresistent und lebensbedrohlich verlaufen. In solchen Fällen stellt eine epilepsiechirurgische Resektion der betroffenen Kortexanteile häufig die einzige Möglichkeit dar, die Epilepsie zu kontrollieren (Mackay et al. 2003). Kortikale Dysplasien können mit weiteren zerebralen Fehlbildungen assoziiert sein (■ Abb. 11.12). Auch wenn die Ätiologie fokaler kortikaler Dysplasien mit Ausnahme von Fällen, die im Rahmen einer tuberösen Sklerose auftreten, zumeist unklar bleibt, ergeben sich keine überzeugenden Hinweise für nichtgenetische Ursachen.

11.1.5 Hemimegalenzephalie

Bei dieser Form der Hirnfehlbildung ist eine Hemisphäre abnorm vergrößert und dysplastisch (■ Abb. 11.11). Die kontralaterale Hirnhälfte imponiert zumeist normal oder kann durch die fehlgebildete Seite komprimiert werden. Makroskopisch ist die be-

troffene Hemisphäre vergröbert und zeigt neben einer kortikalen Dysgenesie mit verdicktem Kortex und flachen Sulci, eine Verbreiterung der weißen Substanz und eine Dilatation des dysmorph veränderten Seitenventrikels. Mikroskopisch finden sich Polymikrogyrien, Heterotopien der grauen Substanz, Auflösung der laminären Struktur, dysplastische Riesenzellneurone, Ballonzellen, unscharfe Übergänge zwischen grauer und weißer Substanz sowie eine Vermehrung von Neuronen und Astrozyten.

> Betroffene Patienten zeigen typischerweise eine Trias aus meist schwer behandelbaren Krampfanfällen mit Beginn in der Neonatalperiode oder im Säuglingsalter, Hemiparese und Entwicklungsverzögerung.

Die Epilepsie kann sich als Ohtahara-Syndrom, West-Syndrom, oder als therapieschwierige fokale Epilepsie mit u. a. tonischen Anfällen manifestieren. Da es möglich ist, dass die Entwicklungsverzögerung zumindest teilweise durch die Epilepsie be-

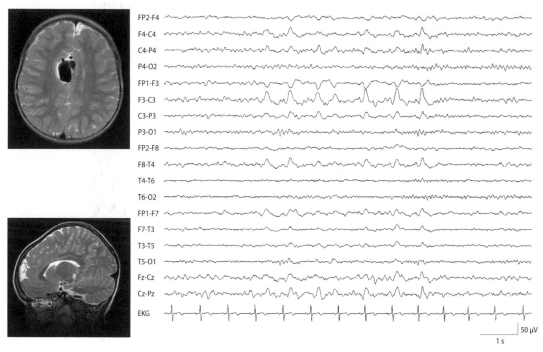

◻ Abb. 11.12 5-jähriger Junge mit leichter Intelligenzminderung und komplex-fokalen Anfällen mit AV-Malformation zentral rechts und begleitender fokaler kortikaler Dysplasie frontal links. Im EEG amplitudenhohe, teilweise triphasische Delta-Wellen präzentral links

dingt wird, sollte ein epilepsiechirurgischer Eingriff frühzeitig erwogen werden (Salamon et al. 2006, Battaglia et al. 1999).

Eine Hemimegalenzephalie kann Teilsymptom von Riesenwuchssyndromen oder verschiedenen neurokutanen Erkrankungen wie der tuberösen Sklerose, der Neurofibromatose, der Hypomelanosis Ito, des linearen Naevus-sebacceus-Syndroms oder des Proteus-Syndroms sein.

11.2   Malformationen durch gestörte neuronale Migration

11.2.1 Lissenzephalien

Unter dem Begriff Lissenzephalien werden Erkrankungen mit fehlender oder verminderter Gyrierung des reifen Gehirns zusammengefasst. Die Bezeichnung leitet sich vom griechischen Wort »lissos« für glatt ab. Traditionell erfolgte anhand der histologischen Veränderungen eine Unterscheidung in die

klassische Lissenzephalie oder Lissenzephalie Typ I und die Pflasterstein-Lissenzephalie oder Lissenzephalie Typ II. Die Begriffe klassische Lissenzephalie, Typ-I-Lissenzephalie oder Agyrie-Pachygyrie-Spektrum werden immer noch in der Literatur verwendet und sind synonyme Bezeichnungen für ein und denselben Typ von Malformation.

Lissenzephalie Typ I

Makroskopisch findet sich neben der fehlenden Gyrierung eine Verdickung des Kortex. Zumeist liegt eine Kombination aus Bereichen mit Agyrie (vollständig fehlende Gyrierung) und Pachygyrie (grobe und verplumpte Gyrierung) vor. Auch in schweren Fällen mit nahezu vollständiger Agyrie bleibt eine flache Fissura sylvii (Sanduhrglas-Form oder Figur der 8) erkennbar. Assoziierte Anomalien können Erweiterung der Seitenventrikel, Fehlen des Claustrums und der Capsula externa, Agenesie des Corpus callosum, Pyramidenbahnhypoplasien, Heterotopien der Olivenkerne und Fehlbildungen des Zerebellums sein. Mikroskopisch zeigt sich ebenfalls

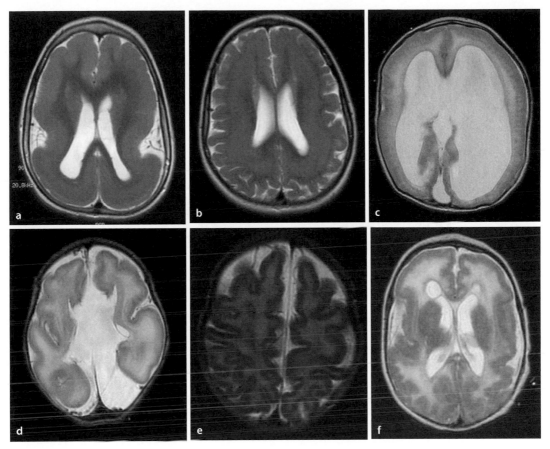

◻ **Abb. 11.13a–f** Lissenzephalie-Pachygyrie-Spektrum. **a** Miller-Dieker-Syndrom, **b** Subkortikale Bandheterotopie (Double-Cortex-Syndrom), **c** Walker-Warburg-Syndrom, **d** X-gebundene Lissenzephalie mit abnormem Genitale (XLAG), **e** Lissenzephalie mit zerebellärer Hypoplasie, **f** Pachygyrie bei konnataler CMV-Infektion

ein verdickter, schlecht organisierter Kortex mit 4 statt 6 Schichten.

Kernspintomographisch können alle Formen von Lissenzephalien sicher nachgewiesen werden. Anhand des Ausmaßes der Gyrierungsstörung, des Gradienten in der anterior-posterioren Achse und begleitender Anomalien kann mittels MRT eine Klassifizierung und Graduierung des Schweregrades erfolgen (◻ Abb. 11.13).

Das Miller-Dieker-Syndrom ist ein sog. Contiguous-gene-Syndrom, bei dem mehrere Gene auf dem kurzen Arm des Chromosom 17 fehlen. Die Deletion beinhaltet insbesondere die Gene LIS1 und YWHAE (14-3-3ε), die beide für eine normale Hirnentwicklung erforderlich sind. Im Unterschied zu Patienten nur mit LIS1-Mutation zeigen Kinder mit Miller-Dieker-Syndrom zusätzlich zumeist milde Gesichtsdysmorphien und manchmal weitere Fehlbildungen.

Bisher wurden 6 Gene identifiziert, die zusammen für etwa 80% der Fälle mit klassischer Lissenzephalie verantwortlich sind. Hierzu gehören neben dem LIS1- und YWHAE-Gen, das DCX-, ARX-, RELN- und TUBA1A-Gen. Mit Ausnahme des ARX-Gens, welches für die korrekte tangentiale Migration von Neuronen während der Hirnentwicklung erforderlich ist, sind alle anderen Gene für eine optimale Wanderung von Nervenzellen in radiärer Richtung notwendig.

Fälle mit Mutationen im DCX-Gen (Doublecortin-Gen) zeigen im Unterschied zu Lissenzephalien, die durch Mutationen des LIS1- oder

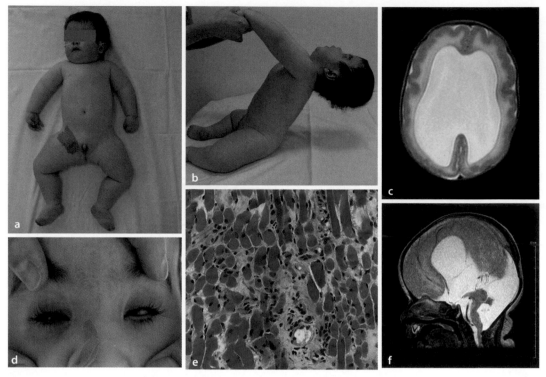

■ **Abb. 11.14a–f** 2-jähriger Junge mit Walker-Warburg-Syndrom. **a, b** Ausgeprägte Bewegungsarmut und Muskelhypotonie. **d** Mikrophthalmie. **c, f** Im MRT leicht verdickter Kortex, massive Erweiterung der inneren Liquorräume und ausgeprägte Kleinhirn- und Hirnstammhypoplasie. **e** Muskelbioptisch (HE-Färbung) schwere myopathische Veränderungen

TUBA1A-Gens verursacht werden, einen anterior-posterioren Gradienten. Mutationen des X-chromosomalen ARX-Gens führen bei betroffenen Jungen zum klinischen Bild des XLAG-Syndroms (X-linked lissencephaly with ambigouos genitalia). Bei Konduktorinnen kann das MRT eine partielle Balkenagenesie als Minimalvariante zeigen. Charakteristisch für Defekte des RELN (Reelin)-Gens ist eine zumeist stark ausgeprägte Kleinhirnhypoplasie.

Mutationen des ebenfalls X-chromosomal lokalisierten DCX-Gens führen bei Jungen zum Bild einer klassischen Lissenzephalie, wohingegen Mädchen das Bild einer subkortikalen Bandheterotopie zeigen. Dies wird dadurch erklärt, dass Neurone, die das intakte Gen tragen, korrekt zur Hirnoberfläche migrieren, während Nervenzellen mit mutiertem Gen das pathologische heterotope Band bilden. Neben Defekten des DCX-Gens wurden in einzelnen Fällen mit posteriorer subkortikaler Bandheterotopie auch Mutationen im LIS1-Gens gefunden.

Mit Ausnahme der subkortikalen Bandheterotopie gehen klassische Lissenzephalien in aller Regel mit therapieschwierigen oder -resistenten Anfällen, schwerer Intelligenzminderung und erheblicher Entwicklungsverzögerung einher. Die Lebenserwartung betroffener Kinder ist häufig deutlich verkürzt.

Lissenzephalie Typ II

Mikroskopisch findet sich ein völlig desorganisierter Kortex mit fehlender Rindenschichtung, granulärer Oberfläche und zahlreichen glialen und neuronalen Heterotopien. Bereiche mit Polymikrogyrie wechseln dabei mit Bezirken fehlender Gyrierung. Makroskopisch resultiert hieraus eine höckerige, pflastersteinartige Oberfläche des Gehirns. Als Entstehungsmechanismus wird eine vermehrte und abnorme Migration von Neuronen über eine fehlende gliale Begrenzungsmembran hinaus angenommen. Der Entstehungsmechanismus unterscheidet sich also grundlegend von dem bei Typ-I-Lissenzephalien.

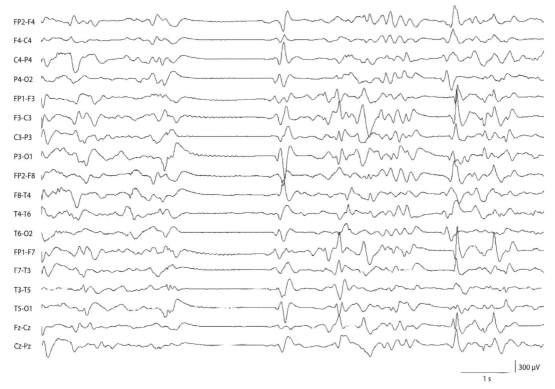

D Abb. 11.15 13-jähriger Junge mit Miller-Dieker-Syndrom. Im EEG multifokale, amplitudenhohe stumpfe »sharp waves« im Wechsel mit kurzen Strecken einer Amplitudendepression

Patienten haben neben der Lissenzephalie nahezu obligat auch eine Muskelerkrankung. Bei Kindern mit Walker-Warburg-Syndrom bestehen ophthalmologische Anomalien, zerebelläre Fehlbildungen und eine Muskeldystrophie (D Abb. 11.14). Die Mehrzahl der Kinder entwickelt einen Hydrozephalus aufgrund verdickter Meningen oder einer Aquäduktstenose. Kernspintomographisch ist der Kortex nur leicht verdickt und mit kleinen Zysten oder streifigen Ausziehungen der stark verschmächtigten weißen Substanz durchsetzt. Typischerweise finden sich ein heterotopes Rindenband oder kleine Inseln grauer Substanz, die vom darüber liegenden Kortex durch einen schmalen Streifen weißer Substanz getrennt werden. Kleinhirn und der Hirnstamm sind hochgradig hypoplastisch und das Ventrikelsystem ist massiv erweitert.

Klinisch sind die Kinder von Geburt an schwer auffällig. Zu den Augenanomalien gehören Mikrophthalmie, Retinadysplasie, Katarakt und Persis-

tenz eines primitiven Glaskörpers. Es bestehen zumeist eine ausgeprägte Bewegungsarmut und eine deutliche muskuläre Hypotonie in Verbindung mit erhöhten Kreatinkinasewerten. Histologisch zeigt sich das Bild einer schweren Muskeldystrophie. Betroffene Kinder machen zumeist keinerlei psychomotorische Entwicklungsfortschritte und die Lebenserwartung ist ebenfalls stark verkürzt.

Epileptische Anfälle manifestieren sich bereits in den ersten Lebenstagen. Trotz der schweren Hirnfehlbildung ist die Epilepsie aber in der Regel einigermaßen gut zu kontrollieren. Elektroenzephalographisch können sich ähnlich wie bei der Lissenzephalie Typ I Phasen eines hypsarrhythmieähnlichen Kurvenbildes mit Strecken hochamplitudiger schneller Alpha-Aktivität abwechseln (D Abb. 11.15, D Abb. 11.16).

Das Walker-Warburg-Syndrom ist genetisch sehr heterogen. Zwar wurden Defekte in verschiedenen Glykosyltransferase-Genen (POMT1,

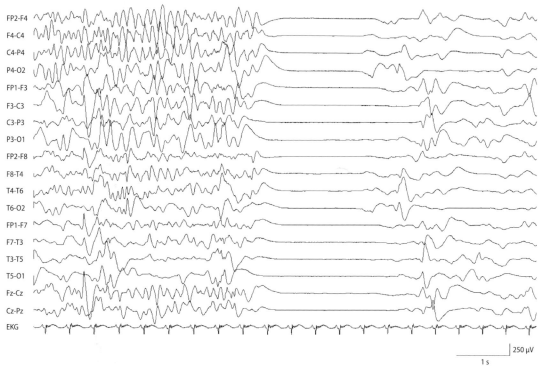

FP2-F4
F4-C4
C4-P4
P4-O2
FP1-F3
F3-C3
C3-P3
P3-O1
FP2-F8
F8-T4
T4-T6
T6-O2
FP1-F7
F7-T3
T3-T5
T5-O1
Fz-Cz
Cz-Pz
EKG

250 µV
1 s

▣ Abb. 11.16 2-jähriger Junge mit Walker-Warburg-Syndrom. Im EEG charakteristische längere Gruppen einer amplituden-hohen Alpha-Aktivität im Wechsel mit abrupter Depression der EEG-Aktivität

POMT2, POMGnT1, Fukutin and LARGE) nachgewiesen, doch gelingt eine molekulargenetische Diagnosestellung nur bei etwa einem Drittel der Patienten. Das Muscle-Eye-Brain-Disease (MEB) gilt als mildere Verlaufsform des Walker-Warburg-Syndroms. Hirnfehlbildungen mit Retardierung und Epilepsie sowie Muskeldystrophie sind darüber hinaus auch typisch für die Fukuyama-Muskeldystrophie (Leventer et al. 2008).

11.2.2 (Bilaterale) Periventrikuläre noduläre Heterotopie (PVNH)

Heterotopien sind definiert als Ansammlungen von Zellen in falscher Lokalisation. Noduläre Heterotopien der grauen Substanz im Gehirn können eng begrenzt, z. B. direkt subkortikal auftreten, oder auch die ganze weiße Substanz von subependymal bis subkortikal durchziehen. Zumeist finden sie sich aber ventrikelnah, was eine gestörte neuronale Mi-

gration als Ursache nahelegt. Heterotopien können eine isolierte Anomalie oder Teil eines komplexen Fehlbildungssyndroms sein. Makroskopisch finden sich periventrikulär oder subependymal noduläre Haufen grauer Substanz, die sich häufig in das Ventrikelsystem vorwölben (▣ Abb. 11.17). Histologisch beinhalten diese Knoten mehr oder minder differenziert angeordnete Neurone und Gliazellen.

Patienten mit periventrikulärer nodulärer Heterotopie sind in der Regel normal intelligent. Bei etwa 80–90% der Betroffenen kommt es zu epileptischen Anfällen, die zumeist nur schwer behandelbar sind. Hierbei handelt es sich um unterschiedliche Formen fokaler Anfälle (Dubeau et al. 1995). Das Krankheitsbild ist genetisch heterogen. Die meisten Fälle werden X-chromosomal vererbt. Bei Jungen verläuft die Erkrankung wahrscheinlich zumeist letal. Bei 80% betroffener Patientinnen mit positiver Familienanamnese können Defekte im Filamin-1 (FLNA)-Gen, welches auf dem langen Arm des X-Chromosoms (Xq28) liegt, nachgewie-

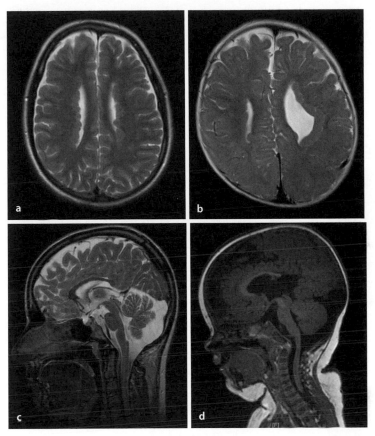

Abb. 11.17a–d **a, c** 17-jähriges Mädchens mit bilateraler periventrikulärer nodulärer Hetertopie bei Filamin-A-Mutation. Klinisch therapieschwierige einfach-fokale und sekundär generalisierende Anfälle der rechten Gesichtshälfte und der rechten Hand. **b, d** Ähnlicher Befund bei einem 9 Monate alten männlichen Säugling mit einmaligem febrilen Status epilepticus ohne Nachweis einer Mutation in diesem Gen

sen werden. In sporadischen Fällen finden sich Mutationen hingegen nur in etwa 20% der Fälle.

11.3 Malformationen durch gestörte kortikale Organisation

11.3.1 Polymikrogyrie

Bei der Polymikrogyrie liegt eine pathologisch vermehrte Gyrierung des Kortex vor. Histologisch finden sich u. a. eine abnorme kortikale Schichtung sowie eine vermehrte Fältelung und Fusion benachbarter Gyri. Verteilung und Ausmaß können beträchtlich variieren. Dementsprechend unterschiedlich sind auch die klinischen Symptome. Po-

lymikrogyrien werden oft um porenzephale oder hydranenzephale Defekte herum gefunden. Darüber hinaus sind sie nicht selten mit weiteren zerebralen Fehlbildungen assoziiert (**Abb. 11.18**, **Abb. 11.19**, **Abb. 11.20**, **Abb. 11.21**). Polymikrogyrien können auch bei verschiedenen Fehlbildungssyndromen, Chromosomenaberrationen und neurometabolischen Erkrankungen wie z. B. dem DiGeorge-Syndrom oder dem Zellweger-Syndrom auftreten.

Es können unilaterale, bilateral symmetrische und asymmetrische Formen unterschieden werden. Die perisylvische Region ist am häufigsten betroffen. Die bilaterale perisylvische Polymikrogyrie geht außer mit Epilepsie und psychomotorischer Retardierung auch mit orofazialer Schwäche

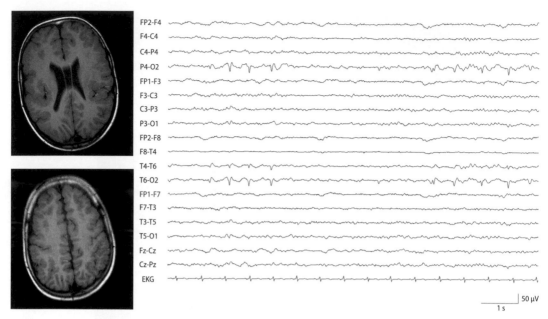

◻ **Abb. 11.18** 8-jähriges Mädchen mit okzipital betonter Polymikrogyrie. Im EEG okzipital rechts kurze Gruppen niedrig-amplitudiger sharp waves

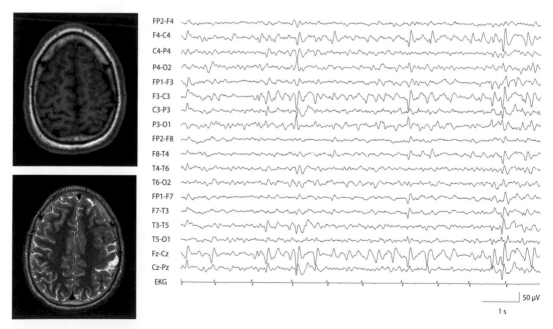

◻ **Abb. 11.19** 12-jähriger Junge mit perisylvischer Polymikrogyrie links. Im EEG generalisierte Verlangsamung mit kombiniertem Herdbefund zentro-temporal links und häufiger Überleitung der sharp waves nach rechts

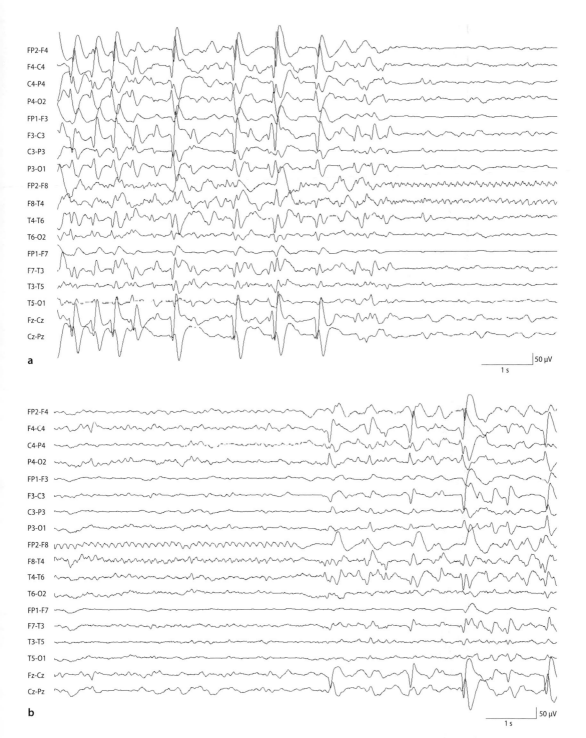

Abb. 11.20 6-jähriger Junge mit ausgedehnter bilateraler Polymikrogyrie und Schizenzephalie links. **a,b** Ohne Medikation bereits im Wachzustand generalisierende sharp waves, unterbrochen von einem kurzem Anfallsmuster in Form von Alphaktivität fronto-temporal rechts

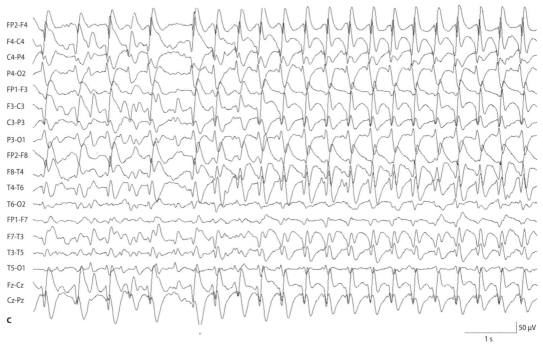

c

50 µV

1 s

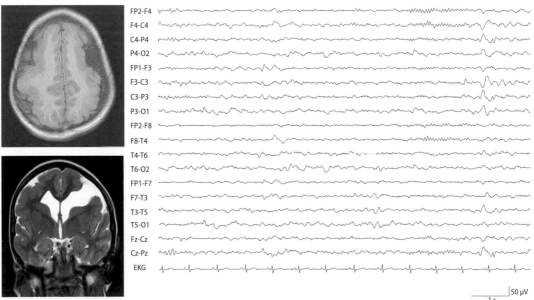

d

□ **Abb. 11.20** (Fortsetzung) **c** Im Schlaf diskontinuierlicher bioelektrischer Status. **d** Erhebliche Besserung des EEG und der Vigilanz unter Behandlung mit Levetiracetam

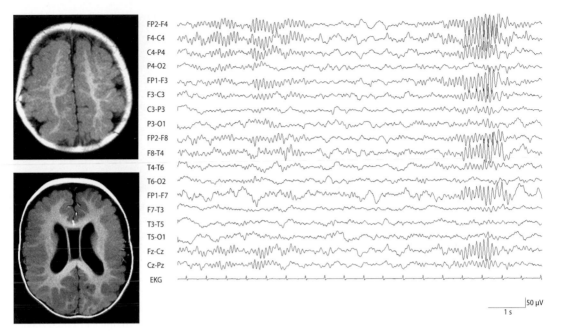

◘ Abb. 11.21 3-jähriger Junger mit generalisierter Polymikrogyrie. Im Schlaf-EEG sehr hochamplitudige Alpha-Spindeln und nicht medikamentenbedingte Beta-Überlagerung

und oraler Dyspraxie einher. Typische Symptome sind neben eingeschränkter Protrusion und Seitwärtsbewegung der Zunge, Schluckprobleme, exzessives Speicheln und Sprachprobleme. Bei einigen Patienten reicht die Gyrierungsstörung bis nach parieto-okzipital oder frontal. Diese Kinder zeigen dann oft zusätzliche neurologische Symptome wie z. B. eine spastische Bewegungsstörung (Leventer et al. 2008). Die Ätiologie von Polymikrogyrien bleibt nicht selten unklar. Familiäre Formen sind beschrieben. Ursache der fronto-parietalen Polymikrogyrie können Mutationen des GPR56-Gens sein. Darüber hinaus konnten in den letzten Jahren Mutationen in einigen weiteren Genen nachgewiesen werden.

Etwa 60–85% der Patienten mit Polymikrogyrie haben epileptische Anfälle. Die Epilepsie manifestiert sich vorwiegend in den ersten 5 Lebensjahren. Neben atypischen Absencen, atonischen und tonischen Sturzanfällen sowie verschiedenen Formen von Partialanfällen können auch sekundär generalisierte tonische-klonische Anfälle auftreten. Typisch für eine bilaterale perisylvische Polymikrogyrie sind beidseitige Myoklonien oder Kloni der Gesichtsmuskulatur bei erhaltenem Bewusstsein. In etwa

50% der Fälle mit Polymikrogyrie ist die Epilepsie therapierefraktär. Das EEG zeigt häufig multifokale, sekundär generalisierende hypersynchrone Aktivität und nicht selten einen bioelektrischen Status im Schlaf (Kuzniecky et al. 1994; ◘ Abb. 11.22).

11.3.2 Schizenzephalie

Der Begriff Schizenzephalie beschreibt eine Spaltbildung des Kortex, die durch die fehlerhafte Fusion des Hirnmantels entsteht. Diese Spaltbildungen verbinden die äußeren und inneren Liquorräume und sind durch graue Substanz ausgekleidet. Es können eine Closed-lip-Form, bei der sich die Ränder der Spalte berühren, und eine Open-lip-Form, bei der dies nicht der Fall ist, unterschieden werden (◘ Abb. 11.20; ► Kap. 9, ► Abb. 9.4). Schizenzephalien können uni- oder bilateral auftreten. Die meisten Patienten entwickeln noch vor dem 3. Lebensjahr fokale Anfälle. Am ungünstigsten ist die Prognose bezüglich Epilepsie und kognitiver Entwicklung bei Patienten mit bilateraler Open-lip-Schizenzephalie (Packard et al. 1997, Granata et al. 1996). Ein Fehlen des Septum pellucidum und eine beidseitige Opti-

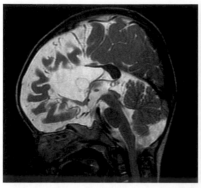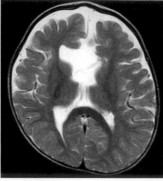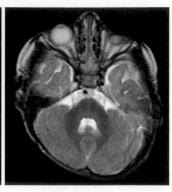

◘ Abb. 11.22 5-jähriger Junger mit einmaligem generalisierten tonisch-klonischen Krampfanfall ohne eindeutigen Herdbefund im EEG. Laborchemisch Hypokortisolismus bei partieller Hypophyseninsuffizienz. Im MRT septo-optische Dysplasie mit Balkenaplasie im vorderen Anteil, schmächtiger Hypophyse sowie linksseitiger Mikrophthalmie und Optikushypoplasie

kushypoplasie können begleitende Fehlbildungen sein. Die Ätiologie dieser Fehlbildung wird kontrovers diskutiert. Bei einigen Patienten konnten Defekte des EMX2-Gens nachgewiesen werden.

11.4 Sonstige zerebrale Fehlbildungen

11.4.1 Holoprosenzephalie und septooptische Dysplasie

Der Holoprosenzephalie liegt eine partielle oder komplette Störung der Separation des Prosenzephalons in der frühen Embryonalphase (18.–28. Gestationstag) zugrunde. Unterschieden werden eine alobare, semilobare und lobare Form sowie eine sog. mittlere interhemisphärische Variante. Während bei der schwersten, der alobaren, Form ein Monoventrikel ohne jegliche Fissur vorliegt, findet sich bei der semilobaren Form eine zumindest partielle Trennung der Hemisphären im posterioren Bereich. Bei der lobaren Form ist die Trennung der beiden Großhirnhälften weitestgehend vollzogen, doch bleibt eine Verbindung im Frontalhirnbereich bestehen. Die mittlere interhemisphärische Variante stellt die leichteste Form dar. Hier ist nur die Separation im posterioren frontalen und parietalen Bereich unvollständig.

Häufig bestehen zusätzliche faziale Anomalien. Diese reichen von einer Zyklopie über Lippen-Kiefer-Gaumenspalten bis hin zu einem okulären Hypertelorismus oder einem solitären mittleren obe-

ren Schneidezahn. Die Mortalität insbesondere der schwereren Formen ist hoch. Nur etwa ein Drittel der Kinder überlebt das erste Lebensjahr (Levey et al. 2010). Nahezu ausnahmslos alle Patienten zeigen eine variabel ausgeprägte Entwicklungsverzögerung und eine zentrale Bewegungsstörung unterschiedlichen Ausmaßes. Neben einem Hydrozephalus und Fütterproblemen finden sich häufig auch endokrinologische Störungen wie Hypogonadismus oder Wachstumshormonmangel. Bei rund der Hälfte der Patienten besteht eine Epilepsie, die sich typischerweise bereits im Säuglingsalter manifestiert. Es werden verschiedene Formen von Anfällen beobachtet; insbesondere aber komplexe Partialanfälle und atypische Absencen. Bei etwa einem Drittel dieser Kinder ist die Epilepsie therapieresistent (Levey et al. 2010; ◘ Abb. 11.23). Bisher wurden Mutationen in 7 Genen identifiziert, die mit einer Holoprosenzephalie einhergehen (SHH, ZIC2, SIX3, TGIF, PTCH, GLI2 und TDGF1).

Bei der septo-optischen Dysplasie oder dem De-Morsier-Syndrom findet sich im typischen Fall eine Trias aus Hypoplasie des N. opticus mit daraus resultierender Visusminderung, Hypophysenfunktionsstörung und Agenesie des Corpus callosum oder des Septum pellucidum. Das klinische Spektrum der Erkrankung ist breit und umfasst auch Kinder mit nur einseitiger Optikushypoplasie sowie solche mit weiteren ZNS-Anomalien oder zusätzlichen Symptomen wie z. B. Schwerhörigkeit, Anosmie oder Herzfehler (Webb u. Dattani 2010; ◘ Abb. 11.22). Eine Entwicklungsverzögerung besteht etwa

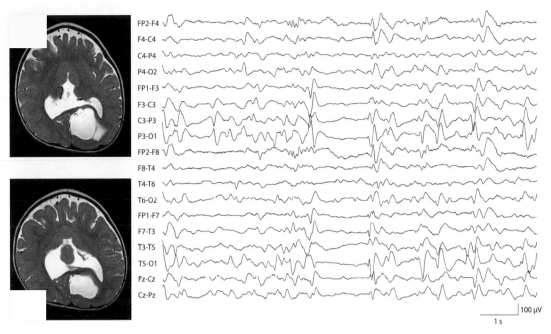

Abb. 11.23 11 Monate alter Junge mit semilobarer Holoprosenzephalie und Zyste okzipital links. Im EEG okzipital und links betonte amplitudenhohe sharp waves mit immer wieder auftretender kurzer Amplitudendepression

einem Drittel der Kinder und bei rund 10% findet sich eine Zerebralparese. Eine Epilepsie besteht ebenfalls in circa 10% der Fälle (Garcia et al. 2011). Nicht ganz selten manifestiert sie sich als West-Syndrom (Tas et al. 2011). Als Ursache für eine septooptische Dysplasie konnten Defekte in den Genen HESX1 und SOX2 nachgewiesen werden.

Bei beiden Krankheitsbildern kann in der überwiegenden Mehrzahl der Fälle die Ursache der Fehlbildung aber nicht geklärt werden.

11.4.2 Arachnoidalzysten

Es handelt sich um angeborene, mit Liquor gefüllte Zysten, die von Arachnoidea ausgekleidet sind. Zumeist stellen sie Zufallsbefunde dar, die bei einer aus anderen Gründen erfolgten CCT- oder MRT-Untersuchung erhoben werden. So wird angenommen, dass etwa 2% aller Menschen solche Zysten aufweisen und dass allenfalls 20% von ihnen Symptome entwickeln. Neben der Ausbildung eines Hydrozephalus gehören hierzu auch epileptische Anfälle. Verschiedene Epilepsiesyndrome wie z. B. ein Pa-

nayiotopoulos-Syndrom oder eine Absence-Epilepsie wurden in Assoziation mit Arachnoidalzysten beschrieben. Oft handelt es sich beim Auftreten von Anfällen und dem Nachweis einer Arachnoidalzyste aber lediglich um eine Koinzidenz. Nur selten kann mittels Anfallsregistrierung oder EEG-Diagnostik gezeigt werden, dass die Zyste tatsächlich ursächlich für die Anfallsentstehung ist (Yalcin et al. 2001, Arroyo u. Santamaria 1997; **Abb. 11.24**).

11.4.3 Intrakranielle vaskuläre Fehlbildungen

Hierzu zählen arterio-venöse Malformationen und kavernöse Hämangiome. Epileptische Anfälle führen bei rund 25% der Patienten zur Diagnosestellung. Zumeist handelt es sich um komplex-fokale oder sekundär generalisierende Anfälle (**Abb. 11.25** und **Abb. 11.26**). Bei Patienten mit arterio-venöser Malformation ist das Risiko für das Auftreten einer Epilepsie erhöht, wenn bereits eine Blutung eingetreten ist oder ein fokales neurologisches Defizit besteht. Zudem beeinflussen Größe der Mal-

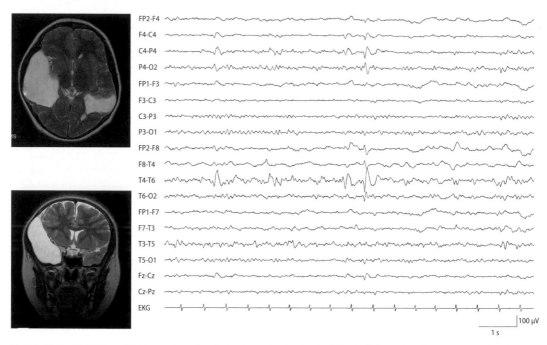

■ **Abb. 11.24** 12-jähriges Mädchen mit prolongierten komplex-fokalen Anfällen bei bilateraler, aber vorwiegend rechts temporo-parietaler Arachnoidalzyste. Im EEG Amplitudenabflachung fronto-temporal rechts und sharp waves temporo-parietal rechts

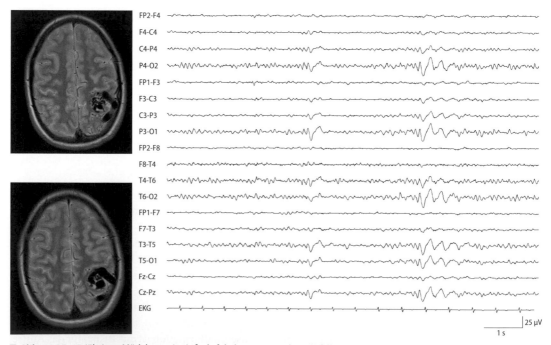

■ **Abb. 11.25** 15-jähriges Mädchen mit einfach-fokalen sensorischen Anfällen in Form von Sekunds bis wenige Minuten anhaltenden Dysästhesien im rechten Unterarm und nicht näher definierbarem Hitzegefühl. Im MRT ausgedehnte AV-Malformation zentro-parietal rechts. Im EEG bilateral okzipital, aber linksbetont amplitudenhöhere Deltarhythmen mit vereinzelt vorgelagerten steilen Abläufen

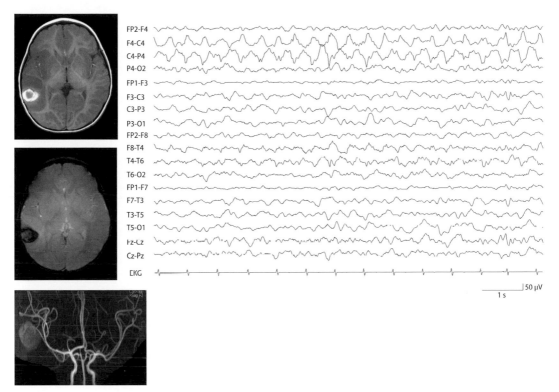

□ Abb. 11.26 13-monatiger bisher gesunder Junge mit afebrilem Status epilepticus in Form von Blickdeviation nach links, Speichelfluss, muskulärer Hypotonie und fehlender Reaktion auf Ansprache über 40 Minuten. Im EEG im Verlauf rhythmische Verlangsamung mit einzelnen sharp waves zentral rechts. Im MRT (T1- + Häm-sensitive Sequenzen + MR-Angiographie) typischer Befund eines eingebluteten Kavernoms

formation und ihre Lokalisation das Anfallsrisiko. Etwas mehr als 50% der bei Diagnosestellung anfallsfreien Patienten mit arterio-venöser Malformation und nahezu alle Patienten mit kavernösem Hämangiom entwickeln Anfälle innerhalb der folgenden 5 Jahre. Bei rund 50% der Patienten erweisen sich diese Anfälle als therapieschwierig (Josephson et al. 2011). Auch aufgrund dieser Zahlen sollten frühzeitig die Möglichkeiten einer chirurgischen oder interventionellen Therapie geprüft werden.

Literatur

Arroyo S, Santamaria J (1997) What is the relationship between arachnoid cysts and seizure foci? Epilepsia 38: 1098–1102

Barkovich AJ, Kuzniecky RI, Jackson GD, Guerrini R, Dobyns WB (2005) A developmental and genetic classification for malformations of cortical development. Neurology 65: 1873–1887

Battaglia D, Di Rocco C, Iuvone L, et al. (1999) Neuro-cognitive development and epilepsy outcome in children with surgically treated hemimegalencephaly. Neuropediatrics 30: 307–313

Blümcke I, Spreafico R (2011) An international consensus classification for focal cortical dysplasias. Lancet Neurol 10: 26–27

Dubeau F, Tampieri D, Lee N et al. (1995) Periventricular and subcortical nodular heterotopia. A study of 33 patients. Brain 118: 1273–1287

Garcia ML, Ty EB, Taban M et al. (2006) Systemic and ocular
    findings in 100 patients with optic nerve hypoplasia. J
    Child Neurol 21: 949–956

Granata T, Battaglia G, D‹Incerti L et al. (1996) Schizencephaly:
    neuroradiologic and epileptologic findings. Epilepsia 37:
    1185–1193

Gumbinger C, Rohsbach CB, Schulze-Bonhage A et al. (2009)
    Focal cortical dysplasia: a genotype-phenotype analysis
    of polymorphisms and mutations in the TSC genes.
    Epilepsia 50: 1396–1408

Josephson CB, Leach JP, Duncan R et al.; Scottish Audit of
    Intracranial Vascular Malformations (SAIVMs) steering
    committee and collaborators (2011) Seizure risk from
    cavernous or arteriovenous malformations: prospective
    population-based study. Neurology 76: 1548–1554

Kaderali Z, Lamberti-Pasculli M, Rutka JT (2009) The changing
    epidemiology of paediatric brain tumours: a review from
    the Hospital for Sick Children. Childs Nerv Syst 25: 787–793

Kuzniecky RI, Andermann F, Guerrini R et al. (1994) The epilep-
    tic spectrum in the congenital bilateral perisylvian syn-
    drome. Neurology 44: 379–385

Leventer RJ, Guerrini R, Dobyns WB (2008) Malformations of
    cortical development and epilepsy. Dialogues Clin Neu-
    rosci 10: 47–62

Levey EB, Stashinko E, Clegg NJ, Delgado MR (2010) Manage-
    ment of children with holoprosencephaly. Am J Med
    Genet C Semin Med Genet 154C: 183–190

Mackay MT, Becker LE, Chuang SH et al. (2003) Malformations
    of cortical development with balloon cells: Clinical and
    radiologic correlates. Neurology 60: 580–587

Packard AM, Miller VS, Delgado MR (1997) Schizencephaly:
    correlations of clinical and radiologic features. Neurology
    48: 1427–1434

Salamon N, Andres M, Chute DJ et al. (2006) Contralateral
    hemimicrencephaly and clinical-pathological correlations
    in children with hemimegalencephaly. Brain 129: 352–
    365

Shepherd CW, Stephenson JBP (1992) Seizures and intellec-
    tual disability associated with tuberous sclerosis complex
    in the west of Scotland. Dev Med Child Neurol 34: 766–
    774

Spencer S, Huh L (2008) Outcomes of epilepsy surgery in
    adults and children. Lancet Neurol 7: 525–537

Tas E, Tracy M, Sarco DP et al. (2011) Septo-optic dysplasia
    complicated by infantile spasms and bilateral choroidal
    fissure arachnoid cysts. J Neuroimaging 21: 89–91

Webb DW, Fryer AE, Osborne JP (1991) On the incidence of
    fits and mental retardation in tuberous sclerosis. J Med
    Genet 28: 395–397

Webb EA, Dattani MT (2010) Septo-optic dysplasia. Eur J Hum
    Genet 18: 393–397

Woermann FG, Vollmar C (2009) Clinical MRI in children and
    adults with focal epilepsy: a critical review. Epilepsy
    Behav 15: 40–49

Yalçin AD, Oncel C, Kaymaz A, Kuloğlu N, Forta H (2002) Evi-
    dence against association between arachnoid cysts and
    epilepsy. Epilepsy Res 49: 255–260

Epilepsien bei entzündlichen und immunologischen Erkrankungen des zentralen Nervensystems

B. Neubauer, A. Hahn

B. A. Neubauer, A. Hahn (Hrsg.), *Dooses Epilepsien im Kindes- und Jugendalter*,
DOI 10.1007/978-3-642-41954-6_12, © Springer-Verlag Berlin Heidelberg 2014

Infektionen des zentralen Nervensystems im Kindesalter können mit Krampfanfällen einhergehen und Ursache einer sekundären Epilepsie sein. Darüber hinaus wurde in den letzten Jahren auch zunehmend deutlich, dass immunologische Mechanismen eine wichtige Rolle in der Pathogenese von Epilepsien spielen können.

Eine Infektion des ZNS kann über direkte Invasion des Hirnparenchyms durch den Erreger oder über Neurotoxinbildung geschehen. Als Erreger kommen Bakterien, Pilze, Mykobakterien, Viren, Spirochäten oder Parasiten in Betracht. Die Infektion kann prä-, peri- oder postnatal erworben werden.

Bei Kindern mit einem ersten zerebralen Krampfanfall und Kopfschmerzen oder Fieber, sollte, ggf. nach Ausschluss einer intrakraniellen Raumforderung, dringend erwogen werden, eine mögliche ZNS-Infektion durch Lumbalpunktion abzuklären. Insbesondere bei Säuglingen können die typischen Meningitissymptome wie Nackensteifigkeit, Lichtscheu etc. fehlen.

12.1   Meningitis

Bei der **bakteriellen Meningitis** ist das Erregerspektrum altersabhängig.

- Bei Neugeborenen lassen sich häufig gramnegative Enterobakterien (Escherichia coli, Klebsiella, Enterobacter, Proteus und Pseudomonas aeruginosa) sowie Streptokokken (insbesondere Gruppe-B-Streptokokken) als Erreger nachweisen. Auch Listerieninfektionen sind möglich.
- Bei Kindern im Alter bis etwa 6 Jahre dominieren ähnlich wie bei älteren Kindern und Erwachsenen Infektionen mit Neisseria meningitidis und Streptococcus pneumoniae.

Durch Hämophilus influenzae verursachte Meningitiden sind hingegen nach Einführung der Hib-Konjugat-Impfstoffe deutlich seltener geworden. Zudem werden andere Streptokokken, Staphylokokken, Listerien und auch gramnegative Enterobakterien häufiger nachgewiesen.

Krampfanfälle werden bei etwa 30–40% der Kinder mit bakterieller Meningitis beobachtet. Früh, d. h. vor oder kurz nach Aufnahme, auftretende generalisierte Anfälle können auf das Fieber oder die Reizung des Gehirns zurückgeführt werden, während fokale oder später im Verlauf des stationären Aufenthaltes auftretende Anfälle auf eine mehr lokalisierte Infektion oder Komplikationen (z. B. subdurale Effusionen, Hydrozephalus oder Empyem) hinweisen. Auch bei effektiver Antibiotikatherapie und guter supportiver Versorgung beträgt die Mortalität 5–10%. Ebenso muss bei 5–10% der überlebenden Kinder mit schwereren persistierenden kognitiven oder neurologischen Defiziten gerechnet werden (Grimwood et al. 2000, Namani et al. 2011). Das Risiko für die Entwicklung einer sekundären Epilepsie beträgt rund 10% (Namani et al. 2011). Dies ist insbesondere dann zu befürchten, wenn Anfälle später als 72 Stunden nach Klinikaufnahme auftreten oder mittels Bildgebung strukturelle ZNS-Läsionen nachweisbar sind (Namani et al. 2011).

Als **aseptische Meningitis** werden Meningitiden bezeichnet, bei denen unabhängig von der Ursache im Liquor zwar eine meist lymphozytäre Pleozytose besteht, in der Kultur jedoch kein Erreger nachgewiesen werden kann. Häufig wird hierunter eine virale Infektion mit weitestgehend fehlenden enzephalitischen Zeichen und benignem Verlauf verstanden. Krampfanfälle gehören dann nicht zum typischen Bild. Enteroviren (Coxsackie A- + -B- und ECHO-Viren) sind mit einer Häufigkeit von 50–90% die häufigsten Erreger einer **viralen Meningitis**.

Allerdings umfasst der Begriff der aseptischen Meningitis auch durch nur schwer nachweisbare Erreger (z. B. Pilze, Protozoen), Malignome, Medikamente oder Vaskulitiden hervorgerufene Entzündungen (Irani 2009). Zumeist fokale Krampfanfälle sind dann nicht ungewöhnlich (◘ Abb. 12.1). Das Risiko einer Epilepsie-Entstehung ist in diesen Fällen abhängig von der Grunderkrankung und dem Erfolg ihrer Therapie (◘ Abb. 12.2). Zu den bakteriellen Erregern, die ebenfalls mit dem Liquorbild einer serösen Meningitis einhergehen können, gehören u. a. Mykobakterien (Tuberkulose), Brucellen, Leptospiren, Spirochäten, Listerien sowie auch Rickettsien und Chlamydien. Krampfanfälle bei Neuroborreliose stellen eine Rarität dar (Baumann et al. 2010).

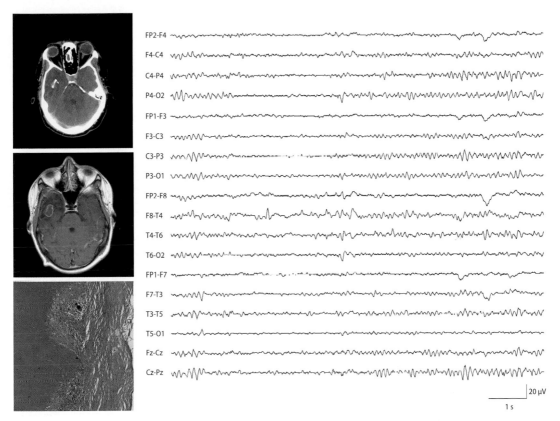

□ **Abb. 12.1** 16-jähriger somalischer Junge mit komplex-fokalen und sekundär generalisierenden Anfällen. Im CCT Verkalkung und im MRT KM-aufnehmender Herd temporo-basal rechts. Histopathologisch granulomatöse Entzündung mit Epitheloid- und Riesenzellen sowie partiell verkalkter ausgedehnter zentraler Nekrose im Sinne eines Tuberkuloms. Im EEG diskrete Verlangsamung mit einzelnen »sharp waves« temporal rechts

12.2 Enzephalitis

Typisch für eine Enzephalitis ist eine nach einem kurzen Prodromalstadium mit Fieber, Kopfschmerzen, Fotophobie, Abgeschlagenheit und Übelkeit oder Erbrechen einsetzende Bewusstseinsstörung mit Symptomen wie Verwirrtheit, Delir, Psychose und Somnolenz oder Stupor bis hin zum Koma. Wenn zusätzlich Zeichen einer meningealen Reizung bestehen, wird oft auch der Begriff **Meningoenzephalitis** gebraucht.

Neben anderen fokalen neurologischen Symptomen wie Paresen, Aphasie oder Okulomotorikstörungen kann es zu fokalen oder generalisierten Krampfanfällen kommen. Das EEG zeigt entsprechend dem Ausmaß der Bewusstseinsstörung eine mehr oder minder schwere generalisierte, evtl. fokal oder einseitig betonte Verlangsamung (□ Abb. 12.3).

Enzephalitiden sind zumeist viral bedingt. Zahlenmäßig am bedeutsamsten sind Infektionen durch Herpesviren (HSV Typ 1 und 2), Influenzavirus Typ A und Enteroviren (Cosackie-A- + -B-, ECHO-, Poliomyelitisvirus und Enterovirus 68–72; Koskineimi et al. 2001).

Die **Herpesenzephalitis** wird in 90% der Fälle durch den HSV Typ 1 verursacht. Die initialen Symptome können ähnlich uncharakteristisch wie bei anderen Enzephalitiden sein. Bei Säuglingen und Kleinkindern können febrile, oft seitenbetonte oder fokale Anfälle das Initialsymptom darstellen und weiteren Zeichen der Erkrankung für einige Tage vorausgehen. Deshalb muss insbesondere bei »kom-

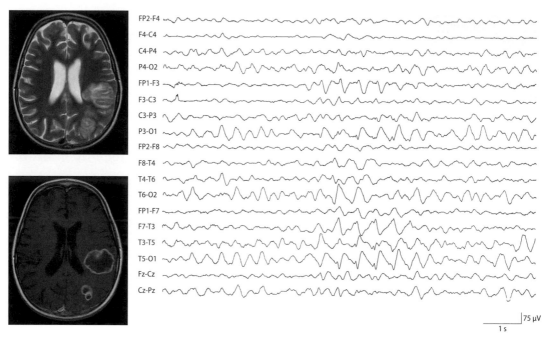

Abb. 12.2 5-jähriges Mädchen mit akuter lymphatischer Leukämie und komplex-fokalen und sekundär generalisierenden Anfällen bei zerebraler Aspergillose unter Immunsuppression bei Chemotherapie. Im EEG moderate generalisierte, links und posterior betonte Verlangsamung mit dort eingelagerten »sharp waves«. Nach Erregererradikation im Verlauf leichte Intelligenzminderung und Entwicklung einer komplex-fokalen Epilepsie

plizierten Fieberkrämpfen« immer an das Vorliegen einer Herpesenzephalitis gedacht werden (▶ Kap. 4.3). Bei geringstem Verdacht hierauf muss eine Behandlung mit Aciclovir erfolgen. Die Lumbalpunktion ergibt in bis zu 25% der Patienten unauffällige Befunde. Auch ein initiales MRT kann normal sein. Nach etwa 24–48 Stunden zeigt sich ein zumeist den Temporallappen betreffendes Ödem mit Kontrastmittelaufnahme (▶ Kap. 4, ▶ Abb. 4.8), das nicht selten mit einer Mittellinienverlagerung einhergeht (Kapur et al. 1994). Die Diagnosestellung erfolgt in der Regel durch Virus-DNA-Nachweis aus dem Liquor mittels Polymerasekettenreaktion (Puchhammer-Stöckel et al. 1993).

Im Unterschied zu anderen Enzephalitiden finden sich neben einer allgemeinen Verlangsamung lokalisierte, meist temporale Veränderungen in Form von Amplitudenabflachung, »sharp waves« und auch Anfallsmustern (Schauseil-Zipf et al. 1982). Die Prognose der Erkrankung ist ungünstig. Etwa zwei Drittel der Patienten behalten auch bei raschem Behandlungsbeginn deutliche neurologi-

sche Defizite wie Hemiparesen, Aphasien, neurophsychologische Auffälligkeiten oder ein laterales Operkulum-Syndrom zurück. Zudem entwickelt sich in solchen Fällen eine zumeist therapieschwierige Epilepsie, die sich als West-Syndrom manifestieren kann, das später in ein Lennox-Gastaut-Syndrom übergeht (▶ Kap. 9, ▶ Abb. 9.5).

Weitere virale Enzephalitiden, die häufiger mit Krampfanfällen in der Akutphase einhergehen, sind die japanische Enzephalitis, die West-Nil-Virus-Enzephalitis, Pferde-Enzephalitiden und die St. Louis-Enzephalitis (Misra et al. 2008).

12.2.1 Hirnabszess

Der Hirnabszess ist eine seltene Erkrankung im Kindesalter. Es handelt sich um eine lokale Infektion des Hirngewebes, die als fokale Enzephalitis (»Zerebritis«) beginnt und sich im Verlauf zu einer Eiteransammlung mit Bindegewebskapsel entwickelt (Sheehan et al. 2008; ◼ Abb. 12.4). Die Infek-

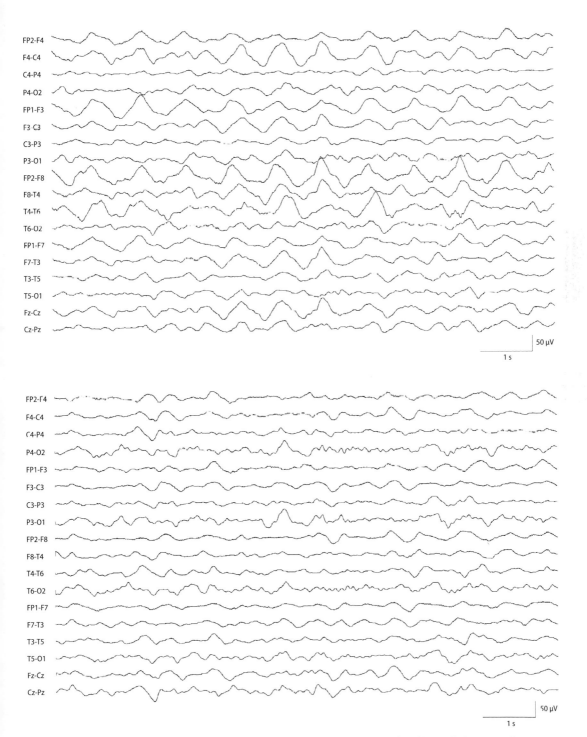

Abb. 12.3 13-jähriger Junge mit Enzephalitis ohne Erregernachweis. Klinisch Somnolenz, Verwirrtheit, ausgeprägte Ängstlichkeit und häufiges Weinen. In den EEG-Ableitungen am Tag 1, 3, 5 und 7 des stationären Aufenthaltes initial schwere generalisierte und präzentro-temporal rechts betonte Verlangsamung mit Besserung im Verlauf und schließlich Normalisierung. Entlassung an Tag 14 mit Restitutio ad integrum

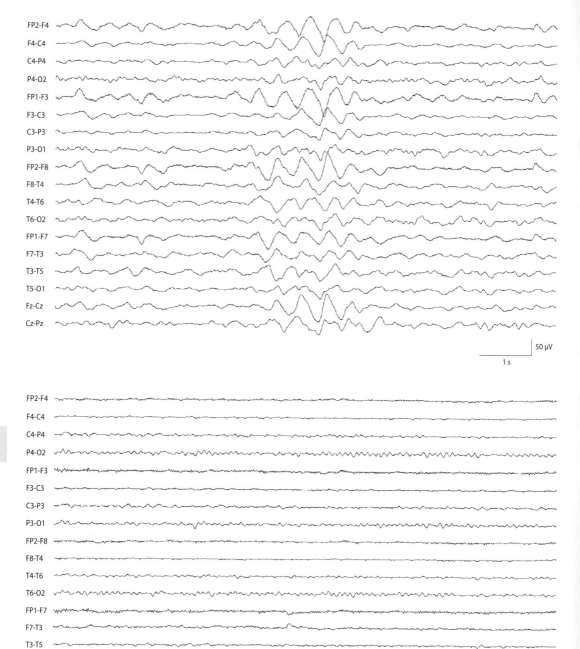

□ Abb. 12.3 (Fortsetzung)

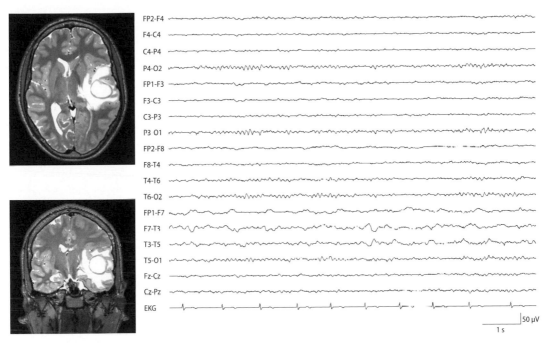

◘ Abb. 12.4 16-jähriger Junge mit 3 rechtsbetonten generalisierten tonisch-klonischen Anfällen sowie Fieber und Kopfschmerzen seit 2 Tagen. Im EEG Verlangsamung temporal links und im MRT großer zerebraler Abszess mit perifokalem Ödem im linken Temporallappen

tion des Gehirns kann hämatogen (z. B. Herzfehler), durch direkte Invasion von umgebenden Strukturen (z. B. Sinusitis, Otitis, Zahnabszess), über Wunden (z. B. offenes Schädel-Hirn-Trauma) oder durch kontaminiertes Fremdmaterial (z. B. infiziertes Shuntsystem) erfolgen.

Insbesondere bei immunsupprimierten Patienten muss auch an Pilzinfektionen gedacht werden (◘ Abb. 12.2).

Neben Kopfschmerzen, Erbrechen und Fieber stellen fokale und sekundär generalisierte Krampfanfälle bei ca. 25% der Patienten ein Initialsymptom dar (Goodkin et al. 2004). Die Mortalität im Kindesalter beträgt nach z. T. älteren Daten bis zu 25%. Neben einer Entwicklungsverzögerung unterschiedlichen Ausmaßes und persistierenden fokalen Defiziten muss bei rund 25% der überlebenden Kinder mit der Entwicklung einer Epilepsie gerechnet werden (Goodkin et al. 2004).

12.2.2 Subdurales Empyem

Subdurale Empyeme sind eine seltene, aber gefürchtete Komplikation von Nasennebenhöhlen- und otogenen Infektionen. Häufig werden Streptokokken, Staphylokokken und gramnegative Keime als Erreger identifiziert. Mischinfekte sind aber nicht selten. Neben Fieber und Allgemeinsymptomen bestehen häufig eine Somnolenz und fokale neurologische Defizite. Venöse Infarkte und zerebrale Abszesse können den Krankheitsverlauf komplizieren. Krampfanfälle treten bei etwa 50% der Betroffenen auf (◘ Abb. 12.5). Sie können Initialsymptom sein, oder erst im Verlauf manifest werden. Wichtig ist, bei akut einsetzenden fokalen Krampfanfällen bei einem Kind mit Sinusitis oder Orbitalphlegmone an diese Komplikation zu denken. Das subdurale Empyem muss möglichst rasch operativ angegangen werden und die antibiotische Therapie ausreichend lang erfolgen. Der Verlauf ist nicht selten komplikationsreich und sekundäre Eiterherde müssen ggf. durch weitere neurochirurgi-

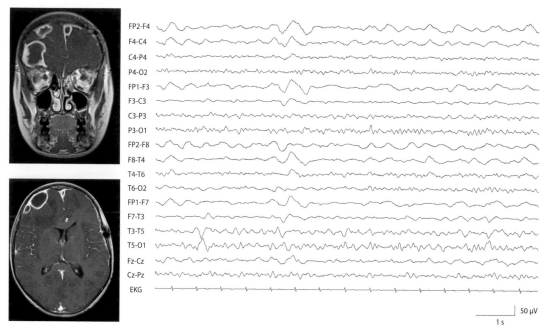

□ Abb. 12.5 9½-jähriges Mädchen mit Sinusitis. Unter oraler antibiotischer Therapie Auftreten eines generalisierten tonisch-klonischen Status epilepticus. Nach Unterbrechung im EEG persistierende Verlangsamung und Reduktion schnellerer Frequenzen fronto-temporal rechts und weniger auch links. Im MRT Nachweis eines subduralen Empyems vor allem frontal rechts mit KM-Aufnahme und umgebendem Ödem sowie Mittellinienverlagerung

sche Eingriffe drainiert werden (Osborn u. Steinberg 2007). Die Mortalität des Krankheitsbildes wird auch heutzutage noch mit 10–20% angegeben (Jim et al. 2012).

12.2.3 Subakut-sklerosierende Panenzephalitis

Die subakut-sklerosierende Panenzephalitis (SSPE) ist eine Slow-Virus-Infektion des zentralen Nervensystems als Folge einer persistierenden Maserninfektion. Aufgrund eines defekten Masernreplikationszyklus entstehen inkomplette Viruspartikel, die nicht aus der Zelle ausgeschleust werden können, sich daher in ihr anreichern und schließlich zur Apoptose führen. Die Infektion erfolgt zumeist bereits in den ersten beiden Lebensjahren. Es muss mit etwa 1–2 Fällen auf 100.000 Infektionen gerechnet werden. Der Zeitraum von der Infektion bis zum Beginn erster Symptome beträgt im Mittel etwa 7 Jahre. Die Erkrankung kann entweder relativ rasch, d. h. innerhalb weniger Mo-

nate, oder langsam über mehrere Jahre zum Tode führen.

Die Diagnose wird durch Nachweis hoher Masernantikörper im Liquor gestellt. Erste Symptome wie z. B. Persönlichkeitsveränderungen oder diskrete Verschlechterungen der kognitiven Fähigkeiten sind oft unspezifisch. In bis zu 25% der Fälle stellen aber Krampfanfälle ein Initialsymptom dar. Hierbei handelt es sich zumeist um aton-astatische oder myoklonische Anfälle, doch kommen auch fokale Anfälle vor. Im weiteren Verlauf treten relativ rasch zumeist bilateral synchrone, oft komplexe Myoklonien auf. Astatische Anfälle werden ebenfalls beobachtet. Patienten mit auch fokalen oder lateralisierten Anfällen können diagnostische Probleme bereiten.

Das EEG zeigt im typischen Fall charakteristische Veränderungen in Form periodisch auftretender, generalisierter und amplitudenhoher monomorpher »sharp waves« (sog. Radermecker-Komplexe; Doose 2002), die den klinischen Symptomen vorausgehen können. Daneben finden sich eine zunehmende Verlangsamung der Grundaktivität mit Amplitudenabflachung sowie bilateral synchrone »spikes and waves«. Im Weiteren entwickeln sich pyramidale und extrapyramidale Symptome wie z. B. ein Parkinson-artiger Rigor. Im Terminalstadium treten schließlich Schluckstörungen, respiratorische Probleme und Symptome einer autonomen Dysfunktion auf.

12.2.4 Rasmussen-Enzephalitis

Bei der Rasmussen-Enzephalitis handelt es sich um eine sehr seltene durch zytotoxische, gegen Neurone und Astrozyten gerichtete, T-Lymphozyten vermittelte Erkrankung (Bauer et al. 2007), die fast ausnahmslos nur eine Großhirnhemisphäre betrifft. Diese wird in einem Monate bis Jahre dauernden Prozess in individuell unterschiedlichem Umfang destruiert.

Klinisch zeigt sich dies in einem fortschreitenden Verlust von in der betroffenen Hemisphäre repräsentierten Hirnfunktionen und pharmakoresistenten Anfällen. In der Mehrzahl der Fälle manifestiert sich die Erkrankung bereits vor dem 10. Lebensjahr (Oguni et al. 1992). Bei späterem Beginn im Jugend- oder Erwachsenenalter wird oft eine Prodromalphase mit fokalen Anfällen, nicht selten noch ohne Hemiparese beobachtet. Im akuten Stadium treten dann bei allen Patienten motorische Herdanfälle in hoher Zahl auf und es entwickelt sich eine zunehmende Parese. Besonders typisch ist eine Epilepsia partialis continua (Bien et al. 2002). Das Residualstadium ist gekennzeichnet durch eine deutliche Reduktion der Anfallsfrequenz und keine weitere Verschlechterung der Parese.

Elektroenzephalographisch finden sich eine einseitige Verlangsamung mit oder ohne fokale »sharp waves« (▶ Kap. 9, ▶ Abb. 9.3) und bei Anfallsableitung ein unilateraler Anfallsbeginn. Im Kernspintomogramm wird nach initialer Volumenzunahme eine progrediente fokale kortikale Atrophie, die den ipsilateralen Kaudatuskopf einbezieht, erkennbar. Diese Veränderungen gehen mit Signalanhebungen in den T2- und FLAIR-Aufnahmen einher. Histopathologisch typisch ist eine T-Zell-dominierte Enzephalitis mit aktivierten Mikrogliazellen.

Therapeutisch kommen in der Prodromalphase und im akuten Stadium neben einer Behandlung mit Antikonvulsiva, die den herkömmlichen Regeln

und Empfehlungen folgt, Tacrolimus, Immunglobuline, Steroide und eine Plasmapherese oder Immunadsorption zum Einsatz. Die Hemisphärektomie bei ausgeprägter Hemiparese ist aber nach wie vor die einzige Therapiemaßnahme, die bei einem hohen Prozentsatz betroffener Patienten zu dauerhafter Anfallsfreiheit führt (Bien et al. 2005).

12.2.5 Limbische Enzephalitis

Die limbische Enzephalitis ist eine zumeist bei Erwachsenen auftretende, chronische, nichtinfektiös bedingte, lymphozytär-mikroglial dominierte Entzündung des Gehirns, die vorwiegend temporomesiale Strukturen betrifft. Es können paraneoplastische und nichtparaneoplastische Fälle unterschieden werden. In beiden Gruppen kann wiederum eine Differenzierung in autoantikörperpositive und -negative Patienten erfolgen. Die Antikörper können gegen intrazelluläre Antigene oder gegen Zellmembranantigene (z. B. spannungsabhängiger Kaliumkanalkomplex, VGKC) gerichtet sein. Während bei Vorliegen von Antikörpern gegen intrazelluläre Strukturen zumeist eine paraneoplastische Form vorliegt, bleibt die Tumorsuche bei Nachweis von Oberflächenantigenantikörpern in der Regel negativ. Auch die Prognose ist dann günstiger.

An eine limbische Enzephalitis muss insbesondere bei Auftreten von Temporallappenanfällen in Verbindung mit einer Neugedächtnis- und einer Affektstörung gedacht werden. Im MRT findet sich häufig eine temporomesiale Signalanhebung in den T2- und FLAIR-Aufnahmen. Eine Kontrastmittelaufnahme ist nicht typisch. Die Diagnose kann als gesichert gelten, wenn gut charakterisierte onkoneuronale oder antineuronale Autoantikörper nachgewiesen werden können oder sich histopathologisch eine chronische temporomesiale Enzephalitis findet.

Bei Vorliegen einer paraneoplastischen Form hat die Tumorbehandlung Vorrang. Therapeutisch können zudem eine intravenöse Steroid-Puls- oder längerfristige orale Steroidtherapie, eine Immunglobulingabe und eine Plasmapherese erfolgen (Darnell u. Posner 2005). Wichtig ist die Dokumentation der Anfallsfrequenz sowie des neuropsychologischen und psychopathologischen Befundes zu

Beginn und im Verlauf, um einen möglichen Therapieerfolg erfassen zu können.

Bisher liegen nur wenig Berichte über Fälle von limbischer Enzephalitis im Kindesalter vor (Haberlandt et al. 2011, Hacohen et al. 2013). Betroffen scheinen überwiegend Mädchen im Adoleszentenalter zu sein. Zumeist lassen sich Antikörper gegen Membranantigene nachweisen und es wird kein Tumor gefunden. Dennoch scheint die Prognose im Hinblick auf die kognitive Entwicklung in den meisten Fällen nicht günstig zu sein (Haberlandt et al. 2011). Kürzlich konnten VGKC-Antikörper auch bei mehreren Kindern mit einem Status epilepticus und akuter Enzephalitis sowie bei einem Kind mit West-Syndrom nachgewiesen werden (Suleiman et al. 2011).

12.2.6 Anti-NMDA-Rezeptor-Enzephalitis

Diese Form einer ebenfalls autoimmunologisch verursachten Enzephalitis kann aufgrund der relativ charakteristischen Symptome und ihres Verlaufs von der limbischen Enzephalitis abgegrenzt werden. Nach einem grippeähnlichen Prodromalstadium treten Symptome wie Unruhe, Schlaf- und Appetitlosigkeit sowie Verwirrtheit auf. Dann zeigen sich weitere psychiatrische Auffälligkeiten wie Agitiertheit, bizarres Verhalten, Wahn- und Angstvorstellungen sowie Halluzinationen. Innerhalb von Tagen oder wenigen Wochen treten zumeist auch Krampfanfälle, Sprachstörungen, eine Bewegungsstörung mit Dyskinesien und komplexen stereotypen Bewegungen, autonome Symptome mit Hypoventilation, Blutdruck-, Herzrhythmus- und Temperaturschwankungen sowie eine Bewusstseinsstörung auf. Die Symptome bilden sich nach einer Dauer von oft mehreren Wochen zumeist in umgekehrter Weise wieder zurück.

Die Krampfanfälle können einerseits pharmakoresistent und andererseits schwierig von Bewegungssterotypien zu differenzieren sein. Eine Manifestation der Erkrankung als fokaler Status epilepticus ist möglich. Die Diagnose kann gesichert werden durch den Nachweis von N-Methyl-D-Aspartat-(NMDA)-Rezeptor-Autoantikörpern. Während bei erwachsenen Frauen nicht selten Ovarial-

tumoren als Ursache der Erkrankung gefunden werden, ist im Kindes- und Jugendalter in aller Regel kein Tumor nachweisbar. Dennoch muss auch im Kindesalter bei Nachweis von NMDA-Rezeptor-Antikörpern aktiv mittels MRT des Abdomens nach einem solchen Tumor gesucht werden (◻ Abb. 12.6). Trotz des oft schweren klinischen Bildes und des häufig protrahierten Verlaufs ist die Prognose insgesamt nicht ungünstig. Aufmerksamkeitsstörungen sowie ein impulsives und eher enthemmtes Verhalten sind mögliche Residualsymptome. Die Erkrankung kann rezidivieren (Florence-Ryan u. Dalmau 2010).

Das **Leucin rich glioma inactivated Protein 1** (LGI1) ist ein transsynaptisches Protein. Mutationen im kodierenden Gen sind Ursache der autosomal dominanten Temporallappenepilepsie. Daneben wurden bei Patienten mit Neumanifestation einer Epilepsie auch Autoantikörper gegen LGI1 gefunden. Zumeist handelt es sich bei den Patienten um Erwachsene und es findet sich kein zugrunde liegender Tumor. Patienten mit LGI1-Antikörpern zeigen als typische Anfallsform sog. **faziobrachiale dystone Anfälle**. Hierbei handelt es sich um meist weniger als 10 Sekunden andauernde Anfälle mit Bewusstseinseinschränkung, Verziehen einer Gesichtshälfte und dystonem Anheben des ipsilateralen Arms. Das Bein kann mitbeteiligt sein und die Anfallssymptomatik kann durch Auren, Automatismen, Kloni und weitere Phänomene ausgestaltet sein. Die Anfälle treten meist mit hoher Frequenz, bis zu 200-mal pro Tag auf. Das EEG im Anfall ist variabel verändert (◻ Abb. 12.7) und im Intervall häufig unauffällig. Die Kenntnis dieses charakteristischen Anfallstyps kann helfen, Patienten frühzeitig zu erkennen und durch Einleitung einer Immuntherapie kognitive Schäden zu verhindern (Irani et al. 2013).

12.3 Steroidresponsive Enzephalopathie mit assoziierter Autoimmunthyroiditis (SREAT)

Bei dieser früher auch als Hashimoto-Enzephalopathie bezeichneten Erkrankung handelt es sich um eine nichtinfektiöse, vermutlich entzündliche Enzephalopathie, die mit einer durch Nachweis von

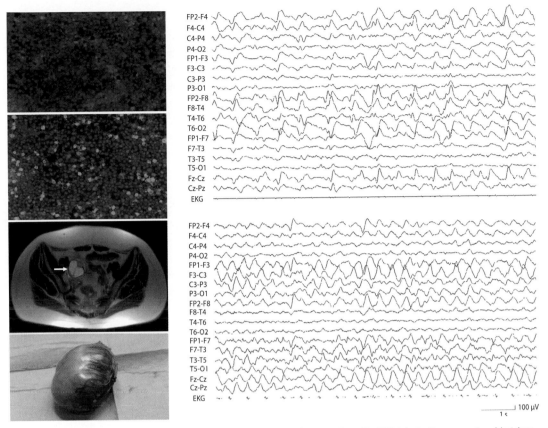

Abb. 12.6 15-jähriges Mädchen mit depressiver Verstimmung und ausgeprägter Merkfähigkeitsstorung sowie zahlreichen 10–30 Sekunden dauernden Anfällen mit Innehalten und verminderter Responsivität. Dabei im EEG wechselnd seitenbetont amplitudenhohe rhythmische Deltaaktivität mit und ohne stumpfe sharp waves. Bei unauffälligem MRT und leichter Pleozytose in der Lumbalpunktion in Serum und Liquor immunfluoreszenzmikroskopisch Nachweis von Anti-NMDA-Rezeptorantikörpern (oberes Panel Kontrolle, unteres Panel Patientin) (mit freundlicher Genehmigung von Prof. Dr. Stöcker, Institut für experimentelle Immunologie, Euroimmun, Lübeck). Im daraufhin durchgeführten MRT des Abdomens Befund eines Ovarialteratoms rechts (*Pfeil*)

Schilddrüsenantikörpern gesicherten Autoimmunthyreoiditis einhergeht. Die genaue Pathogenese des Krankheitsbildes und die Bedeutung der Schilddrüsenautoantikörper sind unklar.

Die Erkrankung manifestiert sich akut oder gelegentlich auch schleichend in Form einer Bewusstseinsstörung bis hin zum Koma. Neben fokalen neurologischen Ausfällen und einer Bewegungsstörung können auch psychotische oder paranoide Zustände auftreten. Der Verlauf kann fluktuierend sein. Fokale oder generalisierte Krampfanfälle einschließlich eines Status epilepticus treten bei 70–90% der Patienten auf (Castillo et al. 2006).

Im EEG findet sich nahezu ausnahmslos immer eine generalisierte, teilweise fokal betonte Verlang-samung. Zudem können triphasische Wellen und »sharp waves« eingelagert sein (Schäuble et al. 2003, Castillo et al. 2006). Laborchemisch finden sich erhöhte Thyroidperoxidase- oder Thyreoglobulinautoantikörper. In der Lumbalpunktion können eine leichte Pleozytose oder eine Eiweißerhöhung nachweisbar sein. Das MRT ist häufig normal oder zeigt unspezifische Signalanhebungen in den T2- und FLAIR-Aufnahmen. Für die Diagnosestellung erforderlich ist eine eindeutige und oft rasche Besserung nach Gabe von Steroiden mit zumeist vollständiger Rückbildung der klinischen Symptomatik. Eine in der akuten Phase notwendige Antiepileptikatherapie kann in aller Regel im weiteren Verlauf wieder beendet werden (Castillo et al. 2006).

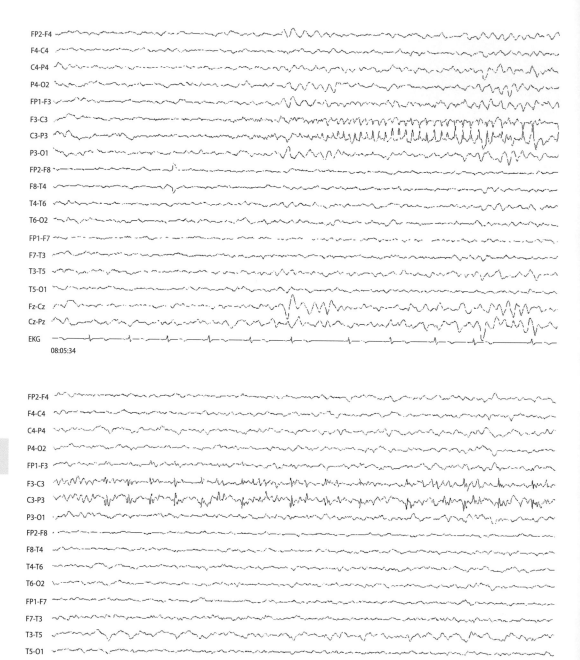

■ **Abb. 12.7** 10-jähriges Mädchen mit faziobrachialen dystonen Anfälle der rechten Gesichtshälfte und des rechten Armes bei positivem Nachweis von LGI1-Antikörpern sowie unauffälligen Befunden im MRT und in der Lumbalpunktion. Im EEG im Schlaf Anfallsmuster in Form niedrigamplitudiger Spitzen zentral links

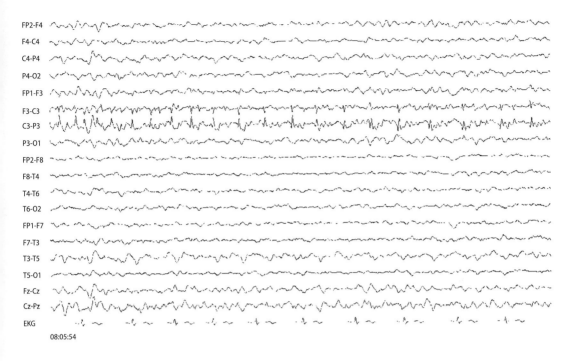

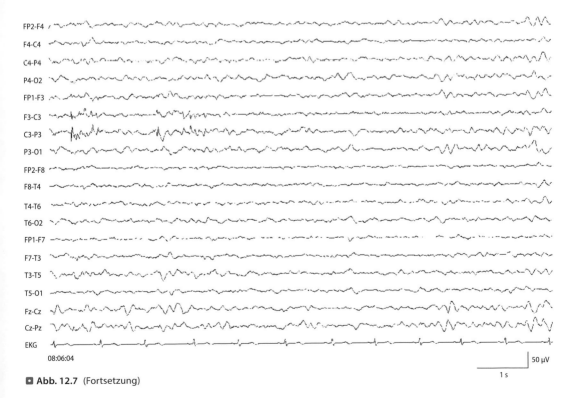

■ **Abb. 12.7** (Fortsetzung)

12.4 Fieberhaftes infektions-assoziiertes Epilepsiesyndrom (febrile infection-related epilepsy syndrome, FIRES)

Bereits seit Anfang der 1960er Jahre wurde immer wieder über einzelne Kinder oder kleinere Gruppen von Patienten berichtet, bei denen es nach einem fieberhaften Infekt zum plötzlichen Einsetzen therapieresistenter Anfälle oder zu einem Status epilepticus gekommen ist, ohne dass eine Enzephalitis als Ursache nachgewiesen werden konnte. Für diese Form einer epileptischen Enzephalopathie wurde das Akronym FIRES als Bezeichnung vorgeschlagen (van Baalen et al. 2010).

Betroffen können Klein- und Schulkinder sowie auch Jugendliche sein. Mit einer Latenz von 2–14 Tagen treten bei bis dahin neurologisch unauffälligen und normal entwickelten Kindern im Anschluss an einen febrilen, oft respiratorischen, Infekt prolongierte fokale oder generalisierte Anfälle auf, die nur äußerst schwer oder gar nicht zu beherrschen sind. In etwa zwei Drittel der Fälle macht ein Status epilepticus ein Barbituratkoma erforderlich.

Das EEG zeigt zumeist eine generalisierte Verlangsamung mit eingelagerten fokalen oder multifokalen »sharp waves«. Die Lumbalpunktion kann eine leichte Pleozytose und das MRT unspezifische Signalanhebungen in den T2-gewichteten Aufnahmen oder ein Ödem zeigen. Eine extensive Erregerdiagnostik, eine umfangreiche neurometabolische Ursachenabklärung und auch die Bestimmung von antineuronalen Autoantikörpern ergeben unauffällige oder nicht krankheitserklärende Befunde. In Fällen, bei denen eine Hirnbiopsie erfolgte, fanden sich lediglich unspezifische gliöse Veränderungen. Die akute Phase mit hoher Anfallsfrequenz kann sich über mehrere Wochen erstrecken. Die Langzeitprognose ist äußerst ungünstig. Etwa die Hälfte der Kinder verstirbt oder behält schwerste neurologische und kognitive Defizite zurück. Zudem bleibt häufig eine oft therapieschwierige Epilepsie bestehen (van Baalen et al. 2010).

Die Pathogenese dieses Krankheitsbildes ist unklar, doch werden immunologische Mechanismen angenommen (van Baalen et al. 2010, Specchio et al. 2010).

Literatur

Bauer J, Elger CE, Hans VH et al. (2007) Astrocytes are a specific immunological target in Rasmussen's encephalitis. Ann Neurol 62: 67–80

Baumann M, Birnbacher R, Koch J, Strobl R, Rostásy K (2010) Uncommon manifestations of neuroborreliosis in children. Eur J Paediatr Neurol 14: 274–277

Bien CG, Widman G, Urbach H, et al. (2002) The natural history of Rasmussen's encephalitis. Brain 125: 1751–1759

Bien CG, Granata T, Antozzi C et al. (2005) Pathogenesis, diagnosis and treatment of Rasmussen encephalitis: a European consensus statement. Brain 128: 454–471

Castillo P, Woodruff B, Caselli R et al. (2006) Steroid-responsive encephalopathy associated with autoimmune thyroiditis. Arch Neurol 63: 197–202

Darnell RB, Posner JB (2005). A new cause of limbic encephalopathy. Brain 128: 1745–1746

Doose H (2002) Das EEG bei Epilepsien im kindes- und Jugendalter. Destin, Hamburg

Florance-Ryan N, Dalmau J (2010) Update on anti-N-methyl-D-aspartate receptor encephalitis in children and adolescents. Curr Opin Pediatr 22: 739–744

Goodkin HP, Harper MB, Pomeroy SL (2004) Intracerebral abscess in children: historical trends at Children's Hospital Boston. Pediatrics 113: 1765–1770

Grimwood K, Anderson P, Anderson V, Tan L, Nolan T (2000) Twelve year outcomes following bacterial meningitis: further evidence for persisting effects. Arch Dis Child 83: 111–116

Haberlandt E, Bast T, Ebner A et al. (2011) Limbic encephalitis in children and adolescents. Arch Dis Child 96: 186–191

Hacohen Y, Wright S, Waters P et al. (2013) Paediatric autoimmune encephalopathies: clinical features, laboratory investigations and outcomes in patients with or without antibodies to known central nervous system autoantigens. J Neurol Neurosurg Psychiatry 84: 748–755

Irani DN (2008) Aseptic meningitis and viral myelitis. Neurol Clin 26: 635–655

Irani SR, Stagg CJ, Schott JM et al. (2013) Faciobrachial dystonic seizures: the influence of immunotherapy on seizure control and prevention of cognitive impairment in a broadening phenotype. Brain 136: 3151–3162

Kapur N, Barker S, Burrows EH et al. (1994) Herpes simplex encephalitis: long term magnetic resonance imaging and neuropsychological profile. J Neurol Neurosurg Psychiatry 57: 1334–1342

Koskiniemi M, Rantalaiho T, Piiparinen H et al. (2001) Infections of the central nervous system of suspected viral origin: a collaborative study from Finland. J Neurovirol 7: 400–408

Misra UK, Tan CT, Kalita J (2008) Viral encephalitis and epilepsy. Epilepsia 49 (Suppl 6): 13–18

Namani SA, Kuchar E, Koci R, Mehmeti M, Dedushi K (2011) Early symptomatic and late seizures in Kosovar children with bacterial meningitis. Childs Nerv Syst 27: 1967–1971

Oguni H, Andermann F, Rasmussen TB (1992) The syndrome of chronic encephalitis and epilepsy. A study based on the MNI series of 48 cases. Adv Neurol 57: 419–433

Puchhammer-Stöckl E, Heinz FX, Kundi M et al. (1993) Evaluation of the polymerase chain reaction for diagnosis of herpes simplex virus encephalitis. J Clin Microbiol 31 :146–148

Schäuble B, Castillo PR, Boeve BF, Westmoreland BF (2003) EEG findings in steroid-responsive encephalopathy associated with autoimmune thyroiditis. Clin Neurophysiol 114: 2–37

Schauseil-Zipf U, Harden A, Hoare RD et al. (1982) Early diagnosis of herpes simplex encephalitis in childhood. Clinical, neurophysiological and neuroradiological studies. Eur J Pediatr 138: 154–161

Sheehan JP, Jane JA, Ray DK, Goodkin HP (2008) Brain abscess in children. Neurosurg Focus 24: E6

Specchio N, Fusco L, Claps D, Vigevano F (2010) Epileptic encephalopathy in children possibly related to immune-mediated pathogenesis. Brain Dev 32: 51–56

Suleiman J, Brenner T, Gill D et al. (2011) VGKC antibodies in pediatric encephalitis presenting with status epilepticus. Neurology 76: 1252–1255

Suleiman J, Brenner T, Gill D et al. (2011) Immune-mediated steroid-responsive epileptic spasms and epileptic encephalopathy associated with VGKC-complex antibodies. Dev Med Child Neurol 53: 1058–1060

van Baalen A, Häusler M, Boor R et al. (2010) Febrile infection-related epilepsy syndrome (FIRES): a nonencephalitic encephalopathy in childhood. Epilepsia 51: 1323–1328

Epilepsien bei Stoffwechselerkrankungen

B. Neubauer, A. Hahn

B. A. Neubauer, A. Hahn (Hrsg.), *Dooses Epilepsien im Kindes- und Jugendalter*,
DOI 10.1007/978-3-642-41954-6_13, © Springer-Verlag Berlin Heidelberg 2014

— Livet et al. 2002, Plecko et al. 2005, Wolf et al. 2009

Stoffwechselerkrankungen sind nur äußerst selten Ursache von Epilepsien. Dennoch ist die Kenntnis dieser Krankheitsbilder essenziell, da für einige Formen gut wirksame Therapieoptionen in Form von Substratreduktion (z. B. Phenylketonurie), Supplementierung fehlender Stoffwechselprodukte (z. B. Vitamin-B_6-abhängige Anfälle) oder Bereitstellung alternativer Energieträger (z. B. Glukose-Transporter-Defekt) verfügbar sind. Zerebrale Anfälle können Hauptsymptom eines Stoffwechseldefektes (z. B. Vitamin-B_6-abhängige Anfälle) sein oder lediglich in Form von Gelegenheitsanfällen bei akuten Stoffwechselentgleisungen (z. B. Hyperammonämie bei Harnstoffzyklusdefekt) auftreten (Hyland 2005).

Stoffwechselerkrankungen gehen in der Regel nicht mit einem gut definierten Epilepsiesyndrom einher. Zudem sind auch die elektroenzephalographischen Befunde meist uncharakteristisch. Anfallssemiologie und EEG-Veränderungen sind vielmehr stark vom Alter bei Manifestation des Stoffwechseldefektes abhängig.

Metabolisch bedingten Epilepsien liegen sehr unterschiedliche Pathomechanismen zugrunde. Hierzu gehören Störungen des Gleichgewichtes von inhibitorischen und exzitatorischen Neurotransmittern, Defekte des Energiestoffwechsels, Störungen des Metabolismus von Aminosäuren oder organischen Säuren, Defekte spezifischer Zellorganellen und Störungen bei der Degradation von Stoffwechselprodukten (Plecko et al. 2005, Wolf et al. 2009).

Durch das in Deutschland praktizierte erweiterte Neugeborenenscreening werden nur einige wenige metabolische Epilepsien erfasst. Hierzu gehören die typische und atypische Form der Phenylketonurie, der Biotinidase-Mangel sowie die D-2-Hydroxyglutarazidurie. Für die Diagnosestellung aller anderen mit Epilepsie assoziierten Stoffwechselerkrankungen ist die Initiierung geeigneter diagnostischer Methoden bei Verdacht auf das Vorliegen eines solchen Krankheitsbildes erforderlich.

Neurometabolisch verursachte Epilepsien können sich in jedem Lebensalter manifestieren. Nur selten stellt die Epilepsie das einzige Symptom der Stoffwechselerkrankung dar (◘ Tab. 13.1). An einen Stoffwechseldefekt muss insbesondere bei unklarer Ätiologie einer Epilepsie oder bei Therapieresistenz von Anfällen gedacht werden.

Eine Klassifikation neurometobolischer Epilepsien kann unter verschiedenen Gesichtspunkten wie z. B. der Behandelbarkeit oder des zugrundeliegenden Pathomechanismus erfolgen. Im Folgenden wird eine Gliederung nach dem Alter bei Auftreten der Anfälle vorgenommen.

13.1 Erkrankungen mit Manifestation im Neugeborenenalter

> **Epilepsien bei Stoffwechselerkrankungen mit Manifestation im Neugeborenenalter**
> — Vitamin-B_6-responsive Epilepsie
> — Pyridoxalphosphatresponsive Epilepsie
> — GABA-Transaminase (T)-Defizienz
> — Non-ketotische Hyperglyzinämie
> — Sulfitoxidase-Defizienz, Molybdän-Kofaktor-Mangel
> — Harnstoffzyklusdefekte
> — Peroxisomale Erkrankungen, Zellweger-Syndrom
> — Sonstige
>   – Aminoazidopathien, Organoazidopathien, Fettsäureoxidationsdefekte
>   – Mitochondriopathien, z. B. M. Leigh
>   – CDG-Syndrom-Varianten

13.1.1 Vitamin-B_6- oder pyridoxinabhängige Epilepsie und folinsäureabhängige Anfälle

Es handelt sich um eine autosomal-rezessiv vererbte Erkrankung mit einer Häufigkeit von etwa 1:25.000 bis 1:100.000 (Baxter 1996). Pyridoxalphosphat, der aktive phosphorylierte Metabolit von Vitamin B_6, wirkt als Kofaktor zahlreicher Transaminasen und Dehydrogenasen im Aminosäurenstoffwechsel. Insbesondere dient Vitamin B_6 auch als Kofaktor für das Enzym Glutamat-Decarboxylase, welches die Umwandlung des exzitatorisch wirksamen Glutamat

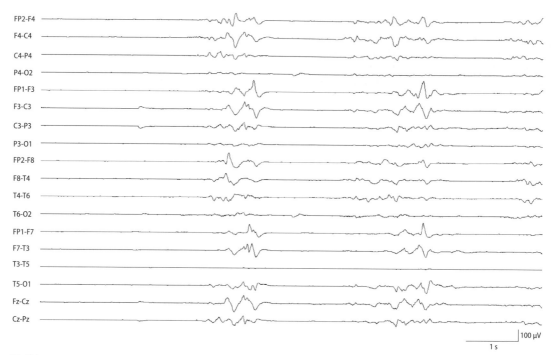

FP2-F4
F4-C4
C4-P4
P4-O2
FP1-F3
F3-C3
C3-P3
P3-O1
FP2-F8
F8-T4
T4-T6
T6-O2
FP1-F7
F7-T3
T3-T5
T5-O1
Fz-Cz
Cz-Pz

100 µV
1 s

◻ **Abb. 13.1** 5 Monate alter Säugling mit schwerem Suppression-burst-Muster bei pyridoxinabhängigen Anfällen

zum wichtigsten inhibitorischen Neurotransmitter Gammaaminobuttersäure (GABA) bewirkt.

Das klinische Bild wird durch Krampfanfälle mit Beginn in den ersten Lebensstunden oder -tagen geprägt. Anfälle in utero sind ab dem 5. Schwangerschaftsmonat dokumentiert. Betroffene Neugeborene zeigen neben Hyperexzitabilität, Agitiertheit und Startle-Reaktionen bei lauten Geräuschen und Berührung verschiedene Anfallsformen wie myoklonische, partielle klonische und sekundär generalisierende klonische Anfälle, die in einen Status übergehen können. Das EEG zeigt entweder ein Suppression-burst-Muster (◻ Abb. 13.1) oder eine hochamplitudige rhythmische Delta-Aktivität mit variabel eingelagerten Spitzenpotenzialen. Die Krampfanfälle sind in aller Regel durch konventionelle Antiepileptika nicht dauerhaft beherrschbar (Baxter 1996), doch kann Phenobarbital in einigen Fällen partiell wirksam sein (Plecko et al 2005).

Nicht ganz selten finden sich bei Neugeborenen mit Vitamin-B$_6$-abhängigen Anfällen Zeichen einer leichten Hirnblutung oder einer Ventrikelerweiterung, was nicht von vornherein zum Ausschluss einer metabolischen Ursache der Epilepsie verleiten darf (Plecko et al. 2005).

Die Diagnose wird in aller Regel durch das prompte Ansprechen auf Pyridoxin-HCl gestellt.

❯ Die i.v. Gabe von 100 mg Vitamin B$_6$ führt zu einem Sistieren der Krampfanfälle innerhalb von Minuten und zu einer Normalisierung des EEG innerhalb von Stunden.

Die i.v. Gabe von Vitamin B$_6$ muss langsam und in Intubationsbereitschaft erfolgen, da es zu Apnoen kommen kann. Alternativ kann auch ein Versuch mit 30 mg/kg KG/Tag oral erfolgen (Stöckler et al. 2011).

ℹ **Dosierung Vitamin-B$_6$-Dauertherapie**
(Plecko et al 2005, Stöckler et al. 2011)
- Neugeborene: 200 mg/Tag p.o.
- Säuglinge und Kleinkinder: 15–30 mg/kg KG/Tag p.o.
- Erwachsene: ca. 500 mg/Tag p.o.

Alternativ kann auch mit Pyridoxalphosphat in einer Dosis bis zu 30 mg/kg KG behandelt werden. Pyridoxin kann in hoher Dosierung Neuropathien verursachen, so dass bisher nicht geklärt ist, ob höhere Dosen die mentale Entwicklung betroffener Kinder verbessern können. Die Supplementierung muss lebenslang erfolgen. Ein Absetzen der Therapie führt in den meisten Fällen innerhalb von Tagen bis spätestens Wochen zum Wiederauftreten der Krampfanfälle. Im Rahmen von fieberhaften Infekten kann es zu Anfallsrezidiven kommen, so dass eine Dosissteigerung um etwa 50% sinnvoll sein kann (Plecko et al. 2005). Die mentale Prognose ist wesentlich vom Alter bei Diagnosestellung und dem Beginn der Behandlung abhängig. Bei erneuter Schwangerschaft und molekulargenetisch gesicherter Betroffenheit des Feten wird die Einnahme von 100 mg Pyridoxin täglich ab dem 4. Schwangerschaftsmonat empfohlen (Plecko et al. 2005).

Kinder mit pyridoxinabhängigen Anfällen weisen eine massive Erhöhung von Pipecolinsäure in Liquor, Plasma und Urin auf (Plecko et al. 2005). Ursache des Krankheitsbildes sind Mutationen im **Antiquitin-Gen** (ALDH7A1) (Mills et al. 2006). Dieses kodiert für die Alpha-Aminoadipin-Semialdehyd-Dehydrogenase (AASA) im Abbauweg des Lysins. Durch die verminderte Aktivität dieses Enzyms kommt es zur Anhäufung von Pipecolinsäure und von Pyrrolin-6-Carboxylat. Letzteres bildet mit Pyridoxalphosphat ein Kondensationsprodukt und inaktiviert es dadurch. Sowohl die Bestimmung der Pipecolinsäure als auch des AASA in Urin oder Plasma ermöglichen prinzipiell eine biochemische Diagnosebestätigung (Mills et al. 2006).

Bei einigen wenigen Neugeborenen wurde über schwere Krampfanfälle und Neigung zum Status epilepticus mit Beginn in den ersten Lebenstagen berichtet, die auf Gabe von Folinsäure innerhalb von 24 Stunden sistierten, so dass ein nicht genauer zu identifizierender Defekt im Folinsäuremetabolismus vermutet wurde. Mittlerweile konnte aber gezeigt werden, das dieses Krankheitsbild identisch ist mit pyridoxinabhängigen Anfällen und ebenfalls durch Mutationen im Antiquitin-Gen verursacht wird (Gallagher et al. 2009). Ob eine lysinarme Diät hilft, die Toxizität akkumulierender Stoffwechselmetabolite bei Kindern mit Vitamin-B$_6$-abhängigen Anfällen zu reduzieren, ist derzeit noch unklar (Gallagher et al. 2009, Stöckler et al. 2011).

13.1.2 Pyridoxalphosphatabhängige Anfälle

Neben Patienten mit Vitamin-B$_6$-abhängiger Epilepsie wurde vereinzelt immer wieder über Kinder berichtet, bei denen die Krampfanfälle nicht nach Behandlung mit Pyridoxin sistierten, sondern nur wenn Pyridoxalphosphat gegeben wurde. Die orale Dosis beträgt circa 40–60 mg/kg KG/Tag verteilt auf vier Dosen (Takuma 1998, Mills et al. 2005). Das Präparat muss in Deutschland als Chemikalie bzw. als Reinsubstanz bezogen werden. Ursächlich für dieses sehr seltene, ebenfalls autosomal-rezessiv vererbte Krankheitsbild ist eine Defizienz des Enzyms Pyridoxin-5'-Phosphatoxidase (PNPO), welches für die Umwandlung der Vitamin B$_6$-Vitamere (Pyridoxaminphosphat und Pyridoxinphosphat) in den aktiven Kofaktor Pyridoxalphosphat notwendig ist.

Betroffene Kinder zeigen Erhöhungen von Threonin und Glyzin sowie Neurotransmitterauffälligkeiten im Liquor. Diese biochemischen Auffälligkeiten können aber auch fehlen. Die Bestimmung von Pyridxoxal-5-Phosphat im Liquor ist prinzipiell möglich, doch kann die definitive Diagnosesicherung nur durch Mutationsanalyse des PNPO-Gens erfolgen (Footitt et al. 2011). Auch frühzeitig mit Pyridoxalphosphat behandelte Kinder scheinen eine schwere Entwicklungsstörung und deutliche neurologische Auffälligkeiten zu entwickeln (Bagci et al. 2008).

13.1.3 Non-ketotische Hyperglyzinämie (NKH)

Die NKH ist ein autosomal-rezessives Krankheitsbild, welches durch eine Defizienz des Glyzin-Cleavage-Systems in der Leber verursacht wird. Dieser Komplex besteht aus vier Untereinheiten, die durch unterschiedliche Gene kodiert werden.

Nach unauffälliger Schwangerschaft und Geburt fallen die Kinder zumeist am ersten Lebenstag, spätestens aber im Verlauf der ersten Lebenswoche durch Krampfanfälle, erratische Myoklonien, Apnoen, muskuläre Hypotonie und Koma auf. Charakteristisch ist die Kombination aus Apnoen und Krampfanfällen, da Glyzin am Hirnstamm inhibitorisch, kortikal aber exzitatorisch wirkt. Das EEG

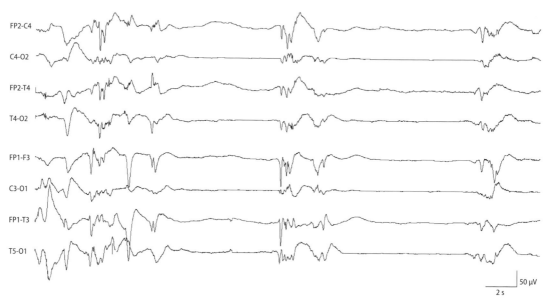

□ **Abb. 13.2** 4 Tage altes Neugeborenes mit Suppression-burst-Muster bei non-ketotischer Hyperglyzinämie

zeigt im Neugeborenenalter ein Suppression-burst-Muster (□ Abb. 13.2), das im weiteren Verlauf in eine Hypsarrhythmie übergehen kann.

Die Diagnose kann aufgrund erhöhter Glyzinwerte im Plasma vermutet und durch Nachweis eines erhöhten Liquor-Plasma-Glyzin-Quotienten (>0,06) bestätigt werden. Nach Bestimmung der Aminosäuren in Liquor und Plasma kann durch eine Leberbiopsie eine Enzymaktivitätsmessung des Glyzin-Cleavage-Komplexes erfolgen und eine molekulargenetische Diagnostik angeschlossen werden. Bisher konnten in drei Genen Mutationen nachgewiesen werden. Etwa 75% der Kinder weisen Mutationen im GLDC-Gen (P-Untereinheit), 20% im AMT-Gen (T-Untereinheit) und weniger als 1% im GCSH-Gen (H-Untereinheit) auf (Kure et al. 2006).

Während bei etwa 85% der Kinder mit Beginn der Anfälle in der Neonatalzeit die schwere klassische Form der Erkrankung vorliegt, zeigen die übrigen einen milderen Verlauf. Die Erkrankung kann sich auch jenseits der Neonatalperiode, im Säuglingsalter manifestieren. Zur Behandlung der Epilepsie werden Standardantiepileptika eingesetzt. Die Gabe von Valproat sollte aufgrund einer daraus resultierenden zusätzlichen Erhöhung des Glyzins jedoch vermieden werden. Da Glyzin eine nichtes-

senzelle Aminosäure ist, d. h. vom Körper selbst gebildet wird, ist eine rein diätetische Therapie nicht möglich. Eine Senkung der Glyzinwerte kann durch die Gabe von Na-Benzoat erreicht werden. Die zusätzliche Behandlung mit Dextrometorphan, einem NMDA-Rezeptor-Antagonisten, kann ebenfalls bei einzelnen Patienten einen positiven Effekt haben (Hamosh et al. 1998). Abgesehen von transienten Verlaufsformen und atypischen Fällen mit späterer Manifestation ist die Prognose bei klassischen Fällen aber letztendlich infaust (Chien et al. 2004).

13.1.4 Sulfitoxidase-Defizienz, Molybdän-Kofaktor-Mangel

Molybdän ist ein Metall, das nach Einbau in einen Protein-Molybdän-Komplex als Kofaktor mehrerer Enzyme einschließlich der Sulfitoxidase fungiert. Bei dieser Gruppe von autosomal-rezessiv vererbten Erkrankungen besteht entweder eine isolierte Sulfitoxidase-Defizienz oder ein Mangel an allen Molybdän-Kofaktor-abhängigen Enzymen.

Es entwickelt sich unmittelbar nach Geburt eine schwere Enzephalopathie. Bei den Kindern bestehen neben Krampfanfällen eine Muskelhypotonie und Mikrozephalie. Zumeist erst im Verlauf entwickelt sich als charakteristischer Befund eine Linsenluxation. Die Krampfanfälle beginnen in aller Regel innerhalb der ersten Lebenswoche. Die bildgebende Diagnostik erbringt häufig Befunde, wie sie auch bei Kindern mit schwerer perinataler Asphyxie gesehen werden. Zunächst imponiert das Hirnparenchym hypodens und es findet sich eine schlechte Mark-Rinden-Differenzierung. Dies ist wahrscheinlich Ausdruck eines zytotoxischen Ödems. Im Verlauf kommt es dann zu einer progredienten Hirnatrophie, die mit Verkalkungen im Thalamusbereich oder Zystenbildung einhergehen kann (Topcu et al. 2001, Salvan et al. 1999).

Die klinische Symptomatik wird allein durch den Ausfall der Kofaktorwirkung bei der Sulfitoxidase bedingt. Wahrscheinlich führt die Akkumulation von Schwefel zur toxischen Schädigung von Markscheiden und Neuronen im zentralen Nervensystem. Der isolierten Sulfitoxidase-Defizienz liegen Mutationen im SUOX-Gen zugrunde (Seidahmed et al. 2005). Je nach Lokalisation des Enzymdefektes bei der Molybdän-Kofaktor-Bildung können ein Typ A, bedingt durch Mutationen im MOSC1-Gen, ein Typ B, hervorgerufen durch Defekte des MOSC2-Gens, und ein Typ C, der mit Mutationen im GEPH-Gen einhergeht, unterschieden werden (Leimkühler et al. 2005).

> Bei allen Neugeborenen mit einer sonst nicht eindeutig erklärbaren epileptischen Enzephalopathie muss ein Sulfit-Test im frischen Urin durchgeführt werden.

Neben Sulfit kann durch die Aminosäurenchromatagraphie Sulfozystein nachgewiesen werden. Beim Molybdän-Kofaktor-Mangel findet sich zudem durch die zusätzliche Defizienz der Xanthinoxidase eine Erhöhung von Xanthin und Hypoxanthin. Eine Diagnosesicherung ist durch Bestimmung der Enzymaktivität in Fibroblasten und eine Pränataldiagnostik durch die Enymaktivitätsmessung in Chorionzotten möglich (Plecko et al. 2005).

Eine kausale Therapie existierte bisher nicht und die Prognose war äußerst schlecht. Kürzlich konnte aber bei einem Neugeborenen mit Molybdän-Kofaktor-Mangel und Vorliegen des häufigen Typs A ein positiver und anhaltender Effekt unter täglicher i.v. Substitution des nichtgebildeten Enzymproduktes zyklisches Pyranopterinmonophosphat (cPMP) gezeigt werden. Inwieweit diese Therapie auch die neurologische und kognitive Langzeitentwicklung positiv beeinflusst, ist aber noch unklar. In jedem Fall muss die Therapie so früh wie möglich d. h. innerhalb der ersten Tage nach Geburt begonnen werden (Veldmann et al. 2010, Hitzert et al. 2012).

13.1.5 Harnstoffzyklusdefekte

Defekte einzelner Enzyme des Harnstoffzyklus können zu schweren Formen einer epileptischen Enzephalopathie im Neugeborenenalter führen.

> Leitsymptom dieser Erkrankungen ist die Ammoniakerhöhung ohne begleitende Ketoazidose.

Nach einem symptomfreien Intervall nach Geburt von einigen Stunden, häufig mehr als 24 Stunden, kommt es durch die zunehmende Erhöhung des Ammoniaks zu Trinkschwäche, Erbrechen, Bewusstseinstrübung sowie fokalen und generalisierten Krampfanfällen. Ammoniakwerte <400 µmol/l führen zum Koma. Bei Werten <500 µmol/l bildet sich ein Hirnödem mit nicht selten irreversibler Hirnschädigung aus (◻ Abb. 13.3, Gropman et al. 2007).

Die Verdachtsdiagnose eines Harnstoffzyklusdefektes muss rasch gestellt werden, um eine Senkung des Ammoniaks durch Proteinrestriktion, Durchbrechung der katabolen Stoffwechsellage, medikamentöse Unterstützung des Harnstoffzyklus und Ammoniakentgiftung in die Wege zu leiten. Die exakte Diagnose kann durch die Aminosäurenchromatographie und weiterführende Enzymdiagnostik in verschiedenen Geweben gestellt werden. Mit Ausnahme des Ornithin-Transcarbamylase-(OTC)-Mangels werden alle Enzymdefekte autosomal-rezessiv vererbt. Die Prognose der Enzephalopathie und damit der Anfälle ist abhängig von Dauer und Ausmaß der initialen Ammoniakerhöhung sowie von der Schwere des Enzymdefektes (Enns 2008, Gropmann et al. 2007).

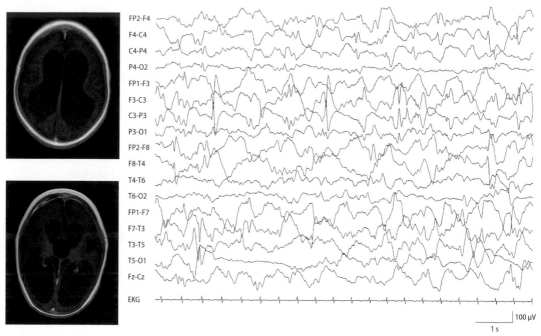

□ Abb. 13.3 3-jähriger Junge mit schwerster Hirnatrophie bei OTC-Mangel. Im EEG hypsarrhythmieähnliches Bild nach mehrfachen Stoffwechselentgleisungen mit Ammoniakwerten bis 1000 μmol/l

13.1.6 Zellweger-Spektrum-Erkrankungen

Peroxisomen sind Zellorganellen, die für verschiedene Stoffwechselwege von Bedeutung sind. Hierzu gehören die β-Oxidation der Fettsäuren sowie die Gallensäuren- und Plasmalogensynthese. Es können Störungen der Peroxisomenbiogenese und Defekte einzelner peroxisomaler Enzyme unterschieden werden. Nur peroxisomale Erkrankungen, die mit einer Erhöhung überlangkettiger Fettsäuren (VLCFA) einhergehen, verursachen Krampfanfälle im Neugeborenenalter (Poll-Thee 2004). Zu den Peroxisomenbiogenesestörungen, bei denen neonatale Krampfanfälle auftreten können, gehören die neonatale Adrenoleukodystrophie und das Zellweger-Syndrom.

Patienten mit **Zellweger-Syndrom** haben eine recht charakteristische Fazies mit hoher Stirn, vermehrtem Zwischenaugenabstand mit Epikanthi, flacher Nasenwurzel, antevertierten Nares und weit offener großer Fontanelle. Typisch ist eine ausgeprägte muskuläre Hypotonie. Kortikale renale Zysten und Zeichen einer Hepatopathie finden sich ebenfalls regelhaft. Neben einer Retinopathie und einer Hörstörung sind periartikuläre Verkalkungen insbesondere der Knie charakteristisch (□ Abb. 13.4). Die Fehlbildungen des ZNS umfassen fokale Pachygyrien und Polymikrogyrien bevorzugt um die Fissura sylvii herum, leukenzephalopathische Veränderungen, germinolytische Zysten und Heterotopien (Weller et al. 2008).

Die Krampfanfälle sind zumeist therapieschwierig. Neben sekundär generalisierten Anfällen treten fokale klonische, myoklonische, Blinzel- und auch Apnoe-Anfälle auf. Tonische Anfälle werden ebenfalls beobachtet. Das EEG zeigt nicht selten multifokale Veränderungen. Valproat sollte aufgrund der Hepatopathie nicht angewandt werden. Die Prognose ist infaust. Die Patienten versterben in aller Regel im ersten Lebensjahr (Takahashi et al. 1997).

Bei der **neonatalen Adrenoleukodystrophie** finden sich dysmorphe Stigmata, renale Zysten und periartikuläre Verkalkungen nicht. Zu den peroxisomalen Erkrankungen mit singulären Enzymdefekten, die mit Krampfanfällen im Neugeborenenalter einhergehen können, gehören der **Acyl-CoA-Oxidase-** und der **peroxisomale Thiolasemangel** (Poll-

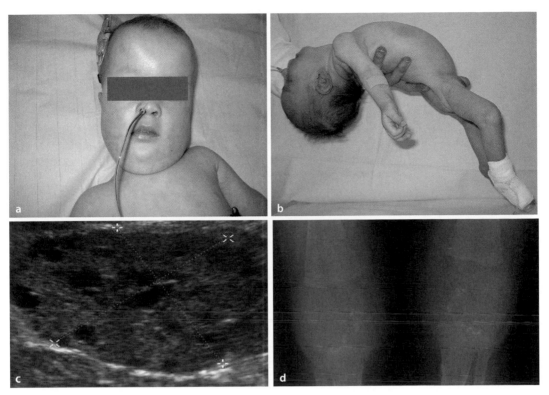

□ **Abb. 13.4a–d** Klinische und paraklinische Befunde beim Zellweger-Syndrom. **a** Charakteristische Fazies mit Hypertelorismus, antevertierten Nares, bitemporaler Eindellung, hoher Stirn und weit offener großer Fontanelle. **b** ausgeprägte muskuläre Hypotonie. **c** Nierenzysten. **d** Chondrodysplasia punctata)

Thee 2004).Die genetischen Ursachen von Zellweger-Spektrum-Erkrankungen sind sehr heterogen. Bislang sind Mutationen in 12 verschiedenen, sog. PEX-Genen bekannt (Ebberink et al. 2011).

13.1.7 GABA-Transaminasemangel, Sukzinat-Semialdehyd-Dehydrogenase-Mangel

GABA ist eigentlich der wichtigste inhibitorische Neurotransmitter im zentralen Nervensystem. Dennoch gehen zwei Defekte im GABA-Abbau mit neonatalen Krampfanfällen einher. Dies kann dadurch erklärt werden, das GABA beim Neugeborenen und jungen Säugling noch eine exzitatotrische Funktion ausübt. Bisher wurde von 3 Patienten aus 2 Familien mit einem **GABA-Transaminasemangel** berichtet (Tsuji et al. 2010). Neben therapieschwierigen fokalen und generalisierten Krampfanfällen ist das Krankheitsbild durch schwere psychomotorische Retardierung, Muskelhypotonie, Hyperreflexie, akzeleriertes Längenwachstum und leukenzephalopathische MRT-Veränderungen gekennzeichnet. Im Liquor finden sich eine erhöhte GABA- und Homocarnosinkonzentration. Die Prognose scheint äußerst ungünstig zu sein (Tsuji et al. 2010).

Für den **Sukzinat-Semialdehyd-Dehydrogenase (SSD)-Mangel** sind über 200 Patienten beschrieben (Plecko et al. 2005). Das klinische Bild ist durch globale Entwicklungsverzögerung, muskuläre Hypotonie, Ataxie, hyperkinetisches Verhalten, Auto- und Fremdaggressionen, Halluzinationen und Schlafstörungen gekennzeichnet. Epileptische Anfälle treten bei mehr als 50% der Kinder auf. Hierbei kann es sich um atypische Absencen und auch generalisierte tonisch-klonische Anfälle handeln (Pearl et al. 2003). Das EEG zeigt eine Grund-

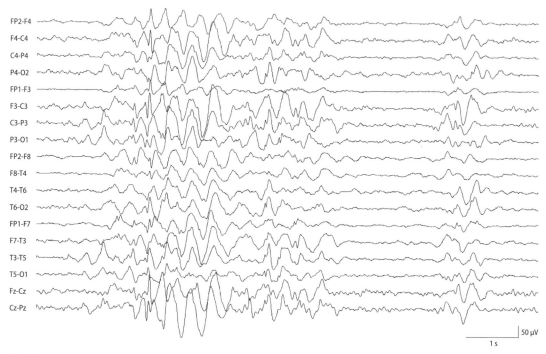

❏ **Abb. 13.5** 14-jähriger kurdischer Junge mit bis zum Alter von 7 Jahren nichtbehandelter Phenylketonurie. Klinisch Autismus und ausgeprägt erratisches Verhalten. Im EEG deutliche Allgemeinveränderung in Form von generalisierten Delta-Rhythmen und eingelagerten »sharp waves«

rhythmusverlangsamung und generalisierende multifokale »spike oder sharp waves«.

Obwohl Vigabatrin ein Antagonist der GABA-Transaminase ist und der Einsatz dieses Präparats bei diesem Krankheitsbild daher sinnvoll erscheint, sind die Behandlungserfolge uneinheitlich (Pearl et al. 2003, Pearl et al. 2007). Valproat sollte nicht gegeben werden, da es die residuale SSD-Aktivität zusätzlich verringern kann. Auf welche Weise ein GABA-Exzess zur Hirnschädigung und zu Anfällen führt, ist nicht genau geklärt (Tsuji et al. 2010). Die Diagnose kann durch Bestimmung der organischen Säuren im Urin oder durch Liquoruntersuchung mit Nachweis einer Erhöhung von GABA und 4-Hydroxybutyrat gestellt werden. Der Enzymdefekt kann beim GABA-Transaminasemangel in Lymphoblasten und beim SSD-Mangel in Fibroblasten bestätigt werden. Eine Pränataldiagnostik ist bei Nachweis des jeweiligen Gendefektes (ALDH5A1 beim SSD-Mangel und ABAT beim GABA-Transaminasemangel) möglich (Pearl et al. 2007).

13.1.8 Sonstige

Eine Reihe weiterer neurometabolischer Erkrankungen kann sich mit Krampfanfällen im Neugeborenenalter manifestieren. Hierzu gehört als Aminoazidopathie ohne begleitende Azidose die **Ahornsirupkrankheit**. Hier kommt es nach einem symptomfreien Intervall von einigen Tagen zu einer progredienten Enzephalopathie mit Trinkschwäche, Lethargie, Somnolenz, Hypertonie und Ophistotonus sowie Krampfanfällen. Defekte verzweigtkettiger Aminosäuren wie Methylmalonazidurie, Isovalerianazidurie und Propionazidurie gehen mit einer Ketoazidose einher. Bei diesen Erkrankungen beträgt das symptomfreie Intervall meist nur 2–3 Tage. Dann setzen Dehydratation, Hypothermie, Koma, pathologische Bewegungsmuster und Krampfanfälle ein. Wegen des foudroyanten Verlaufs bei gleichzeitiger Leukopenie können diese Erkrankungen als Sepsis oder Neugeboreneninfektion fehlgedeutet werden.

Die klassische **Phenylketonurie** und auch die atypische Form, deren Ursache ein Defekt der Dihydropteridinreduktase ist, werden im Rahmen des Neugeborenenscreenings erkannt, so dass Patienten mit den typischen klinischen Symptomen wie Irritabilität, Krampfanfälle und sekundärer Mikrozephalie in entwickelten Länder nicht mehr gesehen werden. Bei zugewanderten Patienten muss aber immer noch an dieses Krankheitsbild gedacht werden (Plecko et al. 2005).

Nicht frühzeitig genug diätetisch behandelte Patienten weisen neben einer therapieschwierigen Epilepsie mit kleinen und großen, sekundär generalisierten Anfällen eine ausgeprägte Retardierung mit Unruhe, Agitiertheit und autistischen Verhaltensweisen auf. Das EEG kann ausgeprägte multifokale, hypsarrhythmie-ähnliche Veränderungen zeigen (◯ Abb. 13.5).

Die **D-2-Hydroxyglutarazidurie** wird ebenfalls durch das erweiterte Neugeborenenscreening erfasst. Das klinische Spektrum ist sehr weit und beinhaltet auch Patienten mit Manifestation in der Neugeborenenperiode. Neben Neugeborenenanfällen können sich als weitere typische Symptome eine Rindenblindheit und eine Makrozephalie entwickeln. Der Erkrankung können Defekte der Hydroxyazid-Oxoazid-Transhydrogenase und der D-2-Hydroxyglutarat-Dehydrogenase zugrunde liegen, doch findet sich in etwa 50% der Fälle keine genetische Ursache (Struys 2006).

Störungen der β-Oxidation der Fettsäuren wie Glutarazidurie Typ II, Carnitin-Palmitoyl-Transferasemangel und langkettiger Hydroxyacyl-CoA-Dehydrogenasemangel gehen mit einer Ketoazidose einher. Die Diagnostik dieser Erkrankungen erfordert die Bestimmung der Aminosäuren im Plasma, der organischen Säuren im Urin und des Acylcarnitinprofils.

Eine Laktazidose und Ketonurie als Leitsymptome haben **Atmungskettenenzymdefekte** (insbesondere Cytochrom-C-Oxidase-Defizienz) sowie Störungen der Pyruvatdehydrogenase und des Zitratzyklus, die sich ebenfalls im Neugeborenenalter mit Krampfanfällen und variablem klinischen Bild manifestieren können.

Hypoglykämien können die Ursache von neonatalen Krampfanfällen bei der **Glykogenose Typ I** (v. Gierke) und **Typ III** (Cori/Forbes) sein. Ebenfalls

mit durch Hypoglykämien ausgelösten Krampfanfällen kann das **Carbohydrate-deficient-glycoprotein (CDG)-Syndrom** einhergehen (Livet et al. 2002). Wie bei mitochondrialen Erkrankungen weist das Auftreten erster Symptome im Neugeborenenalter auf eine schwere Verlaufsform hin.

13.2 Erkrankungen mit Manifestation im Säuglings- und Kleinkindalter

Eine Übersicht bietet ◯ Tab. 13.1.

13.2.1 Biotinidase-, Holocarboxylase-Synthetase-(HCS-)Mangel

Biotin oder Vitamin H ist ein wasserlösliches B-Vitamin, das als prosthetische Gruppe u. a. wichtig ist für die Funktion von mitochondrialen Carboxylasen und die epigenetische Regulation im Zellkern.

Ein multipler Carboxylasemangel kann durch den sehr seltenen Defekt der Holocarboxylase-Synthetase mit fehlender Aktivierung von Apoenzymen oder häufiger durch eine verminderte Bereitstellung von Biotin bei Biotinidasemangel entstehen.

Während sich der HCS-Mangel meist bereits in den ersten 3 Monaten oder in der Neonatalzeit ähnlich wie eine Organoazidopathie manifestiert, setzen die Symptome beim Biotinidasemangel im Säuglings- oder Kleinkindalter ein. Zumindest im Verlauf therapieschwierige myoklonische und tonische Krampfanfälle sind neben Entwicklungsverzögerung und muskulärer Hypotonie häufig das Initialsymptom. Das EEG zeigt zumeist eine generalisierte Verlangsamung ohne weitere spezifische Veränderungen. Auch ein West-Syndrom kann durch einen Biotinidasemangels bedingt sein (Tsao 2009).

Treten ekzematöse Hautveränderungen v. a. im Gesicht mit begleitender Konjunktivitis und Alopezie auf, ist dies diagnostisch wegweisend. Solche Hautauffälligkeiten werden aber nur bei etwa 70% der Patienten gesehen. Ein inspiratorischer Stridor ist ebenfalls ein häufiges Symptom. Wird die Erkrankung nicht erkannt, können sich eine Ataxie, eine Optikusatrophie und eine Schwerhörigkeit entwickeln. Akute Episoden mit metabolischer Azidose,

◘ Tab. 13.1 Epilepsien bei Stoffwechselerkrankungen mit Manifestation im Säuglings-/Kleinkindalter

Erkrankung	Leitsymptom	Genprodukt	Genort	Gen
Vitamin-B$_6$-responsive Anfälle	Therapieschwierige Krampfanfälle	AASA	5q31	ALDH7A1
Biotinidasemangel	Ekzem	Biotinidase	3p25	BTD
Holocarboxylase-Synthetase-Mangel	Ekzem	Holocarboxylase-synthetase	21q22	HLCS
Serinabhängige Krampfanfälle	Katarakt, Dystrophie	3-PGDH	1q12	PGDH
M. Alpers	Epilepsia partialis continua, Hepatopathie unter Valproat (VPA)	Atmungskettenenzyme	15q25	POLG1
Glukose-Transporter-Defizienz	Liquorzucker niedrig, sekundäre Mikrozephalie	GLUT1	1p35	SLC2A1
MTHFR-Mangel	Homocystein erhöht	MTHFR	1p36.3	MTHFR
Menkes-Syndrom	Brüchiges, spärliches Haar, massive subdurale Effusionen	Cu-Transporter	Xq12	ATP7A
NCL früh-infantil	»Vanishing« EEG	PPT1	1p32	CLN1
NCL spät-infantil	Myoklonien bei Einzelblitzen	TPP1	11p15.5	CLN2
GM2-Gangliosidosen	Makrozephalie/Spastik	β-Hexosaminidase A	15q23	HEXA
		β-Hexosaminidase B	5q13	HEXB

Somnolenz, Erbrechen, Hyperventilation und eventuell Koma sind möglich. Neben einer Laktaterhöhung finden sich typische Veränderungen bei der Bestimmung der organischen Säuren im Urin. Beim Biotinidase- und auch beim HCS-Mangel führt die orale Gabe von 5–10 bzw. 10–20 mg Biotin pro Tag zum Sistieren der Anfälle innerhalb einer Woche. Auch die neurologischen Symptome sind teilweise reversibel. Bei frühzeitiger Diagnosestellung und Behandlung ist die Prognose betroffener Kinder gut (Moslinger et al. 2003, Weber et al. 2004).

Um die beiden Krankheitsbilder zu differenzieren, müssen die Enzymaktivitäten bestimmt werden. Patienten mit HCS-Mangel haben im Unterschied zu Kindern mit Biotinidasemangel eine normale Biotinidaseaktiivität im Serum, zeigen aber eine verminderte Aktivität der drei mitochondrialen Carboylasen bei Inkubation von Fibroblasten in Medium mit niedrigem Biotingehalt. Ursache des Biotinidasemangels sind Mutationen des BTD-Gens (Moslinger et al. 2003), während die HCS-

Defizienz durch Defekte des HLCS-Gens bedingt ist (Suzuki et al. 2005).

Ein Biotinmangel kann die gleichen Symptome wie ein Biotinidasemangel hervorrufen. Ursache hierfür können eine Diät, die den Verzehr von rohen Eiern einschließt, oder eine langzeitparenterale Ernährung ohne Biotinsupplementierung sein.

13.2.2 Serinabhängige Krampfanfälle

Es sind drei jeweils autosomal-rezessiv vererbte Defekte des Serinsynthesestoffwechsels bekannt. Hierbei handelt es sich um Defekte der 3-Phosphoglyzerat-Dehydrogenase, der 3-Phosphoserin-Aminotransferase und der 3-Phosphoserin-Phosphatase. Neben in aller Regel im frühen Säuglingsalter einsetzenden fokalen und generalisierten Krampfanfällen sowie einer ausgeprägten mentalen Entwicklungsverzögerung ist eine von Geburt an bestehende Mikrozephalie charakteristisch.

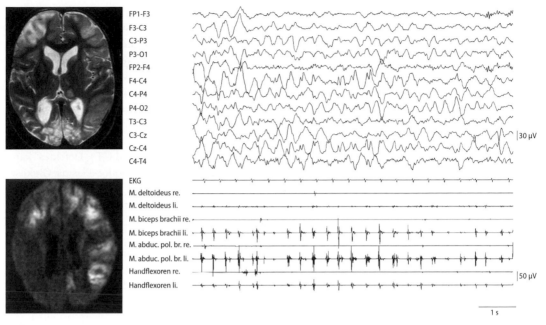

EEG-Ableitungen: FP1-F3, F3-C3, C3-P3, P3-O1, FP2-F4, F4-C4, C4-P4, P4-O2, T3-C3, C3-Cz, Cz-C4, C4-T4 | 30 µV

EKG, M. deltoideus re., M. deltoideus li., M. biceps brachii re., M. biceps brachii li., M. abduc. pol. br. re., M. abduc. pol. br. li., Handflexoren re., Handflexoren li. | 50 µV

1 s

◨ Abb. 13.6 6-jähriger Junge mit Alpers-Syndrom. Im MRT in den T2-gewichteten Bildern (*oben*) multiple Signalanhebungen mit okzipitaler Atrophie und vorwiegend frontal rechts geschwollenen Gyri sowie in den DWI-Sequenzen (*unten*) Nachweis eines akuten zytotoxischen Ödems vorwiegend links. In der Polygraphie Epilepsia partialis continua mit ständigen Myoklonien der linken Hand bei diffuser Verlangsamung mit nur vereinzelt eingelagerten »sharp waves« im Oberflachen-EEG

Auch eine Katarakt und eine Polyneuropathie können vorliegen.

Das EEG zeigt zumeist ausgeprägte multifokale hypersynchrone Aktivität oder eine Hypsarrhythmie. Diagnostisch wegweisend ist eine im Liquor deutlicher als im Plasma ausgeprägte Erniedrigung des Serins. Eine orale Supplementierung mit L-Serin in einer Dosis von 400–500 mg/kg KG/Tag führt meist zur Besserung der Epilepsie. Ist der Therapieeffekt ungenügend, kann zusätzlich 200–300 mg/kg KG Glyzin pro Tag, das sekundär vermindert ist, gegeben werden (De Koning 2006).

Leider lässt sich die ausgeprägte mentale Retardierung durch diese Maßnahmen nicht positiv beeinflussen. Für alle drei Enzymdefekte sind die kodierenden Gene bekannt. Der 3-Phosphoserin-Aminotransferase und der 3-Phosphoserin-Phosphatase-Mangel wurden bisher lediglich bei einzelnen Patienten beschrieben (Tabatabaie et al. 2010).

13.2.3 Alpers-Syndrom

Nach anfänglich normaler oder leicht verzögerter Entwicklung kommt es meist vor dem Alter von 3 Jahren zu einem relativ abrupten Einsetzen von therapieschwierigen Krampfanfällen. Einzelne multifokale myoklonische oder klonische Anfälle können rasch in einen therapieschwierigen Status epilepticus übergehen. Charakteristisch ist eine Epilepsia partialis continua (◨ Abb. 13.6). Schnell entwickeln die Patienten schwere neurologische Ausfälle mit Blindheit und Spastik. Ein frühzeitiges Erlöschen der visuell evozierten Potenziale (VEP) durch Optikusatrophie oder frühe Affektion des okzipitalen Kortex ist ebenfalls typisch (Aicardi 1998).

Das EEG zeigt eine rhythmische Verlangsamung häufig mit langen Serien von amplitudenhohen, im Verlauf die Lokalisation wechselnden »sharp waves«. Kernspintomographisch finden sich initial oft keine Auffälligkeiten. Erst im Verlauf zeigen sich die Zeichen einer kortikalen Atrophie. Betroffene Patienten können eine Laktaterhöhung in Blut oder Liquor zeigen. Muskelbioptisch können neben histologischen Zeichen einer mitochondrialen Erkrankung verschiedene Atmungskettendefekte vorliegen (Milone u. Massie 2010). Der Nachweis einer mitochondrialen Störung im Muskelbiopsat gelingt aber nicht immer. Bei vielen Patienten kommt es im Verlauf der Erkrankung zum Leberversagen. Charakteristisch ist die Auslösung der Hepatopathie durch Valproat (Milone u. Massie 2010).

Eine spezifische Therapie steht nicht zur Verfügung. Dem Krankheitsbild liegen zumeist homozygote oder compound-heterozygote Mutationen im Polymerase-Gamma-1-Gen (POLG1) zugrunde (Horvath et al. 2006). Dieses nukleär kodierte Enzym ist die einzige mitochondriale DNA-Polymerase und wichtig für die mt-DNA-Integrität (Milone u. Massie 2010).

13.2.4 Glukose-Transporter-Defizienz

Der Energiebedarf des menschlichen Gehirns wird unter normalen Bedingungen ausschließlich durch Glukose gedeckt. Einzig Ketonkörper stellen eine alternative Energiequelle dar. Dem von De Vivo et al. erstmals beschriebenen Glukose-Transporter-Defekt (GLUT1) liegen Mutationen des SLC2A1-Gens zugrunde (De Vivo et al. 1991). Dies führt zu einem ungenügenden Transport von Glukose über die Blut-Hirn-Schranke in das Gehirn. Krampfanfälle treten zumeist bereits im Säuglingsalter auf. Hierbei handelt es sich um myoklonische Anfälle und v. a. auch um prolongierte atypische Absencen. Recht charakteristisch sind iktale sakkadenartige Augenbewegungen (Plecko et al. 2005). Betroffene Patienten zeigen darüber hinaus eine variabel ausgeprägte mentale und motorische Retardierung mit mäßiger ataktischer oder dyskinetischer Bewegungsstörung sowie eine sekundäre Mikrozephalie. Zumindest bei einigen Patienten treten Anfälle gehäuft nach Nahrungskarenz oder in Fastenperioden auf. Das EEG ist nicht wegweisend. Es kann normal sein oder eine Verlangsamung mit variabel ausgeprägter hypersynchroner Aktivität zeigen. Diese EEG-Auffälligkeiten können im Nüchtern-EEG deutlicher ausgeprägt sein als postprandial.

Während die Anfälle durch Standardantiepileptika zumeist nicht gut beeinflussbar sind, sprechen sie in aller Regel prompt auf eine ketogene Diät an. Barbiturate sollten nicht gegeben werden, da sie die zerebrale Glukoseaufnahme weiter erschweren. Ob die ketogene Diät – und wenn ja in welcher Form – lebenslang durchgeführt werden muss, ist noch unklar (Plecko et al. 2005, Klepper 2008). Im Unterschied zu den epileptischen Anfällen werden die Bewegungsstörung und die mentale Retardierung nur ungenügend beeinflusst.

Die Diagnose eines GLUT1-Defektes kann durch einen erniedrigten Liquor-Plasma-Glukose-Quotienten (<0,35) wahrscheinlich gemacht und durch molekulargenetischen Nachweis einer heterozygoten Mutation im SLC2A1-Gen gesichert werden (Klepper u. Voit 2002).

In den letzten Jahren hat sich gezeigt, dass das klinische Spektrum von GLUT1-Defekten wesentlich breiter ist als initial gedacht. Es umfasst neben Kindern mit z. B. nur paroxysmaler extrapyramidaler Bewegungsstörung, v. a. solchen mit einer sog. anstrengungsinduzierten Dystonie (»exertion induced dystonia«), auch später einsetzende Epilepsieformen (Brockmann 2009, Suls et al. 2009). So konnte kürzlich gezeigt werden, dass bei ca. 10% aller Patienten mit frühkindlichen Absencen und bei 5% der Kinder mit myoklonisch-astatischer Epilepsie GLUT1-Defekte vorliegen (Mullen et al. 2010; Mullen et al. 2011). Solche Patienten können auch nach ausreichender Nüchternperiode eine unauffällige oder nicht eindeutig pathologische Liquor-Plasma-Glukose-Ratio aufweisen, so dass die Diagnosestellung nur molekulargenetisch möglich ist (Suls et al. 2009).

13.2.5 Zerebraler Folatmangel, Methylentetrahydrofolatreduktase-(MTHFR-) Mangel, Folatrezeptor-Alpha-Defekt

Folate sind von zentraler Bedeutung im C1-Stoffwechsel. Tetrahydrofolat ist als Lieferant von Methyl-, Methenyl- und Formyl-Gruppen wichtig für die DNS-Replikation. Es ist außerdem Koenzym bei der Methylierung von Homocystein zu Methionin.

Autosomal-rezessive Formen eines MTHFR-Mangels können sich im Säuglingsalter als progrediente Enzephalopathie mit therapieresistenten Anfällen, Apnoen und sekundärer Mikrozephalie manifestieren. Betroffene Kinder haben keine megaloblastäre Anämie. Hinweisend ist eine Erhöhung des Homocysteins. Die Diagnose kann durch Enzymbestimmung in Fibroblasten und Nachweis einer Mutation im MTHFR-Gen gesichert werden. Eine Therapie mit Betain, Methionin, Folsäure und 5-MTHFR wird empfohlen (Rosenblatt 2000, Prasad et al. 2011). Das Krankheitsbild muss differenzialdiagnostisch bei Säuglingen mit einem West-Syndrom bedacht werden (Prasad et al. 2011).

Beim zerebralen Folatmangel finden sich normale Folatspiegel im Blut, aber erniedrigte MTHFR-Werte im Liquor. Das klinische Bild ist variabel und beinhaltet eine häufig im frühen Säuglingsalter einsetzende Regression der psychomotorischen Entwicklung mit Irritabilität, Schlafstörungen, autischen Zügen, Dyskinesien und auch epileptischen Anfällen. Die Ursachen für den zerebralen Folatmangel sind uneinheitlich. Es konnten Autoantikörper gegen Folatrezeptoren (Hyland et al. 2010) und kürzlich auch Mutationen im FOLR1-Gen, das für den Folatreptor Alpha kodiert, nachgewiesen werden (Steinfeld et al. 2009). Die Behandlung mit Folinsäure führt zu einer Normalisierung der Liquorveränderungen und Besserung des klinischen Bildes (Hyland et al. 2010).

13.2.6 Menkes-Syndrom (Synonym: Menkes-Kinky-Hair-Syndrom)

Kupfer ist ein wichtiger Bestandteil verschiedener Enzyme in unterschiedlichen Stoffwechselwegen.

Beim sehr seltenen X-chromosomal rezessiv vererbten Menkes-Syndrom beginnen die Krampfanfälle zumeist im Alter von 2–3 Monaten. Häufig handelt es sich um myoklonische Anfälle. Im Verlauf treten dann aber auch BNS-artige, komplex-fokale und sekundär generalisierte tonisch-klonische Anfälle auf. Es kommt zu einem Verlust bereits erworbener Fähigkeiten. Neben einem charakteristischen Gesicht mit dicken Wangen, aufgeworfenen Lippen und fehlenden Augenbrauen sind Haaranomalien klinisch wegweisend. Die Haare sind farblos-grau, dünn, krumpelig und imponieren unter dem Mikroskop als sog. Pili torti (Tümer u. Møller

2010). Die Anfälle erweisen sich als weitestgehend therapieresistent. Phasen mit Hypothermie sind ebenfalls typisch. Das EEG ist hochgradig abnorm und zeigt sowohl generalisierende »spike und polyspike waves« als auch intermittierende rhythmische Verlangsamungen und fokale hypersynchrone Aktivität. Im Verlauf entwickelt sich eine schwerste Hirnatrophie mit ausgeprägten subduralen Effusionen (◘ Abb. 13.7).

Ursächlich für die Erkrankung sind Mutationen eines **Kupfer-Transporter-ATPase-Gens** (ATP7A; Kim et al. 2003). Hieraus resultiert eine verminderte Kupferresorption und auch Störung des zellulären Kupfertransports mit Defizienz aller kupferhaltigen Enzyme. Die neurologischen Symptome werden möglicherweise durch die ungenügende Funktion der mitochondrialen Cytochrom-C-Oxidase und der Dopamin-β-Hydroxylase verursacht.

Diagnostisch wegweisend sind neben den klinischen Symptomen eine Erniedrigung von Kupfer und Coeruloplasmin im Serum. Biochemisch kann der Defekt durch einen gestörten Kupferefflux an Fibroblasten nachgewiesen werden, doch wird diese Testung nur von wenigen Laboren angeboten (Tümer u. Møller 2010). Unbehandelt versterben die Kinder zumeist vor dem Alter von 5 Jahren. Die i.v. Gabe von Kupfer-Histinidat kann bei frühem Beginn der Therapie den Verlauf, die Anfälle und die neurologischen Symptome positiv beeinflussen (Kaler 2011, Kim et al 2003, Tümer u. Møller 2010).

13.2.7 Neuronale Zeroidlipofuszinosen

Die neuronalen Zeroidlipofuszinosen sind eine bezüglich klinischem Bild und Genetik heterogene Gruppe autosomal-rezessiv vererbter, neurodegenerativer Erkrankungen. Gemeinsam ist allen eine abnorme Akkumulation von autofluoreszierenden Lipopigmenten in den Lysosomen von Neuronen und anderen Geweben. Klinisch finden sich bei fast allen Formen ein Visusverlust, eine Regression der psychomotorischen Entwicklung, eine Bewegungsstörung und eine Epilepsie mit myoklonischen Anfällen. Mit einer kumulativen Inzidenz von rund 1:10.000 bis 1:15.000 sind diese Erkrankungen die häufigste Ursache für eine Neurodegeneration im Kindesalter. Anhand klinischer, elektrophysiologi-

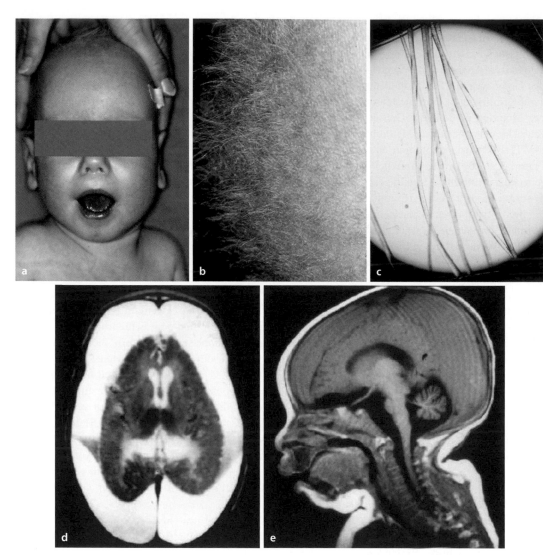

□ **Abb. 13.7a–e** Klinische und paraklinische Befunde beim Menke-Syndrom. **a** Pausbackiges Gesicht mit spärlichen Augenbrauen. **b** Brüchiges und spärliches Haar, **c** Pili torti, **d, e** massive Hirnatrophie mit ausgeprägten subduralen Effusionen

scher und neuropathologischer Befunde wurde über lange Zeit eine Einteilung in vier Formen vorgenommen:

- die früh-infantile (Santavouri-Hagberg),
- die spät-infantile (Jansky-Bielschowsky),
- die juvenile (Spielmeyer-Vogt) und
- die adulte Form (Kufs).

Fortschritte in der Molekulargenetik und Biochemie haben diese Verlaufsformen bestätigt, weitere Varianten aufgedeckt und zu einer neuen Klassifikation geführt (Göbel u. Wisniewski 2004; Jalanko u. Braulke 2009, Lehesjoki u. Gardiner 2012).

■ **Früh-infantile neuronale Zeroidlipofuszinose (CLN1)**

Die früh-infantile Form manifestiert sich im Alter von 3–18 Monaten. Es treten myoklonische und im Verlauf weitestgehend therapieresistente generalisierte tonisch-klonische Anfälle auf. Nicht selten

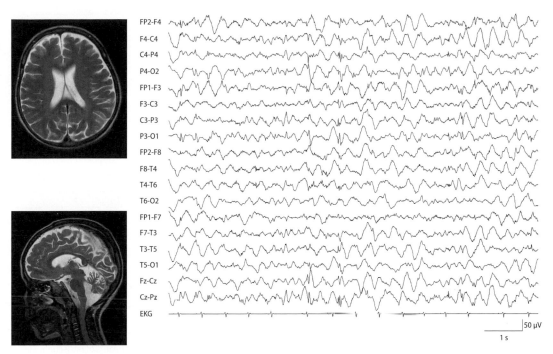

☐ **Abb. 13.8** 5-jähriges Mädchen mit NCL Typ II. Im MRT zerebrale und zerebelläre Atrophie und im EEG teils polymorphe, teils rhythmische Verlangsamung mit eingelagerten »spikes and waves«

zeigen die Kinder stereotype Handbewegungen. Rasch kommt es zu Visusverlust mit Optikusatrophie und Makuladegeneration. Eine spastische Tetraparese und ausgeprägte Mikrozephalie bei Hirnatrophie entwickeln sich früh im Verlauf.

Erstes elektroenzephalographisches Symptom ist ein Verlust der okzipitalen Reaktion auf Augenöffnung und -schluss. Im Weiteren kommt es zu einem Verlust der Schlafspindeln und dann zu einer zunehmenden Amplitudenabflachung bis hin zu einem isoelektrischen EEG (»vanishing EEG«) (Pampiglione u. Harden 1974; ☐ Abb. 13.9). Im MRT zeigt sich eine ausgeprägte zerebrale und zerebelläre Hirnatrophie mit Signalanhebungen in den Basalganglien und in der weißen Substanz. In der Hautbiopsie finden sich bei elektronenmikroskopischer Untersuchung sog. granuläre osmiophile Ablagerungen (GRODS). Die Diagnosestellung ist durch Bestimmung der Aktivität der Palmitoylprotein-Thioesterase-Aktivität in Leukozyten, Fibroblasten und mittlerweile auch Trockenblut sowie durch Mutationsanalyse des hierfür kodierenden Gens möglich (Göbel u. Wisniewski 2004).

■ **Spät infantile neuronale Zeroidlipofuszinose (CLN2)**

Die Erkrankung beginnt zumeist im Alter von 2–3 Jahren mit Krampfanfällen. Es treten v. a. myoklonische Anfälle und atypische Absencen auf. Nicht selten werden eine Regression der psychomotorischen Entwicklung, eine Ataxie und ein Visusverlust erst später deutlich. Die vollständige Erblindung mit abgeblasster Makula und Optikusatrophie ist zumeist mit 4–5 Jahren eingetreten. Der charakteristische EEG-Befund sind okzipital betonte Spike-wave-Komplexe bei Fotostimulation mit 1 Hz. Parallel dazu finden sich VEP mit stark überhöhter Amplitude (Riesen-VEP; Pampiglione u. Harden 1973). Auch die Amplitude der SEP ist erhöht. Diese Befunde sind aber nicht bei allen Patienten nachweisbar. Das MRT zeigt etwa ab dem Alter von 4 Jahren zunächst eine zerebelläre und dann auch eine zerebrale Atrophie bei Signalanhebungen der weißen Substanz in den T_2-gewichteten Bildern (☐ Abb. 13.8, ☐ Abb. 13.9).

Die Diagnose kann durch Nachweis kurvilinearer Einschlusskörper in der Hautbiopsie (☐ Abb.

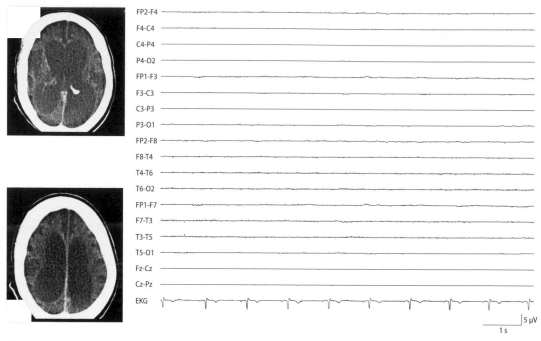

Abb. 13.9 17-jähriger Junge mit NCL Typ II. Im CCT schwerste generalisierte Hirnatrophie bei nahezu isolektrischem EEG

13.13), Enzymaktivitätsbestimmung der Tripeptidyl-Peptidase-I und Mutationsanalyse des entsprechenden Gens gestellt werden (Göbel u. Wisniewski 2004). Neben der CLN2 konnten bei klinisch ähnlichem Bild weitere genetisch unterschiedliche Formen (CLN 5, CLN6 und CLN7) abgegrenzt werden (Göbel u. Wisniewski 2004). Eine effektive Therapie ist zum jetzigen Zeitpunkt noch nicht verfügbar (Jalanko u. Braulke 2009).

13.2.8 GM2-Gangliosidosen

Bei klassischen Verläufen fallen in den ersten Lebensmonaten bereits ausgeprägte Schreckreaktionen auf Geräusche auf. Solche Myoklonien haben im EEG kein elektroenzephalographisches Korrelat. Eine Regression der psychomotorischen Entwicklung und zerebrale Krampfanfälle setzen etwa mit 6 Monaten ein. Neben den ausgeprägten Startle-Reaktionen sind zunehmende Pyramidenbahnzeichen, eine Makrozephalie und v. a. ein kirschroter Makulafleck hinweisend auf die Diagnose, die durch Nachweis einer Erniedrigung der Hexosami-

nidase A oder A + B in Leukozyten gesichert werden kann. Eine molekulargenetische Diagnosesicherung ist ebenfalls möglich.

Bei Kindern mit einer Manifestation der Erkrankung nach dem ersten Geburtstag sind häufig Krampfanfälle das Initialsymptom (Livet et al. 2002). Prinzipiell ist der Versuch einer Substratreduktionstherapie mit Miglustat möglich, doch ist fraglich, ob diese Therapie einen wirklichen Nutzen für Patienten mit im Säuglingsalter einsetzenden Formen hat (Platt u. Jeyakumar 2008).

13.2.9 Kreatinmangelsyndrome

Es sind drei Defekte im Kreatinstoffwechsel bekannt. Hierzu gehören der Guanidinoazetat-Methyltransferase (GAMT)-, der Arginin-Glyzin-Amidinotransferase (AGAT)- und der zerebrale Kreatintransporter (CRTR)-Mangel. Alle drei führen zu einer zerebralen Kreatindepletion. Hieraus resultieren epileptische Anfälle, autistische Wesenszüge und eine expressive Sprachstörung. Während beim AGAT- und CRTR-Defekt Krampfanfälle

◘ Tab. 13.2 Epilepsien bei Stoffwechselerkrankungen mit Manifestation im Schulkind- und Jugendalter.

Erkrankung	Diagnostik	Biologischer Marker	Genort	Gen
NCL juvenil	Biopsie/Genetik	Zelluläre Einschlüsse	16p12.1	CLN3
NCL adult	Biopsie	Zelluläre Einschlüsse		
NCL-Varianten	Biopsie/Genetik	Zelluläre Einschlüsse	13q21	CLN5
			15q21	CLN6
MERRF	Biopsie/Genetik	RRF, Mutation	mtDNA	90% 3 Mutationen
Sialidose	Enzymatik	Neuraminidase	6p21.3	Neu1
Galaktosialidose	Enzymatik	Neuraminidase+	20q13	Neu2
		β-Galaktosialidase		
Lafora-Body-Erkrankung	Biopsie/Genetik	Lafora bodies	6q24	EMP2A (≈60%)
			6p2.3	EMP2B (≈35%)
Unverricht-Lundborg-Erkrankung	Genetik	Nein	21q22.3	CSTB (Dodecamer-Repeat)
DRPLA	Genetik	Nein	12p13.31	ATN1 (CAG-Repeat)
M. Gaucher Typ III	Enzymatik	β-Glukozerebrosidase	1q22	GBA
Juvenile Chorea Huntington	Genetik	Nein	4p16.3	Huntingtin (CAG-Repeat)

nicht im Vordergrund stehen, ist die GAMT-Defizienz durch eine ab dem Alter von etwa 3–6 Monaten einsetzende therapieschwierige Epilepsie mit vorwiegend myoklonischen Anfällen bei multifokalen EEG-Veränderungen charakterisiert. Typisch sind weiterhin eine Dystonie und muskuläre Hypotonie.

Kernspinspektroskopisch findet sich bei allen drei Defekten ein fehlender Kreatinpeak. Die Diagnose kann durch Bestimmung des Guanidinoazetats im Plasma oder im Urin sowie der Kreatin-Kreatinin-Ratio im Urin gestellt werden. Beim AGAT- und beim GAMT-Mangel können die klinischen Symptome und auch die Epilepsie durch die Behandlung mit Kreatinmonohydrat in einer Dosis von 400 mg/kg KG/Tag gebessert werden. Eine normale psychomotorische Entwicklung kann hierdurch aber nicht erreicht werden. Beim GAMT-Mangel wird zusätzlich eine eiweißreduzierte Diät sowie die Gabe von Ornithin (800 mg/kg KG/Tag), und Natriumbenzoat (100 mg/kg KG/Tag) empfohlen (Plecko et al. 2005, Stöckler et al. 2007).

13.2.10   Sonstige

Bei einer Reihe weiterer Stoffwechselerkrankungen können Krampfanfälle ein wesentliches Symptom der Erkrankung sein. Hierzu gehören z. B. der **Adenylo-Succinat-Lyase-Mangel** als ein Enzymdefekt in der Purinsynthese sowie verschiedene Subtypen von **CDG-Syndromen**, die sich als epileptische Enzephalopathien manifestieren (Jaeken 2010).

13.3   Erkrankungen mit Manifestation im Schulkind- und Jugendalter

Eine Übersicht bietet ◘ Tab. 13.2.

Die meisten der sich im Jugendalter manifestierenden neurometabolischen Epilepsien verlaufen unter dem klinischen Bild einer progressiven Myoklonusepilepsie. Dies beinhaltet Myoklonien, zerebrale Krampfanfälle, eine Visusminderung, einen mentalen Abbau sowie evtl. weitere neurologische Symptome.

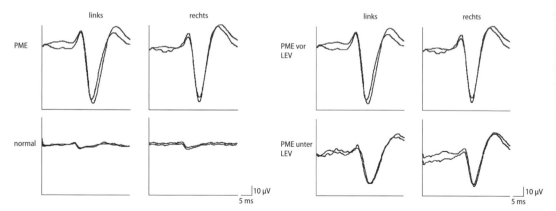

■ **Abb. 13.10** Medianus-SEP bei einem 14-jährigen Jungen mit progressiver Myoklonusepilepsie (PME). *Links* Riesen-SEP mit im Vergleich zu einem gesunden gleichaltrigen Kind massiv überhöhter Amplitude. *Rechts* Deutliche Reduktion der immer noch überhöhten Amplitude unter Therapie mit Levetiracetam

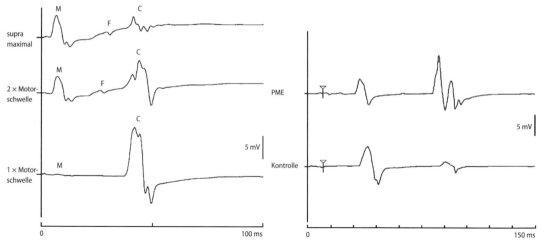

■ **Abb. 13.11** Neurophysiologische Befunde bei einem 9-jährigen Mädchen mit MERRF. *Links* pathologischer C-Reflex bei Stimulation des N. medianus und Ableitung vom M. abductor pollicis brevis. *Rechts*: pathologische Amplitudenzunahme des motorisch evozierten Potenzials bei transkranieller Magnetstimulation mittels Doppelpulsen und einem Interstimulusintervall von 50 ms im Sinne einer gestörten kortikalen Inhibition

Die neurophysiologische Diagnostik zeigt oft extrem überhöhte somatosensorische oder visuell evozierte Potenziale (»Giant«-SEP oder -VEP), einen pathologischen C-Reflex oder eine abnorme Reaktion bei Magnetstimulation mit Doppelpulsparadigmen (■ Abb. 13.10, ■ Abb. 13.11). Alle diese Befunde reflektieren eine gestörte kortikale Inhibition oder pathologisch gesteigerte Exzitation. Die Untersuchung des Augenhintergrundes kann eine Optikusatrophie, eine Retinopathia pigmentosa oder einen kirschroten Makulafleck zeigen (■ Abb. 13.12).

Bei der medikamentösen Behandlung der Epilepsie und des Myoklonus sollten Carbamazepin, Gabapentin, Vigabatrin und Phenytoin vermieden werden, da diese Medikamente kurz- oder langfristig zu einer Verschlechterung der Symptome führen können (Genton et al. 2002). Mit Ausnahme mitochondrialer Erkrankungen kann eine Kombination von Valproat und Benzodiazepinen eingesetzt werden. Ethosuximid scheint insbesondere bei dem ebenfalls bei Patienten mit progressiven Myoklonusepilepsien auftretenden epileptischen negativen

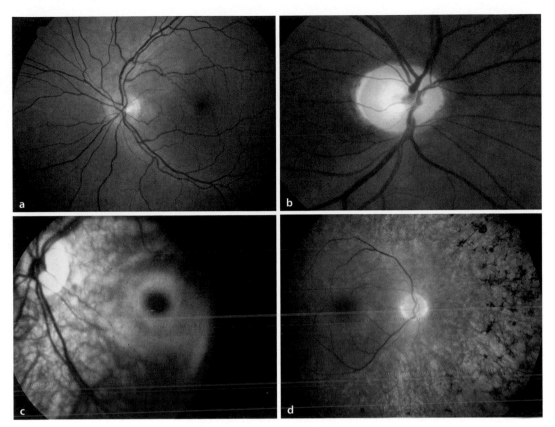

◻ **Abb. 13.12a–d** Augenhintergrundveränderungen bei progressiven Myoklonusepilepsien. **a** Normalbefund. **b** Opticusatrophie. **c** kirschroter Makulafleck. **d** Retinopathia pigmentosa

Myoklonus wirksam zu sein. Unter den neueren Antiepileptika wird Zonisamid und Topiramat eine gewisse Wirksamkeit zugesprochen. Piracetam kann eine Verbesserung der Symptomatik bei schweren Myoklonien bringen. Levetiracetam hat neben seiner Wirksamkeit bei fotogenen Anfällen oft einen positiven Effekt auf die Myoklonien und auch auf die myoklonischen Anfälle (Genton und Gélisse 2000, Genton et al. 2002).

13.3.1 Juvenile neuronale Zeroid-lipofuszinose (CLN3)

Die Erkrankung manifestiert sich in der Regel zwischen dem 4. und 10. Lebensjahr mit Visuseinschränkung bei Pigmentdegeneration und Atrophie oder auch sog. Schießscheibenmakulopathie. Eine zunehmende Einschränkung mentaler Funktionen wird kurze Zeit später deutlich und erste neurologische Auffälligkeiten sind 2–3 Jahre nach Beginn der Erkrankung erkennbar. Zuerst finden sich eine Ataxie oder eine extrapyramidale Bewegungsstörung; später dann auch Pyramidenbahnzeichen.

Zerebrale Krampfanfälle, vorwiegend generalisierte tonisch-klonische Anfälle und Absencen, treten etwa 4 Jahre nach Beginn der Erkrankung auf. Myoklonien insbesondere des Gesichts, die in generalisierte tonisch-klonische Anfälle übergehen können, treten ebenfalls etwa zu diesem Zeitpunkt auf. Nicht selten aber gehen Myoklonien und Krampfanfälle den Visusproblemen voraus. Bei der Mehrzahl betroffener Kinder besteht ab dem Alter von 10 Jahren Rollstuhlpflichtigkeit. Die Erkrankungsdauer beträgt nicht selten mehr als 20 Jahre (Genton et al. 2002).

Das EEG zeigt in frühen Stadien zumeist eine verlangsamte Grundaktivität und Paroxysmen aus

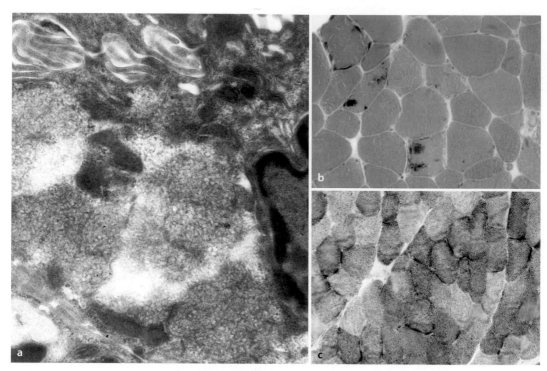

☑ **Abb. 13.13a–c** Biopsate. **a** Im Hautbiopsat elektronenmikroskopischer Nachweis von kurvilinearen Einschlusskörperchen bei NCL Typ II. Im Muskelbiopsat in der **b** Gomori-Trichrom-Färbung Darstellung von ragged red fibers und **c** in der kombinierten SDH/COX-Färbung von COX-negativen Fasern (*blau*) bei mitochondrialer Zytopathie. (Mit freundl. Genehmigung von Fr. Dr. Schänzer, Institut für Neuropathologie Gießen, Universität Gießen-Marburg)

»spike und polyspike waves« mit Zunahme im Schlaf. Während die VEP im Verlauf erlöschen, zeigen die SEP oft eine Amplitudenzunahme (Genton et al. 2002). Kernspintomographisch findet sich eine zunehmende Hirnatrophie. Charakteristisch sind Vakuolen im Zytoplasma von Lymphozyten. Die Hautbiopsie zeigt bei elektronenmikroskopischer Begutachtung sog. Fingerabdruckprofile. Das Gen für die CLN3 ist bekannt (Göbel u. Wisniewski 2004, Jalanko u. Braulke 2008).

Die sog. **nordische Epilepsie** ist eine Erkrankung meist skandinavischer und türkischer Patienten. Betroffene Kinder haben eine Epilepsie, aber keinen Visusverlust. Es wurden NCL-artige Einschlusskörperchen und Mutationen im CLN8-Gen gefunden (Ranta et al. 2004). Als CLN9 werden Fälle bezeichnet, bei denen die Patienten einen ähnlichen klinischen Krankheitsverlauf zeigen wie bei der CLN3; Mutationen des CLN3-Gens aber ausgeschlossen werden konnten. Nicht selten führen aty-

pische Mutationen des CLN1-Gens zu einer Manifestation der Erkrankung im Schulalter mit milderem Verlauf als bei der klassischen Verlaufsform der CLN1.

13.3.2 Adulte neuronale Zeroidlipofuszinose (CLN4)

Klinisches Bild und Verlauf dieser Erkrankung sind weniger gut charakterisiert als bei den anderen NCL-Formen. Das Manifestationsalter beträgt 11–50 Jahre. Im Gegensatz zu den anderen Formen fehlt ein Visusverlust. Genetisch lassen sich eine autosomal-rezessive und eine autosomal-dominante Form abgrenzen. Klinisch können zwei verschiedene Verlaufsformen unterschieden werden. Während eine Form vorwiegend mit einer Demenz und Dyskinesien einhergeht, verläuft die Erkrankung bei der anderen Gruppe unter dem Bild einer progressiven

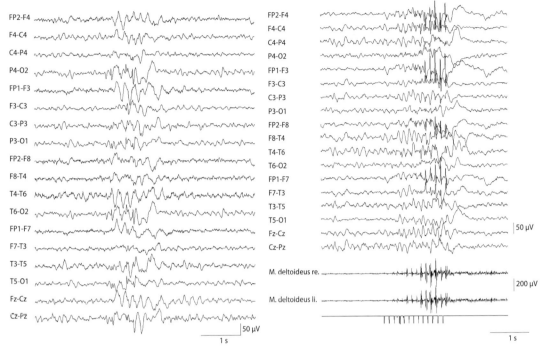

□ Abb. 13.14 12-jähriges Mädchen mit MERRF. Im Ruhe-EEG unregelmäßige Grundaktivität und generalisierte »spikes and waves«. Unter Fotostimulation bereits bei 5 Hz generalisierte »polyspikes« und Myoklonien der Arme und des Gesichts

Myoklonusepilepsie (Jalanko u. Braulke 2008). Das EEG zeigt in den letztgenannten Fällen eine Verlangsamung der Grundaktivität, generalisierte Spike-wave-Paroxysmen und eine ausgeprägte Fotosensibilität. Riesen-SEP können in einem Teil der Fälle registriert werden. Die Diagnosestellung kann schwierig sein, da der Nachweis NCL-typischer Speicherphänomene aus der Haut- und auch aus der Rektumschleimhaut nicht immer gelingt (Genton et al. 2002).

13.3.3 Myoklonusepilepsie mit ragged red fibres (MERRF)

Hauptmerkmale dieses Krankheitsbildes sind Myoklonien, generalisierte myoklonische und tonisch-klonische Anfälle, Ataxie sowie pathologisch konfigurierte Mitochondrien in der Muskelbiopsie (»ragged red fibers«; □ Abb. 13.13). Als weitere Symptome können u. a. Schwerhörigkeit, Optikusatrophie, Kleinwuchs, Laktazidose und Pyramiden-

bahnzeichen auftreten. Solche Symptome können der Manifestation der Epilepsie vorausgehen. Das Erkrankungsalter variiert zwischen 3 und 65 Jahren. Das Hauptmanifestationsalter beträgt 6–10 Jahre. Ähnlich wie der Beginn der Erkrankung ist auch der Verlauf sehr variabel. Zudem bestehen Überschneidungen des klinischen Bildes mit anderen mitochondrialen Enzephalomyopathien wie z. B. dem MELAS.

Elektroenzephalographisch finden sich häufig eine Verlangsamung der Grundaktivität, Spike- und Polyspike-wave-Paroxysmen sowie generalisierte Ausbrüche von Delta-Wellen. Eine Fotosensibilität ist ebenfalls häufig nachweisbar (□ Abb. 13.14). Neurophysiologisch können bei einigen Patienten Riesenpotenziale nachgewiesen werden (So et al. 1989). Die Bestimmung der Atmungskettenenzyme im Muskelbiopsat zeigt häufig einen Komplex-I und -IV-Defekt, kann aber auch unauffällig ausfallen. Ursache der Erkrankung sind in der überwiegenden Mehrzahl der Fälle Punktmutationen der mitochondrialen DNA im Transfer-RNA-Gen für Lysin. Mehr als 80% der Patienten weisen die Mutation mt8344G>A und weitere 10% eine der drei Mutationen mt8356T>C, mt8363G>A oder mt8361G>A auf (Hahn et al. 2011, Delgado-Escueta et al. 2001).

13.3.4 Sialidose

Die Sialidose Typ 1 ist eine autosomal-rezessive Erkrankung, die durch eine Defizienz der lysosomalen Neuraminidase A verursacht wird und mit einem pathologischen Oligosaccharidausscheidungsmuster im Urin einhergeht (Shahwan et al. 2005). Erste Symptome in Form von Visuseinschränkung, Myoklonien und generalisierten tonisch-klonischen Anfällen treten zumeist zwischen dem 8. und 15. Lebensjahr auf. Zusätzliche Symptome können eine Ataxie und das Gefühl brennender Hände und Füße mit Aggravation bei Wärmeexposition sein. Die ophthalmologische Untersuchung zeigt als charakteristischen Befund einen kirschroten Makulafleck gelegentlich assoziiert mit weiteren Auffälligkeiten (Rapin et al. 1978).

Die Myoklonien treten spontan auf und nehmen bei Bewegungsintention zu. Bilaterale Myoklonien können durch sensorische Stimuli ausgelöst werden. Irreguläre polytope Myoklonien im Gesichtsbereich, die nicht durch sensorische Stimuli aktiviert werden und auch während des Schlafs bestehen bleiben, sind ebenfalls sehr charakteristisch. Das EEG zeigt zu Beginn noch eine normale, häufig amplitudenniedrige Grundaktivität, deren Frequenz aber im Verlauf der Erkrankung langsam abnimmt. Die Myoklonien sind teilweise ohne elektroenzephalographisches Korrelat; massive Myoklonien gehen aber mit irregulären »spikes and waves« einher. Eine Fotosensibilität besteht nicht. Die Amplitude der VEP ist meist bereits bei Einsetzen der neurologischen Symptome erniedrigt, während die der SEP überhöht ist (Genton et al. 2002).

Die Prognose der Erkrankung ist ungünstig. Zwar sprechen die Krampfanfälle auf eine antiepileptische Therapie an, doch führen die therapeutisch kaum beeinflussbaren massiven Myoklonien relativ rasch zur Pflegebedürftigkeit. Die Diagnose kann anhand der Analyse der Oligosaccharidausscheidung im Urin vermutet und durch Enzymaktivitätsbestimmung in Fibroblasten gesichert werden.

Eine molekulargenetische Diagnosesicherung ist auch möglich (Shahwan et al. 2005).

Die Sialidose Typ II wird ebenfalls durch einen Neuraminidase A-Mangel verursacht, doch sind das klinische Bild und der Verlauf schwerer als beim Typ I. Betroffene Patienten zeigen einen Hurler-ähnlichen Phänotyp mit Dysostosis multiplex, Hepatosplenomegalie und Katarakt. Die Erkrankung kann sich vom Neugeborenen- bis ins Adoleszentenalter hinein manifestieren.

13.3.5 Unverricht-Lundborg-Erkrankung

Die Erkrankung hat eine hohe Prävalenz in Finnland und im Mittelmeerraum. Das Manifestationsalter reicht von 6–18 Jahren. Charakteristisch ist ein stimulussensitiver Myoklonus, der durch passive Gelenkbewegungen, Schreck und visuelle Stimuli verstärkt oder ausgelöst werden kann. Die Myoklonien nehmen mit der Zeit an Heftigkeit und Häufigkeit zu und führen schließlich zur Rollstuhlpflichtigkeit. Zudem entwickelt sich eine Ataxie mit Intentionstremor und Dysarthrie. Generalisierte tonisch-klonische Anfälle sind bei etwa 50% der Patienten das Initialsymptom. Auch Absencen können auftreten. Die Epilepsie ist aber in aller Regel gut zu kontrollieren.

Ein mentaler Abbau entwickelt sich erst spät und ist häufig nur mild ausgeprägt. Das EEG erlaubt zu Beginn meist keine sichere Abgrenzung von idiopathischen generalisierten Epilepsien. Mit der Zeit wird aber eine Grundrhythmusverlangsamung mit zunehmend häufiger eingelagerten »spikes« und »polyspikes« erkennbar. Eine Fotosensibilität findet sich bei nahezu allen Patienten. Nach einer Phase der initialen Verschlechterung stagniert die Erkrankung und die Betroffenen können viele Jahre überleben (Kälväinen et al. 2008).

Ursache der Erkrankung sind rezessive Mutationen im Cystatin-B-Gen (CSTB, EPM1), das für einen Protease-Inhibitor kodiert. Es wird angenommen, dass das defekte Gen eine Rolle in der Apoptose-Regulation spielt. Bei der ganz überwiegenden Mehrzahl der Patienten findet sich ein verlängertes Dodecamer-Repeat in der nichttranslatierten 5′Promotorregion. Punktmutationen im Gen selbst

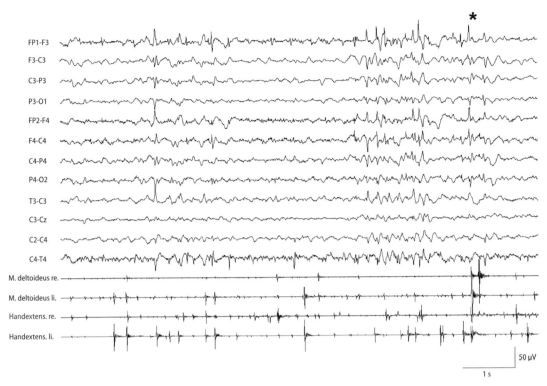

◻ **Abb. 13.15** 14-jähriges Mädchen mit Lafora-Body-Erkrankung. Multiple polytope Myoklonien im Oberflächen-EMG ohne Korrelat im EEG. Lediglich einmalig (*) Assoziation mit »spikes and waves«

sind sehr viel seltener (Shahwan et al. 2005, Kälväinen et al. 2008).

Valproat und Clobazam sind effektiv in der Behandlung der Epilepsie und beeinflussen auch die Myoklonien positiv. Die Myoklonien sprechen auch auf Piracetam und Levetiracetam an. Eine Vagusnervstimulatorimplantation stellt eine weitere therapeutische Alternative dar.

> ❯ Die Gabe von Phenytoin sollte unbedingt vermieden werden, da hierdurch die Erkrankung deutlich verschlechtert werden kann (Shahwan et al. 2005).

13.3.6 Lafora-Body-Erkrankung

Das Krankheitsbild hat eine hohe Prävalenz in Mittelmeerländern. Es handelt sich um eine autosomal-rezessiv vererbte, generalisierte Polyglucosanspeichererkrankung mit zumeist rasch progredientem Verlauf. Typische Befunde sind neben epileptischen Anfällen stimulussensitive Myoklonien, progrediente Visusminderung und mentaler Abbau. Die Erkrankung setzt bei bis dahin normal entwickelten Kindern im Alter von 6–19 Jahren ein. Febrile Anfälle können der Epilepsie vorausgehen und initial kann eine Abgrenzung von der juvenilen myoklonischen Epilepsie schwierig sein. Neben visuellen Anfällen können Absencen, generalisierte tonisch-klonische Anfälle und astatische Anfälle auftreten. Der Myoklonus ist initial zumeist mild, nimmt im Verlauf aber deutlich zu (◻ Abb. 13.15).

Die Patienten versterben häufig innerhalb des ersten Jahrzehnts nach Diagnosestellung. Das EEG ist zunächst noch normal, doch kommt es rasch zu einer Verlangsamung der Grundaktivität mit Einlagerung von »spikes«, »polyspikes« und »okzipitalen sharp waves« (Shahwan et al. 2005, Delgado-Escueta et al. 2007). Polyglucosankörper können mittels Hautbiopsie nachgewiesen werden. Mutationen im EPM2A-Gen (Laforin) finden sich in etwa 60% und Defekte im EPM2B-Gen (Malin) in ungefähr 35%

der Fälle. Die genaue Pathogenese der Erkrankung ist nicht geklärt (Shahwan et al. 2005, Delgado-Escueta et al. 2007).

13.3.7 Weitere Ursachen für progressive Myoklonusepilepsien

Hierzu gehören die Dentato-Rubro-Pallido-Luysianische Atrophie (DRPLA), der Morbus Gaucher Typ III, die juvenile Form der Chorea Huntington, die Galaktosialidose, das Action-myoclonus-renal-failure-Syndrom, die familiäre Enzephalopathie mit Serpineinschlusskörperchen, die sog. »North Sea«-progressive Myoklonusepilepsie bedingt durch Mutationen im GOSR2-Gen, das spinale Muskelatrophie-plus-progressive Myoklonusepilepsie-Syndrom hervorgerufen durch Mutationen im ASAH1-Gen, das progressive Myoklonusepilepsie-Ataxie-Syndrom sowie die sog. KCDT7-assoziierte Epilepsie. Zudem müssen atypische Verläufe der neuroaxonalen Dystrophie, der Hallervorden-Spatz-Erkrankung und der Vanishing-white-matter-Leukenzephalopathie bedacht werden (Jansen et al. 2008, Berkovic et al. 2008, Anderman et al. 1986, Gourfinkel et al. 2007).

Literatur

Aicardi J (1998) Diseases of the nervous system in childhood. MacKeith, London, UK
Andermann E, Andermann F, Carpenter S et al. (1986) Action myoclonus-renal failure syndrome: a previously unrecognized neurological disorder unmasked by advances in nephrology. Adv Neurol 43: 87–103
Bagci S, Zschocke J, Hoffmann GF et al.(2008) Pyridoxal phosphate-dependent neonatal epileptic encephalopathy. Arch Dis Child Fetal Neonatal Ed93: F151–152
Baxter P, Griffiths P, Kelly T, Gardner-Medwin D (1996) Pyridoxine-dependent seizures: demographic, clinical, MRI and psychometric features, and effect of dose on intelligence quotient. Dev Med Child Neurol 38: 998–1006
Berkovic SF, Dibbens LM, Oshlack A et al. (2008) Array-based gene discovery with three unrelated subjects shows SCARB2/LIMP-2 deficiency causes myoclonus epilepsy and glomerulosclerosis. Am J Hum Genet 82: 673–684
Brockmann K (2009) The expanding phenotype of GLUT1-deficiency syndrome. Brain Dev 31: 545–552
Chien YH, Hsu CC, Huang A et al. (2004) Poor outcome for neonatal-type nonketotic hyperglycinemia treated with high-dose sodium benzoate and dextromethorphan. J Child Neurol 19: 39–42
de Koning TJ (2006) Treatment with amino acids in serine deficiency disorders. J Inherit Metab Dis 29: 347–351
Delgado-Escueta AV, Ganesh S, Yamakawa K (2001) Advances in the genetics of progressive myoclonus epilepsy. Am J Med Genet 106: 129–138
Delgado-Escueta AV (2007) Advances in lafora progressive myoclonus epilepsy. Curr Neurol Neurosci Rep 7: 428–433
De Vivo DC, Trifiletti RR, Jacobson RI et al. (1991) Defective glucose transport across the blood-brain barrier as a cause of persistent hypoglycorrhachia, seizures, and developmental delay. N Engl J Med 325: 703–709
Ebberink MS, Mooijer PA, Gootjes J et al. (2011) Genetic classification and mutational spectrum of more than 600 patients with a Zellweger syndrome spectrum disorder. Hum Mutat 32: 59–69
Enns GM (2008) Neurologic damage and neurocognitive dysfunction in urea cycle disorders. Semin Pediatr Neurol 15: 132–139
Footitt EJ, Heales SJ, Mills PB et al. (2011) Pyridoxal 5′-phosphate in cerebrospinal fluid; factors affecting concentration. J Inherit Metab Dis 34: 529–538
Gallagher RC, Van Hove JL, Scharer G et al. (2009) Folinic acid-responsive seizures are identical to pyridoxine-dependent epilepsy. Ann Neurol 65: 550–556
Genton P, Gélisse P (2000) Antimyoclonic effect of levetiracetam. Epileptic Disord 2: 209–212
Genton P, Malafosse A, Moulard B et al. (2002) Progressive myoclonus epilepsies. In: Roger J, Bureau M, Dravet C, Genton P, Tassinari CA, Wolf P (eds) Epileptic syndromes in infancy, childhood and adolescence. John Libbey & Co Ltd.
Goebel HH, Wisniewski KE (2004) Current state of clinical and morphological features in human NCL. Brain Pathol 14: 61–69
Gourfinkel-An I, Duyckaerts C, Camuzat A et al. (2007) Clinical and neuropathologic study of a French family with a mutation in the neuroserpin gene. Neurology 69: 79–83
Gropman AL, Summar M, Leonard JV (2007) Neurological implications of urea cycle disorders. J Inherit Metab Dis 30: 865–879
Hahn A, Schänzer A, Neubauer BA et al. (2011) MERRF-Like Phenotype Associated with a Rare Mitochondrial tRNAIle Mutation (m.4284 G>A). Neuropediatrics 42: 148–151
Hahn A (2014) Metabolische Epilepsien im Kindes- und Jugendalter. Z Epileptol, im Druck
Hamosh A, Maher JF, Bellus GA, Rasmussen SA, Johnston MV (1998) Long-term use of high-dose benzoate and dextromethorphan for the treatment of nonketotic hyperglycinemia. J Pediatr 132: 709–713
Hitzert MM, Bos AF, Bergman KA, et al. (2012) Favorable outcome in a newborn with molybdenum cofactor type A deficiency treated with cPMP. Pediatrics 130:e1005–1010
Horvath R, Hudson G, Ferrari G et al. (2006) Phenotypic spectrum associated with mutations of the mitochondrial polymerase gamma gene. Brain 129: 1674–1684

Hyland K (2005) Inborn errors of metabolism in infantile epilepsies. Neuropediatrics 36: 57–60

Hyland K, Shoffner J, Heales SJ (2010) Cerebral folate deficiency. J Inherit Metab Dis 33: 563–570

Jaeken J (2010) Congenital disorders of glycosylation. Ann N Y Acad Sci 1214: 190–198

Jalanko A, Braulke T (2009) Neuronal ceroid lipofuscinoses. Biochim Biophys Acta. 1793: 697–709

Jansen AC, Andermann E, Niel F et al. (2008) Leucoencephalopathy with vanishing white matter may cause progressive myoclonus epilepsy. Epilepsia 49: 910–913

Kaler SG (2011) ATP7A-related copper transport diseases-emerging concepts and future trends. Nat Rev Neurol 7: 15–29

Kälviäinen R, Khyuppenen J, Koskenkorva P et al. (2008) Clinical picture of EPM1-Unverricht-Lundborg disease. Epilepsia 49: 549–556

Kim BE, Smith K, Petris MJ (2003) A copper treatable Menkes disease mutation associated with defective trafficking of a functional Menkes copper ATPase. J Med Genet 40: 290–295

Klepper J (2008) Glucose transporter deficiency syndrome (GLUT1DS) and the ketogenic diet. Epilepsia 49 (Suppl 8): 46–49

Klepper J, Voit T (2002) Facilitated glucose transporter protein type 1 (GLUT1) deficiency syndrome: impaired glucose transport into brain – a review. Eur J Pediatr 161: 295–304

Kure S, Kato K, Dinopoulos A et al. (2006) Comprehensive mutation analysis of GLDC, AMT, and GCSH in nonketotic hyperglycinemia. Hum Mutat 27: 343–352

Livet M-O, Aicardi J, Plouin P, Mancini J, Chabrol B (2002) Epilepsies in inborn errors of metabolism. In: Roger J, Bureau M, Dravet Ch, Genton P, Tassinari CA, Wolf P (eds) Epileptic syndromes in infancy, childhood and adolescence. John Libbey & Co

Lehesjoki AE, Gardiner M (2012) Progressive myoclonus epilepsy: Unverricht-Lundborg disease and Neuronal ceroid lipofuscinoses. In: Noebels JL, Avoli M, Rogawski MA, Olsen RW, Delgado-Escueta AV (eds) Jasper's Basic Mechanisms of the Epilepsies [Internet]. 4th edition. National Center for Biotechnology Information (US), Bethesda (MD)

Leimkühler S, Charcosset M, Latour P et al. (2005) Ten novel mutations in the molybdenum cofactor genes MOCS1 and MOCS2 and in vitro characterization of a MOCS2 mutation that abolishes the binding ability of molybdopterin synthase. Hum Genet 117: 565–570

Mills PB, Struys E, Jakobs C et al. (2006) Mutations in antiquitin in individuals with pyridoxine-dependent seizures. Nat Med 12: 307–309

Mills PB, Surtees RA, Champion MP et al. (2005) Neonatal epileptic encephalopathy caused by mutations in the PNPO gene encoding pyridox(am)ine 5'-phosphate oxidase. Hum Mol Genet 14: 1077–1086

Milone M, Massie R (2010) Polymerase gamma 1 mutations: clinical correlations. Neurologist 16: 84–91

Moslinger D, Muhl A, Suormala T, Baumgartner R, Stockler-Ipsiroglu S (2003) Molecular characterisation and neuropsychological outcome of 21 patients with profound biotinidase deficiency detected by newborn screening and family studies. Eur J Pediatr 162 (Suppl 1): S46–49

Mullen SA, Suls A, De Jonghe P, Berkovic SF, Scheffer IE (2010) Absence epilepsies with widely variable onset are a key feature of familial GLUT1 deficiency. Neurology 75: 432–440

Mullen SA, Marini C, Suls A et al. (2011) Glucose transporter 1 deficiency as a treatable cause of myoclonic astatic epilepsy. Arch Neurol 68: 1152–1155

Pampiglione G, Harden A (1974) An infantile form on neuronal »storage« disease with characteristic evolution of neurophysiological features. Brain 97: 355–360

Pampiglione G, Harden A (1973) Neurophysiological identification of a late infantile form of »neuronal lipidosis«. J Neurol Neurosurg Psychiatry 36: 68–74

Pearl PL, Gibson KM, Acosta MT et al. (2003) Clinical spectrum of succinic semialdehyde dehydrogenase deficiency. Neurology 60: 1413–1417

Pearl PL, Taylor JL, Trzcinski S, Sokohl A (2007) The pediatric neurotransmitter disorders. J Child Neurol 22: 606–616

Platt FM, Jeyakumar M (2008) Substrate reduction therapy. Acta Paediatr Suppl 97: 88–93

Plecko B, Brunner-Krainz M, Gruber-Sedlmayr U, Kortschak A (2005) Epilepsie als Leitsymptom angeborener Stoffwechselstörungen. Mitteilungen der Österreichischen Sektion der Internationalen Liga gegen Epilepsie 5: 2–11

Plecko B, Paschke E, Erwa W (2005) Abklärung angeborener Stoffwechselerkrankungen mit dem Leitsymptom Epilepsie. Mitteilungen der Österreichischen Sektion der Internationalen Liga gegen Epilepsie 5: 12–15

Poll-The BW (2004) Disorders of metabolism and neurodegenerative disorders associated with epilepsy. In: Wallace SJ, Farrell K (eds) Epilepsy in children. Arnold, London, UK

Prasad AN, Rupar CA, Prasad C (2011) Methylenetetrahydrofolate reductase (MTHFR) deficiency and infantile epilepsy. Brain Dev 33: 758–769

Ranta S, Topcu M, Tegelberg S et al. (2004) Variant late infantile neuronal ceroid lipofuscinosis in a subset of Turkish patients is allelic to Northern epilepsy. Hum Mutat 23: 300–305

Rapin I, Goldfischer S, Katzman R, Engel J Jr, O'Brien JS (1978) The cherry-red spot-myoclonus syndrome. Ann Neurol 3: 234–242

Rosenblatt DS (2000) Disorders of cobalamin and folate transport and metabolism. In: Fernandes J, Saudubray J-M, van den Berghe G (eds) Inborn metabolic diseases. Springer, Berlin

Salvan AM, Chabrol B, Lamoureux S et al. (1999) In vivo brain proton MR spectroscopy in a case of molybdenum cofactor deficiency. Pediatr Radiol 29: 846–848

Seidahmed MZ, Alyamani EA, Rashed MS et al. (2005) Total truncation of the molybdopterin/dimerization domains of SUOX protein in an Arab family with isolated sulfite oxidase deficiency. Am J Med Genet 136A: 205–209

Shahwan A, Farrell M, Delanty N (2005) Progressive myoclonic epilepsies: a review of genetic and therapeutic aspects. Lancet Neurol 4: 239–248

So N, Berkovic S, Andermann F et al. (1989) Myoclonus epilepsy and ragged-red fibres (MERRF). Electrophysiological studies and comparison with other progressive myoclonus epilepsies. Brain 112: 1261–1276

Steinfeld R, Grapp M, Kraetzner R et al. (2009) Folate receptor alpha defect causes cerebral folate transport deficiency: a treatable neurodegenerative disorder associated with disturbed myelin metabolism. Am J Hum Genet 85: 354–363

Stöckler S, Plecko B, Gospe SM Jr et al. (2011) Pyridoxine dependent epilepsy and antiquitin deficiency Clinical and molecular characteristics and recommendations for diagnosis, treatment and follow-up. Mol Genet Metab 104: 48–60

Stöckler S, Schutz PW, Salomons GS (2007) Cerebral creatine deficiency syndromes: clinical aspects, treatment and pathophysiology. Subcell Biochem 46: 149–166

Struys EA (2006) D-2-Hydroxyglutaric aciduria: unravelling the biochemical pathway and the genetic defect. J Inherit Metab Dis 29: 21–29

Suls A, Mullen SA, Weber YG et al. (2009) Early-onset absence epilepsy caused by mutations in the glucose transporter GLUT1. Ann Neurol 66: 415–419

Suzuki Y, Yang X, Aoki Y, Kure S, Matsubara Y (2005) Mutations in the holocarboxylase synthetase gene HLCS. Hum Mutat 26: 285–290

Tabatabaie L, Klomp LW, Berger R, de Koning TJ (2010) L-serine synthesis in the central nervous system: a review on serine deficiency disorders. Mol Genet Metab 99: 256–262

Takahashi Y, Suzuki Y, Kumazaki K et al. (1997) Epilepsy in peroxisomal diseases. Epilepsia 38: 182–188

Takuma Y (1998) ACTH therapy for infantile spasms: a combination therapy with high-dose pyridoxal phosphate and low-dose ACTH. Epilepsia 39 (Suppl 5): 42–45

Topc M, Coskun T, Haliloglu G, Saatci I (2001) Molybdenum cofactor deficiency: report of three cases presenting as hypoxic-ischemic encephalopathy. J Child Neurol 16: 264–270

Tsao CY (2009) Current trends in the treatment of infantile spasms. Neuropsychiatr Dis Treat 5: 289–299

Tsuji M, Aida N, Obata T et al. (2010) A new case of GABA transaminase deficiency facilitated by proton MR spectroscopy. J Inherit Metab Dis 33: 85–90

Tümer Z, Møller LB (2010) Menkes disease. Eur J Hum Genet 18: 511–518

Veldman A, Santamaria-Araujo JA, Sollazzo S et al. (2010) Successful treatment of molybdenum cofactor deficiency type A with cPMP. Pediatrics 125: e1249–e1254

Weber P, Scholl S, Baumgartner ER (2004) Outcome in patients with profound biotinidase deficiency: relevance of newborn screening. Dev Med Child Neurol 46: 480–484

Weller S, Rosewich H, Gärtner J (2008) Cerebral MRI as a valuable diagnostic tool in Zellweger spectrum patients. J Inherit Metab Dis 31: 270–280

Wolf NI, García-Cazorla A, Hoffmann GF (2009) Epilepsy and inborn errors of metabolism in children. J Inherit Metab Dis 32: 609–617

13

Störungen der Intelligenz, des Wesens und Verhaltens sowie der Konzentration und Aufmerksamkeit bei Epilepsien

B. Neubauer, A. Hahn

B. A. Neubauer, A. Hahn (Hrsg.), *Dooses Epilepsien im Kindes- und Jugendalter*,
DOI 10.1007/978-3-642-41954-6_14, © Springer-Verlag Berlin Heidelberg 2014

14.1   Störungen der Intelligenz

— Pellock 2004, Hamiwka u. Wirrell 2009

Etwa 70% der epileptischen Kinder haben eine normale intellektuelle Leistungsfähigkeit oder weisen nur leichte Einschränkungen wie z. B. Teilleistungsstörungen auf, so dass sie eine Normal- oder Förderschule besuchen können. Zwischen 20 und 30% der Kinder sind stärker leistungsgemindert und nur etwa 3–5% sind so schwer beeinträchtigt, dass sie elementarer heilpädagogischer Förderung bedürfen.

Psychomentale Störungen bei epileptischen Kindern werden durch unterschiedliche Faktoren bedingt. Hierzu gehören Alter bei Beginn der Krankheit, Typ der Epilepsie, primäre hirnorganische Schäden, Auswirkungen von Anfallsserien und -staten, Nebenwirkungen antikonvulsiver Medikamente sowie soziale und genetische Faktoren. Da die einzelnen Faktoren nicht voneinander unabhängig sind, resultiert oft ein komplexes Bedingungsgefüge, dessen Analyse im Einzelfall schwierig oder gar unmöglich sein kann.

Bei den meisten Patienten sind Störungen der Intelligenz Symptom der auch für die Epilepsie ursächlich verantwortlichen Hirnschädigung oder Hirnentwicklungsstörung. In diesen Fällen ergeben sich relativ gut überschaubare Verhältnisse.

Viel begrenzter sind die Kenntnisse von Hirnleistungsstörungen, die erst im Gefolge der Epilepsie als Auswirkung der Krankheit selbst auftreten. Die Betrachtung dieser Zusammenhänge hat ganz neue Akzente durch die inzwischen auch experimentell belegte Erkenntnis gewonnen, dass nicht nur Serien und Staten von großen Anfällen, sondern auch Staten von kleinen Anfällen und v. a. bioelektrische Staten zu irreparablen Hirnschäden führen können (Sofou et al. 2009). Allerdings wird mittlerweile teilweise das epileptische Geschehen bei der Ursachenanalyse zu sehr in den Vordergrund gerückt. Selbst dann, wenn keine epileptischen Anfälle auftreten und auch keine bioelektrischen Staten nachweisbar sind, werden Hirnleistungsstörungen unterschiedlicher Art als »kognitive Epilepsie« oder »kognitive Anfälle« interpretiert. Dieses Abrücken von fundierten pathophysiologischen Definitionen epileptischer Phänomene erscheint nicht ungefährlich, da problematische therapeutische Konsequenzen resultieren können.

Trotz aller Fortschritte ist das heutige Wissen von Hirnleistungsstörungen bei epileptischen Kindern immer noch begrenzt. Es besteht v. a. ein Mangel an Untersuchungen über die Entwicklungsdynamik solcher Störungen, die neuropsychologische, neurologische und neurophysiologische Befunde in gleicher Weise berücksichtigen. Ein solcher Mangel muss verständlicherweise bei einer chronischen Krankheit des reifenden, d. h. sich dauernd verändernden, Organismus besonders gravierend sein. Das fast völlige Fehlen solcher Untersuchungen erklärt auch, dass die gravierende Bedeutung Epilepsie-bedingter, also im Krankheitsverlauf auftretender Hirnschäden und ihrer Pathogenese erst in den letzten Jahren etwas genauer bekannt wurde.

Es können folgende Formen von Hirnleistungsstörungen unterschieden werden:

— Leistungsstörungen als Symptom einer auch für die Epilepsie verantwortlichen Hirnschädigung,
— Leistungsstörungen als unmittelbares Symptom der epileptischen neuronalen Funktionsstörung,
— Leistungsstörungen als Symptom einer durch das epileptische Geschehen entstandenen Hirnschädigung.

Als Ursache von primären globalen und speziellen mentalen Defiziten kommen alle Schäden in Betracht, die auch Ursache einer Epilepsie sein können. Als Beispiel können die benignen Partialepilepsien dienen. Ein Teil der betroffenen Kinder zeigt eine primäre, also schon vor den ersten Anfällen erkennbare, Entwicklungsretardierung oder Störung von Teilfunktionen wie Dysphasie, Dyskalkulie, gestörte visuomotorische Koordination u. a. Fehlen anamnestische Hinweise auf eine Entwicklungsregression, also einen Verlust von bereits erworbenen Fähigkeiten, im Zusammenhang mit dem Auftreten von Anfällen, bleibt die Annahme einer epileptogenen Entstehung der Entwicklungsstörung spekulativ.

Viel wahrscheinlicher ist, dass diese Störungen, die fokalen EEG-Veränderungen und epileptische Anfälle gleichgeordnete Symptome einer vorbestehenden zerebralen Entwicklungsstörung sind, z. B.

im Sinne einer sog. hereditären zerebralen Maturationsstörung (Doose et al. 2000).

Kognitive Störungen können unmittelbares Symptom epileptischer Aktivität sein. Einzelne Paroxysmen von hypersynchroner Aktivität bei primär generalisierten und bei Partialepilepsien können von kurzen kognitiven Störungen begleitet sein. Dieses sog. »transient cognitive impairment« (TCI) ist der Modellfall einer unmittelbar aus einer abnormen neuronalen Synchronisation entstehenden Hirnfunktionsstörung (Aldenkamp u. Arends 2004). Eine Steigerung dieses Phänomens stellen länger dauernde Paroxysmen mit entsprechenden Funktionsstörungen, d.h. Anfälle nach herkömmlicher Definition wie z.B. Absencen oder Partialanfälle mit jeweils charakteristischen kognitiven Ausfällen, dar. Die stärkste Ausbildungsform schließlich bilden Anfallsstaten mit ihren typischen psychopathologischen Symptomen, d.h. kognitiven Einschränkungen und Störungen der Merkfähigkeit, der zeitlichen und örtlichen Orientierung usw. Bei allen drei Ausprägungsformen handelt es sich um Symptome unmittelbar epileptischer Genese. Neuronale Verbände unterschiedlicher Ausdehnung werden durch abnorme Synchronisation unfähig zu normaler Funktion.

Kurze Paroxysmen führen nach heutigem Wissen nicht zu einer Schädigung der Neuronen. Nur die prolongierte epileptische Erregung, d.h. der Status, kann via exzitotoxische Mechanismen Zellschäden bewirken.

Es ist seit langem bekannt, dass prolongierte Anfälle und Anfallsstaten zu Hirnschäden mit psychomentalen und neurologischen Defiziten führen können. Die Grenzen zwischen transienten, nur postiktual auftretenden Ausfällen im Sinne einer »Erschöpfung« und persistierenden psychomentalen Defiziten sind oft nicht scharf. Darüber hinaus ist heute gesichert, dass auch Staten von kleinen Anfällen sowie bioelektrische Staten ohne Anfallssymptome zu reversiblen und irreversiblen Schäden führen können. Beispiele sind der ESES z.B. beim Landau-Kleffner- oder Pseudo-Lennox-Syndrom und demenzielle Verläufe bei Hypsarrhythmie. Ursache der hier entstehenden Ausfälle ist nicht die epileptische Erregung selbst, sondern ihre schädliche Auswirkung auf den Zellmetabolismus bis hin zum Zelltod. Reversibilität der Symptomatik unter

effektiver Therapie besteht nur so lange, wie keine Zellschäden eingetreten sind. Die Pathogenese solcher Zellschäden ist in einigen Punkten aufgeklärt (Meldrum 2002).

Nicht selten kommt es bei schwerer verlaufenden Epilepsien zu einer Kombination von primären Entwicklungsstörungen bzw. Schäden und epileptogenen Ausfällen. Entwickelt sich bei Kindern mit einer primären Entwicklungsproblematik im oben genannten Sinne ein bioelektrischer Status, kann es zu einer Entwicklungsregression kommen, d.h. bereits erworbene Funktionen gehen wieder verloren.

Ein typisches Beispiel bilden Kinder mit einer primären Sprachentwicklungsverzögerung und einem später auftretenden Landau-Kleffner-Syndrom. Hier sind verschiedene pathogenetische Mechanismen zu erkennen. Die primäre Sprachentwicklungsverzögerung ist dabei durch eine hereditäre zerebrale Maturationsstörung bedingt. Auf dem Boden dieser Reifungsstörung entwickelt sich eine Epilepsie mit einem bioelektrischen Status. Dieser bewirkt zunächst funktionelle, reversible Ausfälle. Bei längerer Dauer wird er zur Ursache von Zellschäden und einer Regression der bereits primär gestörten Sprache. Die neuropsychologische Diagnostik erlaubt keine Unterscheidung der primären Sprachentwicklungsverzögerung und der erworbenen sprachlichen Ausfälle. Wegweisend ist die Anamnese, die bei einem primär sprachretardierten Kind einen Entwicklungsknick mit Verlust der erworbenen Sprache erkennen lässt.

Die geschilderten Beispiele machen die mögliche Vielschichtigkeit der Entwicklungsbedingungen von Hirnleistungsstörungen erkennbar. Weitere Aspekte dürfen aber nicht übersehen werden.

So müssen bei der Beurteilung der geistigen Leistungsfähigkeit epileptischer Kinder v.a. auch mögliche Nebenwirkungen der Antikonvulsiva wie z.B. eine schleichende Intoxikation sorgfältig beachtet werden. Blutspiegeluntersuchungen sind für die Diagnosestellung hilfreich, aber keineswegs verlässlich. Die individuelle Empfindlichkeit gegenüber Antikonvulsiva ist sehr unterschiedlich. Manche Kinder reagieren schon auf »normale« Dosen mit einer deutlichen Einschränkung ihrer Leistungsfähigkeit. Wichtig sind also eine sorgfältige Beobachtung und ggf. wiederholte testpsychologische Untersuchungen. Es ist darüber hinaus immer im Auge zu behalten, dass jüngere und behinderte Kinder nicht in der Lage sind, die negativen Auswirkungen der Therapie auf ihr Befinden zu verbalisieren. Es ist nicht erlaubt, unter Hinweis auf »normale« Blutspiegel die Möglichkeit von Nebenwirkungen auszuschließen. Die medikamentenbedingte sog. Pseudodemenz wird häufig nicht richtig erkannt.

> Ein klares Bild von der tatsächlichen Leistungsfähigkeit und dem Entwicklungspotenzial eines Kindes erhält man oft erst dann, wenn die Dosis der Medikamente reduziert wird.

14.2 Störungen des Wesens und des Verhaltens

Eine epileptische Wesensänderung als eigenständiges und in sich einheitliches Syndrom ist nicht existent. Es muss zunächst betont werden, dass sich mehr als die Hälfte ordnungsgemäß behandelter epileptischer Kinder im Wesen und Verhalten nicht von Gesunden unterscheidet. Die bei den übrigen Kranken vorkommenden psychischen Symptome sind in ihrer Ätiopathogenese sehr vielschichtig. Als pathogene und pathoplastische Faktoren kommen wie bei den Intelligenzstörungen primäre und sekundäre hirnorganische Schäden, konstitutionelle Eigentümlichkeiten, psychoreaktive Störungen und medikamentöse Begleiteffekte in Betracht. Je nach Gewicht der Teilfaktoren entstehen sehr variable klinische Syndrome.

Psychotische Episoden sind bei epileptischen Kindern insgesamt selten und betreffen vorwiegend Patienten mit schweren Absence- oder Grand-mal-Epilepsien sowie komplexen Partialanfällen (Kanner u. Dunn 2004). Bei meist voll erhaltenem Bewusstsein kommt es zu psychischen Störungen schizophrenen Charakters mit Halluzinationen, Wahnvorstellungen, depressiven Verstimmungen, bizarren Verhaltensweisen, Ängsten u.a. Die psychotischen Störungen treten besonders dann auf, wenn unter antikonvulsiver Therapie die Anfälle an Häufigkeit abnehmen oder schwinden und sich das EEG normalisiert. Dies wird auch als »forcierte Normalisierung« oder »alternative Psychose« bezeichnet. Die Zugabe eines Neuroleptikums zur Ba-

sistherapie ist nicht immer ausreichend. Oft muss die antikonvulsive Therapie reduziert werden.

> Insbesondere Phenobarbital und Primidon können psychotische Episoden auslösen und müssen primär dosisreduziert werden.

Mit Wiederauftreten oder erneuter Zunahme von Anfällen bilden sich die psychotischen Symptome in aller Regel zurück. Bei primär generalisierten Epilepsien, bei denen unter Ethosuximid und/oder Phenobarbital psychotische Episoden auftreten, kann mit Valproat gelegentlich Anfallsfreiheit erzielt werden, ohne dass alternativ psychische Störungen auftreten. Auch Vigabatrin und Topiramat können bei Kindern zu ausgeprägten psychischen Störungen führen.

14.3 Aufmerksamkeits-, Konzentrations- und Teilleistungsstörungen

– van der Feltz-Cornelis u. Aldenkamp 2006, Hermann et al. 2007, Ottman et al. 2011

Kinder mit Epilepsien haben unabhängig von ihrem globalen Intelligenzquotienten ein 3-fach erhöhtes Risiko eine Lernhilfeschule zu besuchen. Ursachen hierfür sind neben den allgemeinen, immer noch weitverbreiteten Vorurteilen intelligenzunabhängige Aufmerksamkeitsstörungen sowie Teilleistungs- und spezifische Lernstörungen. Es existieren keine klaren Beziehungen zwischen bestimmten Teilleistungsstörungen und den einzelnen Epilepsien oder Epilepsiesyndromen. Die bekannten spezifischen Lernstörungen wie z. B. Sprachstörung, Lese-Rechtschreib-Störung, Rechenstörung kommen alle bei Epilepsie-Patienten gehäuft vor. Zusätzlich zeigen Kinder mit Epilepsie, die medikamentös behandelt werden, oft ein etwas geringeres Arbeitstempo. Aufmerksamkeits- und Konzentrationsstörungen sind insgesamt bei Epilepsie-Patienten häufig.

Gemäß der ICD10-Klassifikation ist die **hyperkinetische Störung** durch Unaufmerksamkeit, Impulsivität, das Auftreten der Symptome in mehreren Situationen, Zeitstabilität dieses Verhaltens über einen Zeitraum von mindestens 6 Monaten und Beginn vor dem 6. Lebensjahr charakterisiert.

Nach dem DSM IV werden drei Subtypen unterschieden:

- Aufmerksamkeitsdefizit-Hyperaktivitätsstörung (ADHS),
- vorwiegend hyperaktiv-impulsiver Typ (ohne Aufmerksamkeitsstörung),
- vorwiegend unaufmerksamer Typ (entspricht in der ICD 10 der isolierten Aufmerksamkeitsstörung).

Die Häufigkeit bei **Kindern ohne Epilepsie** beträgt etwa 3–7%. Jungen sind in einem Verhältnis von 2,5:1 deutlich häufiger betroffen als Mädchen. Ursächlich sind ganz überwiegend genetische Faktoren, doch spielen auch erworbene biologische Faktoren und psychosoziale Umstände eine Rolle. Zu den erworbenen biologischen Risikofaktoren zählen v. a. Schwangerschafts- und Geburtskomplikationen wie Frühgeburtlichkeit und deutlich erniedrigtes Geburtsgewicht sowie Alkohol-, Nikotin- oder anderweitiger Drogenkonsum der Mutter während der Schwangerschaft. Mögliche negative psychosoziale Faktoren sind eine ungünstige familiäre Situation mit Vernachlässigung in der frühen Kindheit, Heimerziehung oder fehlende Bindungsmöglichkeit bei wechselnden Bezugspersonen.

Bei **Kindern mit Epilepsie** findet sich in bis zu 30% eine Aufmerksamkeitsproblematik. Im Unterschied zu Kindern ohne Epilepsie, bei denen entsprechend der DSM-IV-Klassifikation der kombinierte Typ am häufigsten vorkommt (ca. 70%), dominiert bei epileptischen Kindern der vorwiegend unaufmerksame Typ (52% vs. 20%). Zudem ist das Geschlechterverhältnis ausgeglichen. Bei Kindern mit Epilepsie tritt die Aufmerksamkeitsdefizit-Symptomatik zumeist schon in den ersten 3 Lebensjahren auf, d. h. in der überwiegenden Mehrzahl der Fälle bereits deutlich vor Manifestation der Epilepsie und somit natürlich auch vor Beginn einer antiepileptischen Therapie. Die wahrscheinlichste Interpretation ist, dass Aufmerksamkeitsdefizit-Syndrom und (idiopathische) Epilepsie Ausdruck einer gemeinsamen zugrundeliegenden Störung sind.

Bei vielen Kindern mit Epilepsie und einem sicher diagnostizierten Aufmerksamkeitsdefizit-Syndrom stellt sich die Frage einer Behandlung mit Methylphenidat. Dies wurde in der Vergangenheit oft kontrovers diskutiert, da Stimulanzien prokonvulsiv wirken können. Sie tun dies allerdings nur sehr selten. Für einige Epilepsieformen (z. B. Absencen) gibt es sogar anekdotische Hinweise, dass diese sich positiv auf die Anfallsfrequenz auswirken können. Kontrollierte Studien liegen zu dieser Thematik nicht vor. Man kann aber zumindest sagen, dass bei der überwiegenden Zahl von medikamentös gut kontrollierten Epilepsien die Eindosierung von Methylphenidat nicht zu einem Wiederauftreten von Anfällen führen wird. In Einzelfällen ist dies jedoch möglich. Bei Kindern mit hoch auffälligem EEG oder schlecht kontrollierter Epilepsie sollte die Eindosierung von Methylphenidat, wenn sie überhaupt erwogen wird, nur unter engmaschigen Kontrollen erfolgen.

> Da bei den meisten Kindern mit gut kontrollierter Epilepsie unter Methylphenidat keine Anfallsaktivierung auftritt, stellt eine Epilepsie somit keine Kontraindikation zur Stimulanzientherapie dar.

Im individuellen Fall muss das Risiko einzelner erneuter Anfälle gegen ein oft unausweichliches Schulversagen abgewogen werden. Ähnlich sind die Verhältnisse für Atomoxetin, doch ist die Datenlage hier noch schlechter als bei Methylphenidat.

Literatur

Aldenkamp AP, Arends J (2004) Effects of epileptiform EEG discharges on cognitive function: is the concept of »transient cognitive impairment« still valid? Epilepsy Behav 5 Suppl 1:S25–34

Doose H, Neubauer BA, Petersen B (2000) The concept of hereditary impairment of brain maturation. Epileptic Disord 2 Suppl 1:S45–49

Hamiwka LD, Wirrell EC (2009) Comorbidities in pediatric epilepsy: beyond »just« treating the seizures. J Child Neurol 24:734–742

Hermann B, Jones J, Dabbs K et al. (2007) The frequency, complications and aetiology of ADHD in new onset paediatric epilepsy. Brain 130: 3135–3148

Kanner AM, Dunn DW (2004) Diagnosis and management of depression and psychosis in children and adolescents with epilepsy. J Child Neurol 19 Suppl 1:S65–72

Meldrum BS (2002) Concept of activity-induced cell death in epilepsy: historical and contemporary perspectives. Prog Brain Res 135:3–11

Ottman R, Lipton RB, Ettinger AB, Cramer JA, Reed ML, Morrison A, Wan GJ (2011) Comorbidities of epilepsy: Results from the Epilepsy Comorbidities and Health (EPIC) survey. Epilepsia 52:308–315

Pellock JM (2004) Defining the problem: psychiatric and behavioral comorbidity in children and adolescents with epilepsy. Epilepsy Behav 5 Suppl 3:S3–9

Sofou K, Kristjánsdóttir R, Papachatzakis NE, Ahmadzadeh A, Uvebrant P (2009) Management of prolonged seizures and status epilepticus in childhood: a systematic review. J Child Neurol 24:918–926

van der Feltz-Cornelis CM, Aldenkamp AP (2006) Effectiveness and safety of methylphenidate in adult attention deficit hyperactivity disorder in patients with epilepsy: an open treatment trial. Epilepsy Behav 8:659–662

14

Diagnostik

Genetik

B. Neubauer, A. Hahn

B. A. Neubauer, A. Hahn (Hrsg.), *Dooses Epilepsien im Kindes- und Jugendalter*,
DOI 10.1007/978-3-642-41954-6_15, © Springer-Verlag Berlin Heidelberg 2014

— Hahn u. Neubauer 2009, Mefford et al. 2010, Sisodiya u. Mefford 2011

Im Laufe ihres Lebens erkranken ca. 3% aller Menschen an einer Epilepsie. Etwa 40% der Epilepsien manifestieren sich im Kindes- und Jugendalter und rund die Hälfte aller Epilepsien in dieser Altersgruppe ist genetischen Ursprungs.

Es sind ungefähr 280 monogen vererbte Krankheitsbilder bekannt, die fakultativ mit einer Epilepsie einhergehen. Hierbei handelt es sich vorwiegend um Stoffwechselstörungen und Fehlbildungen des Gehirns. Es gehören hierzu aber auch einige epileptische Enzephalopathien, deren Diagnose heute bereits zumeist molekulargenetisch gestellt oder gesichert wird.

Die häufigen idiopathischen Epilepsien weisen jedoch zu 98–99% einen polygenen Erbgang auf. Die neue Klassifikation der International League Against Epilepsy (ILAE) diskutiert daher auch den Begriff »idiopathisch« durch »genetisch« zu ersetzen (Berg et al. 2010). Diese Neuerung ist aber derzeit noch nicht endgültig verabschiedet (Stand März 2014).

Man unterscheidet monogenetische Ursachen, die allein ausreichend sind, eine Epilepsie hervorzurufen, von genetischen **Suszeptibilitätsfaktoren**, die mehr oder weniger stark die Wahrscheinlichkeit erhöhen (oder reduzieren), an Epilepsie zu erkranken. Monogenetisch verursachte Epilepsien machen nur 1–2% der idiopathischen Epilepsien aus, während die häufigen Formen der primär genetisch bedingten Epilepsien wie die idiopathischen generalisierten Epilepsien und die Rolando-Epilepsie einen komplex-genetischen Erbgang aufweisen. Dies bedeutet, dass bei den letztgenannten Epilepsieformen mehrere genetische Faktoren, die unterschiedlich stark wirksam sind, in einer bestimmten Kombination zusammen kommen müssen, um die Epilepsie auszulösen. Der Übergang von einer monogenen Erkrankung mit Vorliegen eines sog. Hauptgeneffekts hin zu einer polygenen Erkrankung, bei der einzelne Suszeptibilitätsfaktoren die Wahrscheinlichkeit an Epilepsie zu erkranken, jeweils nur um wenige Prozent erhöhen, ist fließend.

Es ist daher nicht verwunderlich, dass bislang nur in einigen wenigen Familien mit häufigen idiopathischen Epilepsien funktionell relevante Gendefekte nachgewiesen wurden. Es handelte sich dabei zumeist um Mutationen in Ionenkanalgenen (z. B. für GABA-Rezeptoren), die zwar in der jeweiligen Familie den Hauptgeneffekt darstellen, aber in der weit überwiegenden Mehrzahl anderer Familien mit derselben Epilepsieform und auch in gesunden Kontrollkollektiven nicht zu finden waren (Sisodiya u. Mefford 2011). Diese Befunde sind gut vereinbar mit der sog. »Common-disease-rare-variant«-Hypothese.

Im Unterschied dazu fand sich in einem Kollektiv von Patienten mit Rolando-Epilepsie und idiopathischen generalisierten Epilepsien im Vergleich zu einer gesunden Kontrollgruppe ein Polymorphismus (KCNQ2_rs1801545) in einem Kaliumkanalgen (KCNQ2) bei Patienten etwa 1,7-mal häufiger als bei Gesunden (p<0,004; Neubauer et al. 2008). Ein solcher Befund ist am ehesten mit dem sog. »Common-disease-common-variant«-Modell zu erklären.

Für die Diagnosestellung einer Epilepsie oder die Abschätzung eines Epilepsie-Risikos können diese und die meisten der nachfolgend dargestellten Befunde jedoch noch nicht verwendet werden. Es gilt derzeit also weiterhin ein 5–10%iges Wiederholungsrisiko für Geschwister und Nachkommen von Indexpatienten mit idiopathischen Epilepsien.

Die seit kurzem verfügbaren Methoden der automatisierten Molekulargenetik werden die Zahl pathologischer genetischer Befunde und die Möglichkeiten der molekularen Diagnostik innerhalb der nächsten Jahre aber exponentiell ansteigen lassen.

In diesem Kapitel wird ein Überblick über den aktuellen Stand der Erforschung genetischer Ursachen bei spezifischen Epilepsiesyndromen und -formen gegeben. Hierbei wird nur soweit auf das klinische Bild und die elektroenzephalographischen Befunde eingegangen, wie es für das Verständnis der genetischen Grundlagen erforderlich ist. Die detaillierte Darstellung der einzelnen Krankheitsbilder erfolgt an anderen Stellen in diesem Buch.

15.1   Fieberkrämpfe

Fieberkrämpfe gehören zu den Gelegenheitsanfällen, also zu den provozierten epileptischen Anfällen (▶ Abschn. 4.3). Dies begründet daher auch bei wiederholtem Auftreten nicht die Diagnose Epilepsie.

Allerdings entwickeln 2–3% der Kinder mit Fieberkrämpfen im späteren Leben eine Epilepsie. Bei ca. 15% der idiopathischen Epilepsien wiederum gehen Fieberkrämpfe der Epilepsie voraus. Das Risiko für Fieberkrämpfe bei Geschwistern und Nachkommen beträgt etwa 15%. Für Fieberkrämpfe konnte zwar eine Kopplung zu verschiedenen chromosomalen Loci (8q13–21 = FEB 1, 19q = FEB 2, 2q23–24 = FEB 3, 5q14–15 = FEB 4, 6q22–24 = FEB 5 und 18p11.2 = FEB 6) hergestellt werden, doch gelang es bisher nicht, ein spezifisches, mit Fieberkrämpfen assoziiertes Gen zu identifizieren.

Eine seltene Variante von Fieberkrämpfen stellt das »Generalisierte-Epilepsie-Fieberkrampf-Plus-Syndrom« (GEFS⁺) dar. Gemeint sind damit Familien, in denen Fieberkrämpfe, die meist noch bis über das 6. Lebensjahr hinaus andauern, zusammen mit idiopathischen generalisierten Epilepsien vorkommen. Haben diese Familien eine bestimmte Größe (meist 3 Generationen) und sind mehrere Familienmitglieder betroffen, so lassen sich in ca. 20% Defekte in einem Gen, das für einen zentral exprimierten Natriumkanal (SCN1A) kodiert, nachweisen (Harkin et al. 2007).

Sehr viel seltener wurden in solchen Familien auch Defekte in anderen Genen gefunden (SCN1B, GABRD und GABRG2). Bei einfachen (sporadischen) Fieberkrämpfen finden sich SCN1A-Defekte in rund 1% der Fälle (Mantegazza et al 2005).

15.2 Idiopathische fokale Epilepsien

Obwohl nur etwa 2% der idiopathischen Epilepsien einem monogenen Erbgang folgen, wurden die meisten pathologischen molekulargenetischen und zellbiologischen Befunde bislang bei dieser Untergruppe der Epilepsien erhoben (▶ Kap. 9).

15.2.1 Benigne familiäre neonatale Anfälle (BFNS))

Es handelt sich um eine autosomal-dominante Erkrankung mit hoher Penetranz (ca. 80%). Die Anfälle beginnen in der ersten Lebenswoche, zumeist am 2. oder 3. Lebenstag, und sistieren bereits schon wieder nach 2–6 Wochen spontan. Es treten sowohl

fokale als auch generalisierte Anfälle auf. Die Entwicklung der Kinder verläuft normal, doch kommt es bei etwa 10% der Betroffenen im späteren Leben zu weiteren unprovozierten Anfällen. Zumeist sind dies dann generalisierte tonisch-klonische und Rolando-Anfälle. Es konnten Defekte in zwei Genen, KCNQ2 und KCNQ3, identifiziert werden. Beide kodieren integrale Membranproteine eines spannungsabhängigen Kaliumkanals, der den sog. M-Kaliumeinstrom in die Nervenzelle ermöglicht. Dieser M-Strom, der durch Muskarin gehemmt werden kann, stabilisiert das Membranpotenzial unterhalb der Erregungsschwelle und verhindert dadurch das Auftreten repetitiver Aktionspotenziale. Die überwiegende Mehrzahl der Patienten (ca. 90%) weist Mutationen im KCNQ2-Gen auf. Retigabin ist ein neu entwickeltes Antiepileptikum, das diesen Kaliumkanal aktiviert (Maljevic et al. 2008).

15.2.2 Benigne familiäre infantile Anfälle (BFIS)

Diese Epilepsie kann sporadisch oder familiär gehäuft auftreten. In Deutschland wird nach einem der Erstbeschreiber gelegentlich auch die Bezeichnung »Watanabe-Epilepsie« verwendet. Die Anfälle beginnen zumeist zwischen dem 3. und 12., in jedem Fall aber vor dem 20. Lebensmonat. Es können fokale und generalisierte Anfälle auftreten, die oft mit einer ausgeprägten vegetativen Symptomatik einhergehen. Auch dieses Epilepsiesyndrom ist selbstlimitierend und hat eine gute Entwicklungsprognose. Bisher konnte noch kein krankheitsverursachendes Gen identifiziert werden, doch wurde eine Assoziation mit einem Lokus auf Chromosom 19q13.11 (BFIS1) und mit einem weiteren auf 16p12-q12 (BFIS2) gefunden (Weber et al. 2008). Wahrscheinlich steht eine Genidentifikation kurz bevor (Stand März 2012).

15.2.3 Benigne familiäre neonatale, infantile Anfälle (BFNIS)

Bei dieser Epilepsieform beginnen die Anfälle zwischen dem 2. Lebenstag und dem 7. Lebensmonat und sistieren bis zum 12. Lebensmonat. Die Anfälle unterscheiden sich nicht von denen bei Patienten mit benignen familiären neonatalen oder infantilen Anfällen. Auch hier ist die Prognose im Hinblick auf die psychomotorische Entwicklung der Kinder gut. In vielen Familien konnten Defekte des SCN2A-Gens auf Chromosom 2q23-q24.3, das für einen zentral exprimierten Natriumkanal (Na$_v$1.2) kodiert, gefunden werden. Die meisten nachgewiesenen Defekte führten zu einem Funktionsgewinn (»gain of function«) dieses Ionenkanals. Im Tiermodell konnte gezeigt werden, dass Na$_v$1.2 nur passager exprimiert und im Verlauf der Gehirnentwicklung durch einen anderen Natriumkanal (Na$_v$1.6) ersetzt wird. Dies könnte eine Erklärung für den selbstlimitierenden Verlauf der Krankheit sein (Liao et al. 2010).

15.2.4 Rolando-Epilepsie

Die Rolando-Epilepsie gehört zu den häufigsten Epilepsiesyndromen des Kindesalters. Charakteristisch sind kurze, häufig aus dem Schlaf heraus auftretende sensomotorische Herdanfälle der Periolaralregion. Die Epilepsie ist selbstlimitierend und betroffene Kinder behalten in aller Regel keine dauerhaften kognitiven Einschränkungen zurück. Allerdings treten bei einigen Patienten zumeist leichte und überwiegend transiente Teilleistungsstörungen auf. Das EEG zeigt typischerweise zentrotemporal lokalisierte »sharp waves«, die im Schlaf aktiviert werden. Nicht die Anfälle, sondern diese »sharp waves« stellen den genetischen neurobiologischen Marker der Erkrankung dar.

Wesentlich seltener als die Rolando-Epilepsie ist das **Pseudo-Lennox-Syndrom**. Hier treten neben perisylvischen Anfällen auch andere Anfallstypen wie atypische Absencen, aton-astatische und fokalmotorische Anfälle auf. Das EEG zeigt die gleichen fokalen »sharp waves« wie bei der Rolando-Epilepsie, doch kommt es zu einer viel stärkeren Aktivierung der hypersynchronen Aktivität bis hin zum bioelektrischen Status im Schlaf. Die Prognose des Pseudo-Lennox-Syndroms ist hinsichtlich der Epilepsie letztendlich auch günstig, doch behalten ca. 50% der Betroffenen bleibende kognitive Defizite zurück.

Genetische Faktoren scheinen beim Pseudo-Lennox-Syndrom wesentlich stärker wirksam zu sein als bei der Rolando-Epilepsie. Beide Erkrankungen folgen einem komplexen (polygenen) Erbgang. Zwar ist das Epilepsie-Risiko für Geschwister von Kindern mit Rolando-Epilepsie kaum erhöht, doch fanden sich in Familien-EEG-Untersuchungen bei etwa 15% der Geschwister ebenfalls fokale »sharp waves«. Beim Pseudo-Lennox-Syndrom ist der Prozentsatz solcher positiven Geschwisterbefunde im EEG mit rund 40% noch wesentlich höher. Zudem konnten bei einer geringen Zahl von Kindern mit Rolando-Epilepsie und Pseudo-Lennox-Syndrom Mutationen und Sequenzvariationen in den Genen KCNQ2 und KCNQ3 (Neubauer et al. 2008) sowie heterozygote Mikrodeletionen im ACHRNA7-Gen nachgewiesen werden (Neubauer et al. unveröffentlichte Daten, Stand März 2012). Kürzlich konnte ein internationales Konsortium zeigen, dass ca. 7% der Patienten mit typischer und atypischer Rolando Epilepsie Defekte in GRIN2A (kodiert für die Untereinheit eines Glutamatrezeptors) aufweisen (Lemke et al. 2013).

15.2.5 Idiopathische Okzipitallappen-epilepsie des Kindesalters (Panayiotopoulos-Syndrom)

Diese Epilepsie manifestiert sich zumeist zwischen dem 4. und 5. Lebensjahr mit okzipitalen Anfällen. Diese sind u. a. durch Erbrechen, Übelkeit und tonische Augendeviation gekennzeichnet. Klinisch wie auch elektroenzephalographisch bestehen Überlappungen mit der Rolando-Epilepsie. Bei zwei Familien mit allerdings atypischem Verlauf konnten Mutationen im SCN1A-Gen nachgewiesen werden (Grosso et al. 2007). Eine molekulargenetische Diagnostik erscheint derzeit allenfalls nur dann sinnvoll, wenn diese Epilepsie in einer Familie mit GEFS+ auftritt oder vermutet wird.

15.2.6 Autosomal-dominante nächtliche Frontallappen-epilepsie (ADNFLE)

Diese seltene Epilepsieform tritt familiär gehäuft oder auch sporadisch auf. Die Epilepsie manifestiert sich zumeist gegen Ende der ersten oder in der zweiten Lebensdekade. Typisch sind nächtliche, oft in Clustern auftretende hyperkinetische und tonische Anfälle. Wie bei frontalen Epilepsien nicht selten, wird die Symptomatik anfangs häufig mit Alpträumen verwechselt. Ursprünglich wurde die Erkrankung sogar für eine nächtliche Dystonie gehalten. In etwa 10% der Fälle lassen sich Mutationen in drei Genen, die für Azetylcholinrezeptoren kodieren (CHRNA4, CHRNA2, CHRNA3), nachweisen (Steinlein u. Bertrand 2010). Diese Rezeptoren regulieren vermutlich die GABA-Freisetzung im zentralen Nervensystem. Zusätzlich wurden vereinzelt Mutationen im Corticotropin-Releasing-Hormone (CRH)-Gen gefunden (Combi et al. 2005). Einige Familien mit besonders schwerem Verlauf zeigten Mutationen im KCNT1 Gen (Barcia 2012).

15.2.7 Autosomal-dominante laterale Temporallappenepilepsie (ADLTE)

Diese Epilepsie wird autosomal-dominant mit einer Penetranz von etwa 70% vererbt und kann sich bereits in der ersten Lebensdekade manifestieren. Die Anfälle beginnen typischerweise mit einer akustischen Aura. Oft wird diese als ein immer lauter werdendes Geräusch (Klingeln, Maschinengeräusch etc.) empfunden. Die Anfälle sprechen in der Regel gut auf eine Behandlung mit Antiepileptika an.

Ursächlich sind Mutationen im LGI1 (»leucine rich glioma inactivated«)-Gen. Dies ist eines der wenigen Gene, deren Defekte zu idiopathischen Epilepsien führen und die nicht für einen Ionenkanal kodieren. Die Funktion des Proteins ist noch nicht vollständig geklärt. Man nimmt aber an, dass es das dendritische Zellwachstum beeinflusst. Während sich bei positiver Familienanamnese bei rund der Hälfte der Patienten Defekte im LGI1-Gen nachweisen lassen, finden sich solche Mutationen nur bei 2% der sporadischen Fälle. Die Mutationen sind über das ganze Gen verteilt und es existiert keine gute Genotyp-Phänotyp-Korrelation (Rosanoff u. Ottman 2008).

15.3 Idiopathisch generalisierte Epilepsien (IGE)

Die häufigen idiopathisch generalisierten Epilepsien haben ein komplexes Vererbungsmuster. Dies bedeutet, dass verschiedene Gene miteinander interagieren und hierdurch das Epilepsie-Risiko bestimmen. Zwillingsstudien haben gezeigt, dass der genetische Anteil an der Ätiologie etwa 70–80% ausmacht (Berkovic et al. 1998). Die Interaktion dieser genetischen Dispositionen mit (unbekannten) Umweltfaktoren löst dann die Epilepsie aus. Neben primären Veränderungen der DNA-Sequenz sind wahrscheinlich auch sekundäre Modifikationen wie z. B. die Methylierung oder die Acetylierung der DNA für die Epilepsie-Entstehung bedeutsam. Dies wird mit dem Begriff »Epigenetik« bezeichnet. Solche sekundären Veränderungen der Erbsubstanz könnten sowohl für die Entstehung erworbener als auch vererbter Epilepsiesyndrome bedeutsam sein und sich zudem im Verlauf einer Epilepsie und unter Behandlung verändern.

> Charakteristisch für die Gruppe der idiopathisch generalisierten Epilepsien sind die generalisierte Anfallsform, der altersgebundene Beginn und die normale kognitive Entwicklung der Betroffenen.

Häufige und gut charakterisierte Verlaufsformen sind die juvenile myoklonische Epilepsie (JME), die kindliche Absence-Epilepsie (CAE), die jugendliche Absence-Epilepsie (JAE) und die sog. Aufwach-Grand-mal-Epilepsie (EGMA).

In den letzten Jahren wurden in einzelnen exemplarischen Großfamilien mit mehreren Betroffenen verschiedene Gene (z. B. die GABA-Rezeptor-Gene GABRA1 und GABRG2) mit einem Hauptgeneffekt identifiziert, doch konnten diese Befunde in anderen Familien zumeist nicht reproduziert werden. Bisher war es also nicht möglich, ein Gen zu identifizieren, welches einen Hauptgeneffekt bei einem der genannten Epilepsiesyndrome ausübt.

Zudem konnten in Kollektiven von mehreren kleineren Familien Gendefekte bzw. Genvarianten gefunden werden, die zwar in statistisch relevanter Weise ein gesteigertes Risiko für Epilepsie bedingen, aber für sich allein genommen nicht ausreichen, um die Manifestation einer Epilepsie zu erklären (sog. Suszeptibilitätsfaktoren). Es scheint aufgrund dieser Befunde plausibel, dass bei Patienten mit idiopathisch generalisierten Epilepsien in individuell unterschiedlicher Weise eine bestimmte Zahl spezifischer genetischer Faktoren zusammen die Anfallsschwelle senkt und es so zur Manifestation der jeweiligen Epilepsieform kommt (Sisodiya u. Mefford 2011). Welche genetischen Mutationen und Variationen in welchen Genen in welcher Kombination dann welches spezifische Epilepsiesyndrom hervorrufen, muss die moderne Molekulargenetik, die schon heute die Sequenzierung ganzer Exome, d. h. aller kodierenden DNA-Abschnitte des Menschen, in relativ kurzer Zeit erlaubt, zeigen. Tatsächlich sind diese Techniken bereits verfügbar, aber noch recht teuer, so dass nur wenige Patienten untersucht werden können. Es kann aber davon ausgegangen werden, dass die Preise für solche Untersuchungen sich etwa im Jahresrhythmus halbieren oder gar dritteln werden.

15.3.1 Epilepsien mit Absencen

Im deutschen Sprachraum werden traditionell zumeist drei Verlaufsformen unterschieden (▸ Abschn. 7.4). Dies sind die frühkindliche Absence-Epilepsie, die Absence-Epilepsie des Schulalters (Pyknolepsie) und die juvenile Absence-Epilepsie (JAE). In der internationalen Klassifikation werden die ersten beiden Formen zur kindlichen Absence-Epilepsie (CAE) zusammengefasst.

■ **Frühkindliche Absence-Epilepsie**
Die frühkindliche Absence-Epilepsie manifestiert sich typischerweise zwischen dem 2. und 4. Lebensjahr. Die Prognose ist weniger günstig als bei der Pyknolepsie. Einige Kinder weisen bereits vor Einsetzen der Epilepsie eine Entwicklungsverzögerung auf. Kürzlich konnte in einer Studie bei 12% der untersuchten Patienten mit frühkindlicher Absence-Epilepsie ein Glukosetransporterdefekt (GLUT1, SLC2A1) nachgewiesen werden (Suls et al. 2009). Diese Stoffwechselstörung ist bei frühzeitiger Diagnosestellung durch eine ketogene Diät gut behandelbar. Die Bestimmung des Liquor-Plasma-Quotienten für Glukose ist vermutlich auch nach ausreichender Nüchternperiode nicht immer ein verlässlicher diagnostischer Parameter. Daher ist eine molekulargenetische Diagnostik zu empfehlen.

■ **Absence-Epilepsie des Schulalters (Pyknolepsie)**
Bei dieser Verlaufsform beginnen die Anfälle in der Regel zwischen dem 5. und 8. Lebensjahr. Die neurologische Entwicklung der Kinder ist normal und Mädchen sind häufiger betroffen als Jungen. Die Epilepsie ist medikamentös zumeist gut behandelbar. In einzelnen seltenen Fällen konnten Defekte in zwei GABA-Rezeptorgenen (GABRG2 und GABRA1) gefunden werden. In einer chinesischen Population (Han-Chinesen) zeigte ein hoher Prozentsatz von Kindern Defekte in einem Kalziumkanalgen (CACNA1H). In Europa fanden sich solche Defekte aber nur bei einigen wenigen Patienten (Sisodiya u. Mefford 2011). Eine molekulargenetische Diagnostik ist derzeit also nicht möglich.

■ **Juvenile Absence-Epilepsie**
Gendefekte bei Patienten mit juveniler Absence-Epilepsie wurden vorwiegend bei gemeinsamer Analyse verschiedener Epilepsiesyndrome (z. B. Kohorten aus Patienten mit juveniler myoklonischer Epilepsie und juveniler Absence-Epilepsie) beschrieben. Die bisher vorliegenden genetischen Befunde sind noch wenig konklusiv. Eine Variante (CYS259TYR) im Myoclonin 1 oder EF-hand domain-containing-1-Gen (EFHC1) wurde bei einem Patienten mit juveniler Absence-Epilepsie gefunden (Stogmann et al. 2006). Die weitaus größere Bedeutung scheint dieses Gen aber bei amerikanischen und asiatischen Patienten mit juveniler myoklonischer Epilepsie zu haben (Suzuki et al. 2009).

15.3.2 Juvenile myoklonische Epilepsie (Janz-Syndrom)

Das Janz-Syndrom gilt als Prototyp einer idiopathischen generalisierten Epilepsie. So sind nahezu ausnahmslos neurologisch unauffällige und normal entwickelte Jugendliche von der Erkrankung betroffen. Zudem sind Verlauf und klinische Symptomatik für eine Epilepsie ungewöhnlich gleichförmig und homogen. Darüber hinaus kann die Erkrankung aufgrund ihrer typischen klinischen und elektroenzephalographischen Symptome mit hoher Zuverlässigkeit diagnostiziert werden. Neben den charakteristischen myoklonischen Anfällen treten bei 30% der europäischen Patienten auch Absencen auf. In anderen ethnischen Populationen ist diese Zahl deutlich niedriger. Die Konkordanzraten bei eineiigen Zwillingen sind mit über 90% sehr hoch; auch wenn diese Daten nur an kleinen Kollektiven erhoben wurden.

Trotz dieser eigentlich »idealen« Voraussetzungen wurden bisher nur wenige genetische Defekte aufgedeckt, die, wie aufgrund der elektroenzephalographischen und klinischen Symptome zu erwarten, mit den bei anderen idiopathischen Epilepsiesyndromen nachgewiesenen genetischen Auffälligkeiten überlappen. So wurden in einzelnen Familien oder Individuen Defekte in einem GABA-Rezeptorgen (GABRA1), einem Kalziumkanalgen (CACNB4), einem Chloridkanalgen (CLCN2) und im sog. Myoclonin-1-Gen (EFHC1) entdeckt. EFHC1 oder Myoclonin 1 ist ein Protein mit noch unklarer Funktion. Es wird vermutet, dass es Einfluss auf die Apoptose und den Kalziumumsatz neuronaler Zellen hat. Es kodiert in jedem Fall nicht für einen Ionenkanal (Sisodiya u. Mefford 2011).

15.3.3 Spektrum idiopathischer generalisierter Epilepsien

In größeren Familien mit mehreren an einer idiopathischen generalisierten Epilepsie Erkrankten leiden die einzelnen betroffenen Familienmitglieder in der Regel an unterschiedlichen Epilepsiesyndromen, die aber Überlappungen hinsichtlich Alter bei Manifestation, elektroenzephalographischen Befunden und klinischer Symptomatik zeigen (z. B. JME, EGMA oder JAE). Solchen Familien kann dann nur der Phänotyp idiopathische generalisierte Epilepsie (IGE) zugeordnet werden. Selten konnten in einzelnen solchen Familien und manchmal auch nur bei Einzelpersonen krankheitsverursachende Gene identifiziert werden (z. B. GABRD und CLCN2).

Den derzeit bedeutsamsten Befund stellt jedoch die Entdeckung dar, dass etwa 3% aller Patienten mit IGE sog. »copy number variations (CNV)« aufweisen. Solche genetischen Defekte konnten durch die bis vor kurzem angewandten DNA-Analysen kaum erfasst werden. Erst der Einsatz der sog. Chiptechnologie machte die Bedeutung dieser Befunde quantitativ fassbar.

> Tatsächlich weisen 3% des humanen Genoms in bestimmten dafür prädestinierten Bereichen Mikrodeletionen oder auch Mikroduplikationen auf. Befinden sich innerhalb dieser DNA-Abschnitte wichtige Gene, so führt deren Deletion zur Prädisposition für verschiedene Erkrankungen.

Bei den idiopathischen Epilepsien wurden mehrere wiederkehrende Mikrodeletionen, z. B. auf Chromosom 15q13.2, 15q11 und 16p13, identifiziert. Die mit Abstand bedeutsamste Deletion ist die auf 15q13 (Mefford et al. 2010). Diese DNA-Region beinhaltet u. a. das Gen der α-7-Untereinheit des nikotinischen Azetylcholinrezeptors. Zur genetischen Diagnostik sind diese Mikrodeletionen allerdings **nicht** geeignet, da sie überwiegend als Prädispositionsfaktoren wirken. Interessanterweise prädisponieren einige dieser CNV auch für neuropsychiatrische Erkrankungen.

15.4 Epileptische Enzephalopathien

Im Unterschied zu anderen Epilepsieformen gehen diese Epilepsiesyndrome regelhaft mit einem kognitiven Abbau und teilweise auch mit zunehmenden neurologischen Auffälligkeiten einher. Die genetisch bedeutsamsten Epilepsien dieser Gruppe sind das Dravet- und das West-Syndrom (inkl. des Ohtahara-Syndroms; ▸ Kap. 9).

15.4.1 Dravet-Syndrom

Das Dravet-Syndrom wurde bis vor kurzem als »schwere Myoklonische Epilepsie des frühen Kindesalters (SMEI)« bezeichnet, welche von Charlotte Dravet erstmals beschrieben wurde. Da aber bei etwa 30% der Patienten myoklonische Anfälle nicht das führende Anfallsymptom darstellen, erscheint es in der Tat sinnvoll, den Begriff SMEI durch Dravet-Syndrom zu ersetzen. Im deutschsprachigen Raum findet häufig auch noch die Bezeichnung

»frühkindliche Grand-mal-Epilepsie nach Doose« Verwendung. Diese von Doose beschriebene Epilepsieform entspricht weitgehend dem Dravet-Syndrom. Jedoch ordnete er hier nur Kinder ein, bei denen myoklonische Anfälle nicht den Hauptanfallstyp darstellten. Zudem fasste er den Phänotyp etwas weiter und schloss auch Verläufe mit schweren rezidivierenden Fieberkrämpfen ein (Ebach et al. 2005, Hahn u. Neubauer 2009).

Ursächlich für das Dravet-Syndrom sind Mutationen im SCN1A-Gen (Harkin et al. 2007). Hierbei handelt es sich in 90% der Fälle um Neumutationen. Es besteht keine relevante Genotyp-Phänotyp-Korrelation. Bei familiären Fällen (GEFS[+]) kann dieselbe Mutation bei einem Betroffenen zu prolongierten Fieberkrämpfen führen und bei einem anderen ein Dravet-Syndrom hervorrufen.

Es konnte gezeigt werden, dass 10–15% der Mädchen mit dem klinischen Bild eines Dravet-Syndroms, bei denen kein Defekt des *SCN1A*-Gens nachgewiesen werden konnte, Mutationen im PCDH19-Gen zeigen. Oft beginnt die Epilepsie bei diesen Mädchen etwas später als bei anderen Kindern mit Dravet-Syndrom. Folgende Kriterien erleichtern die Entscheidung für eine Diagnostik auf das Vorliegen eines PCDH19-Defekts (Scheffer et al. 2008, Depienne et al. 2009):

- Weibliches Geschlecht
- Epilepsie (90%)
- Beginn der Anfälle im Mittel mit 14 Monaten (6–36 Monate)
- Auftreten von generalisierten tonisch-klonischen, klonischen, myoklonischen Anfällen, Absencen, Hemi-Grand-mal, Fieberkrämpfen
- Spontane Remission der Anfälle bzw. Besserung der Epilepsie ab etwa dem 12. Lebensjahr
- Intelligenzminderung (ca. 2/3 der Fälle)
- Regression der psychomotorischen Entwicklung (ca. ½ der Fälle)
- Plötzlicher Tod bei Epilepsie (SUDEP; mehrere Fälle beschrieben)
- Psychiatrische Komorbidität (Autismus-Spektrum-Erkrankungen)

Zudem wurden bei einzelnen Patienten auch Defekte in den Genen SCN1B, SCN2A und CHD2 identifiziert (Suls et al. 2013).

15.4.2 West-Syndrom

In der Mehrzahl der Fälle hat das West-Syndrom eine symptomatische Genese. Gerade deshalb aber muss bei Patienten, bei denen eine solche Genese nicht ohne weiteres zu eruieren ist, eine sorgfältige Diagnostik erfolgen. Am wichtigsten ist, Vitamin-B_6- und pyridoxalphosphatabhängige Anfälle auszuschließen. Folinsäure, Biotin und Thiamin sollten zusätzlich gegeben werden, da möglicherweise einige Kinder mit klassischen pyridoxinabhängigen Anfällen von der zusätzlichen Folinsäuregabe profitieren (▶ Kap. 13). Zudem hat sich zeigt sich, dass das Spektrum der sog. Biotin-Thiamin-responsiven Basalganglienerkrankung wesentlich breiter ist, als bisher angenommen wurde. Es umfasst auch Fälle von Neugeborenen und Säuglingen mit einem Leigh-Syndrom ähnlichem Phänotyp und Patienten mit West-Syndrom (Yamada et al. 2010, Pérez-Dueñas et al. 2013). Daher sollte auch ein Therapieversuch mit Biotin (5–10 mg/kg KG pro Tag und vor allem Thiamin (100 mg pro Tag) erwogen werden (Alfadel et al. 2013)

Weitere genetische Ursachen, die zum klinischen Bild eines typischen oder atypischen West-Syndroms führen können, sind Defekte des Aristaless-related homeobox-Gens (ARX), des Cyclin-dependent kinase-like 5-Gens (CDKL5, Rett-syndrome with early onset epilepsy), des Syntaxin binding protein 1 (STXBP1) und des Phospholipase C-β1-Gens (PLC-β1). Defekte der letztgenannten beiden Gene sind auch als Ursache des Ohtahara-Syndroms bzw. einer epileptischen Enzephalopathie mit neonatalem Beginn und Suppression-burst-Muster im EEG beschrieben. Weiterhin konnten kürzlich Mutationen in den Genen SCN8A, DNM und GABRB3 nachgewiesen werden (siehe Tabelle).

15.4.3 Ohtahara-Syndrom

Kürzlich konnten in einigen Fällen Defekte in den Genen ARX und STXBP1 gefunden werden (Beal et al. 2012).

◻ **Tab. 15.1** Aktuelle genetische Befunde bei Epilepsien

ADSL	Adenylosuccinatlyase-Mangel (seltene Ursache einer schweren epileptischen Enzephalopathie, die bereits in den ersten Lebenstagen einsetzen kann) (Jurecka et al. 2008)
ALDH7A1	Mutationen in diesem Gen führen zu Vitamin-B_6-abhängigen Anfällen (Oliveira et al. 2013)
ARX	Defekte führen zu einer Vielzahl kortikaler Fehlbildungen (z. B. Lissenzephalie, Pachygyrie) und zu anderen Organmanifestationen sowie zu schwer behandelbaren Anfällen in der Neugeborenenperiode (Mirzaa et al. 2013)
FOLR1	Folatrezeptordefekte führen zu neurologischer Regression mit schwerer Bewegungsstörung, Leukenzephalopathie und (manchmal) schwerer Epilepsie (Steinfeld et al. 2009)
FOXG1	Mutationen, Deletionen oder Duplikationen können zur angeborenen Form des Rett-Syndroms (Mädchen und Jungen) bzw. zu einem atypischen Rett-Syndrom führen und z.T. mit einer schweren Epilepsie einher gehen (Guerrini u. Parrini 2012)
GABRG2	Deletionen führen zu einem Dravet-Syndrom, wohingegen Missense-Mutationen mildere Phänotypen aus dem Spektrum der idiopathisch/genetisch bedingten generalisierten Epilepsien auslösen (Huang et al. 2012)
GAMT	Zerebrale Kreatinmangel-Syndrome können zu epileptischen Enzephalopathien (z. B. Lennox-Gastaut-Syndrom) führen. Die Erkrankung ist partiell behandelbar (Ghani Mikati et al. 2013)
GRIN2A	Mutationen wurden bei einem Spektrum von idiopathischen Partialepilepsien gefunden. Dies reicht von Fällen mit typischer Rolando-Epilepsie über atypische Verläufe bis hin zum Landau-Kleffner-Syndrom (Lemke et al. 2013).
KCNQ2	Mutationen führen wie seit langem bekannt zu benignen autosomal dominanten Neugeborenenanfällen. Kürzlich konnte gezeigt werden, dass auch etwa 10–15% der neonatalen epileptischen Enzephalopathien hierdurch verursacht werden (Weckhuysen et al. 2013)
KCNT1	Defekte führen zu malignen migrierenden Partialanfällen im Säuglingsalter und bedingen bei diesem Krankheitsbild ca. 50% der Fälle. Darüber hinaus sind sie auch Ursache der schwer verlaufenden autosomal-dominanten Frontallappenepilepsie (Barcia et al. 2012)
KCTD7	Mutationen führen zu einer autosomal-rezessiven progressiven Myoklonusepilepsie, die im frühen Kindesalter beginnt (Van Bogaert et al. 2012)
PLC-β1	Homozygote Defekte sind eine seltene Ursache der malignen migrierenden Partialanfällen im Säuglingsalter (Poduri et al. 2012)
PNKP	Das Gen wird für einen DNA-Reparaturmechanismus benötigt. Rezessive Mutationen führen zu Mikrozephalie, früh beginnender Epilepsie und Retardierung (Shen et al. 2010)
TREX1 RNASEH2A RNASEH2B RNASEH2C SAMHD1	Defekte in diesen Genen sind für die Mehrzahl der Fälle mit Aicardi-Goutières-Syndrom verantwortlich (Aicardi et al. 2013)
SCN1A+B SCN2A SCN8A+9A CHD2 SYNGAP1	Mutationen führen zu schweren Epilepsien im Säuglings- und Kleinkindalter. Das klinische Spektrum beinhaltet Fälle von West-Syndrom und auch Ohtahara-Syndrom mit Suppression-burst-Muster im EEG (Carvill et al. 2013).
PLC-β1 SLC25A22	Defekte können zu einer epileptischen Enzephalopathie mit Suppression-burst-Muster im EEG führen (Pavone et al. 2012)
SPTAN1	Mutationen können ein West-Syndrom mit zerebraler Hypomyelinisierung bedingen (Saitsu et al. 2010)

15.4.4 Maligne migrierende Partial-anfälle des Säuglingsalters

Bei dieser schweren epileptischen Enzephalopathie können in ca. 50% der Fälle Mutationen im KCNT1-Gen identifiziert werden (Barcia et al. 2012).

15.4.5 Lennox-Gastaut-Syndrom

Bei einzelnen Patienten wurden hier Defekte im STXBP1-, DNM1- und GABRB3-Gen nachgewiesen (Epi4K Consortium 2013).

15.4.6 Myoklonisch-astatische Epilepsie (Doose-Syndrom)

Bei ca. 5% der Patienten mit myoklonisch-astatischer Epilepsie konnte in einer kürzlich publizierten Studie ein Glukose-Transporter-Defekt (GLUT1) nachgewiesen werden (Mullen et al. 2011).

15.5   Chromosomale Aberrationen

Bei allen Patienten mit therapierefraktärer oder therapieschwieriger Epilepsie unklarer Ursache muss auch an das Vorliegen klassischer Chromosomenanomalien gedacht werden. Diese müssen nicht regelhaft mit deutlichen Dysmorphiezeichen einhergehen und können durch ein Karyogramm eigentlich leicht diagnostiziert werden. Mit chromosomalen Abberationen einhergehende Epilepsien verlaufen zwar oft schwer, sind aber zumeist uncharakteristisch. Zu den häufig mit Epilepsie assoziierten Chromosomenabberationen zählen das Ringchromosom 20, die invertierte Duplikation 15 und das Ringchromosom 14.

15.6   Neue genetische Befunde bei Epilepsien

Der Einsatz neuen Techniken wie z. B. das Exomsequenzieren (»whole exome sequencing«) führt dazu, dass im Rhythmus weniger Tage neue Gene als Ursache von Epilepsien identifiziert werden. Ak-

tuelle Übersichten haben also nur eine kurze Gültigkeitsdauer und es kann bereits bei Drucklegung kein Anspruch mehr auf Vollständigkeit erhoben werden. Es bleibt zu betonen, dass fast alle Befunde nur für einen kleinen Teil der Patienten mit einem bestimmten Epilepsiesyndrom gelten. Die Suche nach dem ursächlichen Gen beim individuellen Patienten findet heute am besten im Rahmen sog. **Gen-Panel-Untersuchungen** statt. Hierbei können z.B. 60–80 Gene gleichzeitig, ohne erheblichen finanziellen Zusatzaufwand analysiert werden (Lemke et al. 2013). ◼ Tab. 15.1 fasst die wichtigsten aktuellen (und einige ältere) Befunde zusammen.

Literatur

Aicardi J, Crow YJ, Stephenson JBP (1993–2013) Aicardi-Goutières syndrome. In: Pagon RA, Adam MP, Bird TD, Dolan CR, Fong CT, Smith RJH, Stephens K (eds) Gene Reviews™. University of Washington, Seattle (WA)

Alfadhel M, Almuntashri M, Jadah RH, et al. (2013) Biotin-responsive basal ganglia disease should be renamed biotin-thiamine-responsive basal ganglia disease: a retrospective review of the clinical, radiological and molecular findings of 18 new cases. Orphanet J Rare Dis 8:83. doi: 10.1186/1750-1172-8-83

Barcia G, Fleming MR, Deligniere A, et al. (2012) De novo gain-of-function KCNT1 channel mutations cause malignant migrating partial seizures of infancy. Nat Genet 44: 1255–9

Beal JC, Cherian K, Moshe SL (2012) Early-onset epileptic encephalopathies: Ohtahara syndrome and early myoclonic encephalopathy. Pediatr Neurol 47: 317–23

Berg AT, Berkovic SF, Brodie MJ et al. (2010) Revised terminology and concepts for organization of seizures and epilepsies: report of the ILAE Commission on Classification and Terminology, 2005-2009. Epilepsia 51: 676–685

Berkovic SF, Howell RA, Hay DA, Hopper JL (1998) Epilepsies in twins: genetics of the major epilepsy syndromes. Ann Neurol 43: 435–445

Carvill GL, Heavin SB, Yendle SC, et al. (2013) Targeted resequencing in epileptic encephalopathies identifies de novo mutations in CHD2 and SYNGAP1. Nat Genet 45: 825–30

Combi R, Dalprà L, Ferini-Strambi L, Tenchini ML (2005) Frontal lobe epilepsy and mutations of the corticotropin-releasing hormone gene. Ann Neurol 58: 899–904

Depienne C, Bouteiller D, Keren B et al. (2009) Sporadic infantile epileptic encephalopathy caused by mutations in PCDH19 resembles Dravet syndrome but mainly affects females. PLoS Genet 5: e1000381

Ebach K, Joos H, Doose H et al. (2005) SCN1A mutation analysis in myoclonic astatic epilepsy and severe idiopathic generalized epilepsy of infancy with generalized tonic-clonic seizures. Neuropediatrics 36: 210–213

Epi4K Consortium, Epilepsy Phenome/Genome Project, Allen AS, et al. (2013) De novo mutations in epileptic encephalopathies. Nature 501: 217–21

Ghani Mikati A, Abu Gheida I, Shamseddine A, et al. (2013) Epileptic and electroencephalographic manifestations of guanidinoacetate-methyltransferase deficiency. Epileptic Disord 15(4):407–16

Grosso S, Orrico A, Galli L et al. (2007) SCN1A mutation associated with atypical Panayiotopoulos syndrome. Neurology 69: 609–611

Guerrini R, Parrini E (2012) Epilepsy in Rett syndrome, and CDKL5- and FOXG1-gene-related encephalopathies. Epilepsia 53: 2067–78

Hahn A, Neubauer BA (2009) Sodium and potassium channel dysfunctions in rare and common idiopathic epilepsy syndromes. Brain Dev 31: 515–520

Harkin LA, McMahon JM, Iona X et al. The spectrum of SCN1A-related infantile epileptic encephalopathies. Brain 2007,130: 843–852

Huang X, Tian M, Hernandez CC, et al. (2012) The GABRG2 nonsense mutation, Q40X, associated with Dravet syndrome activated NMD and generated a truncated subunit that was partially rescued by aminoglycoside-induced stop codon read-through. Neurobiol Dis 48: 115–23

Jurecka A, Zikanova M, Tylki-Szymanska A, et al. (2008) Clinical, biochemical and molecular findings in seven Polish patients with adenylosuccinate lyase deficiency. Mol Genet Metab 94: 435–42

Lemke, Lal D, Reinthaler EM, Steiner I, et al. (2013) Mutations in GRIN2A cause idiopathic focal epilepsy with rolandic spikes. Nat Genet 45:1067–72

Liao Y, Deprez L, Maljevic S et al. (2010) Molecular correlates of age-dependent seizures in an inherited neonatal-infantile epilepsy. Brain 133: 1403–1414

Maljevic S, Wuttke TV, Lerche H (2008) Nervous system KV7 disorders: breakdown of a subthreshold brake. J Physiol 586: 1791–1801

Mantegazza M, Gambardella A, Rusconi R et al. (2005) Identification of an Nav1.1 sodium channel (SCN1A) loss-of-function mutation associated with familial simple febrile seizures. Proc Natl Acad Sci USA 102: 18177–18182

Mefford HC, Muhle H, Ostertag P et al. (2010) Genome-wide copy number variation in epilepsy: novel susceptibility loci in idiopathic generalized and focal epilepsies. PLoS Genet 20,6: e1000962

Mirzaa GM, Paciorkowski AR, Marsh ED, et al. (2013) CDKL5: Patients usually present with atypical West syndrome, Rett syndrome with early onset epilepsy, or less specifiable epileptic encephalopathies. Pediatr Neurol 48: 367–77

Mullen SA, Marini C, Suls A et al. (2011) Glucose transporter 1 deficiency as a treatable cause of myoclonic astatic epilepsy. Arch Neurol 68: 1152–1155

Neubauer BA, Waldegger S, Heinzinger J et al. (2008) KCNQ2 and KCNQ3 mutations contribute to different idiopathic epilepsy syndromes. Neurology 71: 177–183

Oliveira R, Pereira C, Rodrigues F, et al. (2013) Pyridoxine-dependent epilepsy due to antiquitin deficiency: achieving a favourable outcome. Epileptic Disord 15(4):400–6

Paciorkowski AR, Thio LL, Dobyns WB (2011) Genetic and biologic classification of infantile spasms. Pediatr Neurol 45: 355–67

Pavone P, Spalice A, Polizzi A, et al. (2012) Ohtahara syndrome with emphasis on recent genetic discovery. Brain Dev 34: 459–68

Pérez-Dueñas B, Serrano M, Rebollo M, et al. (2013) Reversible lactic acidosis in a newborn with thiamine transporter-2 deficiency. Pediatrics 131:e1670–1675

Poduri A, Chopra SS, Neilan EG, et al. (2012) Homozygous PLCB1 deletion associated with malignant migrating partial seizures in infancy. Epilepsia 53:e146–50

Rosanoff MJ, Ottman R (2008) Penetrance of LGI1 mutations in autosomal dominant partial epilepsy with auditory features. Neurology 71: 567–571

Saitsu H, Tohyama J, Kumada T, et al. (2010) Dominant-negative mutations in alpha-II spectrin cause West syndrome with severe cerebral hypomyelination, spastic quadriplegia, and developmental delay. Am J Hum Genet 86: 881–91

Scheffer IE, Turner SJ, Dibbens LM et al. (2008) Epilepsy and mental retardation limited to females: an under-recognized disorder. Brain 131: 918–922

Shen J, Gilmore EC, Marshall CA, et al. (2010) Mutations in PNKP cause microcephaly, seizures and defects in DNA repair. Nat Genet 42: 245–9

Sisodiya SM, Mefford HC (2011) Genetic contribution to common epilepsies. Curr Opin Neurol 24: 140–145

Steinfeld R, Grapp M, Kraetzner R, et al. (2009) Folate receptor alpha defect causes cerebral folate transport deficiency: a treatable neurodegenerative disorder associated with disturbed myelin metabolism. Am J Hum Genet 85: 354–63

Steinlein OK, Bertrand D (2010) Nicotinic receptor channelopathies and epilepsy. Pflugers Arch 460: 495–503

Stogmann E, Lichtner P, Baumgartner C et al. (2006) Idiopathic generalized epilepsy phenotypes associated with different EFHC1 mutations. Neurology 67: 2029–2031

Suls A, Jaehn JA, Kecskés A, et al. (2013) De Novo Loss-of-Function Mutations in CHD2 Cause a Fever-Sensitive Myoclonic Epileptic Encephalopathy Sharing Features with Dravet Syndrome. Am J Hum Genet 93: 967–75

Suls A, Mullen SA, Weber YG et al. (2009) Early-onset absence epilepsy caused by mutations in the glucose transporter GLUT1. Ann Neurol 66: 415–419

Suzuki T, Miyamoto H, Nakahari T et al. (2009) Efhc1 deficiency causes spontaneous myoclonus and increased seizure susceptibility. Hum Mol Genet 18: 1099–1109

Van Bogaert P, Azizieh R, Désir J, et al. (2007) Mutation of a potassium channel-related gene in progressive myoclonic epilepsy. Ann Neurol 61: 579–86

Weber YG, Jacob M, Weber G, Lerche H (2008) A BFIS-like
    syndrome with late onset and febrile seizures: suggestive
    linkage to chromosome 16p11.2-16q12.1. Epilepsia 49:
    1959–1964
Weckhuysen S, Ivanovic V, Hendrickx R, et al. (2013) Extending
    the KCNQ2 encephalopathy spectrum: Clinical and
    neuroimaging findings in 17 patients. Neurology 81:
    1697–703
Yamada K, Miura K, Hara K et al. (2010) A wide spectrum of
    clinical and brain MRI findings in patients with SLC19A3
    mutations. BMC Med Genet 11: 171

EEG, Labor und Bildgebung

B. Neubauer, A. Hahn

B. A. Neubauer, A. Hahn (Hrsg.), *Dooses Epilepsien im Kindes- und Jugendalter*,
DOI 10.1007/978-3-642-41954-6_16, © Springer-Verlag Berlin Heidelberg 2014

Sorgfältige Anamnese durch einen epileptologisch versierten Arzt sowie eine komplette internistisch-pädiatrische und neurologisch-neuropädiatrische Untersuchung sind die Basis der Diagnostik. Die Eltern sollten aufgefordert werden, falls möglich, anfallsverdächtige Zustände mittels Videokamera aufzuzeichnen. Elektroenzephalographie, Labordiagnostik und Bildgebung können Zusatzinformationen bringen, die für die Einordnung eines Anfalls oder die Klassifikation einer Epilepsie und deren korrekte Therapie von großem Nutzen sind.

16.1 Elektroenzephalographie (EEG)

Das EEG ist bei Verdacht auf das Vorliegen epileptischer Anfälle die wichtigste Untersuchungsmethode. Weitere Indikationen zur Durchführung eines EEG sind die Verlaufsuntersuchung unter und nach antikonvulsiver Therapie sowie die Hirnfunktionsdiagnostik (▶ Übersicht, ◻ Abb. 16.1).

Indikationen zur EEG-Ableitung
- Epilepsiediagnostik
  - Verdacht auf zerebrale Krampfanfälle
    - Registrierung von Krampfanfällen (iktales EEG)
    - Registrierung epilepsietypischer Potenziale (interiktales EEG)
  - Verlauf bei gesicherter Epilepsie unter antikonvulsiver Therapie
    - Überprüfung auf Reduktion von Krampfanfällen
    - Überprüfung auf Reduktion epilepsietypischer Potenziale
  - Verlauf nach Beendigung einer antikonvulsiven Therapie
  - Nachweis eines nächtlichen bioelektrischen Status
- **Differenzialdiagnostik** bei unklaren Ausnahmezuständen oder paroxysmalen Bewegungsstörungen (Ausschluss Epilepsie)
- Hirnfunktionsdiagnostik
  - Nachweis einer allgemeinen Funktionsstörung
  - Nachweis einer umschriebenen Funktionsstörung
  - Nachweis eines Hirntodes

Die technische Durchführung erfolgt nach den Vorgaben der Deutschen Gesellschaft für Klinische Neurophysiologie (DGKN). Bei Ableitung im Kindesalter sollte möglichst eine Schlafphase registriert werden. Das Einbeziehen einer Schlafphase sowie die Durchführung der Provokationsmechanismen Fotostimulation und Hyperventilation verdoppelt die Sensitivität hinsichtlich des Nachweises epilepsietypischer Potenziale (Mizrahi 1984). Nach einem stattgehabten Anfall ist die Wahrscheinlichkeit hypersynchrone Aktivität nachzuweisen am höchsten, wenn die EEG-Ableitung innerhalb der ersten 24 Stunden nach dem Anfall erfolgt (King et al. 1998).

Bei einigen der frühkindlichen generalisierten Epilepsiesyndrome zeigen sich epilepsietypische Potenziale charakteristischerweise oft erst im Verlauf (Doose et al. 1998). Ebenso kann bei etwa 20% der Kinder mit symptomatischen fokalen Epilepsien auch bei mehrfachen EEG-Untersuchungen zunächst keine hypersynchrone Aktivität nachgewiesen werden (Gilbert et al. 2003). Das Fehlen epilepsietypischer Potenziale im EEG schließt also keinesfalls das Vorliegen solcher Epilepsieformen aus. Umgekehrt ist es wichtig, sich klar zu machen, dass auch ca. 3% der gesunden Kinder im Ruhe-EEG epilepsietypische Potenziale zeigen (Eeg-Olofsson et al. 1971). Der Nachweis hypersynchroner Aktivität bei einem Kind mit anfallsverdächtigen Symptomen ist daher keinesfalls immer ein Beleg für das Vorliegen einer Epilepsie.

Der Nachweis epilepsietypischer Potenziale im EEG nach erstem epileptischen Anfall hat in Grenzen auch prognostische Bedeutung. So konnte gezeigt werden, dass es nach einem ersten unprovozierten Anfall ungeklärter Ätiologie bei etwa 55% der Patienten mit auffälligem EEG zu mindestens einem weiteren Anfall kam, während dies nur bei circa 25% der Kinder mit normalem EEG der Fall war (Shinnar et al. 1996).

▪ Wachableitung in Ruhe

Es werden Grundaktivität und Reagibilität auf Augenöffnung (Blockierungseffekt) untersucht. Ziele sind die Erkennung von Allgemeinveränderungen, Seitendifferenzen und Herdbefunden sowie der Nachweis iktaler oder interiktaler epilepsietypischer Potenziale.

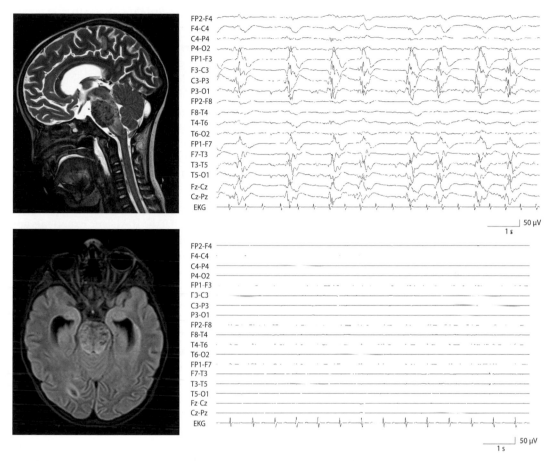

☐ **Abb. 16.1** 8-jähriger Junge mit lymphoider Granulomatose und fulminanter EBV-Enzephalitis bei X-chromosomaler lymphoproliferativer Erkrankung (XLP). Im EEG (*oben*) periodische lateralisierte epileptische Entladungen (PLEDS) und im Verlauf dann isoelektrisches EEG bei dissoziiertem Hirntod. Im MRT ausgeprägte hämorrhagisch imbibierte Schwellung von Hirnstamm und Pons

▪ Hyperventilation

Hiermit kann das Neuauftreten oder die Aktivierung fokaler und generalisierter epilepsietypischer Potenziale provoziert werden. Zudem können fokale oder generalisierte Verlangsamungen neu auftreten oder verstärkt werden.

❯ Besonders effektiv ist die Hyperventilation bei Kindern mit Absencen.

Bei unbehandelten Patienten lassen sich durch Hyperventilation in ca. 80% der Fälle Absencen mit einem 3-Hz-Spike-wave-Muster provozieren (Dalby 1968). Fokale epilepsietypische Potenziale werden deutlich seltener (etwa 10% aller Fälle) aktiviert

(Miley u. Forster 1977). Patienten mit Sichelzellanämie, Moyamoya-Erkrankung, anderen Gefäßmalformationen und Hirninfarkten sollten nicht hyperventilieren, da dies zu einer Vasokonstriktion und so in seltenen Fällen zu einer Verschlechterung der Symptomatik führen kann.

▪ Fotostimulation

Sie dient dem Nachweis einer fotoparoxysmalen Reaktion und muss mit Vorsicht durchgeführt werden, da hierdurch auch Anfälle ausgelöst werden können. Dabei handelt es sich zumeist um generalisierte Anfälle (tonisch-klonische Anfälle in ca. 85%, myoklonische Anfälle in ca. 3% und Absencen in ca. 5%). Selten kann es auch zu fokalen Anfällen (ca. 2%) meist okzipitalen Ursprungs kommen (Trenité 2006).

Die fotoparoxysmale Reaktion kann in vier Typen untergliedert werden. Generalisierte Spike-wave-Entladungen (Typ IV) sind mit einem hohen Epilepsierisiko von über 70% assoziiert. Betrachtet man aber alle vier Typen zusammen, so ist das Epilepsierisiko mit nur rund 3% nicht deutlich erhöht (Doose u. Waltz 1993). Die maximale Ausprägung einer fotoparoxysmalen Reaktion findet sich bei Stimulationsfrequenzen zwischen 10 und 20 Hz. Bei progressiven Myoklonusepilepsien wird im Verlauf der Erkrankung häufig eine ausgeprägte Fotosensibilität nachweisbar. Bei der spät-infantilen neuronalen Zeroidlipofuszinose (CLN2) besteht zu Beginn eine charakteristische Reaktion auf Einzelblitze (Frequenz ≤ 1 Hz). Unter den genetisch determinierten Epilepsiesyndromen weisen das Jeavons-Syndrom mit 100%, das Dravet-Syndrom mit 40–50%, das Doose-Syndrom mit 30–40% und die juvenile myoklonische Epilepsie mit rund 30% die höchsten Raten an fotosensiblen Patienten auf (Neubauer et al. 2005).

- **Schlafableitung**

Im Schlaf schwinden die bei Wachableitungen gelegentlich störenden Muskel- und Bewegungsartefakte. Herdbefunde werden oft aktiviert und okzipitale Spitzenpotenziale können manchmal durch die sich im Schlaf auflösende Grundaktivität besser zu erkennen sein. Meist reicht eine kurze Schlafphase von 10–30 Minuten aus, um die höhere Sensitivität einer Schlafableitung auszuschöpfen (So et al. 1994). Bei idiopathisch generalisierten Epilepsien werden Spike-wave-Paroxysmen während der Einschlafphase oder im Leichtschlaf aktiviert, während sie im Tiefschlaf dann zumeist wieder nicht mehr nachweisbar sind. Bei einer Partialepilepsie lassen sich in 20–30% der Fälle fokale epilepsietypische Potenziale nachweisen, die im Wach-EEG nicht zur Darstellung kamen (Niedermeyer u. Rocca 1972).

- **Polygraphie/Videotelemetrie**

Diese Verfahren dienen zur Abgrenzung nichtepileptischer Phänomene, zur genauen Anfallsklassifikation bei iktalen Ableitungen und zur Erfassung der Häufigkeit von Anfällen.

16.2 Bildgebende Diagnostik

Es stehen mehrere bildgebende Verfahren für die Epilepsie-Diagnostik zur Verfügung. Die größte Bedeutung hat die Magnetresonanztomographie (MRT). Gerade auf diesem Gebiet finden in rascher Folge immer wieder Innovationen und Verbesserungen statt. So gibt es eine Vielzahl von Gerätetypen mit unterschiedlichen Feldstärken und Variationsmöglichkeiten hinsichtlich Schnittführung, Schichtdicke und Aufnahmetechnik. Kontrollierte Untersuchungen, welche Technik für welche Fragestellung am besten geeignet ist, sind schwierig zu realisieren. Daher hat die ILAE eine Expertengruppe beauftragt, Empfehlungen für den Einsatz bildgebender Verfahren im Rahmen der Epilepsie-Diagnostik abzugeben (Commission on Neuroimaging 1997). Die wesentlichen Elemente dieses Reports sind in den folgenden Abschnitten wiedergegeben.

16.2.1 Wahl des Untersuchungsverfahrens

Eine MRT ist einer Computertomographie praktisch immer überlegen. Dies gilt sowohl in der akuten (postiktalen) Situation als auch bei der geplanten Abklärung einer chronischen Epilepsie. Die Entscheidung dennoch eine Computertomographie durchzuführen, hat meist logistische Gründe (eingeschränkte Verfügbarkeit der MRT im Notfall) oder beruht auf einer besseren Überwachungsmöglichkeit (z. B. bei somnolenten oder intensivpflichtigen Patienten). Zudem sind evtl. kleine Verkalkungen auch heute noch mit der Computertomographie besser nachweisbar. Die meningeale Angiomatose beim Sturge-Weber-Syndrom kommt bei Untersuchung mittels Computertomographie ohne Kontrastmittel oft nicht zur Darstellung.

SPECT (Single Photon Emission Computer Tomography), PET (Positronenemissionstomographie) und fMRI-Untersuchungen finden derzeit lediglich in der präoperativen Diagnostik Verwendung.

16.2.2 MRT

▪ Indikation

Eine MRT-Untersuchung des Gehirns sollte bei jeder Neumanifestation einer Epilepsie erfolgen. Ausnahmen können in typischen Fällen von benigner myoklonischer Epilepsie, 3-Hz-Spike-wave-Absencen, Rolando-Epilepsie oder juveniler myoklonischer Epilepsie gemacht werden. Die MRT-Untersuchung muss nur dann notfallmäßig erfolgen, wenn die Patienten fokale neurologische Ausfälle oder Vigilanzstörungen haben, die sich nach einem Anfall nicht zügig innerhalb von ca. 2 Stunden zurückbilden. Bei noch offener Fontanelle kann auch zunächst eine Sonographie des Schädels erfolgen und die MRT dann zu einem späteren Zeitpunkt nachgeholt werden.

▪ Technik

Konventionelle (»Routine«) MRT-Scans sind zur Aufdeckung von kortikalen Malformationen oder Hippocampussklerosen oft nicht ausreichend. Zu fordern sind T1- und T2-gewichtete Sequenzen des gesamten Gehirns in mindestens zwei orthogonalen Ebenen mit der dünnsten, technisch möglichen Schichtführung des jeweiligen Gerätes. Bei fokalen Epilepsien wird zusätzlich eine 3D-Volumensequenz mit dünnen Schichten empfohlen.

Kontrastmittel (Gadolinium) muss nur bei Nachweis eines Prozesses (Raumforderung oder Entzündung) in den nativen Bildsequenzen verabreicht werden.

▪ Besonderheiten der MRT-Untersuchung im Kindesalter

In den ersten 2 Lebensjahren ist die Myelinisierung des Gehirns noch nicht abgeschlossen. Die Sensitivität der MRT ist daher eingeschränkt. Bei negativem Befund und weiter bestehendem Verdacht auf eine Dysplasie oder Malformation empfiehlt sich deshalb eine Wiederholung im Alter von etwa 2 Jahren.

Während im Erwachsenenalter die mesiale Temporallappenepilepsie die häufigste Ursache (ca. 70% der Fälle) einer therapierefraktären Epilepsie darstellt, dominieren im Kindesalter extratemporale kortikale Fehlbildungen (z. B. fokale kortikale Dysplasien) und hypoxisch-ischämische Enzephalopathien.

▪ Unterschiedliche MRT-Sequenzen und ihre diagnostischen Vorteile

T1 TR kurz, TE kurz; weiße Substanz hell, graue Substanz dunkel, Liquor schwarz. Beste anatomische Darstellung.

T2 TR lang, TE lang; weiße Substanz dunkel, graue Substanz hell, Liquor weiß. Beste Abgrenzung von grauer und weißer Substanz.

FLAIR (Fluid Attenuated Inversion Recovery) TR lang, TE lang; weiße Substanz dunkel, graue Substanz hell, Liquor schwarz. Beste Darstellung von Narben und Gliosen.

IR (Inversion Recovery) Beste Darstellung der grauen Substanz.

GE (Gradient Echo) Bester Nachweis von Kalk und Hämosiderin.

Volumenaquisition Empfohlen v. a. bei neurologischen und neuropsychologischen Defiziten.

▪ Untersuchungsprotokolle

Screening Die Mindestanforderung an ein MRT-Gerät ist eine Feldstärke von 1,5 Tesla. Erfolgt die Untersuchung im Rahmen einer präoperativen Diagnostik entsprechen Geräte mit einer Feldstärke von 3 Tesla dem aktuellen Standard. Es sollten axiale FLAIR-, axiale T2-Sequenzen mit einer Schichtdicke von höchstens 5 mm und koronare T2-Doppel-Echo-Sequenzen sowie eine T1-3D-Volumenaquisition mit mindestens 128 1,5-mm-Schichten erfolgen.

Temporallappenepilepsie Empfohlen werden dünnschichtige T2-TSE- und FLAIR-Sequenzen mit einer Schichtdicke von jeweils 2 mm bei axialer und koronarer Schichtführung, T1-3D-Sequenzen (1 mm isotrop sagital und Gradienten Echo 3 mm axial) und koronare STIR-Sequenzen (Grau-weiß-Kontrast des Hippokampus). Eine (mesiale) Hippokampussklerose zeigt typischerweise eine Atrophie in den T1-gewichteten und eine Signalanhebung in den T2-gewichteten Aufnahmen.

Extratemporale Epilepsien Die Sequenzen sollten stets parallel (axial) zum Hirnstamm aufgenommen werden. Dünnschichtige T2-TSE- und FLAIR-Sequenzen mit einer Schichtdicke von jeweils 2 mm bei axialer und koronarer Schichtführung sowie T1-3D-Sequenzen (1 mm isotrop, sagitale Schichtführung. Gradientenecho in 3 mm axialer Schichtung) werden gefordert. Zudem können Inversion-Recovery-Aufnahmen zur besseren Grau-weiß-Kontrast-Darstellung sinnvoll sein.

- **Interpretation**

Die Interpretation der MRT-Befunde sollte stets im klinischen Kontext erfolgen. Zudem fordert die ILAE eine Befundung durch einen auf dem Gebiet der Bildgebung in der Epilepsie-Diagnostik speziell ausgebildeten Neuroradiologen oder Kliniker. Die Steigerung der diagnostischen Ausbeute hierdurch ist enorm.

16.3 Laesordiagnostik

16.3.1 Blutuntersuchungen nach erstem unprovozierten Anfall

Von den nachfolgenden Empfehlungen ausgenommen sind Patienten mit Fieberkrämpfen und Status epilepticus (▶ Abschn. 16.3.7). Eine Blutentnahme zur Bestimmung von Blutzucker, Natrium, Kalzium und Magnesium ist bei Neugeborenen und Säuglingen nach einem ersten epileptischen Anfall immer erforderlich. Bei älteren Kindern, die nach einem ersten epileptischen Anfall zum Zeitpunkt der Vorstellung noch nicht das Bewusstsein wiedererlangt haben oder in ihrer Vigilanz bzw. Reaktivität eingeschränkt sind, sind zumindest die Bestimmung von Blutzucker, Natrium und Kalzium sowie ein Drogenscreening unerlässlich. Auch bei Kindern, die sich wieder in unbeeinträchtigtem Allgemeinzustand befinden, werden diese Analysen empfohlen (Turnbull et al. 1990, Hirtz et al. 2000).

16.3.2 Konzentrationsbetimmungen von Antiepileptika

Plasmaspiegelbestimmungen von Antiepileptika sind bei einem Anfallsrezidiv nach länger bestehender Anfallsfreiheit sinnvoll. Die Indikationen zur Durchführung von Antiepileptikakonzentrationsbestimmungen sind im Kindesalter schlecht untersucht (Harden 2000). Konzentrationsbestimmungen sollten in folgenden Situationen erwogen werden:

- bei Nebenwirkungen,
- bei mangelnder Wirkung (Compliance?),
- bei Polytherapie (Serumkonzentrationen spezifischer Antiepileptika durch Interaktionen oft schlecht vorhersagbar),
- bei interkurrenten Erkrankungen,
- ggf. nach Eindosierung (mindestens 5 Halbwertszeiten abwarten),
- ggf. nach Dosisänderung (oder deutlicher Gewichtsveränderung).

16.3.3 Blutuntersuchungen zur Erfassung von organspezifischen Nebenwirkungen

Laborkontrollen sind bei klinisch unauffälligen Kindern unter Antiepileptikatherapie ohne Grund- oder Vorerkrankung in der Regel nicht indiziert.

So kommen z. B. bei Patienten mit **Oxcarbazepintherapie** Hyponatriämien vor. Eine Elektrolytkontrolle muss aber nur bei klinischen Auffälligkeiten oder dem Verdacht hierauf, jedoch nicht routinemäßig, erfolgen. Ob Abweichungen von dieser Regel notwendig sind, muss der behandelnde Arzt aber für jedes von ihm verschriebene Präparat individuell neu überprüfen.

So kann es z. B. unter einer **Valproattherapie** v. a. bei Kindern im Alter unter 2 Jahren zu irreversiblen Leberschäden kommen. Gemäß einer nationalen Expertenkommission (König et al. 1998) sind neben dem jungen Alter eine nichtdiagnostizierte Stoffwechselerkrankung, eine Polytherapie und eine vorbestehende Lebererkrankung oder Erhöhung der Transaminasen auf das mehr als 3-Fache der Norm Risikofaktoren für das Auftreten eines valproatassoziierten Leberversagens. Apathie, Übelkeit, Erbrechen, Bauchschmerzen, Abneigung gegen gewohnte Nahrungsmittel oder Valproat, Anfallszunahme und vermehrte Blutungsneigung können hinweisende Symptome sein. Nicht selten tritt ein solches Ereignis nach einem vorausgehenden Infekt auf. Eine Früherkennung durch Laborkontrollen ist nicht verlässlich möglich. Eine mögliche Grund- oder Stoffwechselerkrankung müssen vor Beginn der Valproattherapie möglichst umfassend abgeklärt werden.

> Bei neurologisch unauffälligen und normal entwickelten Kindern sollte vor Beginn der Valproatbehandlung zumindest eine Bestimmung von Blutbild, GOT, GPT, Bilirubin, Amylase, Quick und PTT erfolgen.

Diese Untersuchungen sollten nach 4 Wochen wiederholt werden. Bei klinisch unauffälligen Patienten mit pathologischen Laborwerten sollten Kontrollen 3-mal im Abstand von maximal 2 Wochen und dann 1-mal pro Monat bis zum 6. Behandlungsmonat erfolgen. Vor Operationen sollten ebenfalls die genannten Laborparameter bestimmt werden. Zusätzlich zu den üblichen Gerinnungsparametern sollte auch eine Messung der Blutungszeit sowie eine Diagnostik auf ein Von-Willebrand-Jürgens-Syndrom erfolgen. Toleriert werden können bei fehlender Progredienz eine Erhöhung von GOT, GPT oder Amylase auf maximal das 3-fache der Norm, eine Erniedrigung des Quicks auf minimal 60% und eine Verlängerung der PTT auf das bis zu 1,5-fache des oberen Grenzwertes.

Bei retardierten Kindern ist ein möglichst umfassender Ausschluss eines Stoffwechseldefektes erforderlich. Hierfür sollte zusätzlich zu den o. g. Blutwerten zumindest eine Bestimmung von Laktat, BGA, Harnsäure, Ammoniak, Blutzucker, Aminosäuren im Plasma, organischen Säuren im Urin und Acylcarnitinprofil erfolgen. Eine Hepatopathie manifestiert sich am häufigsten 4–12 Wochen nach Therapiebeginn. Es ist zu beachten, dass auch bei klinisch unauffälligen Patienten in bis zu 15% der Fälle unter Valproat ein leichter Anstieg der Transaminasen, des Ammoniaks, der alkalischen Phosphatase und anderer Parameter auftritt, ohne dass dies für das Vorliegen einer Hepatopathie spricht.

Zur Behandlung der valproatassoziierten Hepatopathie wird die Gabe von Carnitin i.v. empfohlen. Todesfälle durch Valproat werden jedoch auch weiterhin berichtet.

16.3.4 Blutuntersuchungen zur Sicherung der Diagnose eines epileptischen Anfalls

Prolactin wird bei generalisierten Anfällen und seltener bei fokalen Anfällen freigesetzt (Chen et al. 2005). Absencen führen nicht zu einer Prolactinerhöhung. Auch nach dissoziativen Anfällen bleiben die Werte normal. So kann eine Prolactinbestimmung innerhalb einer Stunde nach anfallsverdächtigem Ereignis helfen, zwischen einem psychogenen und einem tatsächlichen epileptischen Anfall zu differenzieren. Wichtig ist, zu wissen, dass Prolactin aber auch nach hypoxischen Ereignissen und sogar nach Synkopen freigesetzt werden kann. Eine Kreatinkinase (CK)-Erhöhung findet sich häufig nach einem längeren generalisierten tonisch-klonischen Anfall.

Während die Bestimmung dieser beiden Parameter gelegentlich von klinischem Nutzen ist, erfolgt die Messung anderer Serum- und Liquormarker derzeit vorwiegend aus wissenschaftlichem Interesse.

16.3.5 Liquordiagnostik

Eine Lumbalpunktion ist in der Regel zur Abklärung eines ersten *afebrilen* Anfalls bei Kindern älter als 6 Monate **nicht** erforderlich (Hirtz et al. 2000).

16.3.6 Stoffwechseldiagnostik

Neurometabolische Erkrankungen mit epileptischen Anfällen als erstem und einzigem Manifestationszeichen kommen überwiegend im Neugeborenen- und Säuglingsalter vor. Von großer praktischer Bedeutung sind die pyridoxin- und pyridoxalphosphatabhängigen Anfälle sowie der Glukose-Transporter-Defekt (▶ Kap. 13). **Pyridoxin- oder pyridoxalphosphatabhängige Anfälle** manifestieren sich in der Regel im Neugeborenenalter und gehen im EEG meist mit einem sog. Suppression-burst-Muster einher. Die zugrunde liegenden Stoffwechseldefekte sind selten, müssen aber wegen ihrer hohen therapeutischen Relevanz immer bedacht werden. Bei pyridoxinabhängigen Anfällen findet man laborchemisch eine Erhöhung der Pipecolinsäure und des α-Amino-Adipin-Semialdehyds in Urin, Plasma und Liquor (Plecko et al. 2000, Mills et al. 2006). Bei pyridoxalphosphatabhängigen Anfällen existiert kein bekannter verlässlicher Stoffwechselmetabolit (Mills et al. 2005).

Der **Glukose-Transporter-Defekt** (GLUT1), führt zu einem erniedrigten Glukoseangebot im Gehirn. Klinische Manifestationen sind neben Krampfanfällen vorwiegend im ersten Lebensjahr, Entwicklungsverzögerung, Muskelhypotonie, Spastik, Ataxie und Dystonie. In einigen Fällen treten Anfälle bevorzugt präprandial oder nach länger zurück liegender Nahrungsaufnahme auf. In schweren Fällen entwickelt sich eine Mikrozephalie. Die Diagnose lässt sich durch eine Hypoglykorrhachie in einer Nüchtern-Lumbalpunktion (Liquor-Plasma-Glukose-Quotient <0,35), durch Glukoseaufnahmestudien in Erythrozyten sowie auf molekulargenetischer Ebene bestätigen. Da Ketone die Blut-Hirn-Schranke separat passieren und für das ZNS eine alternative Energiequelle darstellen, ist die ketogene Diät derzeit Therapie der Wahl bei dieser Erkrankung (Klepper u. Leiendecker 2007; ▶ Kap. 13).

16.3.7 Labordiagnostik bei Status epilepticus

Die Wertigkeit verschiedener diagnostischer Maßnahmen beim Status epilepticus im Kindesalter lässt sich kaum prospektiv und kontrolliert untersuchen. Es liegen daher nur retrospektive Fallserien vor. Die US-amerikanischen Fachgesellschaften für Neurologie und Pädiatrie haben 2006 die verfügbare Literatur ausgewertet (Riviello et al. 2006). In 26% der ausgewerteten Fälle waren ein akutes symptomatisches Geschehen, in 33% ein Trauma und in 22% Fieber (febriler Status mit einer Anfallsdauer >30 Minuten) Ursache. Etwa 15% der Fälle wurden als kryptogen (Ursache vermutet, aber nicht bewiesen) klassifiziert.

Die durchgeführte Diagnostik erfolgte gemäß gängigen Empfehlungen und beinhaltete eine Blutentnahme mit Bestimmung von Elektrolyten, Blutzucker, Blutbild, Harnstoff und Ammoniak sowie ggf. Antiepileptikaspiegelbestimmungen, ein Scree

ning auf toxische Substanzen, eine Blutkultur, eine Lumbalpunktion und eine Bildgebung. Diese Untersuchungen erfolgten zumeist unabhängig von der klinischen Symptomatik. Hierbei fanden sich in 6% der Fälle Elektrolytentgleisungen oder Hypoglykämien. Ein Erregernachweis war mittels Blutkultur bei 2,5% und durch Liquorkultur bei 12,5% der Patienten möglich. Bei 32% der Kinder unter Antiepileptikatherapie waren die Serumspiegel zu niedrig. Intoxikationen fanden sich in 3,6% und angeborene Stoffwechselerkrankungen in 4,2% der Fälle. In 8% wurde durch die Bildgebung (CT oder MRT) eine wahrscheinliche oder sichere strukturelle Ursache des Status gefunden.

In Ermangelung prospektiver Daten kamen die Autoren zu dem Schluss, dass keine der genannten Maßnahmen als verzichtbar gelten kann. Bei Kindern mit einem Status epilepticus nicht eindeutig erkennbarer Ursache sollten daher zumindest folgende diagnostische Maßnahmen erfolgen:
- Serumdiagnostik: Natrium, Kalzium, Magnesium, Glukose, Blutbild, Antiepileptikaspiegel
- Liquordiagnostik: Zellzahl, Glukose, Kultur, Virusdiagnostik (Herpes-PCR), Laktat
- Toxikologisches Screening
- ZNS-Bildgebung
- EEG

Literatur

Chen DK, So YT, Fisher RS (2005) Use of serum prolactin in diagnosing epileptic seizures: report of the Therapeutics and Technology Assessment Subcommittee of the American Academy of Neurology. Neurology 65: 668–675
Commission on Neuroimaging of the International League Against Epilepsy (1997) Recommendations for neuroimaging of patients with epilepsy. Epilepsia 38: 1255–1256
Dalby MA (1968) The duration of bilaterally synchronous 3-c/sec spike and wave rhythms. Electroencephalogr Clin Neurophysiol 24: 87
Doose H, Lunau H, Castiglione E, Waltz S (1998) Severe idiopathic generalized epilepsy of infancy with generalized tonic-clonic seizures. Neuropediatrics 29: 229–238
Doose H, Waltz S (1993) Photosensitivity - genetics and clinical significance. Neuropediatrics 24: 249–255
Eeg-Olofsson O, Petersen I, Sellden U (1971) The development of the electroencephalogram in normal children from the age of 1 through 15 years. Paroxysmal activity. Neuropadiatrie 2: 375–404

Gilbert DL, Sethuraman G, Kotagal U, Buncher CR (2003) Meta-analysis of EEG test performance shows wide variation among studies. Neurology 60: 564–570

Harden CL (2000) Therapeutic safety monitoring: what to look for and when to look for it. Epilepsia 41 (Suppl 8): S37–S44

Hirtz D, Ashwal S, Berg A et al. (2000) Practice parameter: evaluating a first nonfebrile seizure in children: report of the quality standards subcommittee of the American Academy of Neurology, The Child Neurology Society, and The American Epilepsy Society. Neurology 55: 616–623

King MA, Newton MR, Jackson GD et al. (1998) Epileptology of the first-seizure presentation: a clinical, electroencephalographic, and magnetic resonance imaging study of 300 consecutive patients. Lancet 352: 1007–1011

Klepper J, Leiendecker B (2007) GLUT1 deficiency syndrome - 2007 update. Dev Med Child Neurol 49: 707–716

König SA, Elger CE, Vassella F et al. (1998) Recommendations for blood studies and clinical monitoring in early detection of valproate-associated liver failure. Results of a consensus conferences 09.05.-11.05.1997 in Berlin. Nervenarzt 69: 835–840

Miley CE, Forster FM (1977) Activation of partial complex seizures by hyperventilation. Arch Neurol 34: 371–373

Mill PB, Struys E, Jakobs C et al. (2006) Mutations in antiquitin in individuals with pyridoxine-dependent seizures. Nat Med 12: 307–309

Mils PB, Surtees RA, Champion MP et al. (2005) Neonatal epileptic encephalopathy caused by mutations in the PNPO gene encoding pyridox(am)ine 5'-phosphate oxidase. Hum Mol Genet 14: 1077–1086

Mirahi EM (1984) Electroencephalographic/polygraphic/video monitoring in childhood epilepsy. J Pediatr 105: 1–9

Nubauer BA, Waltz S, Grothe M et al. (2005) Photosensitivity: genetics and clinical significance. Adv Neurol 95: 217–226

Nieermeyer E, Rocca U (1972) The diagnostic significance of sleep electroencephalograms in temporal lobe epilepsy. A comparison of scalp and depth tracings. Eur Neurol 7: 119–129

Plecko B, Stockler-Ipsiroglu S, Paschke E et al. (2000) Pipecolic acid elevation in plasma and cerebrospinal fluid of two patients with pyridoxine-dependent epilepsy. Ann Neurol 48: 121–125

Riviello JJ Jr., Ashwal S, Hirtz D et al. (2006) Practice parameter: diagnostic assessment of the child with status epilepticus (an evidence-based review): report of the Quality Standards Subcommittee of the American Academy of Neurology and the Practice Committee of the Child Neurology Society. Neurology 67: 1542–1550

Shinnar S, Berg AT, Moshe SL et al. (1996) The risk of seizure recurrence after a first unprovoked afebrile seizure in childhood: an extended follow-up. Pediatrics 98: 216–225

So EL, Ruggles KH, Ahmann PA, Trudeau P, Weatherford K (1994) Yield of sphenoidal recording in sleep-deprived outpatients. J Clin Neurophysiol 11: 226–230

Trenité DG (2006) Photosensitivity, visually sensitive seizures and epilepsies. Epilepsy Res 70 (Suppl 1): S269–S279

Turnbull TL, Vanden Hoek TL, Howes DS, Eisner RF (1990) Utility of laboratory studies in the emergency department patient with a new-onset seizure. Ann Emerg Med 19: 373–377

Differenzialdiagnostik

B. Neubauer, A. Hahn

B. A. Neubauer, A. Hahn (Hrsg.), *Dooses Epilepsien im Kindes- und Jugendalter*,
DOI 10.1007/978-3-642-41954-6_17, © Springer-Verlag Berlin Heidelberg 2014

— Stephenson 1990, Bodde et al. 2009, Ryan u. Ptácek 2010

Viele paroxysmal auftretende Phänomene oder Erkrankungen können epileptischen Anfällen mehr oder minder ähneln und stellen somit Differenzialdiagnosen dar. Qualität der Anamnese und Kenntnis dieser Krankheitsbilder sind die entscheidenden Faktoren für eine korrekte Diagnosestellung. So muss damit gerechnet werden, dass etwa 10–20% aller Patienten, die wegen einer therapierefraktären Epilepsie in einem spezialisierten Zentrum vorgestellt werden und bereits mehrere Antiepileptika erhielten, an nichtepileptischen Anfällen leiden. Diese Patienten haben meist Synkopen, psychogene Störungen, Affektkrämpfe oder Parasomnien. Die Klassifikation dieser Erkrankungen wird unterschiedlich gehandhabt. Eine für den klinischen Alltag nützliche Einteilung ist in nachfolgender ▶ Übersicht dargestellt.

Differenzialdiagnose epileptischer Anfälle
- ▬ Synkopen und Affektkrämpfe
  - – Blasse Affektkrämpfe
  - – Zyanotische Affektkrämpfe
  - – Kardiogene Synkopen
  - – Vasovagale Synkopen
- ▬ Myoklonien und myoklonische Phänomene
  - – Benigne Einschlaf-/Schlafmyoklonien des Neugeborenen
  - – Benigne Myoklonien des Säuglings
  - – Schauerattacken (shuddering attacks)
  - – Essenzielle Myoklonien
  - – Myoklonus-Dystonie-Syndrom
  - – Opsoklonus-Myoklonus-Syndrom (Kinsbournesche Enzephalopathie)
  - – Hyperekplexie
- ▬ Paroxysmale Bewegungsstörungen
  - – Gratifikationsphänomene (kindliche Masturbation)
  - – Benigner paroxysmaler Vertigo
  - – Paroxysmaler Torticollis
  - – Paroxysmale kinesiogene Choreoathetose
  - – Paroxysmale dystone Choreoathetose (Mount-Reback)

▼

  - – Episodische Ataxien (EA1, EA2)
  - – Alternierende Hemiplegie des Kindesalters
  - – Sandifer-Syndrom
  - – Spasmus nutans
  - – Benigner paroxysmaler tonischer Aufwärtsblick
- ▬ Migräne und verwandte Krankheitsbilder
  - – Konfusionelle Migräne
  - – Alice-im-Wunderland-Syndrom
  - – Basilarismigräne
  - – Periodisches Syndrom (zyklisches Erbrechen)
- ▬ Schlafgebundene Störungen
  - – Pavor nocturnus
  - – Schlafwandeln (Somnambulismus)
  - – Schlafparalyse
  - – Narkolepsie und Kataplexie
- ▬ Psychogene oder partiell psychogen bedingte Störungen
  - – Dissoziative Anfälle (früher: psychogene Anfälle)
  - – Hyperventilationssyndrom

17.1 Synkopen und Affektkrämpfe

Affektkrämpfen, vasovagalen, neurogenen und neurokardiogenen Synkopen liegen vermutlich gemeinsame Pathomechanismen zugrunde. Die früher versuchte genaue Differenzierung in die einzelnen Formen wird heute weniger streng gehandhabt. Eine Subsumierung unter den Überbegriff »neurogene Synkopen« scheint vertretbar. Wichtig ist aber die sichere Abgrenzung der neurogenen Synkopen von kardialen Synkopen und von epileptischen Anfällen. Alle Synkopen, egal ob neurogen oder kardiogen ausgelöst, können mit Myoklonien und z. T. auch mit Kloni einhergehen. Zunächst kommt es zu einem Tonusverlust und dann anschließend zu meist irregulären und extremitätenbetonten Myoklonien oder Kloni. Ein Urinabgang kommt sowohl bei epileptischen Anfällen als auch bei Synkopen vor. Epileptische Anfälle, bei denen es lediglich zu einem Tonusverlust ohne zusätzliche Symtome kommt, sind selten.

Ebenfalls selten kann die durch eine Synkope ausgelöste Hypoxie einen generalisierten epileptischen Anfall auslösen. Um solche Ereignisse korrekt zu erfassen, sind meist iktale EEG-Aufzeichnungen oder Polygraphien nötig.

Blasse Affektkrämpfe (Synonyme: anoxische Reflexanfälle, asystolische Reflexanfälle) treten bei Kindern bis zum 5. Lebensjahr meist häufig nach einem unerwarteten Schlag gegen den Kopf oder anderen schmerzhaften, zumeist überraschenden Ereignissen auf. Darauf kommt es dann zu einer sofortigen reflektorischen Bradykardie oder Asystolie sowie zu einem deutlichen Blutdruckabfall, was zur Sauerstoffminderversorgung zuerst des Hirnstamms und dann des gesamten Gehirns führt. Hierfür reichen eine Bradykardie von weniger als 40 Schlägen pro Minute, eine Asystolie von mehr als 5 Sekunden oder ein systolischer Blutdruckabfall auf unter 50 mmHg aus. Die Kinder werden sofort blass und sinken meist regungslos zu Boden.

Myoklonien werden als Ausdruck der Hirnstammischämie in ca. 40 % der Fälle beobachtet (**konvulsive Synkopen**). Die Myoklonien können heftig sein. Sie treten meist irregulär und asymmetrisch auf. Im EEG zeigen sich zeitgleich generalisierte hohe langsame Wellen von 1–3 Hz als Ausdruck der zerebralen Ischämie. Epilepsietypische Potenziale werden nicht registriert. Die Dauer des Zustandes ist kurz und beträgt meist deutlich weniger als eine Minute. Anschließend werden die Kinder wieder rosig, benötigen aber eine kurze Phase der Reorientierung. Ein Nachschlaf ist ungewöhnlich. In aller Regel ist die Symptomatik harmlos und selbstlimitierend.

Zyanotische Affektkrämpfe (Synonyme: respiratorische Affektkrämpfe, Schreikrämpfe, »breath-holding spells«) sind mit den blassen Affektkrämpfen zwar verwandt, zeigen aber im typischen Fall eine andere Symptomatik. Die Kinder schreien heftig nach einem schmerzhaften Reiz oder auch nach einem Frustrationserlebnis. Hierbei kommt es zu einer Blockade der Atemwege während der Exspiration. Im Anschluss erschlafft der Muskeltonus und die Kinder werden bewusstlos. Bei manchen Kindern kommt es bereits während der Expiration zu einer starken tonischen Versteifung und anschließend zu einzelnen Kloni. Die Zyanose kann dann sehr bedrohlich wirken. Im EEG zeigen sich während des Affektkrampfes ebenfalls lediglich generalisierte langsame Wellen, aber keine epilepsietypischen Potenziale.

Ältere Kinder benutzen den zugrunde liegenden Pathomechanismus gelegentlich absichtlich, um kurze Ohnmachten (und damit verbundene Halluzinationen) herbei zu führen. Dies gelingt z. B. durch Hyperventilation mit anschließender Bauchpresse bei maximaler Inspiration (Valsalva-Versuch). Der hierdurch provozierte intrathorakale Druckanstieg verursacht einen Abfall des Schlagvolumens des rechten Herzens und dadurch sekundär einen Blutdruckabfall.

Kardiogene Synkopen sind im Kindesalter viel seltener als neurogene Synkopen; aber auch wesentlich gefährlicher. Typisch, wenn auch nicht obligat, ist ein Auftreten aus körperlicher Bewegung bzw. Aktion heraus. Sie können durch eine Vielzahl von Herzfehlern (z. B. Aortenstenose, Fallot-Tetralogie) oder bei strukturell normalem Herzen durch Herzrhythmusstörungen (z. B. langes QT-Syndrom) ausgelöst werden. Relevante Herzrhythmusstörungen müssen sorgfältig durch Langzeit- und ggf. Belastungs-EKG ausgeschlossen werden. Nicht selten fallen einzelne EKG-Ableitungen mit »langem Streifen« falsch negativ aus.

Vasovagale Synkopen können in allen Altersgruppen vorkommen. Für eine solche Diagnose sind ein (typischer) Auslöser wie schnelles Aufstehen, Hyperventilation, Blut sehen oder ähnliches zu fordern. Oft folgt dem eine Aura (Schwindel, Schwarzwerden vor den Augen, Tinnitus etc.) mit einem dann eintretenden Tonusverlust. Nachdem die Patienten zu Boden gesunken sind, können Kloni auftreten. In vielen Fällen ist die Familienanamnese positiv. Selten kommen auch Synkopen bei liegenden Personen vor. **Vagovagalen Synkopen** liegt der sog. Kehldeckelreflex, z. B. nach Erbrechen oder Verschlucken zugrunde.

17.2 Myoklonien und myoklonische Phänomene

Die **benignen Schlafmyoklonien des Neugeborenen** sind die wichtigste Differenzialdiagnose zur Epilepsie in dieser Altersgruppe und müssen jedem Pädiater geläufig sein. Sie bestehen aus irregulären

oder rhythmischen Myoklonien und Kloni der Extremitäten und kommen nur im Schlaf vor. Die oft
clusterhaft auftretenden Myoklonien erfassen nicht
das Gesicht und auch der Rumpf ist meist nur leicht
betroffen. Die Symptomatik kann sehr heftig ausgeprägt sein und einem epileptischen Anfall täuschend ähnlich sehen. Die Kinder sind (zerebral)
gesund, die Myoklonien verschwinden durch Wecken immer sofort, das EEG ist unauffällig und die
Symptomatik endet spontan innerhalb der ersten
6 Lebensmonate. Im Gegensatz zur Hyperexzitabilität (Zittrigkeit) beim älteren Neugeborenen beendet
das Fixieren der Extremitäten die Symptomatik
nicht – es sei denn das Kind wird dabei wach.
Phenobarbital und Benzodiazepine aktivieren die
Myoklonien! Es kommt immer noch vor, dass diese
gesunden Kinder bis zur Phenobarbitalnarkose behandelt werden oder unnötiger umfangreicher und
belastender Diagnostik unterzogen werden.

Der Begriff **essenzieller Myoklonus** beschreibt
unwillkürliche kurze Muskelzuckungen, die im
Wachzustand und auch im Schlaf beobachtet werden
können. Die Myoklonien betreffen zumeist die
Rumpf-, Schulter- und Halsmuskulatur. Die Mitbeteiligung der Extremitäten ist variabel. Häufig sind
die oberen Extremitäten mehr betroffen. Die Myoklonien können einzeln oder in Serien mit unterschiedlichen Zeitintervallen auftreten. Die Erkrankung kann sporadisch oder familiär auftreten (Pranzatelli 2003). Als wichtige Unterscheidung vom epileptischen Myoklonus ist das EEG während der
Myoklonien immer unauffällig. Darüber hinaus ergeben auch alle anderen Untersuchungen Normalbe-
funde und die Kinder sind altersgemäß entwickelt.

Treten die Myoklonien bereits im Neugebore-
nen- oder frühen Säuglingsalter auf, werden sie als
benigne Myoklonien des Säuglings oder auch als
benigner (früh)infantiler Myoklonus bezeichnet
(Lombroso u. Fejermann 1977). Diese Bewegungsstörung stellt eine wichtige Differenzialdiagnose des
West-Syndroms dar (▶ Kap. 9). Eine Behandlung ist
nicht erforderlich. Die Myoklonien sistieren in der
Regel innerhalb der ersten beiden Lebensjahre.

Der hereditäre essenzielle Myoklonus wird zumeist mit dem Begriff **Myoklonus-Dystonie-Syndrom** gleichgesetzt. Hierbei handelt es sich um eine
autosomal-dominante Erkrankung, die typischerweise über den Vater vererbt wird. Ursächlich sind
Mutationen im Epsilon-Sarkoglykan-Gen. Die Erkrankung manifestiert sich zumeist im Kindesalter.
Neben den Myoklonien besteht eine in der Regel
nur milde ausgeprägte Dystonie. Weitere neurologische Symptome fehlen, doch sind die Kinder häufig
ängstlich, depressiv oder anderweitig verhaltens-
auffällig (Kojovich et al. 2010). Auch bei diesem
Krankheitsbild finden sich im EEG keine Auffälligkeiten.

Schauderattacken oder »shuddering attacks«
kommen meist bei Säuglingen zwischen dem 3. und
8. Lebensmonat vor. Extremitäten, Rumpf und geringer ausgeprägt auch der Nacken zeigen tremor-
artige Zuckungen mit einer Frequenz von circa
10 Hz, die sehr diskret sein können. Das Bewusstsein der Kinder ist unbeeinträchtigt. In einigen (seltenen) Fällen können die Kloni wegen ihrer niedri-
gen Amplitude wie ein tonisches Anheben der
Arme wirken. Dann kann das Phänomen an die
Salaam-Anfälle beim West-Syndrom erinnern. Solche Verläufe wurden als »benign infantile spasms«
beschrieben. Einige Kinder können später einen
essenziellen Tremor entwickeln.

Das **Opsoklonus-Myoklonus-Syndrom** (Kinsbournesche Enzephalopathie) besteht aus heftigen
Myoklonien, chaotischen ungerichteten Bulbusbe-
wegungen und später auch einer Ataxie. Das EEG ist
auch während der Myoklonien (abgesehen von
möglichen Bewegungsartefakten) unauffällig. Die
Erkrankung tritt meist in den ersten 3 Lebensjahren
auf. Ursächlich sind entweder ein (oft thorakales)
Neuroblastom oder autoimmunologische Phänomene. Eine Epilepsie kann wohl allenfalls nur ganz
zu Beginn der Symptomatik als Differenzialdiagnose in Betracht kommen.

Die **Hyperekplexie** wird durch Defekte in einem spinal exprimierten Glyzinrezeptor ausgelöst.
Der Erbmodus ist meist autosomal dominant. Mehrere ursächliche Gene sind identifiziert (GLRA1,
GLRA2, SLC6A5, GLRB, ARHGF9, GPHN). Die
Erkrankung kann sich in der Neugeborenenperiode
mit tonischer Versteifung des gesamten Körpers
und mit schwerer Zyanose manifestieren (»stiff
baby«). Die zunehmende »Schreckhaftigkeit« wird
oft erst in den kommenden Wochen und Monaten
deutlich. Als diagnostischer Test wird das nach
oben »stubsen« der Nase (sog. »nose-tapping«) benutzt. Bei gesunden Neugeborenen löst dies keine

nennenswerte Reaktion aus. Bei den Betroffenen kommt es zu einer klonusartigen Reklination des Kopfes oft unter gleichzeitiger Beugung der Arme. Die Erkrankung spricht prinzipiell gut auf Benzodiazepine (z. B. Clonazepam) an.

Im höheren Alter kommt es leider immer wieder zu schweren Stürzen, da während des Schrecks (»startles«) die Schutzreflexe ausfallen. Reflexepilepsien können eine Differenzialdiagnose darstellen. Der beschriebene Provokationsversuch erlaubt die Unterscheidung. Die tonischen Versteifungen mit schwerer Apnoe können in einigen Fällen erfolgreich mit dem sog. Vigevano-Handgriff unterbrochen werden. Hierbei werden Kopf, Hüften und Beine gleichzeitig gebeugt und wieder losgelassen (Vigevano et al. 1989).

Einschlafmyoklonien können sehr heftig sein und sogar zum Erwachen der Kinder führen, sollten aber differenzialdiagnostisch selten ein Problem darstellen.

17.3 Paroxysmale Bewegungsstörungen

Gratifikationsphänomene bzw. **kindliche Masturbationen** treten vorwiegend innerhalb der ersten 5 Lebensjahre bei Mädchen auf. Typisch sind gekreuzte und aneinander gepresste Beine bzw. Oberschenkel. Die Kinder wirken abwesend und blicken verklärt. Oft bemerkt man eine Gesichtsrötung. Rhythmische Beckenbewegungen sind typisch, können aber auch ganz fehlen. Manchmal pressen die Mädchen ihren Schritt auch gegen Gegenstände (Tisch- oder Stuhlbeine). Versucht man die Kinder anzusprechen, reagieren sie nur unwillig. Beendet man die Bewegung aktiv, werden sie ärgerlich und fahren anschließend wieder damit fort. Die Symptomatik kann sehr ausgeprägt sein, sich mehrfach am Tag wiederholen und sich über längere Zeiträume erstrecken. Es liegen keine psychologischen Konfliktsituationen zu Grunde! Die kindliche Masturbation ist von sexualisierten Verhaltensmustern – die im Gegensatz hierzu andere Personen mit einbeziehen – zu differenzieren. Die Therapie besteht in Abwarten.

Der **benigne paroxysmale Vertigo** betrifft Kinder der ersten 5 Lebensjahre. Der Beginn ist plötzlich. Die Patienten legen sich zu Boden oder halten sich an Gegenständen oder Personen fest. Die Attacken dauern meist ca. 1 Minute. Das Bewusstsein bleibt erhalten. Oft werden die Kinder blass. Manchmal können die Eltern einen Nystagmus beobachten. Die Episoden treten oft nur wenige Male im Jahr auf, sind unangenehm aber harmlos.

Der **benigne paroxysmale Torticollis** dauert meist mehrere Stunden (manchmal Tage) an und wird üblicherweise von Übelkeit und Erbrechen begleitet. Der Kopf bleibt dauerhaft gewendet. Manchmal beugt sich auch der Rumpf in die gleiche Richtung. Selten tritt der paroxysmale Torticollis infektassoziiert auf.

Die **kinesiogene Choreoathetose** ist ein beeindruckendes Krankheitsbild, das denjenigen, der es noch nie gesehen hat, an eine Epilepsie denken lassen kann. Schnelle oder ständig wiederholte Bewegungen (z. B. schnelles auf der Stelle treten) lösen wilde, z. T. absurd wirkende Bewegungsstürme aus, die am ehesten als hampelmannartig zu beschreiben sind. Die Zustände dauern meist weniger als 1 Minute und werden von den Betroffenen als unangenehm empfunden. Carbamazepin, Benzodiazepine und Phenytoin wirken oft bereits in niedriger Dosis. Viele Fälle treten familiär auf. Die Erkrankung ist genetisch heterogen.

Die **paroxysmale dystone Choreoathetose (Mount-Reback)** lässt sich durch Stress, Tee, Koffein, Cola etc. auslösen. Die Attacken dauern mehrere Minuten und können sich oft hintereinander wiederholen. Es kommt zu heftigen ausfahrenden ballistischen und dystonen Bewegungsabläufen, oft mit Sturz. Die Therapie mit Antiepileptika ist nicht in allen Fällen erfolgreich. Die Erkrankung folgt einem autosomal-dominanten Erbgang. Mutationen im Myofibrillogenesis-Regulator-1-Gen (MR1) sind ursächlich. Familienangehörige und auch die Betroffenen selbst können zusätzlich unter epileptischen Anfällen leiden.

Bei der **belastungsinduzierten Choreoathetose** (Synonym: »exercise induced oder exertion induced paroxysmal dyskinesia«) kommt es nach körperlicher oder psychischer Belastung zu Dyskinesien. In einigen Fällen liegt der Symptomatik ein Glukose-Transporter-Defekt (GLUT1) zugrunde. In diesen Fällen kann eine ketogene Diät die Symptomatik beheben.

Bei den **episodischen Ataxien** werden zwei Formen unterschieden.

- Die **episodische Ataxie Typ 1** führt zu Episoden mit zerebellärer Ataxie, die Sekunden bis wenige Minuten anhalten. Zusätzlich zeigen die Betroffenen zwischen den Attacken Myokymien, d. h. langsame wellenförmige Muskelkontraktionen, die an der Hautoberfläche sichtbar sind und im Schlaf fortbestehen. Die autosomal dominante Erkrankung wird durch Defekte des spannungsabhängigen Kaliumionenkanals KCNA1 ausgelöst. Fälle mit isolierter Myokymie, aber auch nur mit Ataxie und mit Epilepsie kommen vor.
- Die **episodische Ataxie Typ 2** führt zu Ataxieepisoden von mindestens 10–20 Minuten Dauer. Zusätzlich zeigen die Patienten zumeist interiktal zerebelläre Symptome wie Nystagmus und Augenbewegungsstörungen. Die Erkrankung wird durch autosomal dominant vererbte Defekte im CACNA1A-Gen (einem Kalziumkanal) ausgelöst. Beide Formen der episodischen Ataxie sprechen gut auf Acetazolamid an.

Die **alternierende Hemiplegie des Kindesalters** ist ein progredient verlaufendes Krankheitsbild, das zu Beginn der Erkrankung mit einer Epilepsie verwechselt werden kann. Zudem treten im Verlauf bei einem Teil der Patienten epileptische Anfälle auf. Die Erkrankung beginnt bereits im ersten Lebensjahr mit schlaffen, wechselnd lateralisierten Hemiparesen, tonischen Versteifungen, Nystagmus und autonomen Phänomenen (Blässe etc.). Die Attacken kommen oft mehrfach monatlich vor. Manchmal wechselt die Hemiplegie im Anfall die Seite noch bevor die zuerst betroffene Körperhälfte sich wieder erholt hat. Die Kinder sind dann völlig plegisch und haben Schluck- und Sprachstörungen. Die Erkrankung ist für die betroffenen Kinder quälend. Im Schlaf verschwindet die Symptomatik. Besserung kann mit dem Kalziumantagonisten Flunarizin und evtl. auch mit Nemantin, Chloralhydrat oder Niaprazin erzielt werden. Einige Kinder entwickeln im Verlauf zusätzlich eine Migräne mit Aura. In mehreren Fällen konnten Defekte im ATP1A2-Gen (Na^+-K^+-ATPase) identifiziert werden.

Das **Sandifer-Syndrom** bezeichnet tonische Kopfwendungen, die sich auch auf Extremitäten und Rumpf ausdehnen können. Die Kinder nehmen dabei z. T. bizarre Haltungen ein. Ursprünglich wurde angenommen, dass dieses Syndrom nur bei Kindern mit gastroösophagealem Reflux oder axialer Gleithernie auftritt. Beides kann jedoch fehlen.

Der **Spasmus nutans** besteht aus einem asymmetrischen Nystagmus, einer Kopfschiefhaltung und Kopfnicken. Die Symptomatik kann dauerhaft oder auch episodisch auftreten und ist meist selbstlimitierend. In mehreren gut dokumentierten Fällen stellten sich jedoch verschiedene ZNS- oder Retinaläsionen als ursächlich heraus. Eine ausführliche Diagnostik wird daher angeraten.

Der **benigne paroxysmale tonische Aufwärtsblick** tritt in der Regel im 1. oder 2. Lebensjahr auf. Es kommt zu tonischen Augenbewegungen nach oben, die meist weniger als eine Minute dauern. Die Episoden können sich mehrfach am Tag wiederholen. Beim Versuch nach unten zu blicken, kommt es zu einem Nystagmus. Berichtet wird auch eine milde Ataxie. Der Verlauf ist meist gutartig, doch sind auch bei dieser Störung symptomatische Fälle beschrieben.

Die **okulomotorische Apraxie** (Typ Cogan) wird nicht selten mit myoklonischen Anfällen verwechselt. Die Kinder können die Bulbi nicht zielgerichtet bewegen. Um eine Blickrichtungsänderung zu erzielen, führen sie ruckartige Bewegungen des gesamten Kopfes aus. Viele der beschriebenen Patienten zeigten auch eine mehr oder minder stark ausgeprägte Entwicklungsverzögerung. Die Symptomatik bessert sich im Verlauf zumeist leicht.

17.4 Migräne und verwandte Krankheitsbilder

Eine typische Migräne mit oder ohne visuelle Aura lässt sich leicht erkennen und ist normalerweise von massiven, im Kindesalter meist beidseitigen, Kopfschmerzen begleitet. Allerdings sind atypische Verlaufsformen gar nicht selten. Umso jünger die Kinder sind, desto unspezifischer wird die klinische Symptomatik. Im Kindesalter stehen oft weniger die Kopfschmerzen als die abdominelle Symptomatik mit Übelkeit und Erbrechen im Vordergrund (*früher:*

abdominelle Migräne). Bei jeder unklaren, episodischen, neurologischen Symptomatik muss daher explizit und wiederholt nach in der Folge oder begleitend auftretenden Kopfschmerzen gefragt werden.

Patienten mit Migräne neigen etwas häufiger zu epileptischen Anfällen als die Normalbevölkerung. Andererseits können v. a. okzipitale epileptische Anfälle mit Kopfschmerzen und Erbrechen einhergehen.

Die genauen pathogenetischen Zusammenhänge sind komplex und noch nicht vollständig geklärt. Für den klinischen Alltag muss man jedoch davon ausgehen, dass es sich um distinkte Erkrankungen handelt. Einige Sonderformen der Migräne, die – v. a. wenn die Kopfschmerzen nur gering ausgeprägt sind – diagnostische Schwierigkeiten bereiten können, sollen im Folgenden besprochen werden.

Als **konfusionelle Migräne** werden Attacken bezeichnet, bei denen während der Migräne eine Störung der zeitlichen und räumlichen Orientierung auftritt. Die Patienten sind nicht bewusstlos, wirken aber desorientiert, gereizt oder verängstigt und reagieren verlangsamt. Sind diese Zustände nur von leichten Kopfschmerzen begleitet oder fehlen diese sogar, wird meist die Verdachtsdiagnose eines nichtkonvulsiven Status epilepticus gestellt. Das EEG ermöglicht die Abgrenzung. Die konfusionelle Migräne kommt oft nach leichten oder mittelgradigen Schädel-Hirn-Traumen vor. Kommt es zu Wahrnehmungsstörungen mit verändertem Körperbewusstsein, verzerrtem Größen- und Entfernungsempfinden nennt man dies »**Alice-im-Wunderland-Syndrom**«, da in diesem Roman ähnliche Phänomene beschrieben werden.

Die **Basilarismigräne** beschreibt eine Funktionsstörung des posterioren Gefäßkreislaufs des Gehirns, die mit heftigen, meist migränetypischen Kopfschmerzen assoziiert ist. Es kommt zu Ataxie, okulärer, visueller und vestibulärer Symptomatik und evtl. auch epileptischen Anfällen. Hirnnervenausfälle sind möglich und das Bewusstsein kann beeinträchtigt sein. Im EEG zeigt sich eine deutliche okzipitale Verlangsamung. Die Basilarismigräne kann sich als paroxymale Ataxie oder als Amaurosis fugax präsentieren.

Das **periodische Syndrom** (Synonym: zyklisches Erbrechen) wird von vielen Autoren als eng mit der Migräne verwandt betrachtet und tritt innerhalb der ersten 6 Lebensjahre auf. Die Kinder leiden an regelmäßig wiederkehrendem Erbrechen, Übelkeit, manchmal auch Fieber und Diarrhöen. Die Symptomatik ist oft heftig und kann über Stunden, manchmal auch 1–2 Tage fortbestehen. Zwischen den Attacken, deren Abstände individuell sehr regelmäßig sein können, sind die Kinder komplett unauffällig. Man nimmt an, dass die Erkrankung zu selten diagnostiziert wird. Bei einzelnen Patienten konnte molekulargenetisch ein CACNA1-Defekt nachgewiesen werden. Eine Therapie mit Acetazolamid kann versucht werden.

17.5 Schlafgebundene Störungen

Seit der Möglichkeit 24-Stunden-Langzeitableitungen, Polygraphien und Polysomnographien durchzuführen, steigt die Zahl unterscheidbarer Formen von Parasomnien Jahr für Jahr weiter an. Einige Prinzipien der Klassifizierung und häufigere Formen sollen im Folgenden dargestellt werden.

Mittels EEG werden 5 Schlafstadien voneinander abgegrenzt. Nach Beginn des nächtlichen Schlafes fällt der Mensch innerhalb von ca. einer Stunde in das Schlafstadium 4 (Tiefschlaf). Anschließend wird der Schlaf wieder leichter und nach einer weiteren Stunde kommt es zur ersten REM-Schlafphase, die aus dem Leichtschlaf (Schlafstadium 1) heraus auftritt und ca. 10 Minuten dauert. Diesen Ablauf nennt man eine Schlafperiode. Insgesamt kommt es im Laufe der Nacht zu 3–5 solcher Perioden. Die meisten Parasomnien des Kindesalters treten im NonREM-Schlaf beim allmählichen Erwachen aus den Tiefschlafstadien (Stadium 3 und 4) heraus auf und sind möglicherweise Ausdruck eines partiellen Wiedererlangens des Bewusstseins. So treten z. B. in diesen Phasen (frühestens 1–2 Stunden nach dem Einschlafen) die meisten Fälle von polygraphisch erfasstem Pavor nocturnus und Somnambulismus auf.

Der **Pavor nocturnus** betrifft Kinder im Vorschulalter. Es kommt zu heftigen nächtlichen Angstzuständen. Die Kinder erwachen, wirken stark agitiert, sitzen schreiend im Bett und laufen manchmal sogar umher. Anschließend folgt eine kurze Reorientierungsphase. Für das Ereignis selbst besteht retrograde Amnesie (es wird im Gegensatz zum Albtraum kein Trauminhalt berichtet!). Bei der Abgrenzung gegenüber epileptischen Anfällen kann neben der typischen Anamnese helfen, dass der Pavor als NonREM-Parasomnie frühestens eine Stunde nach dem Einschlafen auftritt, wohingegen fokale epileptische Anfälle oft schon im ersten Leichtschlaf auftreten.

Das **Schlafwandeln** (Somnambulismus) tritt in der Regel bei älteren Kindern, meist ab dem 5. Lebensjahr, auf. Die Kinder gehen wie in Trance z. B. zur Toilette, reagieren jedoch nicht auf Ansprache und sind verstört und desorientiert, wenn sie geweckt werden. Manchmal wachen sie an den Zielen ihrer »Reise« auf und weinen, weil sie nicht wissen, wie sie hergekommen sind. In seltenen Fällen kommt es zu tragischen Verletzungen. Pavor nocturnus und Schlafwandeln treten oft beim selben Patienten auf, was als weiterer Hinweis für einen gemeinsamen Pathomechanismus gilt.

Albträume treten aus dem REM-Schlaf heraus, und somit frühestens nach ca. 2 Stunden Schlafdauer, auf. Die Inhalte können zumindest teilweise erinnert werden. Ebenso wie beim Pavor handelt es sich um ein unangenehmes, aber harmloses Ereignis, das, wie allgemein bekannt, altersunabhängig oft in Phasen vermehrter psychischer Belastung auftritt. Das EEG ist normal.

Die **Schlafparalyse** tritt oft in der letzten REM-Schlaf-Phase, also Minuten vor dem Erwachen aus dem nächtlichen Schlaf heraus, auf. Das Bewusstsein der Betroffenen ist bereits klar, trotzdem gelingt es ihnen nicht, sich zu bewegen. Einige Menschen empfinden dies als sehr belastend, berichten Erstickungsängste etc. Fast 20% der gezielt Befragten geben an, solche Episoden bereits einmal erlebt zu haben. Der Beginn kann im Kindes- oder Jugendalter liegen.

Die **Narkolepsie** und die **Kataplexie** sind wichtige, wenn auch seltene Differenzialdiagnosen der Epilepsie. Die **Narkolepsie** ist durch plötzliches übergangsloses Einschlafen und vermehrte Tagesmüdigkeit gekennzeichnet. Die Patienten kommen zu schnell nach dem Einschlafen in den REM-Schlaf und haben ein übermäßiges Schlafbedürfnis. Polygraphisch lässt sich dies durch den sog. multiplen Schlaf-Latenz-Test überprüfen, bei dem die Zeitdauer von Schlafbeginn bis zum Erreichen des REM-Schlafs mehrfach gemessen wird. Viele Pa-

tienten zeigen zusätzlich eine **Kataplexie**, die durch einen Muskeltonusverlust, der durch starke emotionale Reize (Schreck, Freude etc.) ausgelöst wird, gekennzeichnet ist. Das Bewusstsein bleibt während des kataplektischen Anfalls erhalten. Zusätzlich kommt es oft zu Schlafparalyse und hypnagogen Halluzinationen. In etwa einem Drittel der Fälle manifestiert sich die Erkrankung in den ersten beiden Lebensdekaden, wird aber oft erst nach langer Latenz diagnostiziert. Die häufigste Fehldiagnose ist die einer Epilepsie. Ursächlich ist ein Hypokretinmangel. Zusätzlich besteht sehr häufig die Assoziation zu einem HLA-Allel (DQB1-0602). Die Erkrankung zeigt keine Spontanremission und erfordert eine spezifische Therapie (Stimulanzien u. a.).

Das **Restless-legs-Syndrom** ist im Erwachsenenalter häufig (ca. 5%), kann aber bereits im Kindesalter beginnen. Die Patienten zeigen oft nächtliche rhythmische Beinbewegungen, die manchmal als Epilepsie (Frontallappenanfälle) fehlgedeutet werden. Zur Diagnosestellung müssen zumindest die folgenden vier Kriterien erfüllt sein:

- Bewegungsdrang der Beine begleitet von Missempfindungen
- Motorische Unruhe (Drehen und Wälzen im Bett, Massieren der Waden etc.)
- Auftreten der Symptome in Ruhe und Erleichterung durch Aktivität
- Deutliche Betonung der Symptome abends und nachts

Fakultativ kommt es zu den periodischen Beinbewegungen im Schlaf sowie zu Ein- und Durchschlafstörungen. Im Kindesalter sind die meisten Fälle idiopathisch. Die Differenzialdiagnose ist jedoch breit.

17.6 Psychogene oder partiell psychogen bedingte Störungen

Dissoziative Anfälle (früher: psychogene Anfälle, hysterische Anfälle) kommen in allen Altersgruppen vor und können sowohl normal als auch verzögert entwickelte Kinder und Erwachsene betreffen. Meist gibt es ein Vorbild, das anamnestisch evtl. erfragt werden kann.

Wichtig ist, zu wissen, dass epileptische Anfälle in aller Regel nicht länger als 2–5 Minuten dauern. Eine Anfallsdauer darüber hinaus rechtfertigt Zweifel.

Zumindest im Verlauf nehmen dissoziative Anfälle oft auch appelativen Charakter mit schmerzhaftem Schreien, verletzungsträchtigen Bewegungsstürmen oder fremd- und autoaggressivem Verhalten an. Häufig werden auch Grand-mal-Anfälle oder tonische Anfälle imitiert. Inkontinenz, Zungenbiss, Zyanose, Auftreten im Schlaf oder in unbeobachteten Situationen sprechen gegen dissoziative Anfälle. Das iktale EEG erlaubt zumeist die sichere Zuordnung.

Leider kommen dissoziative Anfälle häufig auch bei Patienten mit (echter) Epilepsie vor. Diese Kinder können naturgemäß epileptische Anfälle oft täuschend gut imitieren. Erst über einen gewissen Zeitraum schleifen sich dann Übersteigerungen ein. Manchmal ist es hilfreich, den Kindern die verdächtigen Episoden auf Video vorzuspielen. Die Anfallsfrequenz sinkt dann oft deutlich. Das Verabreichen von »Placebo« (z. B. NaCl-Lösung anstelle von Diazepam) zur Anfallsunterbrechung wird in Deutschland nicht empfohlen. Dies kann zwar diagnostisch weiterhelfen, verstärkt aber die Psychopathologie des Patienten. In anderen Ländern ist es aber übliche Praxis.

Beim **Hyperventilationssyndrom** kommt es durch eine der körperlichen Beanspruchung nicht angemessenen, verstärkten Atmung zu einer Hypokapnie im Gehirn. Hieraus resultieren eine Tetanie mit Kribbelparästhesien, Taubheitsgefühl und Schwindel. Manchmal kommt es zu einer klassischen Pfötchenstellung oder es tritt sogar Bewusstlosigkeit ein. Betroffen sind zumeist Mädchen in der Adoleszenz. Nicht selten findet sich ein akuter Auslöser. Die Atmung kann sowohl vertieft als auch flach und beschleunigt sein. Oft bestehen zusätzliche Symptome wie Angst oder Herzrasen. Häufig ist den Betroffenen selbst die beschleunigte oder vertiefte Atmung nicht bewusst, so dass die Patienten oder Beobachter gezielt nach den Symptomen befragt werden müssen. Wird die Diagnose eines Hyperventilationssyndroms gestellt, sollte man sich nicht allein mit dem Ausschluss einer Epilepsie zufrieden geben, sondern versuchen, mögliche psychologische Ursachen aufzudecken.

Literatur

Bodde NM, Brooks JL, Baker GA et al. (2009) Psychogenic non-epileptic seizures – definition, etiology, treatment and prognostic issues: a critical review. Seizure 18: 543–553

Kojovic M, Cordivari C, Bhatia K (2011) Myoclonic disorders: a practical approach for diagnosis and treatment. Ther Adv Neurol Disord 4: 47–62

Lombroso CT, Fejermann (1977) Benign myoclonus of early infancy. Ann Neurol 1: 138–143

Pranzatelli MR (2003) Myoclonus in childhood. Semin Pediatr Neurol. 10: 41–51

Ryan DP, Ptácek LJ (2010) Episodic neurological channelopathies. Neuron 68: 282–292

Stephenson JBP(1990) Fits and Faints; Series: Clinics in Developmental Medicine. Cambridge University Press, Cambridge, Mac Keith Press, New York

Vigevano F, Di Capua M, Dalla Bernardina B (1989) Startle disease: an avoidable cause of sudden infant death. Lancet 1: 216

Therapie

Therapie des Status epilepticus und des prolongierten Einzelanfalls

B. Neubauer, A. Hahn

B. A. Neubauer, A. Hahn (Hrsg.), *Dooses Epilepsien im Kindes- und Jugendalter*,
DOI 10.1007/978-3-642-41954-6_18, © Springer-Verlag Berlin Heidelberg 2014

— Zawadzki u. Stafstrom 2010, Ostrowsky u. Arzimanoglou 2010

Ein Status epilepticus oder prolongierter Einzelanfall gilt als dringender Notfall. Er muss stets stationär behandelt und möglichst rasch unterbrochen werden. Ein konvulsiver Status epilepticus (Grandmal-Status) ist im Kindes- wie im Erwachsenenalter als generalisierter tonisch-klonischer Anfall von über 30 Minuten Dauer oder als Serie von Anfällen über den gleichen Zeitraum, zwischen denen das Bewusstsein nicht vollständig wiedererlangt wird, definiert. Die Auswirkungen eines solchen Status auf die Hirnfunktion sind im Kindesalter noch weniger gut untersucht als bei Erwachsenen. Belegt ist aber, dass Kinder, bei denen es zu einem Grandmal-Status gekommen ist, häufig neurologische Symptome wie Epilepsien, Paresen, Lernstörungen und Verhaltensauffälligkeiten zeigen.

❯ Bei Kindern im ersten Lebensjahr führt ein Grand-mal-Status in etwa 1/3 der Fälle zu dauerhaften neurologischen Schäden. Bei Kindern älter als 3 Jahre beträgt dieser Wert ca. 5%.

Die deutlich bessere Prognose in der letztgenannten Altersgruppe erklärt sich vorwiegend durch die hohe Inzidenz von prolongierten Fieberkrämpfen. Die Mortalität des konvulsiven Status im Kindesalter wird mit 5–10% angegeben. Die Prognose eines Grand-mal-Status ist wesentlich abhängig von seiner Ätiologie, doch sind auch Alter des Kindes und Dauer des Status von Bedeutung. Die Wahrscheinlichkeit, einen generalisierten tonisch-klonischen Anfall oder Grand-mal-Status medikamentös beenden zu können, ist umso höher, je kürzer die vorausgehende Anfallsdauer war. Allgemein geht man davon aus, dass jeder generalisierte tonisch-klonische Anfall nach maximal 5 Minuten Dauer medikamentös beendet werden sollte, um den Übergang in einen Grand-mal-Status zu verhindern.

Die Therapie eines Status wird zumeist ambulant durch den Haus-, Kinder- oder Notarzt eingeleitet. Man beginnt außer bei rein tonischen Anfällen mit der i.v. Gabe von Clonazepam oder Diazepam (▶ Tab. 18.1).

❯ Ist eine i.v. Therapie – wie es bei Säuglingen und Kleinkindern in der Praxis häufig vorkommt – nicht möglich, erfolgt keine i.m.-Injektion sondern die rektale Applikation von Diazepam-Lösung (Diazepam Desitin rectal tube).

Eine Therapie mit Zäpfchen ist nicht ausreichend wirksam. Sistiert der Anfall auch nach der zweiten Rektiole nicht innerhalb von ca. 10 Minuten, muss die Einweisung in eine Klinik als Notfall erfolgen. Alternativ zu Diazepamrektiolen kann auch Lorazepam (Tavor expidet) eingesetzt werden. Midazolampräparationen für nasale und buccale Anwendungen sind seit kurzem ebenfalls verfügbar. Neuere Arbeiten zeigen, dass Midazolam nasal oder buccal und Diazepam rektal etwa gleich effektiv und sicher in der Behandlung des Status epilepticus sind (McMullan et al. 2010).

Es existiert eine Vielzahl von Medikamenten, deren Wirksamkeit zur Anfalls- bzw. Statusunterbrechung belegt ist. Eine verbindliche Vorgabe, in welcher Reihenfolge die einzelnen Medikamente eingesetzt werden sollen, kann nicht gemacht werden, da dies nicht ausreichend validiert ist. Die meisten Autoren bzw. Fachgesellschaften (Appleton et al. 2000) empfehlen das dargestellte Vorgehen, das den Einsatz von Benzodiazepinen, Phenobarbital, Phenytoin und Midazolam beinhaltet (❑ Tab. 18.1).

Weitere Alternativen sind die Gabe von Valproat oder Levetiracetam i.v. Vor »blinden« Glukoseinfusionen ist zu warnen, da oft bereits eine Hyperglykämie besteht (▶ www.neuropaediatrie.com: Leitlinien).

Ein **Status komplex-fokaler Anfälle** wird wie ein Grand-mal-Status behandelt. Ein **Absence-Status** oder ein **Status einfacher Partialanfälle** muss hingegen nicht so aggressiv beendet werden. Die Durchführung der Statusunterbrechung auf der Intensivstation ist hier meist nicht nötig.

In der **Neugeborenenperiode** wird die Therapie nach Ausschluss einer Hypoglykämie oder Hypokalzämie mit Phenobarbital eingeleitet (20 mg/kg KG über 10 Minuten i.v. und ggf. Wiederholung). Die Dosis ist also höher als bei älteren Kindern. Zusätzlich sollte probatorisch 100 mg Pyridoxin i.v. verabreicht werden. Die Gabe muss aber in Intuba-

◘ Tab. 18.1 Behandlung des konvulsiven Status epilepticus im Kindes- und Jugendalter

Ambulant		
Intravenös	Clonazepam	Säuglinge: bis ½ Ampulle (0,01–0,07 mg/kg KG)
		Klein- und Schulkinder: bis 1 Ampulle (0,01–0,05 mg/kg KG)
	Diazepam	Säuglinge: bis ½ Ampulle (0,3–0,5 mg/kg KG)
		Klein- und Schulkinder: bis 1 Ampulle (0,2–0,4 mg/kg KG)
Rektal/buccal	Diazepam	Bis ca. 15 kg KG: 1 Rektiole à 5 mg
		Über ca. 15 kg KG: 1 Rektiole à 10 mg
	Midazolam	Buccal 0,2–0,5 mg/kg KG (ab 6 Monaten ambulante Gabe möglich; maximale Dosis 10 mg)
	Lorazepam (Tavor expidet; allerdings nicht zur Statusunterbrechung zugelassen)	Bis ca. 20 kg KG: 1 mg
		Über ca. 20 kg KG: 2,5 mg
Stationär		
Allgemeines	Überprüfung und Überwachung kardiorespiratorischer Funktionen (ABC), Lagerung etc. (kein Mundkeill)	
	O$_2$-Zufuhr bei Zyanose, Bestimmung von Elektrolyten, Glukose + Ammoniak	
Intravenös	1. Lorazepam	0,1 mg/kg KG als Einzeldosis
	Alternativ: Diazepam	0,25 mg/kg KG als Einzeldosis
	2. Falls innerhalb von 10 min keine Wirkung, Wiederholung	
	3. Falls innerhalb von 10 min keine Wirkung:	
	Phenytoin	20 mg/kg KG über 25 min
	Alternativ: Phenobarbital	5–20 mg/kg KG über 10 min (bei bestehender Phenytoindauertherapie zu bevorzugen)
	4. Bei therapierefraktärem Grand-mal-Status	
	Thiopental oder Midazolam	Dauertropfinfusion auf Intensivstation unter kontinuierlichem EEG-Monitoring
Altersspezifische Besonderheiten bei der i.v. Therapie		
Kinder unter 2 Jahren	Pyridoxin	Einmalig 100 mg i.v.
Neugeborene	1. Phenobarbital	20 mg/kg KG über 10 min i.v. und ggf. Wiederholung
	2. Phenytoin	20 mg/kg KG über 20 min i.v.

tionsbereitschaft erfolgen, da bei Kindern mit Vitamin-B$_6$-abhängigen Anfällen Atemdepressionen auftreten können (▶ Abschn. 4.1 und ▶ Kap. 13). Falls keine Besserung eintritt, erfolgt die Gabe von Phenytoin i.v. (20 mg/kg KG über 20 Minuten). Die Applikation muss über einen separaten Zugang erfolgen. Phenytoin kann bei Ausbildung eines Para-

vasats zu schweren Hautnekrosen führen. Ist der Status auch nach Phenytoingabe noch nicht unterbrochen, kann Lorazepam versucht werden.

Die Ursache des Staus epilepticus beeinflusst entscheidend die Prognose. Die notwendige Diagnostik darf aber die Anfallsunterbrechung nicht verzögern. Ein erster Grand-mal-Status erfordert in der Regel eine Bildgebung möglichst mittels MRT und eine Lumbalpunktion. Zu den unbedingt notwendigen Blutuntersuchungen gehören die Bestimmung von Elektrolyten, Glukose und Ammoniak sowie ggf. von Antiepileptikaserumkonzentrationen. Plasma oder Serum, Liquor und Urin sollten asserviert werden, um zumindest im Verlauf weitere Analysen durchführen zu können (z. B. Drogenscreening, Nachweis einer Intoxikation oder Abklärung einer neurometabolischen Erkrankung). Ein engmaschiges, möglichst kontinuierliches EEG-Monitoring ist obligat.

Ein **Status von tonischen Anfällen** z. B. im Spätverlauf einer myoklonisch-astatischen Epilepsie oder eines Lennox-Gastaut-Syndroms kann größte therapeutische Schwierigkeiten bereiten. Benzodiazepine sind nur mit Vorsicht einzusetzen, da sie tonische Anfälle erheblich aktivieren können. Die Therapie beginnt in diesen Fällen mit Phenobarbital. An zweiter Stelle steht Phenytoin. Notfalls muss eine Thiopental-Narkose erfolgen. Eine i.v. Gabe von Valproat oder Levetiracetam sind mögliche therapeutische Alternativen.

Es sind einige seltene Kontraindikationen bei der Statusbehandlung zu beachten:

- So dürfen keine Benzodiazepine bei bekannter Myasthenie und kein Phenytoin bei bestehendem AV-Block oder analogen Herzrhythmusstörungen gegeben werden.
- Phenobarbital und Phenytoin müssen bei Vorliegen einer Porphyrie vermieden werden.

Häufigster Auslösemechanismus für einen Status oder einen prolongierten Einzelanfall bei Kleinkindern ist hohes Fieber im Rahmen von Infekten. Ergänzend zur antikonvulsiven Therapie ist in diesen Fällen eine energische und konsequente Antipyrese besonders wichtig. Diese beinhaltet die ggf. kombinierte Gabe von Ibuprofen, Paracetamol, Acetylsalicylsäure und eventuell auch Metamizol. Physikalische Maßnahmen wie handwarme Waden- und Brustwickel oder ein abkühlendes Bad können ebenfalls hilfreich sein. Bei Fortbestehen des Status und Temperaturen über 39°C wird zusätzlich eine Hibernation (»lytischer Cocktail«) eingeleitet.

Bei prolongierten Krampfanfällen besteht die Gefahr eines Hirnödems, dem mit kleinen Dosen von Furosemid und ggf. wiederholter zusätzlicher

Gabe von Dexamethason (1 mg/kg KG) vorgebeugt wird. Die i.v. Flüssigkeitszufuhr muss wegen der Gefahr eines Hirnödems vorsichtig gehandhabt werden. Freihaltung der Atemwege, Infektionsprophylaxe, Kontrolle der Diurese einschließlich des Blasenstandes, Kontrolle der Laborwerte etc. sind selbstverständliche Maßnahmen im Rahmen der Intensivüberwachung.

Bei **schwersten Epilepsien mit dichten Anfallshäufungen und Anfallsserien** kann bei Versagen aller anderen, bis dahin eingesetzten Therapiestrategien und Medikamentenkombinationen eine Behandlung nach den Regeln der Statusbehandlung erforderlich werden. In solchen Fällen kann z. B. mit Phenobarbital in narkotischen Dosen bis hin zum Suppression-burst-Muster im EEG behandelt werden. Es können dann nach langsamer Reduktion des Phenobarbitals und Aufwachen aus der Narkose manchmal lang andauernde Besserungen der Epilepsie erreicht werden.

Literatur

Appleton R et al. (2000) The treatment of convulsive status epilepticus in children. The Status Epilepticus Working Party, Members of the Status Epilepticus Working Party2«. Arch Dis Child 83: 415–419

McMullan J, Sasson C, Pancioli A, Silbergleit R (2010) Midazolam versus diazepam for the treatment of status epilepticus in children and young adults: a meta-analysis. Acad Emerg Med 17: 575–782

Ostrowsky K, Arzimanoglou A (2010) Outcome and prognosis of status epilepticus in children. Semin Pediatr Neurol 17: 195–200

Zawadzki L, Stafstrom CE (2010) Status epilepticus treatment and outcome in children: what might the future hold? Semin Pediatr Neurol 17: 201–205

18

Medikamentöse Langzeit-therapie von Epilepsien

B. Neubauer, A. Hahn

B. A. Neubauer, A. Hahn (Hrsg.), *Dooses Epilepsien im Kindes- und Jugendalter*,
DOI 10.1007/978-3-642-41954-6_19, © Springer-Verlag Berlin Heidelberg 2014

19.1   Beginn der Therapie

19.1.1 Aufklärung der Eltern und des Patienten

Die Mitteilung der Diagnose Epilepsie und der Notwendigkeit einer langjährigen medikamentösen Therapie bedeutet für den Betroffenen und seine Familie ein einschneidendes Ereignis. Man muss sich vor Augen halten, dass die Eltern und die schon etwas älteren Patienten mit einem Begriff konfrontiert werden, mit dem sie keine genauen Vorstellungen verbinden; und wenn, dann überwiegend falsche, d. h. Schrecken und Angst erregende.

Die Grundvoraussetzung einer erfolgreichen Therapie ist deshalb das sehr ausführliche und wiederholte Gespräch mit den Eltern und ggf. dem Patienten.

Das Gespräch gilt zunächst der Natur der Krankheit, ihrer vermutlichen Ursache und ggf. der Notwendigkeit einer konsequenten und langjährigen Therapie. Das Anliegen eines solchen Gespräches muss es sein, die Eltern für eine geduldige Zusammenarbeit mit dem Arzt zu gewinnen. Es ist nicht sinnvoll, den Terminus Epilepsie zu vermeiden. Es ist besser, diese Diagnose klar auszusprechen. Die Eltern werden sie früher oder später sicher von anderer Seite hören. Wird aber die Diagnose Epilepsie genannt, dann ist es notwendig, ihre heutige Bedeutung eingehend zu erörtern und die fast regelmäßig auftretenden, auf falschen Informationen und Vorurteilen basierenden, Befürchtungen auszuräumen zu suchen. Insbesondere sollten die weitreichenden und vielfältigen Möglichkeiten der modernen Therapie besprochen werden. Die Eltern müssen mit den Regeln und Prinzipien der antiepileptischen Langzeittherapie und mit ihren möglichen Nebenwirkungen vertraut gemacht werden. Bei Vorliegen einer familiären Belastung muss verständlich gemacht werden, dass die Epilepsie niemals eine Erbkrankheit ist, sondern dass vielmehr erbliche Momente nur im Sinne einer Veranlagung wirken. Die Bedeutung eingehender und wiederholter Besprechungen dieser grundsätzlichen Probleme kann nicht genügend betont werden. Sie sind die Grundlage einer erfolgreichen Behandlung.

> ❯ Wichtig ist es, den Eltern und ggf. auch den Lehrern zu vermitteln, dass mit Hilfe der heute verfügbaren Antiepileptika in ca. 70% der Fälle Anfallsfreiheit ohne alltagsrelevante kognitive Einschränkungen und somit eine unveränderte private und schulische Prognose zu erreichen ist.

Sich selbst sollte man vor Augen führen, dass dies nur bei optimaler, umfassender epileptologischer und sozialpädiatrischer Betreuung der Patienten realisiert werden kann. Dies drückt sich u. a. in einer Reihe von Untersuchungen aus, die auch bei vermeintlich unkomplizierten Epilepsien wie z. B. der Pyknolepsie zeigen, dass die soziale Prognose keinesfalls immer günstig ist (Wirrell et al. 1997). Nach mehrjähriger Anfallsfreiheit (meist 2–5 Jahre) kann ein Absetzversuch unternommen werden. Alles in allem bleiben 50–60% der Kinder danach ohne Medikation weiter anfallsfrei (Chadwick et al. 1996).

19.1.2 Indikationsstellung

Antiepileptika unterdrücken epileptische Anfälle. Die Epileptogenese bzw. die Epilepsie selbst beeinflussen sie nicht. So konnten Studien, die untersucht haben, ob die Langzeitprognose vom Beginn der Therapie abhängig ist, keine Unterschiede zwischen Patienten finden, die nach dem ersten, zweiten oder gar erst dritten Anfall behandelt wurden (Ryvlin 2006). Nicht jeder epileptische Anfall ist also eine Indikation zur antikonvulsiven Dauertherapie. Dies gilt insbesondere für unkomplizierte Fieberkrämpfe.

Ältere Kinder leiden oft an Epilepsien mit nur sehr selten auftretenden Anfällen (Oligo-Epilepsien), die sich nur bei Unregelmäßigkeiten der Lebensführung oder bei bestimmten Provokationen, z. B. als fotogene Anfälle beim Fernsehen, zeigen. Treten solche Anfälle nicht häufiger als 2-mal im Jahr auf, kann bei Regulierung der Lebensführung im Allgemeinen zunächst abgewartet werden. Eine Ausnahme bilden Fälle, in denen soziale Gesichtspunkte (Ausbildung, Beruf, Führerschein u. a.) es erforderlich machen, durch eine antikonvulsive Therapie das Risiko eines evtl. existenzgefährdenden Rückfalls zu reduzieren. Bei der gutartigen

Rolando-Epilepsie kann auf die Einleitung einer Therapie verzichtet werden, solange Anfälle nur vereinzelt auftreten und von Eltern und Patient toleriert werden.

Kontraindiziert ist eine antikonvulsive Therapie bei sog. »latenter Epilepsie«, d. h. in Fällen mit eindeutigen EEG-Veränderungen (fokale »sharp waves« oder einzelne generalisierte »spikes and waves«), in denen niemals eindeutige zerebrale Anfälle beobachtet wurden. In aller Regel kann nur aus der Feststellung wirklich eindeutiger Anfallssymptome eine Therapieindikation abgeleitet werden.

Bei Kindern mit stark gehäuften, bilateral synchronen Spike-wave-Paroxysmen im Ruhe-EEG beträgt das Risiko der Manifestation einer Epilepsie etwa 50%. Eine prophylaktische Behandlung ist jedoch auch hier nicht indiziert. Zwar konnte durch Anwendung spezieller testpsychologischer Untersuchungsmethoden gezeigt werden, dass klinisch inapparente Spike-wave-Paroxysmen mit kurzzeitigen kognitiven Störungen assoziiert sein können (»transient cognitive impairment«), doch ist dies nur für eine sehr kleine Gruppe von Betroffenen (1–2%) klinisch wirklich relevant (Aldenkamp u. Arends 2004). Eine Ausnahme bilden seltene Fälle mit besonders ausgeprägten EEG-Veränderungen (Hypsarrhythmie, multifokale generalisierende »sharp waves«, bioelektrische Staten während des Schlafes). Hier ist auch bei Fehlen einer eindeutigen Anfallssymptomatik eine Behandlung indiziert, da sich im weiteren Verlauf in aller Regel eine Epilepsie manifestiert und bioelektrische Staten zur Demenz führen können.

19.2 Besonderheiten der Antikonvulsivatherapie

19.2.1 Medikamenteneinstellung

Mit Ausnahme von Epilepsiesyndromen, die einen problemlosen Verlauf erwarten lassen, wie z. B. der Absence-Epilepsie des Kindesalters, der Rolando-Epilepsie oder von Epilepsien mit niedriger Anfallsfrequenz, wird die Therapie in der Klinik eingeleitet, um unter ärztlicher Beobachtung und blutchemischer Kontrolle die qualitativ und quantitativ optimale Medikation zu ermitteln. Einleitung und Modifikationen der Behandlung erfolgen stets stufenförmig. Man beginnt in der Regel einschleichend, bei vielen Präparaten mit 1/4 der vorläufigen Enddosis abends, und steigert in drei- bis fünftägigen Abständen.

> Bei ambulanter Einstellung ist es unbedingt notwendig, den Eltern ein unmissverständliches schriftliches Konzept, einen Anfallskalender und ein Dosiertableau an die Hand zu geben.

Es muss ihnen verständlich gemacht werden, dass (aus pharmakologischen Überlegungen) rasche Änderungen der Therapie nicht nur sinnlos sind, sondern sogar gefährlich sein können. Elektronische Anfallskalender (z. B. Epivista über Fa. Desitin) können ggf. kostenfrei bezogen werden; sind allerdings kompliziert zu führen. In speziellen Fällen können modulare Schulungsprogramme wie z. B. »MOSES« und »FAMOSES« (www.famoses.de oder www.moses-schulung.de) die Einbindung der Familie und die Akzeptanz der Kinder für ihre Erkrankung fördern.

19.2.2 Modifikationen der Therapie

Das Ziel der medikamentösen Therapie ist in aller Regel Anfallsfreiheit und nicht nur eine Minderung der Anfallshäufigkeit. Die Behandlung muss deshalb unter Ausschöpfung aller Möglichkeiten so lange variiert werden, bis bei weitestmöglichem Fehlen von Begleiteffekten Anfallsfreiheit erzielt wird.

Ein Wechsel der Medikamente sollte erst erfolgen, wenn sich der verwendete Wirkstoff auch in maximaler Dosierung und nach Erreichen des Fließgleichgewichtes sowie einer zusätzlichen Wartezeit als unwirksam erwiesen hat. Wenn der klinische Verlauf es erlaubt, sollte das unwirksame Präparat wieder abgesetzt werden, bevor ein neues eingeführt wird. Das Absetzen ist am besten langsam durchzuführen (meist über 2–3 Monate).

> Man sollte sich für das Umsetzen der Therapie genug Zeit nehmen, sofern es klinisch vertretbar ist. Nur durch ein äußerst systematisches und geduldiges Vorgehen ist eine Polytherapie zu vermeiden.

Verfährt man anders, können in therapieresistenten Fällen eines Tages Probleme auftreten, weil zwar viele oder gar alle Wirkstoffe versucht wurden, aber keiner in ausreichender Dosierung und mit genügend langer Dauer angewandt wurde. Um gerade in solchen Fällen die unbedingt erforderliche Systematik der Behandlung zu gewährleisten, ist eine genaue, möglichst graphische Dokumentation von Medikation und Anfällen erforderlich. In den Anfallskalender müssen also auch die Medikamente und Dosisänderungen sowie die Blutspiegel eingetragen werden.

Bei Modifikationen der Therapie sollte soweit irgend möglich jeweils immer nur ein Faktor geändert werden. Andernfalls können, wie z. B. bei Austausch zweier Medikamente, durch Überlagerungen von Entzugseffekten und ungenügender Wirkung des neuen Medikamentes sehr unübersichtliche Verhältnisse entstehen. Um diesem Problem zu begegnen, kommen zwei Möglichkeiten in Betracht:

- Entweder erfolgt zunächst der Entzug des nicht effektiven Wirkstoffs oder aber
- man beginnt mit der Gabe des neuen Medikamentes (»add on«) und setzt nachfolgend langsam den ersten Wirkstoff ab.

Rasche Änderungen der Medikation können zu Anfallshäufungen führen. Eine Ausnahme bilden verständlicherweise Situationen, in denen es gilt, eine offensichtlich falsche und für den Patienten schädliche Behandlung raschestmöglich zu beenden.

19.2.3 Dosierung während des Wachstums

Jedes Kind wächst mit zunehmendem Körpergewicht langsam aus der initial adäquaten Dosierung der Medikamente heraus. Auf diese Weise erfolgt eine Reduktion der auf das Gewicht bezogenen Dosis mit Absinken der Blutspiegel (z. T. bis unter den sog. »Wirkbereich«). Es erhebt sich dann die Frage, ob und inwieweit die Dosis dem Körpergewicht immer wieder angeglichen werden muss. Spezielle prospektive Untersuchungen zu diesem Punkt liegen nicht vor. Es ist zu bedenken, dass die langsame **wachstumsbedingte Reduktion** in ihren Auswirkungen grundsätzlich jeder anderen **verordneten Reduktion** entspricht. Es müssen also zunächst

die bei den einzelnen Epilepsieformen für Reduktion und Absetzen genannten Regeln gelten.

Im Unterschied zum nicht mehr wachsenden Jugendlichen gibt es glücklicherweise gerade beim jüngeren Kind eine Reihe von Krankheitsbildern, die zu dauerhaften Remissionen mit oder ohne Therapie neigen. Dies rechtfertigt in vielen Fällen ein Zuwarten während der wachstumsbedingten Reduktion. Man hüte sich vor einer zu starken Bewertung von EEG-Auffälligkeiten. Die folgenden allgemeinen Regeln sollte man beachten.

Die selten notwendige antikonvulsive Therapie von **komplizierten Fieberkrämpfen** wird man in der Dosis nur dann dem Gewicht neu anpassen, wenn Rezidive und erhebliche EEG-Veränderungen die Entwicklung einer Epilepsie befürchten lassen. Sonst wird man mit Recht auf die Neigung zur Spontanstabilisierung vertrauen dürfen.

Bei **idiopathischen Partialepilepsien** sollte man bei Anfallsfreiheit im Hinblick auf die große Neigung zu Spontanremissionen die Dosis der Medikamente ebenfalls nicht anpassen. Gerade hier sollte man sich nicht durch noch bestehende EEG-Veränderungen zu diesem Schritt verleiten lassen. Eine Ausnahme stellen generalisierte Veränderungen im Schlaf dar.

Bei **primär generalisierten kleinen und großen Anfällen** ist die Rezidivgefährdung größer. Hier gelten die für die Beendigung der Therapie bei den Einzelformen genannten Regeln. Bei klinisch und bioelektrisch unkompliziertem Verlauf, wie z. B. bei vielen Patienten mit Pyknolepsie, kann die wachstumsbedingte sehr langsame Reduktion als willkommener Test der tatsächlich noch bestehenden Anfallsbereitschaft verstanden werden. Zuwarten ist bei konsequenter Überwachung der Befunde (besonders während der Pubertät) auf jeden Fall vertretbar.

Auch bei schweren, überwiegend **hirnorganisch bedingten Epilepsien** kann man bei günstigem Verlauf die Auswirkungen einer »physiologischen Reduktion« unter sorgfältiger Überwachung abwarten, um allerdings schon bei geringsten Zeichen einer negativen Entwicklung sofort eine Anpassung vorzunehmen.

Verbindlichere Regeln können nicht aufgestellt werden. Die Entscheidung hat sich immer an den speziellen Besonderheiten des Einzelfalles zu orientieren. Soweit eine optimale Überwachung des Kranken gesichert werden kann, ist Zuwarten immer besser als wiederholtes Anpassen der Dosis, womöglich bis in subtoxische Bereiche, wie es zu Beginn der Therapie vielleicht notwendig war. Die wachstumsbedingte Reduktion macht erfahrungsgemäß meistens deutlich, dass die hochdosierte Initialtherapie bei günstigem Verlauf nicht mehr benötigt wird.

19.2.4 Kombination und Wirkmechanismen

Rein statistisch besteht bei einer neu aufgetretenen Epilepsie eine Chance von 70–75% mit einer Monotherapie vollständige Anfallsfreiheit zu erreichen. Für das erste eingesetzte Präparat beträgt die Chance ca. 50%, für das zweite etwa 20% und für das dritte noch rund 5%. Scheidet ein Therapieversagen durch Fehldiagnose, Complianceprobleme etc. aus, muss spätestens zu diesem Zeitpunkt auf eine Kombinationstherapie übergegangen werden. Hierbei sollten dann solche Präparate zum Einsatz kommen, die als Einzelpräparat bei der jeweiligen Epilepsieform als wirksam gelten, oder sich bereits beim individuellen Patienten als relativ wirksam erwiesen haben.

Zusätzlich empfiehlt es sich, Präparate miteinander zu kombinieren, deren Wirkmechanismen sich ergänzen und nicht identisch sind.

Der Einsatz von Präparaten mit gleichem Wirkmechanismus führt meist nur zu einer Zunahme der Nebenwirkungen ohne bessere Anfallskontrolle (Stafstrom 2010). Antiepileptika haben oft mehrere Wirkmechanismen (sog. »dirty drugs«). Die ▶ Übersicht zeigt die bekannten oder vermuteten Wirkmechanismen häufiger gebrauchter Antiepileptika.

Wirkmechanismen von Antiepileptika

- GABA-Agonisten
  - Benzodiazepine, Valproat, Vigabatrin, Tiagabin, Phenobarbital, Primidon, Topiramat
- Natriumkanalinhibitoren
  - Carbamazepin, Oxcarbazepin, Lamotrigin, Phenytoin, Lacosamid, Rufinamid, Zonisamid, Valproat, Topiramat

▼

- Kaliumkanalöffner
  - Retigabin
- Kalziumkanalinhibitoren (T-Typ)
  - Ethosuximid, Mesuximid und Lamotrigin
- Glutamatantagonisten
  - Topiramat und Felbamat
- Gabapentenoide ($\alpha 2\delta$ Kalziumkanal)
  - Gabapentin, Pregabilin
- Carboanhydrasehemmer
  - Sultiam, Azetazolamid, Topiramat
- Bindung an synaptisches Vesikel (SV2A)
  - Levetiracetam
- GABA-Rezeptormodifikation und Reduktion der Metabolisierung anderer Antiepileptika
  - Stiripentol

Synergistische Wirkungen konnten in klinischen Studien für die Kombinationen von Valproat und Lamotrigin, Valproat und Carbamazepin, Phenytoin und Phenobarbital sowie Carbamazepin und Gabapentin belegt oder wahrscheinlich gemacht werden (Brodie u. Yuen 1997, Stephen u. Brodie 2002). Andere potenzielle Synergismen sind klinisch kaum untersucht, da dies extrem aufwändig ist. Tier- und In-vitro- Experimente lassen aber vermuten, dass eine Reihe weiterer Kombinationen synergistische Wirkungen haben (◨ Tab. 19.1; Brodie u. Yuen 1997, Stephen u. Brodie 2002, Stafstrom 2010).

19.2.5 Provokation von Anfällen

- Genton 2006, Chaves u. Sander 2005, Sazgar u. Bourgeois 2005, Gayatri u. Livingston 2006

Eine Aggravation einer Epilepsie bei Einführen eines Antiepileptikums in die Therapie bezeichnet man als **paradoxen Effekt**. Dies kann sich in einer Frequenzzunahme des bestehenden Anfallstyps, dem Auftreten neuer Anfallsformen oder einer Verschlechterung des EEGs äußern. Die genaue Häufigkeit solcher Ereignisse ist nicht bekannt, doch kann angenommen werden, dass es sich hierbei nicht um ein seltenes Phänomen handelt. So kam es z. B. bei 174 Patienten mit Lennox-Gastaut-Syndrom, die zusätzlich mit dem damals neuen Antiepileptikum Vi-

◫ **Tab. 19.1** Synergistisch wirksame Kombinationen von Antiepileptika

Synergie anhand von klinischen Studien belegt oder anzunehmen			
VPA+LTG	VPA+CBZ	PHT+PB	CBZ+GBP
Synergie anhand von In-vitro- oder tierexperimentellen Studien anzunehmen			
VPA+LTG	LEV+TPM	CBZ+GBP	TPM+PB
VPA+PHT	LEV+CBZ	CBZ+TPM	TPM+FBM
VPA+ESX	LEV+OXC	OXC+TGB	TPM+VPA
VPA+CBZ		OXC+TPM	

CBZ Carbamazepin, *ESX* Ethosuximid, *FBM* Felbamat, *GBP* Gabapentin, *LEV* Levetiracetam, *LTG* Lamotrigin, *OXC* Oxcarbazepin, *PB* Phenobarbital, *PHT* Phenytoin, *TGB* Tiagabin, *TPM* Topiramat, *VPA* Valproat

gabatrin behandelt wurden, in etwa 10% der Fälle zu einer Verschlechterung der Epilepsie (Lortie et al. 1993). Die Aggravation einer Epilepsie durch ein Antiepileptikum ist für nahezu ausnahmslos jedes Medikament beschrieben (◫ Tab. 19.2).

Tritt ein paradoxer Effekt ein, muss zunächst geprüft werden, ob die Zuordnung zum angenommenen Epilepsiesyndrom und die hieraus resultierende Therapie korrekt war. Sehr oft zeigt sich, dass eine fehlerhafte Einordnung die Ursache war. Darüber hinaus müssen eine unerwünschte Nebenwirkung, eine Überdosierung oder eine Toleranzentwicklung des neu eingesetzten Medikaments als Ursache für eine Aggravation der Epilepsie bedacht werden. Kann dies ausgeschlossen werden, liegt ein sog. inverser pharmakodynamischer Effekt vor. Dies bedeutet, dass das Antiepileptikum bei korrekter Indikationsstellung zwar bei der überwiegenden Mehrzahl der Patienten zu einer Verbesserung der Anfallssituation führt, in einem kleinen Prozentsatz jedoch eine Verschlechterung der Epilepsie hervorruft (Genton 2000). Die Mechanismen, die diesem Phänomen zugrunde liegen, sind bisher noch weitgehend unbekannt.

Eine paradoxe Zunahme von Anfällen nach initialer Verbesserung der Anfallssituation durch **Überdosierung** oder **Intoxikation** ist z. B. für Carbamazepin oder Phenytoin bei Patienten mit foka-

len Epilepsien gut bekannt. Das Risiko für eine Intoxikation ist erhöht bei Behandlung mit mehreren Medikamenten, die sich wechselseitig beeinflussen, bei Therapie mit einem Antikonvulsivum dessen Serumkonzentration stärkeren Schwankungen unterliegt sowie bei Säuglingen und Kleinkindern oder behinderten Patienten, die mögliche Symptome einer Intoxikation nicht artikulieren können. Auch zusätzliche akute (z. B. Gastroenteritis) oder chronische Erkrankungen (z. B. Malabsorption) bzw. deren erfolgreiche Behandlung können zu einer Überdosierung führen.

❯ Bei Behandlung mit Valproat und seltener auch mit Carbamazepin kann eine Anfallshäufung Ausdruck einer Medikamentenunverträglichkeit im Rahmen einer *Enzephalopathie* sein.

Im Unterschied zu Benzodiazepinen führen **Barbiturate** nur selten zu einer Anfallsprovokation. Beschrieben wurden für diese Stoffgruppe aber Verschlechterungen von Absence-Epilepsien. Insbesondere bei den Benzodiazepinen kann der paradoxe Effekt meist auf den **sedierenden Effekt** dieser Substanzen zurückgeführt werden. Gerade auch bei Benzodiazepinen wird zudem nicht selten eine **Toleranzentwicklung** beobachtet, die nach anfänglich gutem Ansprechen zu einer erneuten Zunahme der Anfallsfrequenz führt.

Eine Provokation tonischer Anfälle durch **Benzodiazepine** ist vorwiegend für Patienten mit Lennox-Gastaut-Syndrom beschrieben worden. Ein Status tonischer Anfälle kann rasch lebensbedrohlich werden und eine Thiopental- oder Barbituratnarkose erforderlich machen. Umgekehrt gibt es aber auch Patienten mit Lennox-Gastaut-Syndrom, deren tonische Anfallsserien erst durch Benzodiazepine unterbrechbar sind. Selten kann eine paradoxe Zunahme tonischer Anfälle auch bei Epilepsien primär generalisierter Genese auftreten. Insgesamt muss die Verabreichung von Benzodiazepinen, wenn sie überhaupt erforderlich ist, bei diesem Anfallstyp mit großer Vorsicht erfolgen.

Es ist gut bekannt, dass **Carbamazepin, Oxcarbazepin, Phenytoin** u. a. zu einer Aggravation insbesondere von Absencen bei fälschlicher Einordnung von idiopathisch generalisierten Epilepsien als fokal bedingt führen. Seltener können Carbamaze-

☐ Tab. 19.2 Übersicht über paradoxe Effekte von Antiepileptika bei verschiedenen Anfallstypen. (Modifiziert nach Chaves u. Sander 2005)

Anfallstyp	Verschlechterung	Neuauftreten
Absencen	CBZ, PHT, ETX, VPA, OXC, VGB, TGB	CBZ, OXC, VPA, VGB, TGB
Atypische Absencen	CBZ, OXC	CBZ, OXC, PB, LTG
Myoklonische Anfälle	CBZ, PHT, OXC, VGB, TGB, LTG, LEV, PGB, BZ	CBZ, VGB, GBP, LTG, PGB, BZ
Negativer Myoklonus	CBZ, OXC, PB, VPA, LTG	LTG, ZNS, VPA
Generalisierte tonisch-klonische Anfälle	CBZ, PB, ETX, OXC, VGB, TPM	CBZ

BZ Benzodiazepine, *CBZ* Carbamazepin, *ETX* Ethosuximid, *GBP* Gabapentin, *LEV* Levetiracetam, *LTG* Lamotrigin, *OXC* Oxcarbazepin, *PB* Phenobarbital, *PGB* Pregabilin, *PHT* Phenytoin, *TGB* Tiagabin, *TPM* Topiramat, *VGB* Vigabatrin, *VPA* Valproat, *ZNS* Zonisamid

pin und Oxcarbazepin aber auch eine Verschlechterung der Anfallssituation bei symptomatischen fokalen Epilepsien bedingen. Risikofaktoren hierfür sind frontaler Ursprung der Epilepsie, Generalisation der hypersynchronen Aktivität, deutliche Aktivierung epilepsietypischer Potenziale im Schlaf, hohe Anfallsfrequenz, Polytherapie und junges Alter der Patienten (Hahn et al. 2004).

In nichtdeutschsprachigen Ländern werden idiopathische Partialepilepsien oft mit Carbamazepin oder Oxcarbazepin behandelt. In seltenen Fällen können beide Präparate bei Patienten mit Rolando-Epilepsie zu einer Zunahme von Anfällen, zum Auftreten neuer Anfallsformen (z. B. eines epileptischen negativen Myoklonus) und zu einer erheblichen Zunahme epilepsietypischer Potenziale im EEG führen. Selbst der Übergang in ein Pseudo-Lennox-Syndrom, d. h. ein Syndromwandel von einer gutartigen hin zu einer potenziell mit dauerhaften kognitiven Einschränkungen einhergehenden Epilepsieform, ist möglich (Prats et al. 1998).

Ethosuximid findet insbesondere Anwendung bei der Behandlung von Absence-Epilepsien. Vereinzelt wurde über eine Provokation von Grandmal-Anfällen durch das Medikament berichtet. Da die Wirksamkeit des Präparats gegen Grand-mal-Anfälle aber nicht gesichert ist und rund 20% der Patienten mit Absencen auch solche Anfälle zeigen, kann nicht ausgeschlossen werden, dass das Auftreten generalisierter tonisch-klonischer Anfälle unter

Ethosuximid lediglich durch die ungenügend behandelte Epilepsie selbst bedingt ist.

Valproat führt nur äußerst selten zur Verschlechterung einer Epilepsie und ist Mittel der ersten Wahl bei verschiedenen Formen idiopathischer generalisierter Epilepsien. In ganz vereinzelten Fällen können durch das Medikament aber klassische Absencen massiv provoziert werden (Lerman-Sagie et al. 2001).

Vigabatrin kann Absencen sowie myoklonische und selten auch tonische Anfälle bis hin zum Status epilepticus aktivieren. Ähnliches scheint auch für **Tiagabin** zu gelten. Für **Gabapentin** wurde in Einzelfällen eine Provokation von Myoklonien und myoklonischen Anfällen beschrieben.

Lamotrigin kann myoklonische Anfälle z. B. bei Patienten mit juveniler myoklonischer Epilepsie provozieren. Besonders ausgeprägt ist dieser Effekt bei der schweren myoklonischen Epilepsie des Säuglingsalters, dem Dravet-Syndrom.

19.2.6 Bestimmung der Plasmakonzentration

Die Möglichkeit, die Blutspiegel der Antikonvulsiva zu bestimmen, bedeutet zweifellos eine Bereicherung für die antiepileptische Therapie. Die Erfahrung zeigt aber, dass diese Methoden oft falsch eingesetzt und ihre Ergebnisse nicht korrekt interpretiert werden, woraus bedeutende Fehler in der Therapiegestaltung und damit Nachteile für den Patienten entstehen können.

Ein sinnvoller Einsatz dieser Methoden verlangt die Kenntnis einiger wichtiger Fakten. So besitzt jeder antikonvulsive Wirkstoff besondere Charakteristika bezüglich Resorption, Bioverfügbarkeit, Metabolisierung und Ausscheidung sowie damit verbunden auch kumulativer Eigenschaften.

Als **Halbwertszeit** wird die Zeit bis zum Absinken des Plasmaspiegels auf die Hälfte des maximalen Wertes nach letzter Medikamentengabe bezeichnet.

Die **Zeit bis zum Erreichen des Fließgleichgewichtes** (»steady state«) entspricht dem Gleichgewicht zwischen Medikamentenzufuhr und -ausfuhr (konstanter Plasmaspiegel). Als grobe Regel kann gelten, dass die Zeit bis zum Erreichen des Fließgleichgewichts das 5-fache der Halbwertszeit beträgt.

Therapeutische Plasmakonzentration nennt man den Blutspiegelbereich, in dem eine Wirkung am ehesten zu erwarten ist. Es handelt sich um einen statistisch gewonnenen Bereich mit großer Streubreite. Im individuellen Fall kann der optimale Wert durchaus unter- oder oberhalb dieses Bereiches liegen.

Aus der Kenntnis dieser Werte resultieren die folgenden Grundregeln für das praktische Vorgehen.

Bei **Medikamenten mit kurzer Halbwertszeit** wie z. B. Carbamazepin und Clonazepam müssen die Medikamente in der Regel in 3 Dosen über den Tag verteilt werden, um gleichmäßige Blutspiegel zu erzielen. Für Carbamazepin und Oxcarbazepin wurden Retardpräparate entwickelt, die bereits bei nur zweimaliger Gabe (morgens und abends) zu weitgehend stabilen Blutspiegeln führen. Valproat kann trotz kurzer Halbwertszeit auch in einmaliger Abenddosis ausreichend wirksam sein. Allerdings ist dies nur bis zu einer maximalen Einzeldosis von ca. 1200 mg der Fall. Seine Wirkung ist in zahlreichen Fällen nicht an ausgeglichene Tagesprofile der Blutspiegel gebunden. Es scheint vielmehr wichtiger zu sein, dass einmal (in schwierigen Fällen zweimal) am Tag hohe Werte erreicht werden. Heute werden fast nur noch Retardpräparate eingesetzt.

Bei **Substanzen mit langer Halbwertszeit** wie z. B. bei Phenobarbital, Phenytoin oder Brom genügt eine ein- bis zweimalige Medikamentengabe

pro Tag. Primidon muss zweimal am Tag gegeben werden, wenn nicht nur die Wirkung des Metaboliten Phenobarbital, sondern auch die des Wirkstoffes Primidon selbst, dessen Halbwertszeit 10–12 Stunden beträgt, genutzt werden soll.

Eine erste **Beurteilung des Medikamenteneffektes** kann frühestens nach Erreichen des Fließgleichgewichtes erfolgen. Dies ist somit z. B. erst beim Phenobarbital nach 2–3 Wochen oder beim Carbamazepin etwa 7 Tage nach letzter Dosisänderung sinnvoll. Dann ist noch ein weiteres Zuwarten notwendig, da sich die vollen Effekte mancher Wirkstoffe oft erst 2–3 Wochen später einstellen.

Die genannten Charakteristika der antikonvulsiven Wirkstoffe sind keine konstanten Größen. Sie schwanken vielmehr nicht nur interindividuell, sondern auch intraindividuell im Verlauf und in Abhängigkeit vom Alter. Komplizierend kommt hinzu, dass die verschiedenen Antikonvulsiva sich gegenseitig in ihrem Metabolismus beeinflussen können.

Besonderer Erwähnung bedürfen die speziellen pharmakokinetischen Eigenschaften des Phenytoins. Anders als bei den übrigen Antikonvulsiva ist die Beziehung zwischen Dosis und Blutspiegel nicht linear. In mittleren und höheren Dosisbereichen führt schon eine geringe Steigerung zu einem starken Anstieg des Blutspiegels und damit zur Gefahr einer Intoxikation. Die Steigerung der Dosis darf deshalb in diesem Bereich nur in kleinen Schritten von 25 mg erfolgen. Die gleiche Vorsicht ist natürlich auch bei einer Dosisreduktion zu beachten.

Spezifische Indikationen für Blutspiegelbestimmungen sind in folgender ▶ Übersicht aufgeführt.

Indikationen zur Antiepileptikablutspiegelbestimmung

- Ermittlung der optimalen Dosierung in schwierigen Fällen (Vermeidung von Unterdosierung)
- Verhütung bzw. frühzeitige Erkennung von Intoxikationen
- Kontrolle der Medikamenteneinnahme (in bis zu 30% aller Fälle muss mit bedeutsamen Unregelmäßigkeiten gerechnet werden)

▼

- Erkennung der Ursache von Rezidiven (sofortige Blutentnahme!)
- Erkennung von Interaktionen bei kombinierter Anwendung mehrerer Medikamente
- Erkennung der Ursachen von Therapieresistenz
- Erkennung von überhöhten zirkadianen Blutspiegeln mit toxischen Symptomen (z. B. Sehstörungen bei Carbamazepin)
- Besonderheiten der Pharmakokinetik (z. B. bei Neugeborenen, Säuglingen und Kleinkindern, in der Schwangerschaft, bei interkurrenten Erkrankungen)

Bei der praktischen Durchführung der Blutspiegelkontrollen ist zu beachten, dass die Untersuchungen immer zum gleichen Zeitpunkt erfolgen; am besten morgens vor der Tabletteneinnahme. Blutspiegeluntersuchungen sollten in aller Regel nur nach Erreichen des Fließgleichgewichtes durchgeführt werden. Vorher bestimmte Werte sind oft weniger nützlich als irreführend.

Anhand der gemachten Aussagen wird deutlich, dass Einschränkungen für die Anwendung von Blutspiegeluntersuchungen bestehen. Spiegelbestimmungen sind keineswegs in jedem Fall notwendig. Wenn ein Patient mit einer mittleren Dosis eines Antiepileptikums ausreichend eingestellt ist und man sicher sein kann, dass er seine Medikamente regelmäßig nimmt, kann man auf Kontrollen des Blutspiegels verzichten. Eine Ausnahme stellt aber immer die Behandlung mit Phenytoin dar.

Der therapeutische Bereich ist nur ein statistischer Begriff und darf nicht überbewertet werden. Er besagt lediglich, dass in diesem Bereich am häufigsten Anfallskontrolle zu erreichen ist. Manche Patienten werden bereits bei Blutspiegeln unterhalb des sog. therapeutischen Bereiches anfallsfrei. Es ist dann absolut falsch, allein aufgrund niedriger Blutspiegel die Dosis zu steigern. Entscheidend bleibt immer das klinische Bild, d. h. Anfallsbereitschaft und Befinden des Patienten. Es kann nicht genügend betont werden, dass blindes Vertrauen in die Laborwerte zu falschen therapeutischen Konsequenzen führen und damit dem Patienten zum Schaden gereichen kann.

Blutspiegeluntersuchungen sind nicht bei allen Medikamenten sinnvoll. Bei Carbamazepin, Oxcarbazepin, Primidon, Phenobarbital sowie Phenytoin bestehen gute Korrelationen zwischen Dosis, Blutspiegel und therapeutischem Effekt. Weniger eng sind dagegen diese Beziehungen bei Ethosuximid, Benzodiazepinen, Sultiam, Topiramat, Levetiracetam und Zonisamid, sodass sich die Dosierung hier vornehmlich nach Verträglichkeit und Wirkung richtet. Bei Valproat bestehen sehr große Schwankungen im Tagesprofil, so dass nur der Morgenwert vor Einnahme der Tabletten brauchbare Hinweise gibt. Für viele neue Antikonvulsiva bestehen hinsichtlich der Blutspiegelwirkbereiche noch keine genaueren Vorstellungen.

19.2.7 Interaktionen

Bei der kombinierten Anwendung mehrerer Antikonvulsiva sind mögliche Interaktionen der Wirkstoffe zu beachten. Die Zugabe eines zweiten Wirkstoffes zu einer bestehenden Basismedikation kann zu bedeutenden Veränderungen der Effektivität führen. Die Interaktionseffekte entstehen über eine Beeinflussung der Pharmakokinetik (Verteilung, Stoffwechsel, Ausscheidung) sowie auch über eine Veränderung der Pharmakodynamik (Wirkung am Zielorgan).

- Enzyminduzierende Antiepileptika wie Phenobarbital, Phenytoin oder Carbamazepin senken den Spiegel von Valproat und können seine Ausdosierung behindern.
- Phenytoin und weniger auch Phenobarbital reduzieren den Carbamazepinspiegel, so dass keine therapeutische Konzentration erreicht werden kann.
- Andererseits vermag Sultiam einen bedeutenden Anstieg der Blutspiegel von Carbamazepin, Phenobarbital und besonders Phenytoin zu bewirken, woraus z. B. gefährliche Phenytoinintoxikationen resultieren können.
- Eine potenziell besonders risikoreiche Interaktion besteht zwischen Lamotrigin und Valproat. Eine rasche Zugabe von Lamotrigin zu Valproat kann zu schweren toxisch-allergischen Reaktionen führen.

Um Interaktionen zu erfassen, sollten vor und während einer Kombinationsbehandlung Blutspiegelbestimmungen durchgeführt werden.

Darüber hinaus gibt es wichtige Interaktionen mit anderen nichtantikonvulsiv wirkenden Medikamenten, z. B.:

- Makrolidantibiotika erhöhen den Carbamazepinspiegel und können so zu Intoxikationen führen. Für Oxcarbazepin gilt dies nicht.
- Chloramphenicol und Sulfonamide können zu deutlichen Erhöhungen des Phenytoinspiegels führen.

Die Beipackzettel von Zusatzmedikamenten bedürfen daher der Beachtung. Im Zweifelsfall sind Blutspiegeluntersuchungen durchzuführen.

19.2.8 Nebenwirkungen

Bei Anwendung von Antiepileptika ist mit einer Vielzahl von Nebenwirkungen zu rechnen. Sie bedeuten eine Gefährdung für den Patienten und machen eine sorgfältige Überwachung der Behandlung erforderlich. Laboruntersuchungen sind notwendig, aber keineswegs ausreichend.

Bei der Aufdeckung von Nebenwirkungen steht an erster Stelle die ausführliche Befragung des Patienten bzw. seiner Eltern. Sie gilt den Störungen der körperlichen und psychischen Befindlichkeit, der intellektuellen Leistungsfähigkeit (Schulleistungen), Verhaltensstörungen, uncharakteristischen Symptomen wie Kopfschmerzen, Appetitstörung, Schwindel u.a. Prüfung des Körpergewichtes und eingehende neurologische und interne Untersuchung sind unabdingbar notwendig.

Schleichende Intoxikationen sind oft nur durch Blutspiegelkontrollen und selbst dann nicht sicher zu erfassen. Je nach Art der verordneten Medikamente sind außerdem regelmäßige Laboruntersuchungen durchzuführen. Diese sollten die Bestimmung von Blutbild mit Thrombozyten, Leberenzymen, Gerinnungsparametern und Urinstatus beinhalten. Die alkalische Phosphatase sollte im Hinblick auf eine mögliche Antiepileptikarachitis in jährlichen Abständen kontrolliert werden; die Therapie der Wahl ist Vitamin D.

Zentral dämpfende Antiepileptika verstärken sich in ihrer Wirkung gegenseitig. Eine Kombination solcher Wirkstoffe (z. B. Brom und Phenobarbital) kann auch bei »normalen« Blutspiegeln zu einer schweren kumulativen Toxizität führen.

▪ Valproat

Bei einer Valproattherapie kann es v. a. bei Kindern in den ersten 2 Lebensjahren zu irreversiblen Leberschäden kommen (▶ Kap. 16). Bei Monotherapie liegt das Risiko in dieser Altersgruppe bei ca. 1:8.000. Bei Polytherapie steigt es auf bis zu 1:500 an. Hierbei handelt es sich um ältere Daten. Vermutlich ist das tatsächliche Risiko geringer. Mit dem Alter nimmt es kontinuierlich ab und ab dem Teenageralter sind nur noch Einzelfälle berichtet. Risikofaktoren für eine Valproathepatopathie sind neben dem Alter eine nichtdiagnostizierte Stoffwechselerkrankung, Polytherapie, eine vorbestehende Lebererkrankung bzw. eine Erhöhung der Transaminasen auf mindestens das Dreifache der Norm sowie Infektionen.

Übelkeit, Erbrechen, Nahrungsverweigerung, Anfallszunahme oder Blutungsneigung sind hinweisende Symptome. Eine Früherkennung ist auch durch Laborkontrollen nicht verlässlich möglich. Eine umfassende Diagnostik, v. a. bezüglich einer möglichen Grunderkrankung vor Beginn der Therapie, ist obligat. Die Hepatopathie tritt am häufigsten 4 Wochen bis 3 Monate nach Therapiebeginn auf. Es empfiehlt sich daher, Laborkontrollen vor Beginn der Therapie, nach 4 Wochen sowie nach 3 und 6 Monaten durchzuführen. Zusätzlich sollte vor Operationen eine um die Blutungszeit und bei großen Operationen eine um eine Einzelfaktorenanalyse erweiterte Gerinnungsdiagnostik erfolgen, da Valproat zu einem erworbenen Von-Willebrand-Jürgens-Syndrom führen kann. Es ist zu beachten, dass auch bei unauffälligen Patienten in bis zu 15% der Fälle unter Valproat die »Leberwerte« (Transaminasen, Ammoniak, alkalische Phosphatase) leicht ansteigen, ohne dass dies prognostisch relevant wäre. Bei pathologischen Laborwerten 4 Wochen nach Beginn der Therapie und unauffälligem Kind sollten die Werte erst 2- und dann 4-wöchentlich bis zum 6. Behandlungsmonat kontrolliert werden. Kommt es tatsächlich zu einer Valproathepatopathie, muss das Präparat abgesetzt und Carnitin i.v. verabreicht werden (Koenig et al. 1998).

ℹ️ **Carnitindosierung bei Valproathepatopathie**
- 100 mg/kg KG in 3 Einzeldosen i.v.

Kontraindikationen Kontraindikationen für eine Valproattherapie sind Stoffwechselkrankheiten jeglicher Art sowie der Verdacht auf solche beim Patienten selbst oder in der engeren Familie, akute und chronische Leberkrankheiten, Hinweise auf Störungen der Leber- und Pankreasfunktion oder der Gerinnung sowie ungeklärte Todesfälle in der Familie. Daher besteht die Notwendigkeit für eine exakte Familienanamnese. Eine **relative Kontraindikation** ist die gleichzeitige Behandlung mit mehr als 2 Antikonvulsiva.

Prätherapeutisches Vorgehen Die Maßnahmen vor Therapiebeginn umfassen eine genaue klinische und laborchemische Untersuchung im Hinblick auf das Vorliegen der genannten Kontraindikationen. Bei Verdacht auf Stoffwechselstörungen wird das Untersuchungsprogramm entsprechend ergänzt. Eltern und/oder andere Bezugspersonen des Kindes müssen über die Indikation, die Nebenwirkungen und Risiken der Valproattherapie sowie notwendige Überwachungsmaßnahmen aufgeklärt werden. Ihnen und dem Haus- oder Kinderarzt sollte ein Merkblatt ausgehändigt werden.

Therapieüberwachung Eine genaue Therapieüberwachung ist wichtig zur Erkennung von Valproatnebenwirkungen.

▶️ **Klinische Zeichen haben die größte Bedeutung.**

Jedwede Störung des Befindens wie Appetitlosigkeit, neu aufgetretene Abneigung gegen das Medikament oder gewohnte Speisen, Übelkeit und Erbrechen, Apathie, vermehrte Anfälle, Fieber sowie Ödeme und Blutungsneigung sind sofort mit dem behandelnden Arzt zu besprechen. Gegebenenfalls erfolgt die stationäre Aufnahme zur eingehenden Untersuchung und Beobachtung. Vor Beginn der Behandlung sollten folgende Parameter kontrolliert werden: GOT, GPT, γ-GT, Bilirubin, Quick, PTT, Gesamteiweiß, Fibrinogen, Blutbild mit Thrombozyten sowie Lipase. Bei Kindern unter 3 Jahren sollte auch eine Laktatbestimmung erfolgen.

19.2.9 Therapie bei interkurrenten Erkrankungen und Operationen

Bei Infekten mit Erbrechen und Durchfall kann es zu Störungen der Resorption und der Ausscheidung der Antikonvulsiva und ihrer Metaboliten kommen. Die Blutspiegel können z. B. infolge von Volumenmangel in toxische Bereiche steigen. Ausreichende Flüssigkeitszufuhr ist also zu beachten.

Falls die Medikamente erbrochen werden, kann folgende Faustregel gelten. Wird innerhalb von 15–20 Minuten nach der Einnahme erbrochen, so soll die volle Dosis nachgegeben werden, während bei Erbrechen 20–35 Minuten nach Tablettengabe die halbe Dosis erneut verabreicht werden sollte. Bei größeren Abständen zur Medikamenteneinnahme sollte nichts mehr nachgegeben werden. Ist die orale Aufnahme der Medikamente infolge gehäuften Erbrechens nicht gewährleistet, muss in therapieschwierigen Fällen eine Überbrückung durch i.v. Gabe des Präparats oder, falls nicht verfügbar, von Phenobarbital oder einem Benzodiazepin erfolgen. Sobald wie möglich sollte aber wieder auf die orale Gabe der Medikamente übergegangen werden.

Vor anstehenden Operationen kann das Medikament meist noch mit einem Schluck Wasser am Morgen des Operationstages eingenommen werden. Dies muss natürlich mit dem Anästhesisten besprochen werden.

19.3 Regelung der Lebensführung

Ein wichtiger Bestandteil der antiepileptischen Langzeittherapie besteht darin, die Patienten zu einer geregelten Lebensführung zu motivieren. Von großer Bedeutung ist, dass ausreichender Nachtschlaf gesichert ist. Schlafentzug wirkt besonders bei Epilepsien mit primär generalisierten Anfällen anfallsprovozierend. Besonders wichtig ist der Schlaf vor Mitternacht. Es gelingt meistens nicht und ist auch nicht sinnvoll, die Auswirkungen einer unregelmäßigen Lebensführung durch eine höhere Dosis eines Antiepileptikums aufzufangen. Farbfernseher und Video- oder Computermonitore stellen bei ausreichendem Abstand kein relevantes Risiko für fotogen ausgelöste Anfälle mehr dar. Beim Fernsehen sollte ein Bildabstand von ca. 3 m eingehalten werden. Diätetischen Maßnahmen kommt keine größere Bedeutung zu.

Bei älteren Jugendlichen kann Alkoholgenuss oft nicht ganz verboten werden, muss aber auf ein Minimum beschränkt werden. Insbesondere muss die mit Alkoholgenuss häufig verbundene Verkürzung des Nachtschlafes vermieden werden. »Harte« Getränke sind grundsätzlich untersagt.

19.4   Therapiekontrolle

19.4.1 Ambulante Überwachung

Die Behandlung der Epilepsie ist eine Langzeittherapie. »Kurmäßige« und Stoßbehandlungen können lebensgefährliche Anfallsstaten provozieren. Auch vor der EEG-Untersuchung dürfen die Medikamente natürlich nicht abgesetzt werden.

Für die gesamte Dauer der Langzeittherapie bedürfen die Patienten einer konsequenten und regelmäßigen Überwachung. Kontrolluntersuchungen müssen je nach Verlauf zunächst in 6- bis 8-wöchigen, später in 4- bis 6-monatigen Abständen stattfinden. Sie dürfen sich nicht auf die Ableitung eines EEGs und die Rezeptierung der Medikamente beschränken. Wichtig ist eine eingehende Zwischenanamnese. Sie gilt nicht nur der Anfallshäufigkeit, sondern v. a. auch den persönlichen Problemen der Patienten, der Familiensituation (Befinden und Verhalten auch der gesunden Geschwister und Eltern), dem Verhalten des Kindes im Kindergarten bzw. in der Schule oder Problemen bei der Berufsfindung usw. Neurologische und internistische Untersuchung, Laboruntersuchungen sowie ggf. Blutspiegeluntersuchungen bilden ein komplexes Programm. Eine ausgeprägte Intoxikation kann nicht übersehen werden. Gefährlich sind hingegen schleichende Intoxikationen.

Spezielle soziale Probleme, insbesondere auch Fragen sozialer Hilfen nach dem Bundessozialhilfegesetz (BSHG), sollten mit einem hierin erfahrenen Sozialarbeiter gemeinsam besprochen werden. In größeren Abständen muss eine detaillierte, besonders auch auf die Erkennung von Teilleistungsstörungen ausgerichtete, psychologische Diagnostik erfolgen, um eine sinnvolle Förderung zu ermöglichen, schulische Überforderungen frühzeitig zu erkennen bzw. zu vermeiden und eine soziale Eingliederung fundiert vorbereiten zu können.

19.4.2 EEG-Kontrollen

EEG-Ableitungen sind in den allermeisten Fällen ein unerlässlicher Bestandteil der Verlaufskontrolle. Klinisch noch nicht fassbare Änderungen des Krankheitsverlaufes wie z. B. drohende Rezidive sind im EEG manchmal frühzeitig erkennbar. Allerdings stimmen nicht bei allen Epilepsieformen EEG-Befund und klinischer Verlauf gut überein. Bei primär generalisierten Epilepsien mit myoklonisch-astatischen Anfällen, myoklonischen Anfällen, Absencen und großen Anfällen bestehen enge Korrelationen. Das Wiederauftreten von bilateralen »spike waves« oder 3-Hz-Spike-wave-Mustern bei Absencen ist mit einem sehr hohen Rezidivrisiko verbunden. Hier ist immer eine dauerhafte Normalisierung des EEGs anzustreben. Gute Korrelationen zwischen Klinik und EEG bestehen auch bei den generalisierten Epilepsien multifokaler Genese, d. h. dem West-, dem Lennox-Gastaut-, dem Pseudo-Lennox- und dem Landau-Kleffner-Syndrom sowie dem ESES. Hier muss zumindest in größeren Abständen das Schlaf- bzw. Langzeit-EEG in die Kontrollen einbezogen werden. Für die genannten Formen gilt in gleicher Weise, dass statenhafte bioelektrische Aktivität zu Schäden führen kann.

Im Unterschied dazu sind bei anderen, nichtgeneralisierenden fokalen Epilepsien, insbesondere bei der Rolando-Epilepsie, die Beziehungen zwischen EEG-Befund und klinischem Verlauf hingegen nur locker. Mit Ausnahme von Sultiam ist die fokale hypersynchrone Aktivität durch die Medikation kaum zu beeinflussen und kann sogar trotz Behandlung und bei Fehlen von Anfällen im Verlauf vorübergehend verstärkt in Erscheinung treten. Der EEG-Befund ist in diesen Fällen also für die Steuerung der Therapie nicht geeignet. Es ist sinnlos und gefährlich, bei einem anfallsfreien Patienten wegen noch vorhandener fokaler EEG-Veränderungen die Dosis der Medikamente zu steigern.

Besonderer Beachtung bedarf auch, dass die elektroenzephalographisch nachweisbare Fotosensibilität nicht mit der aktuellen Anfallsbereitschaft korreliert. Sie bleibt in aller Regel trotz klinischer

Erscheinungsfreiheit weiterhin nachweisbar. Man sollte deshalb bei einem nachgewiesenermaßen fotosensiblen Kind auf die Wiederholung der Stimulation verzichten. Als Parameter für die Gestaltung der antikonvulsiven Therapie ist die Lichtempfindlichkeit nicht geeignet.

> ❯ Im Langzeitverlauf verdient die Grundaktivität des EEGs besondere Beachtung. Eine Verlangsamung korreliert besonders eng mit einem ungünstigen Krankheitsverlauf.

Die Entwicklung eines gut ausgeprägten okzipitalen Alpha-Rhythmus ist dagegen ein prognostisch günstiges Zeichen. Zu berücksichtigen ist, dass zu hohe Dosen von Medikamenten, z. B. bei Therapie mit Phenytoin oder Carbamazepin, zu einer Verlangsamung der EEG-Grundaktivität führen können.

19.5 Therapieversagen und Therapieresistenz

— McTague u. Appleton 2011, Baume u. Steinhoff 2010

Eine Therapieresistenz kann vielfältige Ursachen haben, die einer differenzierten Analyse bedürfen.

Eine **krankheitsbedingte (»echte«) Therapieresistenz** besteht bei etwa 15% aller Patienten mit Epilepsie. In diesen Fällen gelingt es nicht, durch die antikonvulsive Therapie eine wesentliche Besserung oder gar Anfallsfreiheit zu erreichen. Dies gilt insbesondere für viele Fälle mit West-Syndrom, Lennox-Gastaut-Syndrom, nächtlichen tonischen Anfällen, tonisch-astatischen Anfällen, atypischen Absencen, primärer frühkindlicher Grand-mal-Epilepsie und Epilepsien mit komplexen Partialanfällen. In diesen Fällen kommt es darauf an, die antikonvulsive Therapie nur so hoch wie unbedingt notwendig und so niedrig wie irgend möglich zu dosieren.

Bei Therapieresistenz sind deshalb bei diesen Patienten über längere Zeit ausgedehnte, d. h. sehr vorsichtige Reduktionsversuche indiziert, um sicher zu gehen, dass der Patient nur die Dosis von Medikamenten erhält, die ihm wirklich hilft. In einzelnen Fällen mit »festgefahrener« ineffektiver Therapie kann unter klinischer Beobachtung sogar ein Auslassversuch gerechtfertigt sein, um damit die Basis für eine Neueinstellung zu gewinnen. Außerdem ist bei echter Therapieresistenz immer die Frage der Operabilität zu prüfen.

Unregelmäßige Einnahme der Medikamente ist eine der häufigsten Ursachen scheinbarer Therapieresistenz. Eine unregelmäßige Therapie ist aber nicht nur nutzlos, sondern gefährlich, da stärkere Schwankungen medikamentöser Effekte anfallsprovozierend wirken können. Blutspiegeluntersuchungen sind bei der Aufdeckung solcher Therapiefehler eine wesentliche Hilfe. Sie sollten unmittelbar nach Anfallsrezidiven durgeführt werden. Tabletten-Etuis (sog. Tableaus), in denen die Einzeldosen für eine ganze Woche vorbereitet werden können, erleichtern dem Patienten bzw. den Eltern die regelmäßige Einnahme bzw. Gabe der Tabletten und bewahren vor Erinnerungstäuschungen. Zu bedenken ist immer, dass eine unregelmäßige Tabletteneinnahme und vorzeitige eigenmächtige Reduktionsversuche auch iatrogen provoziert sein können, wie z. B. durch Überdosierungen und mangelhafte Information der Patienten über Nebenwirkungen.

Häufiger Arztwechsel und mangelhafte Dokumentation von Therapie und Anfallshäufigkeit sind nicht selten Ursache ungünstiger Verläufe. Grundsätzliche Voraussetzung einer erfolgreichen Behandlung ist neben der Qualifikation des behandelnden Arztes auch eine personelle Kontinuität in der Betreuung des Patienten. Gerade in spezialisierten Epilepsie-Ambulanzen, die von Problempatienten konsultiert werden, ist eine solche Kontinuität unabdingbar notwendig.

Eine **Unterdosierung von Medikamenten** kann ebenfalls Ursache einer vermeintlichen Therapieresistenz sein.

Grundsätzlich kann eine Dosierung als richtig gelten, wenn der Patient frei von Anfällen und zugleich auch unbeeinträchtigt durch Nebenwirkungen ist. Die richtige Dosis wird nicht durch den Blutspiegel definiert. In schwierigen Fällen kommt es aber darauf an, die Möglichkeiten eines Medikamentes durch stufenweise Steigerung bis zur Grenze der Verträglichkeit voll auszuschöpfen. Durch eine solche »Ausdosierung« ist in manchen, scheinbar resistenten Fällen noch eine Besserung zu erzielen. Hinsichtlich der maximalen Dosis besteht dabei eine beträchtliche interindividuelle Variabilität der Toleranz.

Bei **Überdosierung von Medikamenten**, insbesondere bei Therapie mit Phenobarbital, Phenytoin sowie seltener auch mit Levetiracetam und anderen Wirkstoffen können gelegentlich in subtoxischen und toxischen Dosierungen paradoxe Effekte auftreten. Die zunächst bei niedriger Dosis zurückgegangene Anfallsbereitschaft nimmt mit höheren Dosen wieder zu. Gerade tonische Anfälle und besonders tonische Stürze werden durch eine zu stark sedierende Therapie nicht selten begünstigt.

Bei Behandlung mit mehreren Wirkstoffen können sich die Medikamente durch **Interaktion** gegenseitig in ihrem Metabolismus beeinflussen. Häufig führt z. B. Carbamazepin bei gleichzeitiger Gabe von Phenytoin auch in höherer Dosierung nicht zu wirksamen Blutspiegeln.

Zu bedenken ist bei Therapieresistenz auch ein zu **rascher Wechsel der Medikamente**. Wie bereits ausgeführt können Antikonvulsiva frühestens nach Erreichen des Fließgleichgewichtes (»steady state«) ihre volle Wirkung entfalten. Nach diesem Zeitpunkt bedarf es einer weiteren Wartezeit von bis zu 3 Wochen, bis ihre Wirkung sicher zu beurteilen ist. So können z. B. Absencen wenige Stunden nach der ersten Gabe von Ethosuximid verschwinden, während in anderen Fällen Anfallsfreiheit erst 3 Wochen nach Erreichen der Enddosis eintritt. Ein übereiltes Vorgehen bei der Ein- oder Umstellung der antikonvulsiven Therapie kann deshalb zu einem falschen Bild und zu falschen Schlussfolgerungen führen.

Entzugseffekte durch rasches Reduzieren können ebenfalls zu einer Verschlechterung der Anfallssituation führen. Deshalb müssen auch die Reduktion und das Absetzen langsam erfolgen; es sei denn der Wirkstoff führte zu einer eindeutigen Verschlechterung. Rasches Absetzen auch eines nichtwirksamen Medikamentes kann zu Entzugseffekten mit gehäuften Anfällen führen. Diese entzugsbedingten Anfallshäufungen können zu dem fehlerhaften Schluss führen, der reduzierte Wirkstoff habe doch einen antikonvulsiven Effekt gehabt. Ein längeres Zuwarten korrigiert diesen Trugschluss. Besonders häufig sieht man eindrucksvolle Entzugseffekte bei der Reduktion von Benzodiazepinen.

Wird für die Behandlung einer Epilepsie ein falsches Medikament gewählt, so kann nicht nur die gewünschte Wirkung ausbleiben, sondern sogar eine Verschlechterung des Krankheitsbildes provoziert werden, die dann womöglich fälschlich als schicksalhaft und als Ausdruck von Therapieresistenz interpretiert wird. So können Spike-wave-Epilepsien mit großen und/oder kleinen Anfällen durch Carbamazepin, Phenytoin und manchmal auch Lamotrigin provoziert werden. Carbamazepin kann das Auftreten von kleinen Anfällen beim Pseudo-Lennox-Syndrom und bei der Rolando-Epilepsie begünstigen. Ethosuximid kann evtl. bei Absence-Kindern gelegentlich generalisierte tonisch-klonische Anfälle provozieren, wenn nicht eine Kombination mit anderen Medikamenten erfolgt. Rivotril und hohe Dosen von Phenobarbital vermögen tonische Anfälle und tonische Sturzanfälle zu aktivieren.

Unregelmäßigkeiten der Lebensführung wie auch chronische Überforderungen in Schule oder Beruf sind nicht selten die Ursache von Rezidiven und scheinbarer Therapieresistenz.

Bei **Fehldiagnosen** sind eine falsche Klassifikation der Epilepsie und die fälschliche Annahme einer Epilepsie zu unterscheiden. Therapieversager erklären sich nicht selten dadurch, dass aufgrund einer unqualifizierten Anamneseerhebung und unzureichenden Untersuchung eine Epilepsie falsch klassifiziert und dementsprechend falsch behandelt wird.

So führt die Feststellung einer Ausgestaltung von Absencen mit oralen Automatismen nicht selten zur Annahme komplexer Partialanfälle und verleitet zur Behandlung mit Carbamazepin oder Oxcarbazepin. Umgekehrt werden komplexe Partialanfälle als Absencen verkannt und mit Ethosuximid behandelt.

> **Grundsätzlich muss bei Therapieresistenz die Diagnose überprüft werden, z. B. durch erneuten Ausschluss einer prozesshaften Erkrankung, Revision der Anfallsklassifikation und differenzialdiagnostische Abgrenzung nichtepileptischer Anfälle.**

Psychogene Anfälle können neben epileptischen Anfällen auftreten, können medikamentös beherrschte epileptische Anfälle im Verlauf ablösen und schließlich auch eine niemals existent gewesene Epilepsie vortäuschen. Antikonvulsiva und ihre Begleiteffekte vermögen ihr Auftreten zu begünstigen. Die Differenzialdiagnose kann äußerst schwierig sein und ist oft nur durch mobile EEG-Langzeitableitungen zu klären.

19.6 Beendigung der medikamentösen Therapie

- Chadwick et al. 1996, Camfield u. Camfield 2008

Wird ein Antiepileptikum bei einem anfallsfrei gewordenen Kind abgesetzt, besteht ein Rezidivrisiko. Die Entscheidung über eine mögliche Beendigung der antikonvulsiven Therapie ist immer mehrdimensional und muss eine Reihe von Aspekten berücksichtigen. Hierzu gehören:

- Art der Epilepsie
- Dauer der Anfallsfreiheit
- EEG-Befund
- Rezidivrisiko
- Einstellung des Patienten zur Therapie und zum Rezidivrisiko
- Mögliche medizinische und psychologische Auswirkungen eines Rezidivs
- Rezidivbegünstigende Lebensumstände

Dauer der Behandlung und Höhe des Rezidivrisikos sind entscheidend abhängig vom vorliegenden Epilepsiesyndrom (◻ Tab. 19.3). Rezidive treten häufig im ersten und ganz überwiegend in den ersten beiden Jahren nach dem Absetzen auf (Chadwick et al. 1996, Camfield u. Camfield 2008). Kommt es zu einem solchen Rezidiv, besteht eine ca. 90%ige Chance durch Einsatz des ehemals erfolgreichen Antiepileptikums erneut Anfallsfreiheit herzustellen. Etwa 9% der verbleibenden Patienten werden hingegen erst bei Einsatz anderer Antiepileptika bzw. bei Übergang auf eine Kombinationstherapie wieder anfallsfrei. Zudem bleibt eine sehr geringe Zahl von etwa 1% der Patienten zurück, die niemals wieder anfallsfrei werden. Solche tragischen Fälle werden vom behandelnden Arzt natürlich nie mehr vergessen und mahnen ihn zu einem äußerst vorsichtigen Vorgehen beim Beenden der antikonvulsiven Therapie. Andererseits darf diese Vorsicht nicht dazu führen, einer Vielzahl von Kindern die Möglichkeit vorzuenthalten, ein anfallsfreies Leben ohne Medikamente zu führen. Ein schematisches Vorgehen, dass sich z. B. allein an der Zahl der an-

◻ **Tab. 19.3** Ungefähre Behandlungsdauer und Rezidivrisiko bei verschiedenen Epilepsie-Syndromen

Epilepsiesyndrom	Therapiedauer	Rezidivrisiko
Neugeborenenkrämpfe	2–4 Wochen	Ca. 30%
West-Syndrom	Mindestens 2 Wochen, Therapieende unbestimmt	Nach Ätiologie
Dravet-Syndrom	Lebenslang	Vermutlich 100%
Pyknolepsie	2 Jahre	10–20%
Juvenile Absence-Epilepsie	Mindestens 2 Jahre	Ca. 30%
Rolando-Epilepsie	1(–2) Jahre	Ca. 10%
Symptomatisch-fokale Epilepsie	Mindestens 2 Jahre	Ca. 40%
Juvenile myoklonische Epilepsie	Eventuell lebenslang	>90%

fallsfreien Jahre und am EEG-Befund orientiert, wird dem Problem daher oft nicht gerecht.

Bei gemeinsamer Analyse aller Kinder mit Epilepsie beträgt das Rezidivrisiko nach Absetzen der Antiepileptika etwa 35%. Hierbei sind Patienten mit Rolando- und Absence-Epilepsie eingeschlossen. In einer Metaanalyse anhand von über 17 Studien konnten Epilepsiesyndrom- und altersunabhängige Faktoren identifiziert werden, die die Wahrscheinlichkeit eines erfolgreichen Absetzens steigern (Sirven et al. 2001):

- Anfallsfreiheit seit mindestens 2–5 Jahren
- Vorliegen eines einzigen Anfallstyps
- Unauffälliger neurologischer Untersuchungsbefund
- Normale intellektuelle Entwicklung
- EEG-Normalisierung unter Behandlung

Einschränkend muss aber gesagt werden, dass »Faustregeln« wie die Forderung einer je nach Schwere der Epilepsie 2- bis 5-jährigen Anfallsfreiheit als Vorbedingung für Absetzversuche nur mit Vorsicht anzuwenden sind. So muss z. B. bei primär generalisierten Epilepsien in der Pubertät mit einer erhöhten Gefährdung gerechnet werden. Daher ist selbst bei 3- oder 5-jähriger Anfallsfreiheit eine Beendigung der Therapie in dieser Phase nicht ohne Risiko. Die gleich häufigen gutartigen Partialepilepsien pflegen dagegen spätestens in der Pubertät spontan auszuheilen, so dass auch bei kurzer anfallsfreier Zeit während der Pubertät die Medikation beendet werden kann, selbst wenn das EEG noch einzelne fokale »sharp waves« zeigt.

Neben diesen speziellen epileptologischen Kriterien sind immer besonders die psychosozialen Aspekte des Einzelfalles zu berücksichtigen. Man halte sich vor Augen, dass ein einziges Anfallsrezidiv für den Betroffenen weitreichende Konsequenzen im Familienleben, in der Ausbildung und im Berufsleben nach sich ziehen kann. Beispiele sind der Verlust einer Ausbildungsstelle oder der Entzug des u. U. existenziell wichtigen Führerscheins.

> Die Belastung des Patienten durch eine nur noch niedrig dosierte Medikation kann also durchaus geringer sein als das soziale Risiko eines Rezidivs.

Man wird bei Überlegungen über die Therapiebeendigung auch die besondere biographische Situation des Betroffenen im Auge haben müssen. Es ist nicht sinnvoll in problembelasteten Lebensabschnitten, z.B. beim Wechsel der Schule, vor dem Abitur, unmittelbar vor Beginn einer Ausbildung usw. die Therapie zu beenden, sondern man wird Phasen der Entlastung für diesen Schritt wählen. Bei all dem täusche man sich nicht in der Annahme, eine sehr gering dosierte Therapie mit Blutspiegeln unterhalb des lehrbuchmäßigen therapeutischen Bereiches sei nicht mehr wirksam und deshalb entbehrlich. Das Absetzen der letzten 300 mg Valproat kann auch nach langer anfallsfreier Zeit rasch von einem Rezidiv gefolgt sein.

Abgesehen von dem Risiko der Entzugsanfälle beeinflusst die Geschwindigkeit des Absetzens einer Therapie nicht das Rezidivrisiko: »geringe Geschwindigkeit bringt keine zusätzliche Sicherheit«. Aus pragmatischen Gründen sollte das Absetzen einer Therapie aber über mindestens 6 Monate erfolgen.

Literatur

Aldenkamp, AP, Arends J (2004) Effects of epileptiform EEG discharges on cognitive function: is the concept of »transient cognitive impairment« still valid? Epilepsy Behav 5 (Suppl 1): S25–S34

Beume LA, Steinhoff BJ (2010) Long-term outcome of difficult-to-treat epilepsy in childhood. Neuropediatrics 41: 135–139

Brodie MJ, Yuen AW (1997) Lamotrigine substitution study: evidence for synergism with sodium valproate? 105 Study Group. Epilepsy Res 26: 423–432

Camfield P, Camfield C (2008) When is it safe to discontinue AED treatment? Epilepsia 49 (Suppl 9): 25–28

Chadwick D, Taylor J, Johnson T (1996) Outcomes after seizure recurrence in people with well-controlled epilepsy and the factors that influence it. The MRC Antiepileptic Drug Withdrawal Group. Epilepsia 37: 1043–1050

Chaves J, Sander JW (2005) Seizure aggravation in idiopathic generalized epilepsies. Epilepsia 46 (Suppl 9):133–139

Gayatri NA, Livingston JH (2006) Aggravation of epilepsy by anti-epileptic drugs. Dev Med Child Neurol 48: 394–398

Genton P (2000) When antiepileptic drugs aggravate epilepsy. Brain Dev 22: 75–80

Hahn A, Fischenbeck A, Stephani U (2004) Induction of epileptic negative myoclonus by oxcarbazepine in symptomatic epilepsy. Epileptic Disord 6: 271–274

König SA, Elger CE, Vassella F et al. (1998) Recommendations for blood studies and clinical monitoring in early detection of valproate-associated liver failure. Results of a consensus conferences 09.05.–11.05.1997 in Berlin. Nervenarzt 69: 835–840

Lerman-Sagie T, Watemberg N, Kramer U, Shahar E, Lerman P (2001) Absence seizures aggravated by valproic acid. Epilepsia 42: 941–943

Lortie A, Chiron C, Mumford J, Dulac O (1993) The potential for increasing seizure frequency, relapse, and appearance of new seizure types with vigabatrin. Neurology 43 (Suppl 5): S24–27

McTague A, Appleton R (2011) Treatment of difficult epilepsy. Arch Dis Child 96: 200–204

Prats JM, Garaizar C, García-Nieto ML, Madoz P (1998) Antiepileptic drugs and atypical evolution of idiopathic partial epilepsy. Pediatr Neurol 18: 402–406

Ryvlin, P. (2006) When to start antiepileptic drug treatment: seize twice might not harm. Curr Opin Neurol 19: 154–156

Sazgar M, Bourgeois BF (2005) Aggravation of epilepsy by antiepileptic drugs. Pediatr Neurol 33: 227–234

Sirven JI, Sperling M, Wingerchuk DM (2001) Early versus late antiepileptic drug withdrawal for people with epilepsy in remission. Cochrane Database Syst Rev 3: CD001902

Stafstrom CE (2010) Mechanisms of action of antiepileptic drugs: the search for synergy. Curr Opin Neurol 23: 157–163

Stephen LJ, Brodie MJ (2002) Seizure freedom with more than one antiepileptic drug. Seizure 11: 349–351

Wirrell EC et al. (1997) Long-term psychosocial outcome in typical absence epilepsy. Sometimes a wolf in sheeps' clothing. Arch Pediatr Adolesc Med 151: 152–158

Epilepsiechirurgie

B. Neubauer, A. Hahn

B. A. Neubauer, A. Hahn (Hrsg.), *Dooses Epilepsien im Kindes- und Jugendalter*,
DOI 10.1007/978-3-642-41954-6_20, © Springer-Verlag Berlin Heidelberg 2014

— Obeid et al. 2009

Die Voraussetzungen für eine erfolgreiche operative Therapie pharmakoresistenter Epilepsien des Kindesalters haben sich in den letzten Jahren erheblich verbessert. Eine verbesserte Bildgebung durch zunehmend hochauflösendere Kernspintomographie, die Möglichkeit der Erfassung von Stoffwechselprozessen und Durchblutung (PET, SPECT), eine Differenzierung der invasiven Diagnostik und schließlich eine Verfeinerung der neuropsychologischen Diagnostik erlauben heutzutage eine exaktere Indikationsstellung und damit eine effektivere Therapie.

Kinder mit fokalen Epilepsien sind dann potenzielle Kandidaten für einen epilepsiechirurgischen Eingriff, wenn sich trotz Einsatz von 2–3 Antiepileptika der ersten Wahl keine Anfallskontrolle erreichen lässt, ohne dass es zu nicht tolerablen Nebenwirkungen kommt. Da insbesondere im Säuglingsalter die definitive Diagnosestellung einer fokalen Epilepsie schwierig sein kann, gilt dies auch für Kinder mit nicht eindeutig klassifizierbaren oder kryptogenen Epilepsien.

> Insbesondere das Vorliegen einer therapierefraktären Epilepsie mit Entwicklungsregression stellt eine dringliche Indikation zur prächirurgischen Diagnostik dar.

Eine wichtige Basis für jede Form von prächirurgischer Diagnostik ist eine hochauflösende 3-Tesla-MRT-Untersuchung nach einem standardisierten Epilepsie-Protokoll durch einen spezialisierten Untersucher (▶ Kap. 16).

Zuvor sollte aus den klinischen Daten (Vorgeschichte, detaillierte Anfallsanamnese, EEG-Befunde, Videoaufzeichnungen u.a.) eine Hypothese bezüglich der verantwortlichen epileptogenen Zone abgeleitet werden. Die Aufgabe der spezialisierten präoperativen Diagnostik besteht dann darin, durch weitere diagnostische Maßnahmen dieses Areal so exakt wie möglich zu definieren. Die hier in Betracht kommenden Überlegungen bezüglich der Pathophysiologie fokaler Anfälle (Beziehungen zwischen irritativer, symptomatogener, Schrittmacher-, läsioneller und Zone des funktionellen Defizits, Ausbreitungswege der Anfallsentladung u.a.) wurden in ▶ Kap. 8 bereits dargestellt.

Beim Versuch, ein mögliches **epileptogenes Areal** zu identifizieren, steht an erster Stelle die Suche nach einer strukturellen Veränderung in Form von Migrationsstörungen, gutartigen Tumoren, kleinen Hamartien, Narben u.a. Lässt trotz eines exakt gewonnenen normalen Kernspinbefundes das klinische Bild an eine strukturelle Veränderung denken (z.B. lokalisationskonstante Anfallssymptomatik), sollte ergänzend ein PET durchgeführt werden. Der Nachweis einer hypometabolen Zone kann die Basis für eine noch gezieltere Kernspinuntersuchung bilden. Das iktale SPECT kann wesentliche zusätzliche Informationen liefern.

Für die Beurteilung der EEG-Befunde sollte im Kindesalter **immer** die gesamte »EEG-Anamnese« aufgearbeitet werden. Die Durchsicht alter Ableitungen zeigt dann nicht selten, dass in früheren Maturationsphasen Herdbefunde konstant auf der Gegenseite des aktuellen Befundes lokalisiert waren und somit eine multifokale Genese der Epilepsie anzunehmen ist (z.B. bei multifokalen Dysgenesien). Zu fürchten ist eine Verwechslung von atypischen idiopathischen Partialepilepsien (Pseudo-Lennox-Syndrom, ESES, Landau-Kleffner-Syndrom) mit symptomatischen fokalen Epilepsien. Die idiopathischen Partialepilepsien sind fast immer multifokal bedingt und kommen für operative Eingriffe nicht in Betracht.

20.1 Spezielle Indikationen für eine operative Therapie

- **Epilepsien des Temporallappens**

Im Kindesalter sind diese Epilepsien selten. Die Prognose operativer Eingriffe kann in Fällen mit nachweisbarer struktureller Veränderung als sehr gut bezeichnet werden. Anfallsfreiheit oder mehr als 90%ige Reduktion der Anfälle ist in 60–90% der Fälle zu erwarten. Ätiologisch sind im Wesentlichen zwei Gruppen zu unterscheiden:

- Epilepsien mit frühem Beginn bei dysontogenetischen Tumoren wie Hamartomen, Gangliogliomen sowie Dysgenesien und andererseits
- Epilepsien mit späterem Beginn bei mesialer temporaler Sklerose, häufig nach prolongierten Fieberkrämpfen in früher Kindheit.

Auf die eminente Bedeutung subtiler Bildgebung sei auch hier nochmals hingewiesen. Es muss sorgfältig nach den strukturellen Anomalien gesucht werden, da Epilepsien dieser Genese in aller Regel pharmakoresistent sind und eine bevorzugte Operationsindikation darstellen.

▪ Extratemporale Epilepsien

Für alle Formen dieser Gruppe einschließlich der extratemporal ausgelösten komplexen Partialanfälle gilt die Grundregel, dass der Nachweis einer strukturellen Veränderung (Läsion oder Dysgenesie) eine sehr wichtige Voraussetzung für eine erfolgversprechende Operation darstellt.

> ❯ Die absolut komplette bildgebende Untersuchung hat höchsten Stellenwert.

Ihr hat bei positivem Befund meistens eine invasive Diagnostik zu folgen.

▪ Fokale kortikale Dysplasien

Fokale kortikale Dysplasien (FCD) können im MRT oft erst nach Abschluss der Myelinisierung sicher identifiziert werden. Sie machen etwa die Hälfte aller Ursachen für epilepsiechirurgische Eingriffe im Kindesalter aus. Die Einteilung nach Palmini wurde kürzlich durch Blümcke et al. (2011) weiterentwickelt. Die Prognose hängt vom Typ der Läsion und deren Lokalisation ab. Die ILAE-Taskforce schlägt ein dreiarmiges Klassifikationssystem vor.
- Beim Typ I finden sich radiale (I a) oder tangentiale (I b) Läsionen, die die einzelnen Kortexschichten betreffen (dyslaminieren).
- Der Typ II ist gekennzeichnet durch isolierte Läsionen der kortikalen Schichten ohne (II a) oder mit (II b) Ballonzellen.
- Für den Typ III ist eine Kombination mit Hippocampussklerose (III a), mit epileptogenen Tumoren (III b), mit vaskulären Malformationen (III c) oder mit läsionellen Schäden (III d) typisch.

Das Vorliegen eines Typ I ist prognostisch am günstigsten.

▪ Heterotopien

Heterotopien grauer Substanz können in vielen verschiedenen Formen ein- und beidseitig auftreten (► Kap. 11, ► Abb. 11.9). Sie können eng begrenzt innerhalb einer bestimmten Region, z. B. direkt subkortikal, auftreten oder auch die ganze weiße Substanz von subependymal bis subkortikal durchziehen. Das Krankheitsbild der bilateralen periventrikulären nodulären Heterotopie ist genetisch heterogen. Die meisten Fälle werden bei weiblichen Patienten beobachtet (► Kap. 11, ► Abb. 11.9). Epilepsiechirurgische Maßnahmen kommen meist nur bei regional begrenzten Heterotopien in Frage. Die genaue Ausdehnung der Fehlbildung bzw. der epileptogenen Zone ist oft schwer zu bestimmen.

▪ Hemimegalenzephalie

In den allermeisten Fällen besteht neben einer Hemiparese und einer kognitiven Einschränkung eine therapieresistente Epilepsie. Insbesondere wenn die kontralaterale Hemisphäre im MRT unauffällig erscheint und die hypersynchrone Aktivität sich vorwiegend oder ausschließlich auf die betroffene Hirnhälfte beschränkt, sollte eine funktionelle Hemispherektomie erwogen werden.

▪ Tuberöse Sklerose

Die tuberöse Sklerose geht häufig mit einer therapieschwierigen Epilepsie einher. Zumeist lassen sich multifokale Tubera nachweisen. Nicht ganz selten lässt sich jedoch einer der Tuber als für die Epilepsie führend identifizieren. Die Resektion dieses Tubers kann dann zumindest zu langjähriger, im Idealfall dauerhafter Anfallsfreiheit führen (► Kap. 11, ► 11.1). Oft muss ihr jedoch eine intensive Diagnostik mit subduralen Elektroden vorausgehen. Mehrere Untersuchungen in zeitlichem Abstand voneinander können notwendig sein, um die Konstanz eines Herdbefundes zu bestätigen.

▪ Hypothalamische Hamartome

Kinder mit hypothalamischen Hamartomen haben meist nicht nur eine pharmakoresistente Epilepsie, sondern zeigen oft auch deutliche kognitive Einschränkungen, neuropsychiatrische Symptome und endokrinologische Auffälligkeiten (z. B. Pubertas präcox). Stereotaktische, endoskopische und radio-

◻ **Abb. 20.1a–d** 12-jähriger Junge mit Temporallappenanfällen. **a** Präoperatives MRT, **b** intraoperativer Situs, **c** histopatho-
logsches Präparat und **d** postoperatives MRT. Im präoperativen MRT Nachweis einer etwa 23 mm großen Region im Bereich
des Gyrus temporalis inferior mit inhomogener Architekturstörung und ohne Kontrastmittelaufnahme. Intraoperativ bei
Durchführung einer Elektrokortikographie mit Spezialelektroden. Registrierung epileptogener Aktivität über dem Tumor,
aber auch mesial und anterior davon. (Mit freundlicher Genehmigung von Prof. Dr. Rosenow, Klinik für Neurologie, Universität Marburg). Im histopathologischen Präparat nach Resektion von Tumor und umgebendem Gewebe Befund eines
Oligodendroglioms (WHO Grad II). Im postoperativen MRT Defektzustand nach Resektion von Tumor und umgebendem
Gewebe mit epileptogener Aktivität

chirurgische Methoden kommen zur Anwendung.
Vergleichende Untersuchungen liegen kaum vor.
Wegen der geringen Fallzahlen und der Komplexi-
tät des Eingriffs scheint es ratsam, die chirurgische
Therapie nur an hierin erfahrenen Zentren durch-
führen zu lassen.

- ▪ **Gutartige Tumoren (Gangliogliome, DNET, Oligodendrogliome, Xanthoastrozytome)**

Histopathologisch zeigen diese Tumoren allenfalls
eine geringe Proliferationstendenz. Oft ist die Abgrenzung eines derartigen Tumors gegen eine fokale kortikale Dysplasie schwierig. Die Grenzen kön-

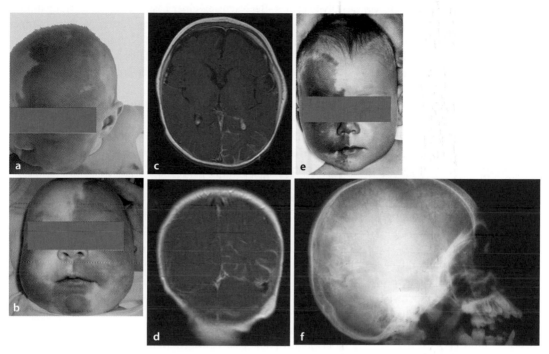

◻ **Abb. 20.2a–f** Sturge-Weber-Syndrom. **a–d** Säugling mit bilateralem Naevus flammeus und linksseitigen okzipitalen Signalanhebungen nach KM-Gabe als Ausdruck der Angiomatose. **e** 1-jähriger Junge mit einseitigem Nävus. **f** okzipitale Verkalkungen im Röntgenbild. (Bildrechte liegen bei den Erziehungsberechtigten des Patienten)

nen unscharf sein. Wenn der Tumor im MRT keine relevante raumfordernde Wirkung zeigt und im MRT kein Malignitätsverdacht besteht, sollte die Operation primär an einem epilepsiechirurgischen Zentrum mit Expertise in der Operation von Kindern erfolgen. Die Tumore sind meist temporal (◻ Abb. 20.1), weniger häufig frontal lokalisiert. Die Erfolgsaussichten sind abhängig von der Lokalisation und der Erfahrung des jeweiligen Zentrums.

◾ **Kavernöse Angiome und arteriovenöse Malformationen**

Diese Fehlbildungen können einzeln oder multipel, familiär oder sporadisch auftreten. Bei der Operation ist es wichtig den Hämosiderinsaum möglichst zu entfernen. Falls dies gelingt sind die Erfolgsaussichten mit ca. 70% gut.

◾ **Sturge-Weber-Syndrom**

Ein venöses Angiom der Leptomeningen zusammen mit einem Angiom der Choroidea (Glaukom) und der Haut im Trigeminusversorgungsgebiet (Naevus) bilden die typische Trias dieser Phakomatose (◻ Abb. 20.2). Es finden auch die Begriffe enzephalotrigeminale oder meningofaziale Angiomatose Verwendung. Ursächlich sind somatische Mutationen im sog. GNAQ-Gen (Shirley et al. 2013). Es kommen sowohl Fälle mit nur kutanen Symptomen als auch solche mit rein meningealer Angiomatose ohne Naevus flammeus des Gesichts vor. Zerebrale Verkalkungen sind ein weiteres charakteristisches Merkmal der Erkrankung und werden wahrscheinlich durch die chronische Ischämie aufgrund des gestörten venösen Abflusses hervorgerufen. In zwei Drittel der Fälle entwickelt sich eine zumeist pharmakoresistente Epilepsie, oft in Form eines West-Syndroms. Charakteristisch sind zudem statenhafte Anfälle mit postiktaler Hemiparese und konsekutivem progredienten motorischen und kognitiven Abbau. Die Erfolgsaussichten eines epilepsiechirurgischen Eingriffs sind recht gut. Früh operierte Patienten haben bzgl. der Epilepsie und der kognitiven

Entwicklung eine günstigere Prognose (Obeid et al. 2009). Die Kinder sollten daher sehr frühzeitig, am besten direkt nach Beginn der Anfälle, einer prächirurgischen Diagnostik zugeführt werden.

■ **Rasmussen-Enzephalitis**

Es handelt sich um eine chronische fokale Enzephalitis, die zu Epilepsia partialis continua, Hemiparese und dementieller Entwicklung führen kann. Die Ätiologie ist unklar. Die Behandlung besteht in einer Hemisphärektomie. Der optimale Operationszeitpunkt ist, v. a. wenn die dominante Hemisphäre betroffen ist, Gegenstand der Diskussion. Frühe Eingriffe reduzieren prinzipiell die Gefahr einer sekundären Epileptogenese.

■ **Konnataler Hirninfarkt**

Rund 30% der Kinder mit konnatalem Infarkt entwickeln eine therapieschwierige Epilepsie. Bei streng einseitigen Befunden sollte eine epilepsiechirurgische Abklärung zügig erfolgen, um eine sekundäre Epileptogenese in der noch gesunden Hemisphäre zu verhindern. Hemisphärektomien sind nicht immer erforderlich. Gezielte kleinere Resektionen z. B. des Temporallappens, sind in einigen Fällen ausreichend.

■ **West-Syndrom**

Beim typischen West-Syndrom werden fokale Anfälle in ca. 25% der Fälle beobachtet. Dies weist bereits darauf hin, dass diesem Krankheitsbild häufig kortikale Malformationen oder Läsionen zugrunde liegen. Falls eine erste Bildgebung einen unauffälligen Befund ergeben hat und eine medikamentöse Therapie nicht greift, muss eine erneute intensive Suche nach solchen Ursachen erfolgen. Problematisch ist, dass die Kernspintomographie wegen der noch nicht abgeschlossenen Myelinisierung im Säuglingsalter noch keine gute Differenzierung zwischen weißer und grauer Substanz erlaubt, und daher noch nicht sehr sensitiv ist. Als Kandidaten für eine operative Therapie bei West-Syndrom gelten:

— Kinder, bei denen dem West-Syndrom eine längere Phase mit isolierten fokalen Anfällen vorausging,
— Kinder mit Hemiparese,
— Kinder mit konstant nachweisbaren fokalen EEG-Veränderungen.

Bei Nachweis einer Läsion oder Fehlbildung mittels MRT sind die Erfolge operativer Verfahren angesichts der Schwere des Krankheitsbildes bemerkenswert gut. Eine Anfallsfreiheit kann in bis zu etwa zwei Drittel der Fälle erreicht werden.

■ **Lennox-Gastaut-Syndrom**

In Serien von Kindern mit Lennox-Gastaut-Syndrom wurden in bis zu 70% der Fälle kortikale Läsionen gefunden. Kann eine solche Läsion oder eine Malformation durch die Bildgebung identifiziert werden, ist prinzipiell eine Läsionektomie möglich. Als Palliativeingriff bei Sturzanfällen kommt eine Kallotosomie in Betracht, die zu einer deutlichen Reduktion dieser spezifischen Anfallsform bei bis zu 70% der Betroffenen führt. In einigen Fällen von Lennox-Gastaut-Syndrom verbessert sich das EEG nach Callotosomie derart, dass ein vorher verdeckter Herd erkennbar und eine Läsionektomie ermöglicht wird. Ein Vagusnervstimulatorimplantation sollte bei Kindern mit Lennox-Gastaut-Syndrom intensiv erwogen werden. Etwa 70% der Kinder profitieren mit einer Anfallsreduktion von bis zu 60% deutlich davon.

■ **Landau-Kleffner-Syndrom**

Bei einigen Kindern wurden gute Erfolge hinsichtlich der Epilepsie-Kontrolle und auch der Sprachentwicklung nach epilepsiechirurgischen Maßnahmen berichtet. Zumeist erfolgen sog. multiple subpiale Transsektionen (MST). Dabei werden durch eine bestimmte Schnittführung vorwiegend die horizontal verlaufenden synchronisierenden Neurone durchtrennt. Hierdurch werden im Gegensatz zur Resektion die Defizite bei Operationen innerhalb von eloquenten Arealen begrenzt. Man kann annehmen, dass die Operation etwa der Hälfte der Kinder nutzt. Die Erfolgsaussichten sind umso geringer, je länger die klinische Symptomatik bereits bestanden hat.

■ **Duale Pathologie**

Hiermit wird das Vorliegen einer mesialen Temporallappensklerose zusammen mit anderen kortikalen Läsionen und Fehlbildungen bezeichnet. Oft liegt zusätzlich zur Temporallappensklerose eine komplexe Fehlbildung des gesamten Temporallappens (fokale kortikale Dysplasie mit Ballonzellen) vor. Andere mit einer mesialen Temporallappensklerose assoziierte Störungen sind porenzephale Zysten, periventrikuläre Heterotopien und weitere kortikale Dysgenesien. Das Wissen um solche Zusammenhänge ist wichtig, damit auch bei Nachweis einer mesialen Temporallappensklerose trotzdem noch sorgfältig nach weiteren evtl. assoziierten Fehlbildungen gesucht wird.

20.2   Aufgaben des zuweisenden Arztes

Vor Planung einer epilepsiechirurgischen Diagnostik muss der gesamte Krankheitsverlauf retrospektiv hinsichtlich der klinischen und der EEG-Symptomatik, der Verlaufscharakteristik der Epilepsie, des Verhaltens unter medikamentöser Therapie u. a. analysiert werden. Besonderes Augenmerk gilt der subtilen Beschreibung der Anfallssemiologie auch im früheren Verlauf, weil aus ihr u. U. wichtige Gesichtspunkte zum Verständnis des aktuellen Befundes gewonnen werden können. Im früheren Verlauf vorgekommene Aura-Erlebnisse müssen systematisch dokumentiert werden. So können z. B. früher erlebte visuelle Auren als Hinweis auf den okzipitalen Ursprung einer jetzt frontalen Anfallssymptomatik gewertet werden. Auch Videodoppelbildaufzeichnungen aus dem Verlauf können sehr hilfreich sein. Eine sorgfältige Vorbereitung in diesem Sinne erleichtert dem präoperativen Diagnostiker die Hypothesenbildung für seinen Untersuchungsplan und kann ggf. dem Kind manche belastende Untersuchung ersparen.

Literatur

Blümcke I, Thom M, Aronica E et al. (2011) The clinicopathologic specspectrum of focal cortical dysplasias: a consensus classification proposed by an ad hoc Task Force of the ILAE Diagnostic Methods Commission. Epilepsia 52: 158–174

Obeid M, Wyllie E, Rahi AC, Mikati MA (2009) Approach to pediatric epilepsy surgery: State of the art, Part I: General principles and presurgical workup. Eur J Paediatr Neurol 13:102–114

Obeid M, Wyllie E, Rahi AC, Mikati MA (2009) Approach to pediatric epilepsy surgery: State of the art, Part II: Approach to specific epilepsy syndromes and etiologies. Eur J Paediatr Neurol 13:115–127

Shirley MD, Tang H, Gallione CJ et al. (2013) Sturge-Weber syndrome and port-wine stains caused by somatic mutation in GNAQ. N Engl J Med 368: 1971–1979

Chronische Elektrostimulation des N. vagus (Vagusnervstimulatortherapie)

B. Neubauer, A. Hahn

B. A. Neubauer, A. Hahn (Hrsg.), *Dooses Epilepsien im Kindes- und Jugendalter*,
DOI 10.1007/978-3-642-41954-6_21, © Springer-Verlag Berlin Heidelberg 2014

— Elliot et al. 2011, Englot et al. 2011

Die Vagusnervstimulatortherapie (VNS) stellt mittlerweile eine etablierte Therapieoption für alle Epilepsien dar, die medikamentös nicht ausreichend behandelbar sind und nicht epilepsiechirurgisch angegangen werden können (Elliot et al. 2011). Die Methode findet seit Ende der achtziger Jahre Verwendung. Seitdem sind weltweit mehr als 60.000 Menschen mit fokalen und generalisierten Epilepsien auf diese Weise behandelt worden (Englot et al. 2011).

Der Vagusnerv besteht zu etwa 80% aus afferenten Fasern, die sensorische Informationen von verschiedenen viszeralen Organen wie Herz, Lunge, Larynx, Pharynx und Gastrointestinaltrakt zum Nucleus tractus solitarii leiten. Über diesen Kern bestehen Verbindungen zu verschiedenen Bereichen des Gehirns wie Thalamus, Hippokampus, Amygdala und Neokortex; Gebieten also, die bei der Entstehung epileptischer Anfälle von Bedeutung sind. Der genaue Wirkmechanismus der VNS ist unklar (Englot et al. 2011).

Da der rechte N. vagus efferente Fasern zum Sinus- und AV-Knoten führt, erfolgt der Anschluss der Stimulationselektrode an den linken N. vagus. Hierfür ist ein Eingriff in Vollnarkose nötig. Dabei wird über einen Hautschnitt in der mittleren Halsregion der N. vagus präpariert und die spiralförmige Elektrode am Nerven fixiert. Über einen zweiten, meist axillären Hautschnitt wird der Generator infraklavikulär in einer subkutanen Tasche platziert und mit der Elektrode adaptiert (◘ Abb. 21.1). Abschließend erfolgt ein intraoperativer Elektrodenfunktionstest. Das Risiko einer postoperativen Wundinfektion wird mit etwa 3–5% angegeben. Eine weitere mögliche operative Komplikation ist eine aber zumeist nur temporäre Recurrensparese. Der Stimulator arbeitet 5–10 Jahre, ohne dass ein Batteriewechsel notwendig wird. Komplikationen sind insgesamt selten.

Nach VNS-Implantation bleiben kernspintomographische Untersuchungen möglich. Allerdings muss der Stimulator vor einer etwaigen MRT-Untersuchung ausgeschaltet werden. Kernspinuntersuchungen des Kopfes können mit neueren VNS-Modellen in MRT-Geräten mit einer Feldstärke von 3 Tesla laut Hersteller (Cyberonics) ohne Einschränkungen erfolgen. Vor Durchführung einer MRT-

Diagnostik mit Geräten höherer Feldstärke muss Kontakt mit dem VNS-Hersteller und ggf. auch mit dem Vertreiber des Kernspintomographen aufgenommen und geklärt werden, ob eine solche Untersuchung möglich ist. Problematisch sind wegen möglicher Artefakte MRT-Untersuchungen des Thorax. Vorsicht ist auch geboten an Orten wie bspw. Flughäfen. Hier können starke Magnetfelder zu Fehlfunktionen des VNS-Gerätes führen.

Die Dauereinstellung des Vagusnervstimulators wird extern durch den Arzt programmiert. Zusätzlich kann der Patient mittels eines Handmagneten bei Bedarf (Aura etc.) auch selbst einen Impuls auslösen oder das Gerät zeitweilig ausschalten (◘ Abb. 21.2). Stimulationsparameter, die prinzipiell variiert werden können, sind Reizstromstärke, -frequenz, -dauer und -intervall. Durch vorsichtiges Variieren muss die für den individuellen Patienten optimale Einstellung gefunden werden. Im typischen Fall wird alle 3–5 Minuten für 30 Sekunden ein Impuls ausgelöst. In der Regel spürt der Patient die Impulsauslösung nicht. Selten können während einer Stimulation Heiserkeit, Kurzatmigkeit, Schluckbeschwerden, Nackenschmerzen oder eine meist gering ausgeprägte Bradykardie auftreten. Die Behandlung erfordert vom Arzt und auch von Seiten des Patienten bzw. seiner Familie Geduld. Eine rasche Verbesserung der Anfallssituation ist nicht die Regel. Oft wird ein Therapieeffekt erst nach mehreren Monaten sichtbar.

Die Wirksamkeit der Therapie wurde über Jahre hinweg kontrovers diskutiert (Benifla et al. 2006), da eine Vielzahl von Faktoren wie z. B. Ätiologie der

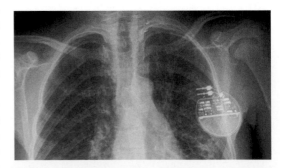

◘ **Abb. 21.1** 15-jähriger Junge mit therapieschwierigen Anfällen bei ausgedehnter Pachygyrie temporal rechts und zusätzlich bestehender zystischer Fibrose. Röntgen-Thoraxbild nach Implantation eines VNS-Gerätes

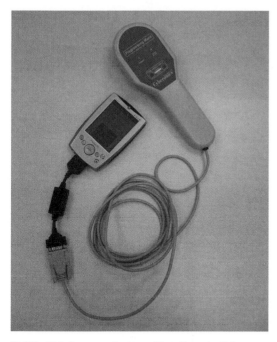

Abb. 21.2 Programmierset zur Einstellung der Reizparameter des Vagusnervstimulators

Epilepsie, Epilepsiesyndrom und Anfallstyp die Effektivität beeinflussen können. Zudem muss bedacht werden, dass eine Bewertung der Wirksamkeit nur allein anhand einer Reduktion der Anfallsfrequenz den Nutzen der VNS im Einzelfall nicht immer ausreichend erfasst. So können verkürzte Anfallsdauer, geringere Schwere des Anfalls, raschere Erholung nach dem Anfall, Verbesserung der Vigilanz und geringere Häufigkeit eines Status epilepticus trotz in etwa gleich bleibender Anfallshäufigkeit für den individuellen Patienten sehr positive Effekte darstellen (Shawan et al. 2009). Die VNS wirkt auch stimmungsaufhellend und ist in den USA zur Therapie von Depressionen zugelassen. Manche Patienten profitieren daher selbst bei ausbleibender Anfallsreduktion von den begleitenden positiven psychischen Effekten.

Eine kürzlich durchgeführte Meta-Analyse mit Einschluss von mehr als 3000 Patienten und über 70 Studien gibt einen guten Überblick über die Möglichkeiten und Grenzen der VNS. Bei Auswertung mehr als ein Jahr nach VNS-Implantation und unabhängig von der Ätiologie der Epilepsie war die Anfallsfrequenz in etwa der Hälfte der Fälle um

mehr als 50% reduziert. Andererseits wurde jedoch kaum ein Patient komplett anfallsfrei, und etwa 25% der Patienten profitierten überhaupt nicht von der Operation (Englot et al. 2011). Interessanter Weise war die VNS-Implantation bei Kindern, die vor dem 6. Geburtstag operiert wurden, besonders effektiv. So konnte in dieser Gruppe bei knapp zwei Drittel der Patienten eine Anfallsreduktion um mehr als 50% erreicht werden. Dies kann als Hinweis darauf gewertet werden, dass bei Kindern mit erkennbar therapieschwieriger Epilepsie eine VNS-Implantation frühzeitig im Krankheitsverlauf als eine Therapieoption erwogen werden sollte. Zudem zeigte sich bei Patienten mit posttraumatischer Epilepsie und bei solchen mit Tuberöser Sklerose (Anfallsreduktion um mehr als 50% in mehr als zwei Drittel der Fälle) ein sehr guter Therapieeffekt (Englot et al. 2011).

Das Prinzip der sog. **transkutanen Vagusnervstimulation** (t-VNS) basiert auf einer elektrischen Stimulation des Ramus auricularis nervi vagi, eines Astes des N. vagus, der die Haut der Ohrmuschel sensibel innerviert. Die afferenten Fasern des Ramus auricularis projizieren wie der zervikale Anteil des N. vagus ebenfalls in den Nucleus tractus solitarii. Der Wirkmechanismus soll daher im Wesentlichen dem der invasiven VNS entsprechen. Die Reize werden durch einen Generator erzeugt, der mit einer speziellen Ohrelektrode verbunden ist und eine gezielte Stimulation des Ramus auricularis ermöglichen soll. Studien an kleinen Gruppen von Patienten konnten zeigen, dass die Methode sicher ist und prinzipiell eine Option zur Behandlung pharmakoresistenter Epilepsien sein kann. Daten, die eine Bewertung des Nutzens dieser Methode erlauben, liegen bisher aber nicht vor (Stefan et al. 2012, He et al. 2013).

Literatur

Benifla M, Rutka JT, Logan W, Donner EJ (2006) Vagal nerve stimulation for refractory epilepsy in children: indications and experience at The Hospital for Sick Children. Childs Nerv Syst 22:1018-1026

Elliott RE, Morsi A, Tanweer O, Grobelny B, Geller E, Carlson C, Devinsky O, Doyle WK (2011) Efficacy of vagus nerve stimulation over time: review of 65 consecutive patients with treatment-resistant epilepsy treated with VNS > 10 years. Epilepsy Behav 20:478-483

Englot DJ, Chang EF, Auguste KI (2011) Vagus nerve stimula-
    tion for epilepsy: a meta-analysis of efficacy and predic-
    tors of response. J Neurosurg 115:1248–1255
He W, Jing X, Wang X, Rong P, Li L, Shi H, Shang H, Wang Y,
    Zhang J, Zhu B (2013) Transcutaneous auricular vagus
    nerve stimulation as a complementary therapy for pedi-
    atric epilepsy: a pilot trial. Epilepsy Behav 28:343–346
Shahwan A, Bailey C, Maxiner W, Harvey AS (2009) Vagus
    nerve stimulation for refractory epilepsy in children:
    More to VNS than seizure frequency reduction. Epilepsia
    50:1220–1228
Stefan H, Kreiselmeyer G, Kerling F, Kurzbuch K, Rauch C,
    Heers M, Kasper BS, Hammen T, Rzonsa M, Pauli E, Ellrich
    J, Graf W, Hopfengärtner R (2012) Transcutaneous vagus
    nerve stimulation (t-VNS) in pharmacoresistant epilep-
    sies: a proof of concept trial. Epilepsia 2012,53:e115–e18

Ketogene Diät

B. Neubauer, A. Hahn

B. A. Neubauer, A. Hahn (Hrsg.), *Dooses Epilepsien im Kindes- und Jugendalter*,
DOI 10.1007/978-3-642-41954-6_22, © Springer-Verlag Berlin Heidelberg 2014

— Kossoff et al. 2009, Cross 2010

22.1 Allgemeines

Schon im Altertum war bekannt, dass durch Fasten epileptische Anfälle verhindert oder in ihrer Frequenz reduziert werden können. Ursache hierfür ist die Ausbildung einer ketoazidotischen Stoffwechsellage durch gesteigerten Fettabbau. Um einen solchen Effekt längerfristig aufrecht zu erhalten, muss jedoch die Kalorienaufnahme so drastisch reduziert werden, dass binnen weniger Wochen eine Gefährdung des gesamten Organismus eintritt. In den 1920 Jahren konnte aber gezeigt werden, dass ein solcher Stoffwechselzustand auch durch eine extrem fettreiche und kohlenhydratarme Ernährung imitiert werden kann. Hierfür wurde der Begriff ketogene Diät (KD) geprägt. Nach zunächst größerem Interesse wurde der KD im Weiteren aufgrund der Entwicklung neuer potenter Antiepileptika nur wenig Beachtung geschenkt. Erst seit den 1990er Jahren gewinnt die KD wieder zunehmend an Bedeutung (Wheless 2008). Hierzu beigetragen haben auch der Spielfilm »First do no harm«, in dem der Filmproduzent Jim Abrahams die Krankheitsgeschichte seines Sohnes Charly schildert, der unter einer KD dauerhaft anfallsfrei geworden ist, und die ebenfalls von ihm gegründete Charly-Foundation, die Forschungsprojekte im Zusammenhang mit der KD unterstützt (www.charliefoundation.org).

Im Unterschied zu anderen Organen kann das Gehirn lediglich Glukose und Ketonkörper als Energieträger nutzen. Bei vermehrtem Anfall von Fettsäuren beim Fasten oder im Rahmen der KD wird die Ketonkörperbildung (Azetoacetat und β-OH-Butyrat) in der Leber gesteigert. Nach wenigen Tagen stellen Ketonkörper die Hauptenergiequelle des Gehirns dar. Der genaue Wirkmechanismus der KD bei Patienten mit Epilepsie ist unklar. Diskutiert werden u. a. ein direkter antikonvulsiver Effekt der Ketonkörper, eine vermehrte Synthese des inhibitorischen Neurotransmitters γ-Amino-Buttersäure (GABA) und eine Reduzierung freier Sauerstoffradikale. Gut denkbar ist eine Kombination verschiedener Mechanismen. Tierexperimente weisen zudem daraufhin, dass eine Hemmung des

mTOR (mammalian Target of Rhapamycin)-Signalwegs zum antiepileptogenen Effekt der KD beiträgt (McDaniel et al. 2011).

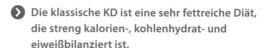 Die klassische KD ist eine sehr fettreiche Diät, die streng kalorien-, kohlenhydrat- und eiweißbilanziert ist.

Das sog. **ketogene Verhältnis** spiegelt den Fettanteil in Relation zu den Protein- und Kohlenhydratanteilen wieder. Diese Ratio beträgt bei normaler Ernährung etwa 0,3 zu 1. Bei einer KD mit einem ketogenen Verhältnis von 3:1 kommen 3 Teile Fett auf einen Teil Proteine und Kohlenhydrate, während bei einer 4:1-Diät 4 Teile Fett auf einen Teil Nichtfett kommen. Bei vorgegebener Gesamtkalorienzahl pro Tag muss das festgelegte Verhältnis bei jeder Mahlzeit eingehalten werden. Die Durchführung der klassischen KD erfordert ein hohes Maß an Disziplin. Zudem sind Übung in der Berechnung von Kalorienzahl, Kenntnis der Zusammensetzung von Nahrungsprodukten und Zeit zur Zubereitung der Mahlzeiten notwendig. Dies gilt insbesondere dann, wenn die Kinder Nebenwirkungen wie Bauchschmerzen beklagen, nur teilweise die vorgegebenen Mahlzeiten essen, oder anhaltend nach Süßigkeiten verlangen.

22.2 Indikationen und Einleitung der Diät

▪ Indikationen

Anerkannte Indikationen für eine KD sind der GLUT-1-Defekt, der Pyruvat-Dehydrogenase-Mangel und pharmakorefraktäre Epilepsien. Auch bei einigen Formen von mitochondrialen Zytopathien wie dem Komplex-I-Mangel kann die Diät sinnvoll eingesetzt werden. Zudem wird diskutiert, ob die KD eine Therapieoption für eine Reihe anderer Krankheitsbilder darstellen kann. Hierzu gehören u. a. schnell wachsende Hirntumore, Hamartome und verschiedene neurodegenerative Erkrankungen wie das Rett-Syndrom (Kossoff et al. 2009, Wiemer-Kruel 2013).

Für eine KD in Frage kommen Patienten mit therapieschwierigen Epilepsien jeden Alters. Lange Zeit wurde diese Behandlungsform meist erst nach Versagen einer umfangreichen Pharmakotherapie eingesetzt. Die gute Wirksamkeit der KD bei einigen speziellen Krankheitsbildern (siehe unten) wirft aber die Frage auf, ob diese Therapieoption nicht wesentlich frühzeitiger, d. h. nach erfolglosem Einsatz von zwei konventionellen Antikonvulsiva, erwogen oder den Eltern zumindest als therapeutische Alternative angeboten werden sollte (Kossoff et al. 2009). Abgeklärt sein sollte vor Beginn die Ätiologie der Epilepsie. Geprüft werden muss dabei auch, ob der Epilepsie eine strukturelle kortikale Läsion zugrunde liegt, und ob solche Kinder von einer epilepsiechirurgischen Intervention mehr profitieren würden als von einer KD (Kossoff et al. 2009).

▪ **Kontraindikationen**
Durch den veränderten Metabolismus bei KD lösen Fettsäuren Kohlenhydrate als primäre Energieträger des Körpers ab. Daher können bisher klinisch inapparente Störungen der Fettsäureoxidation (z. B. LCAD- MCAD-, SCAD-Defekte), des Fettsäuretransports (z. B. CPT1, CPT2-, Carnitin-Translokase-Mangel) oder eine Pyruvat-Caboxylase-Defizienz demaskiert werden. Diese Erkrankungen stellen ebenso wie Ketolyse-, Ketoneogenese- und Glukoneogenesedefekte Kontraindikationen für eine KD dar. Nicht geeignet ist die Diät auch für Patienten mit Porphyrie, da akute Krisen ausgelöst werden können. Vorsicht ist zudem geboten bei Kindern mit unklarer Grunderkrankung, Episoden mit nicht geklärter Vigilanzminderung, sonstigen Hinweisen auf eine Stoffwechselerkrankung (z. B. Kardiomyopathie, Myoglobinurie), Leber- und Nierenerkrankungen, Nierensteinen, Herzrhythmusstörungen, familiären Lipidstoffwechselstörungen und stark reduziertem Allgemeinzustand. Ziel muss sein, Patienten mit Kontraindikationen oder solche mit einem gesteigerten Risiko für Nebenwirkungen durch genaue Anamnese und klinische Untersuchung sowie adäquate laborchemische und apparative Diagnostik vor Beginn einer KD zu erkennen (▶ Übersicht).

Diagnostik vor Beginn einer ketogenen Diät (nach Kossoff et al. 2009)
- Labordiagnostik
  - Blutbild und Differenzial-Blutbild
  - Blutgasanalyse + Nüchtern-Blutzucker
  - Gesamteiweiß und Albumin
  - GOT, GPT, γ-GT, Harnstoff, Kreatinin
  - Natrium, Kalzium, Chlorid, Phosphat, Magnesium, Zink, Selen
  - Nüchternwerte für Cholesterol, Triglyzeride und Lipoproteine
  - Ammoniak und Laktat
  - Acylcarnitinprofil im Serum oder Trockenblut
  - Carnitinstatus (Gesamt-, freies und Acyl-Carnitin) im Serum
  - Quantitative Bestimmung der Aminosäuren im Plasma
  - Quantitative Bestimmung der Organischen Säuren im Urin
  - Urinstatus
  - Kalzium und Kreatininausscheidung im morgendlichen Spontanurin
  - Antiepileptika-Serumkonzentrationen
- Apparative Diagnostik
  - EEG
  - Sonographie der Nieren
  - EKG, Echokardiographie
  - MRT (wenn noch nicht in angemessener Qualität durchgeführt)
  - Lumbalpunktion (bei ungeklärter Ätiologie)

▪ **Durchführung der Therapie**
Institutionen, die die KD durchführen, verfügen in der Regel über eigene standardisierte **Therapieprotokolle**. Für die Durchführung der KD liegen zudem internationale Consensus-Empfehlungen (Kossoff et al. 2009) und eine Leitlinie der Deutschen Gesellschaft für Neuropädiatrie (▶ Leitlinie Ketogene Diät: www.neuropädiatrie.com) vor. Vor Beginn der KD sollten die Ziele eindeutig formuliert werden (z. B. Anfallsreduktion, Anfallsfreiheit, Reduktion von Antiepileptika, verbesserte Vigilanz). Ablauf der Einleitung und Durchführung der Diät sowie mögliche Nebenwirkungen sollten genau besprochen werden. Zudem muss eine kontinuierli-

che Weiterbetreuung des Kindes gesichert sein. Für eine erfolgreiche Durchführung ist neben der Bereitschaft der Eltern und des Patienten das Vorhandensein eines Behandlungsteams bestehend aus mindestens einer Ernährungsberaterin und einem in der Durchführung der Diät geschulten Arzt notwendig. Wünschenswert sind aber natürlich Spezialkenntnisse im Hinblick auf die Diät bei Pflegekräften, weiteren Ärzten und anderen Fachdisziplinen wie Krankengymnasten, Ergotherapeuten oder Psychologen in der durchführenden Institution.

Die Einstellung auf eine ketogene Diät kann prinzipiell ambulant erfolgen. Zu präferieren ist aber eindeutig die **stationäre Einstellung**. Vor Beginn der Diät wird anhand von Größe, Gewicht und eines Ernährungsprotokolls der tägliche Energie- und Proteinbedarf ermittelt. Im Rahmen eines ein- bis zweiwöchigen Aufenthaltes wird die bisherige Ernährung dann auf ein ketogenes Verhältnis von 3:1, seltener 4:1 umgestellt. Die Ketose kann auch durch initiales Fasten eingeleitet werden, doch resultiert hieraus bei höherer Komplikationsrate keine bessere Wirksamkeit (Bergqvist et al. 2005, Kossoff et al. 2009). Das endgültige ketogene Verhältnis hängt ab vom Ausmaß der individuell erreichten Ketose, dem Therapieeffekt und der Compliance des Patienten bzw. seiner Familie.

▪ **Supplementierung**

Parallel zur Einleitung der Ketose erfolgt die Schulung der Familie in der Durchführung der Diät. Eine Supplementierung mit Kalzium, Fluorid, Magnesium und Vitaminen (Kalzium, Vitamin D und Multivitaminpräparat mit Mineralien und Spurenelementen einschließlich Selen) ist bei selbstständiger Zubereitung der Nahrung durch die Eltern notwendig, um eventuellen Mangelzuständen vorzubeugen. Bildet sich ein sekundärer Carnitinmangel aus, wird Carnitin in einer Dosis von 50–100 mg/kg KG substituiert, da sonst die effektive Verstoffwechselung von Fettsäuren erschwert wird. Klinische Symptome einer Carnitinverarmung können Muskelschwäche, Adynamie, Lethargie sowie sehr selten auch Kardiomyopathie und Hepatopathie sein.

▪ **Kontrollen**

Kontrolliert wird das Ausmaß der Ketose durch Bestimmung der Ketone in Urin und Blut. Angestrebt werden β-Hydroxybutyrat-Werte im Blut zwischen 3 und 5 mmol/l. Hierfür werden BZ-Messgeräte verwandt, die auch Ketonkörper messen können. Diese Geräte können den Eltern dann zusammen mit den Teststreifen (z. B. Precision Xceed BZ-Messsystem und Precison Xtra-β-keton-Teststreifen der Fa. Abbott) rezeptiert werden. Mit Beginn der KD sollten in kürzeren regelmäßigen Abständen Blutgasanalysen und Bestimmungen von Blutzucker sowie von Urin- und Blutketonen erfolgen. Diese Intervalle können dann in Abhängigkeit von Verträglichkeit und Laborwerten gestreckt werden.

▪ **Komplikationen**

Häufige Komplikationen während der Einstellungsphase sind Hypoglykämie und überschießende Ketose. Weitere Probleme können Nahrungsverweigerung, Erbrechen und Durchfälle sein. Bei klinischen Symptomen einer Hypoglykämie, muss eine intravenöse Glukosegabe erfolgen; ansonsten kann z. B. Orangen- oder Apfelsaft gegeben werden. Gerade bei Säuglingen sollte daher vor Beginn der Diät ein i.v. Zugang gelegt werden. Versucht werden kann auch durch Vorziehen oder Verschieben der Mahlzeiten hypoglykäme Perioden zu vermeiden. Bei überschießender Azidose oder bei Erbrechen erfolgt die Gabe von physiologischer Kochsalzlösung evtl. mit Glukosezusatz. Die Behandlung mit Carboanhydrasehemmern wie Sultiam, Azetazolamid, Topiramat oder Zonisamid begünstigt die Ausbildung einer ausgeprägten Azidose. Gegebenenfalls müssen diese Medikamente reduziert oder abgesetzt werden. Die Einnahme von Valproat kann über eine Hemmung der β-Oxidation die Ausbildung einer Ketose erschweren. Zudem ist bei Valproatbehandlung das Risiko eines sekundären Carnitinmangels erhöht.

> Bei der Einnahme von Medikamenten und Nahrungsergänzungsmitteln muss darauf geachtet werden, dass die Präparate möglichst keine Kohlenhydrate enthalten. Andernfalls müssen diese auf die täglich erlaubte Kohlenhydratmenge angerechnet werden.

Die Antiepileptika-Serumkonzentrationen von eher lipophilen Präparaten wie Phenobarbital können durch die KD ansteigen. Durch eine schlechtere Resorption im Rahmen der Diät können Antiepileptikaspiegel aber auch absinken. Zumeist sind die Auswirkungen der KD auf Antiepileptika-Serumkonzentrationen aber nur gering. Kommt es unter der KD zu einer eindeutigen Anfallshäufung, sollte die Behandlung wie bei Antiepileptika auch nach wenigen Tagen rasch wieder beendet werden. Mittlerweile stehen Trinklösungen mit unterschiedlichem ketogenen Verhältnis oder Pulver zum selbstständigen Anmischen (z. B. Ketocal der Firma SHS) zur Verfügung. Zudem gibt es vollbilanzierte Fertigprodukte mit festem ketogenen Verhältnis. Werden diese Produkte verwendet, ist eine Supplementierung mit Vitaminen und Spurenelementen nicht nötig. Die Entlassung erfolgt nach abgeschlossener Schulung der Familie und bei stabiler Ketose.

22.3 Durchführung und Beendigung der Diät

Für die **Kontrolle der Stoffwechsellage** durch die Eltern ist die Bestimmung der Ketonkörper mit Uriteststreifen etwa dreimal wöchentlich ausreichend. Die Eltern sollten aber die kapilläre Messung von Blutzucker und Blutketonen beherrschen. Eine Bestimmung der Blutketone sollte erfolgen bei Änderung der Ketonkörperkonzentration im Urin, Infekten, unerwarteter Exazerbation der Anfallssituation oder sonstigen Notfällen. Problematisch können gastrointestinale Infekte sein, da eine Dehydration die Azidose verstärkt. Wichtig ist die Ausstellung eines **Notfallausweises** oder das Mitführen eines Protokolls, welches regelt, wie bei einer intravenösen Rehydratation zu verfahren ist. Andernfalls droht bei »routinemäßiger« Infusion von Glukoselösungen die Aufhebung der Ketose mit möglicherweise akuter Verschlechterung der Epilepsie.

Nicht selten sind Anfallsrezidive bei **Diätfehlern** durch »versteckte« Kohlenhydrate, wie sie z. B. in Hustensäften zu finden sind. Hilfreich sind Informationsmappen für die Eltern, die neben anderen Informationen über die KD auch Übersichtstabellen mit Medikamenten ohne Kohlenhydratzusatz beinhalten. Häufig sind in den ersten Wochen nach Entlassung wiederholte Telefongespräche zur Klärung neu aufgetretener Probleme notwendig. Daher sollte immer die Möglichkeit zur Kontaktaufnahme mit dem behandelnden Team, insbesondere mit der Ernäh-

rungsfachkraft, in der Klinik gegeben sein. Wiedervorstellungen sollten während des ersten Jahres in mindestens drei- und später dann in sechsmonatigen Intervallen erfolgen. Bei sehr kleinen Kindern, Vorliegen von Risikofaktoren oder bei Problemen sind ggf. Wiedervorstellungen nach kürzerer Zeit nötig.

An der bestehenden antiepileptischen Medikation wird im typischen Fall bei Einleitung der KD zunächst keine Änderung vorgenommen. Wird eine Reduktion der begleitenden antikonvulsiven Medikation angestrebt, sollte diese erst erfolgen, wenn unter der KD über zumindest drei Monate eine stabile Phase mit Anfallsfreiheit oder mindestens deutlicher Anfallsreduktion erreicht wurde. Vorsichtig sein sollte man insbesondere bei der Reduktion von Phenobarbital und Benzodiazepinen (Kossoff et al. 2009).

Unter der KD entwickelt sich bei bis zu 50% der Kinder eine **Obstipation**. Es kann dann versucht werden, den Ballaststoffanteil der Nahrung zu erhöhen. Alternativ kann die Gabe von Laxanzien erwogen werden. Mit der Entwicklung von **Nierensteinen** muss bei 5–7% der Patienten gerechnet werden. Das Risiko hierfür nimmt mit der Dauer der Diät zu (Furth et al. 2000). Ggf. kann eine Alkalisierung des Urins mit Kaliumnatriumhydrogencitrat (Polycitra K oder Uralyt U) erfolgen. Mehrere Studien haben ein geringeres Längenwachstum und eine verminderte Gewichtszunahme unter KD gezeigt, doch scheinen diese Effekte eher gering zu sein. Zudem findet ein Aufholwachstum nach Beendigung der Diät statt (Neal et al. 2008).

Zu achten ist auch auf Hinweise für eine ungenügende Proteinzufuhr. Dafür ist die regelmäßige Bestimmung von Gesamteiweiß und Albumin notwendig. Unter der KD kommt es oft zu einem Anstieg der Cholesterol- und Triglyzeridwerte im Blut. Die entsprechenden Parameter sollten ebenfalls im Verlauf überwacht werden. Ausmaß und Bedeutung einer Dyslipidämie unter KD werden in der Literatur unterschiedlich beurteilt. Bisher ist nicht belegt, dass sich hieraus auch wirklich Auswirkungen auf das langfristige kardiovaskuläre Risiko der Patienten ergeben (Kwiterowich et al. 2003). Berichtet wird zudem über eine erhöhte Frakturneigung bei Osteopenie (Vining 2008). Dem wird versucht, durch die Gabe von Kalzium und Vitamin D vorzubeugen. Empfehlungen zu einer regelmäßigen Bestimmung der Knochendichte bei asymptomatischen Patienten bestehen nicht. Einige wenige Fälle von Kardiomyopathie unter KD mit und ohne Selenmangel sind beschrieben worden (Sirikonda et al. 2012). Ältere Arbeiten berichten zudem über verlängerte QT-Zeiten. Dies konnte in einer aktuellen Studie aber nicht bestätigt werden (Sharma und Gulati 2012).

Insgesamt liegen noch immer wenige Daten über mögliche **Langzeitnebenwirkungen** der KD vor. In einer neueren Studie der Arbeitsgruppe um Kossoff mit Nachuntersuchung von gut 100 Patienten 8 Monate bis 14 Jahre nach Beendigung einer KD fanden sich aber keine Hinweise für relevante Langzeitschäden (Patel et al. 2010). Zudem sind einzelne Patienten bekannt, die eine KD über mehr als 20 Jahre ohne erkennbare Nebenwirkungen durchgeführt haben (Kossoff et al. 2007). Nichtsdestotrotz muss die KD aufgrund der geschilderten möglichen Nebenwirkungen ärztlich begleitet und sorgfältig überwacht werden (Kossoff et al. 2009). Zu empfehlende Kontrolluntersuchungen sind in der ▶ Übersicht zusammengefasst.

Oft lässt sich ein positiver Effekt der KD bereits nach 2–3 Wochen erkennen. Wirksamkeit und Erfolg sollten aber definitiv erst nach etwa 3 Monaten bewertet werden. Neben der Anfallssituation sollten in die Beurteilung auch Vigilanz und Lebensqualität einfließen. Wird der Nutzen der KD nach 3 Monaten hinsichtlich Anfallssituation, Vigilanz, Lebensqualität, Nebenwirkungen und Aufwand als ungenügend eingestuft, kann sie zügig beendet werden. Andernfalls wird sie für etwa 2 Jahre beibehalten. Danach kann mit den Eltern die Möglichkeit einer schrittweisen Beendigung besprochen werden. Dies kann durch Reduktion der ketogenen Ratio über 2–3 Monate oder nach individuell festzulegendem Plan geschehen.

Verlaufsdiagnostik unter ketogener Diät (nach Kossoff et al. 2009)*

- ▬ Evaluation der Ernährungssituation (Diätassistentin)
  - Erfassung von Länge, Gewicht (Perzentilen + BMI) und ggf. auch Wachstumsgeschwindigkeit

  ▼

  - Überprüfung der Diät hinsichtlich Kalorienzahl, Eiweißgehalt, und Flüssigkeitsmenge
  - Überprüfung der adäquaten Supplementierung mit Vitaminen, Mineralien und Spurenelementen
  - Überprüfung der Compliance
  - Ggf. Adjustierung der KD bei ungenügendem Therapieeffekt
- ▬ Medizinische Evaluation (Neuropädiater/Epileptologe)
  - Effektivität der Diät
  - Reduktion der begleitenden antikonvulsiven Medikation (nur wenn möglich oder sinnvoll)
  - Überprüfung der Fortführung der Diät
- ▬ Labordiagnostik
  - Blutbild und Differenzial-Blutbild
  - Blutgasanalyse und Nüchtern-Blutzucker
  - Gesamteiweiß und Albumin
  - GOT, GPT, γ-GT, Harnstoff, Kreatinin
  - Natrium, Kalzium, Chlorid, Phosphat, Magnesium
  - Nüchternwerte für Cholesterol, Triglyzeride und Lipoproteine
  - Acylcarnitinprofil im Serum oder Trockenblut
  - Carnitinstatus (Gesamt-, freies und Acyl-Carnitin) im Serum
  - Urinstatus
  - Kalzium und Kreatininausscheidung im morgendlichen Spontanurin
  - Antiepileptika-Serumkonzentrationen
- ▬ Optionale Diagnostik**
  - β-Hydroxbutyrat im Blut
  - Zink und Selen
  - EEG
  - Sonographie der Nieren
  - Knochendichtebestimmung (z. B. DEXA)

* im ersten Jahr mindestens alle 3 Monate
** bei Vorliegen von Risikofaktoren oder Hinweisen für Probleme

22.4 Wirksamkeit und alternative Diätformen

Die Effektivität der KD ist mittlerweile auch durch prospektive randomisierte Studien belegt (Bergqvist et al. 2005, Neal et al. 2008, Freeman et al. 2009, Levy et al. 2012). Unabhängig von der Ätiologie der Epilepsie wird eine Anfallsreduktion um mehr als 50% in etwa der Hälfte und um über 90% bei rund einem Drittel der behandelten Kinder angegeben (Henderson et al. 2006, Kossoff et al., 2009, Levy et al. 2012). Wie bei konventionellen Antiepileptika auch kann mit der Zeit ein Wirkverlust eintreten. Die Effektivität scheint abhängig von der Ätiologie der Epilepsie bzw. dem zugrundeliegenden Epilepsiesyndrom zu sein. Besonders gute Ansprechraten wurden berichtet bei Kindern mit:

- West-Syndrom (Hong et al. 2012)
- Dravet-Syndrom (Caraballo et al. 2005)
- Doose-Syndrom (Caraballo et al. 2006)
- Tuberöser Sklerose (Kossoff et al. 2005)

Nach Beendigung der Therapie treten bei etwa 80% der Patienten, die anfallsfrei geworden sind, keine erneuten Anfälle auf. Das Risiko für ein Anfallsrezidiv ist erhöht bei Kindern mit tuberöser Sklerose, struktureller Läsion im MRT und pathologischem EEG (Henderson et al. 2006).

Die überwiegende Mehrzahl der bisher mit einer KD behandelten Epilepsiepatienten sind Kinder. Dies mag darin begründet sein, dass die klassische KD bei jüngeren Kindern effektiver ist als bei Jugendlichen und Erwachsenen. Es liegt aber auch daran, dass aufgrund der mit der Diät verbundenen Beschränkungen und Nebenwirkungen, die klassische KD für Jugendliche und Erwachsene weniger geeignet ist (Payne et al. 2011).

Um die Compliance der Patienten zu erhöhen und die Durchführung der Diät zu erleichtern, wurden in den letzten Jahren einfachere Diätformen propagiert. Hierzu gehören die **MCT** (»medium chain triglyceride ketogenic diet«)-Diät und die **LGIT** (»low glycemic index treatment«)-Diät. Die am weitesten verbreitete und zunehmend häufiger angewandte ist aber die modifizierte **Atkins-Diät** (MAD). In Deutschland wird mittlerweile bei etwa jedem 5. Patienten die KD in dieser Form durchgeführt (Klepper et al. 2013). Auch bei der MAD handelt es sich noch immer um eine sehr fettreiche Diät mit einer ketogenen Ratio von etwa 1.5 zu 1 bei aber lediglich reduziertem und fest vorgegebenem Kohlenhydratanteil. Hierdurch erhöht sich die Variabilität der Gerichte erheblich und ihre Zubereitung vereinfacht sich wesentlich (Wilmer-Kruel 2013). Nebenwirkungen werden unter der MAD deutlich weniger als bei der klassischen KD gesehen. Allerdings können mit der MAD oft keine Ketonkörperkonzentrationen im Blut über 3 mmol/l erreicht werden. Dennoch hat sich auch diese Form der Diät als wirksam erwiesen (Kossoff u. Dorward 2008, Sharma et al. 2013). Allerdings gibt es Hinweise dafür, dass die MAD weniger effektiv ist. So zeigte eine retrospektive Studie mit 27 Kindern, die von einer MAD auf eine klassische KD wechselten, dass bei mehr als einen Drittel eine zusätzliche Anfallsreduktion erzielt werden konnte, und dass fünf von ihnen komplett anfallsfrei wurden. Somit kann bei ungenügendem Therapieeffekt ein Wechsel von einer MAD auf eine klassische KD also durchaus sinnvoll sein (Kossoff et al. 2010). In Deutschland wird die MAD derzeit bereits als Alternative zur klassischen KD vor allem bei Jugendlichen, Erwachsenen und bei Patienten mit Compliance-Problemen angesehen (Klepper et al. 2013).

Literatur

Bergqvist AG, Schall JI, Gallagher PR, Cnaan A, Stallings VA (2005) Fasting versus gradual initiation of the ketogenic diet: a prospective, randomized clinical trial of efficacy. Epilepsia 46(11):1810–9

Caraballo RH, Cersósimo RO, Sakr D, Cresta A, Escobal N, Fejerman N (2006) Ketogenic diet in patients with myoclonic-astatic epilepsy. Epileptic Disord 8(2):151–5

Caraballo RH, Cersósimo RO, Sakr D, Cresta A, Escobal N, Fejerman N (2005) Ketogenic diet in patients with Dravet syndrome. Epilepsia 46(9):1539–44

Cross JH (2010) Dietary therapies – an old idea with a new lease of life. Seizure 19: 671–674

Freeman JM, Vining EP, Kossoff EH, Pyzik PL, Ye X, Goodman SN (2009) A blinded, crossover study of the efficacy of the ketogenic diet. Epilepsia 50(2):322–5

Furth SL, Casey JC, Pyzik PL, Neu AM, Docimo SG, Vining EP, Freeman JM, Fivush BA (2000) Risk factors for urolithiasis in children on the ketogenic diet. Pediatr Nephrol 15(1–2):125–8

Henderson CB, Filloux FM, Alder SC, Lyon JL, Caplin DA (2006) Efficacy of the ketogenic diet as a treatment option for epilepsy: meta-analysis. J Child Neurol 21(3):193–8

22

Hong AM, Turner Z, Hamdy RF, Kossoff EH (2010) Infantile spasms treated with the ketogenic diet: prospective single-center experience in 104 consecutive infants. Epilepsia 51(8):1403–7

Klepper J, Leiendecker B, Wiemer-Kruel A et al. (2013) Stellungnahme zur modifizierten Atkins–Diät. Neuropädiatrie in Klinik und Praxis 12(2): 74–80

Kossoff EH, Bosarge JL, Miranda MJ, Wiemer-Kruel A, Kang HC, Kim HD (2010) Will seizure control improve by switching from the modified Atkins diet to the traditional ketogenic diet? Epilepsia 51(12):2496–9

Kossoff EH, Dorward JL (2008) The modified Atkins diet. Epilepsia 49 (Suppl 8): 37–41

Kossoff EH, Thiele EA, Pfeifer HH, McGrogan JR, Freeman JM (2005)Tuberous sclerosis complex and the ketogenic diet. Epilepsia 46(10):1684–6

Kossoff EH, Turner Z, Bergey GK (2007) Home-guided use of the ketogenic diet in a patient for more than 20 years. Pediatr Neurol 36(6):424–5

Kossoff EH, Zupec-Kania BA, Amark PE, Ballaban-Gil KR, Christina Bergqvist AG, Blackford R, Buchhalter JR, Caraballo RH, Helen Cross J, Dahlin MG, Donner EJ, Klepper J, Jehle RS, Kim HD, Christiana Liu YM, Nation J, Nordli DR Jr, Pfeifer HH, Rho JM, Stafstrom CE, Thiele EA, Turner Z, Wirrell EC, Wheless JW, Veggiotti P, Vining EP; Charlie Foundation, Practice Committee of the Child Neurology Society; Practice Committee of the Child Neurology Society; International Ketogenic Diet Study Group (2009) Optimal clinical management of children receiving the ketogenic diet: recommendations of the International Ketogenic Diet Study Group. Epilepsia 50(2):304–17

Kwiterovich PO Jr, Vining EP, Pyzik P, Skolasky R Jr, Freeman JM (2003) Effect of a high-fat ketogenic diet on plasma levels of lipids, lipoproteins, and apolipoproteins in children. JAMA 290(7):912–20

Levy RG, Cooper PN, Giri P (2012) Ketogenic diet and other dietary treatments for epilepsy. Cochrane Database Syst Rev 3:CD001903

McDaniel SS, Rensing NR, Thio LL, Yamada KA, Wong M (2011) The ketogenic diet inhibits the mammalian target of rapamycin (mTOR) pathway. Epilepsia 52(3):e7–11

Neal EG, Chaffe H, Schwartz RH, Lawson MS, Edwards N, Fitzsimmons G, Whitney A, Cross JH (2008) The ketogenic diet for the treatment of childhood epilepsy: a randomised controlled trial. Lancet Neurol 7(6):500–6

Neal EG, Chaffe HM, Edwards N, Lawson MS, Schwartz RH, Cross JH (2008) Growth of children on classical and medium-chain triglyceride ketogenic diets. Pediatrics 122(2):e334–40

Patel A, Pyzik PL, Turner Z, Rubenstein JE, Kossoff EH (2010) Long-term outcomes of children treated with the ketogenic diet in the past. Epilepsia 51(7):1277–82

Payne NE, Cross JH, Sander JW, Sisodiya SM (2011) The ketogenic and related diets in adolescents and adults--a review. Epilepsia 52(11):1941–8

Sharma S, Gulati S (2012) The ketogenic diet and the QT interval. J Clin Neurosci 19(1):181–2

Sharma S, Sankhyan N, Gulati S, Agarwala A (2013) Use of the modified Atkins diet for treatment of refractory childhood epilepsy: a randomized controlled trial. Epilepsia 54(3):481–6

Sirikonda NS, Patten WD, Phillips JR, Mullett CJ (2012) Ketogenic diet: rapid onset of selenium deficiency-induced cardiac decompensation. Pediatr Cardiol 33(5):834–8

Vining EP (2008) Long-term health consequences of epilepsy diet treatments. Epilepsia 49 Suppl 8:27–9

Wheless JW (2008) History of the ketogenic diet. Epilepsia 49 Suppl 8:3–5

Wiemer-Kruel A (2013) Ketogene Diäten. Z Epileptol 26: 160–166

Selbstkontrolle als Teil der Epilepsietherapie

B. Neubauer, A. Hahn

Literatur – 370

B. A. Neubauer, A. Hahn (Hrsg.), *Dooses Epilepsien im Kindes- und Jugendalter*,
DOI 10.1007/978-3-642-41954-6_23, © Springer-Verlag Berlin Heidelberg 2014

— Lindsay u. Bradley 2010

Die Grundlage dieses Ansatzes bildet die erwiesene Möglichkeit, die Beeinflussung bestimmter Körperfunktionen wie z. B. Blutdruck, Herzfrequenz und Hirnströme erlernen zu können. Im Bereich der Epilepsietherapie hat ein solches Training das Ziel, das Erregbarkeitsniveau der Hirnrinde zu senken und damit die Entstehung von Anfällen zu inhibieren. Dabei werden langsame kortikale Spannungsschwankungen in für den Patienten auf dem Computerbildschirm lesbare Signale oder Bilder umgesetzt. Der Patient wird darin trainiert, diese Bilder und damit die zugrundeliegenden langsamen kortikalen Spannungsschwankungen zu beeinflussen (Biofeedbacktraining). Das dieser Methode zugrunde liegende Konzept ist prinzipiell plausibel, doch konnte die Wirksamkeit dieser Therapie bisher nicht eindeutig nachgewiesen werden.

Literatur

Lindsay B, Bradley PM (2010) Care delivery and self-management strategies for children with epilepsy. Cochrane Database Syst Rev 8: CD006245

Antiepileptika für die Langzeittherapie

B. Neubauer, A. Hahn

B. A. Neubauer, A. Hahn (Hrsg.), *Dooses Epilepsien im Kindes- und Jugendalter*,
DOI 10.1007/978-3-642-41954-6_24, © Springer-Verlag Berlin Heidelberg 2014

24.1   Bromide/Kaliumbromid (CBR)

— Korinthenberg et al. 2007

Handelsname/Präparat Dibro-Be mono.

Wirkmechanismus Verstärkung der GABAergen Wirkung.

Anwendung Frühkindliche Grand-mal-Epilepsie, schwere myoklonische Epilepsie des Säuglingsalters (Dravet-Syndrom), infektassoziierte Staten oder Grand-mal-Serien und andere generalisierte Epilepsien mit Grand-mal-Anfällen

Dosierung
- Säugling: 50–70 mg/kg KG
- Kleinkind: 50–60 mg/kg KG
- Schulkind: 50 mg/kg KG
- Erwachsener: 40 mg/kg KG

Aufteilung auf 2(–3) Tagesdosen mit viel Flüssigkeit oder Nahrung zur besseren Magenverträglichkeit

Pharmakologie
- Halbwertszeit: 14–21 Tage, abhängig von der Kochsalzzufuhr
- Fließgleichgewicht: ca. 60 Tage
- Wirkspiegel: 1000–1500–(2000) mg/l
- Interaktionen: keine bekannt
- Verfälschung des Chloridwertes (»Erhöhung«) im Plasma
- Elimination: renal

Nebenwirkungen Müdigkeit, Verlangsamung und Desorientiertheit bis zum Stupor bei Intoxikation, Appetitmangel, Gastritis, Bromakne, Bromoderm, Reizhusten und Rhinitis, Provokation »kleiner«, v. a. myoklonischer Anfälle möglich.

Kontraindikationen Evtl. schwere Akne und Asthma.

Laborkontrollen Spiegelkontrollen sinnvoll zur Vermeidung von Intoxikationen bei sehr langer Halbwertszeit.

24.2   Clobazam (CLB)/Benzodiazepine

— Lagae 2011

Handelsname/Präparat Clobazam (Frisium), Clonazepam (Rivotril).

Wirkmechanismus Verstärkung der GABAergen Wirkung am $GABA_A$-Rezeptor.

Anwendung In Kombination mit anderen Antiepileptika bei praktisch allen Epilepsiesyndromen einsetzbar. Im Verlauf jedoch häufig Wirkverlust (40–60% der Fälle), daher für Dauertherapie nur bedingt geeignet.

Dosierung
- Clobazam
    - Kinder. 0,2–1,0 mg/kg KG (2 ED)
    - Erwachsene: 10–40 mg/Tag (2 ED)
- Clonazepam
    - Kinder: 0,1–0,2 mg/kg KG (2 ED)
    - Erwachsene: 2–6 mg/Tag (2 ED)

Präparate langsam eindosieren (Sedierung!) und über mehrere Wochen Absetzen (Entzugsanfälle!).

Pharmakologie
- Halbwertszeit:
    - Clobazam: ca. 20 h
    - Clonazepam: ca. 35 h
- Fließgleichgewicht:
    - Clobazam: 3–6 Tage
    - Clonazepam: 4–7 Tage
- Wirkspiegel: Bestimmung nicht sinnvoll
- Interaktionen: variabel, meist gering
- Elimination: hepatisch

Nebenwirkungen Müdigkeit, Verlangsamung, Atemdepression bei höheren Dosen v. a. in Kombination mit Phenobarbital, Hypersekretion v. a. innerhalb der ersten 2 Lebensjahre. Nebenwirkungen bei Clobazam in der Dauertherapie evtl. weniger ausgeprägt. Provokation tonischer Anfälle v. a. bei Lennox-Gastaut-Syndrom.

Kontraindikationen Myasthenia gravis.

Laborkontrollen Nicht erforderlich.

24.3   Carbamazepin (CBZ)

- Johannessen u. Landmark 2010

Handelsname/Präparat Carbamazepin (Sirtal, Tegretal, Timonil u. a.).

Wirkmechanismus Hemmung spannungsabhängiger Na$^+$-Kanäle und dadurch Reduktion repetitiver Entladungen von Neuronen.

Anwendung Epilepsien mit fokalen und sekundär generalisierten Anfällen.

Dosierung
- Kinder: 20–25 mg/kg KG
- Erwachsene: 15–20 mg/kg KG

Gabe von nichtretardierten Präparate in 3 und von retardierten Pärparaten in 2 Einzeldosen, Präparat langsam (z. B. über 14 Tage) eindosieren, um Exanthem zu verhindern.

Pharmakologie
- Halbwertszeit in Monotherapie 12–15, in Kombination mit enzyminduzierenden Antiepileptika 6 h
- Fließgleichgewicht: ca. 10 Tage
- Wirkspiegel 4–12 mg/l
- Enzyminduktion (Autoinduktion), die im Verlauf zum Abfall der Serumkonzentration führt; dann evtl. Dosissteigerung nötig. Senkung des Carbamazepinspiegels durch Enzyminduktoren (Phenobarbital etc.)
- Erhöhung des Carbamazepinspiegel bis in den toxischen Bereich durch Makrolidantibiotika (z. B. Erythromycin), Isoniacid u. a.
- Elimination: hepatisch

Nebenwirkungen Dosisabhängiger Schwindel, Sehstörungen, Übelkeit, Erbrechen. Exanthem bis zum Stevens-Johnson-Syndrom, transiente Leukopenie, Agranulozytose, aplastische Anämie. Hyponatriämien (meist asmptomatisch) v. a. bei gleichzeitiger Infektion oder Diuretikagabe, Aktivierung von rheumatischen Erkrankungen.

Kontraindikationen Absence-Epilepsien, andere primär generalisierte Epilepsien, AV-Block.

Laborkontrollen Klinische Kontrollen wichtig! Serumspiegel, Natrium und Blutbild nur bei klinischen Auffälligkeiten.

24.4   Oxcarbazepin (OXC)

- Johannessen u. Landmark 2010

Handelsname/Präparat Oxcarbazepin (Timox, Trileptal, Apydan extent).

Wirkmechanismus Hemmung spannungsabhängiger Na$^+$-Kanäle und dadurch Reduktion repetitiver Entladungen von Neuronen.

Anwendung Epilepsien mit fokalen und sekundär generalisierten Anfällen. Besondere Vorteile gegenüber Carbamazepin in der Kombinationstherapie mit anderen Antiepileptika durch bessere Verträglichkeit.

Dosierung
- Kinder: 25–40 mg/kg KG (2 ED)
- Erwachsene: 20–25 mg/kg KG (2 ED)

Präparat langsam (z. B. 14 Tage) eindosieren, um Exanthem zu verhindern.

Pharmakologie
- Halbwertszeit: ca. 10 h in Monotherapie (kcine Autoinduktion)
- Wirkspiegel des 10-Monohydroxyderivats (MHD): 20–35 µg/ml
- Fließgleichgewicht (MHD): 23 Tage
- Interaktionen: geringer als bei Carbamazepin, leichte Senkung des 10-OH-Carbazepinspiegels durch enzyminduzierende Antiepileptika (Phenobarbital, Primidon, Phenytoin). Praktisch keine Steigerung des Wirkspiegels durch Makrolidantibiotika! Hyponatriämie häufiger als bei Carbamazepin (ca. 3%)
- Umsetzen von Carbamazepin auf Oxcarbazepin im Verhältnis 1 : 1,5 direkt möglich
- Elimination: hepatisch und renal

Nebenwirkungen Exanthemneigung geringer als bei Carbamazepin, aber auch vorhanden! Dosisabhängig Schwindel, Sehstörungen, Übelkeit, Erbrechen. Exanthem bis zum Stevens-Johnson-Syndrom, transiente Leukopenie, Agranulozytose, aplastische Anämie. Klinisch signifikante Hyponatriämien bei ca. 2% der Patienten (v. a. bei gleichzeitiger Infektion oder Diuretikagabe).

Kontraindikationen Absence-Epilepsien, andere primär generalisierte Epilepsien, AV-Block.

Laborkontrollen Klinische Kontrollen wichtig! Serumspiegel, Natrium und Blutbild nur bei klinischen Auffälligkeiten.

24.5 Eslicarbazepinacetat (ESL)

— Almeida et al. 2008

Handelsname/Präparat Zebinix.

Wirkmechanismus Hemmung spannungsabhängiger Na^+-Kanäle und dadurch Reduktion repetitiver Entladungen von Neuronen (wie Carbamazepin und Oxcarbazepin).

Anwendung Epilepsien mit fokalen und sekundär generalisierten Anfällen. Besondere Vorteile gegenüber Carbamazepin und Oxcarbazepin: etvl. geringere Exanthemneigung und Hyponatriämie. Kann theoretisch als Einzeldosis gegeben werden (nicht ratsam).

Dosierung
— Kinder: nicht etabliert
— Erwachsene: 400–1800–2400 mg (2 ED)

Pharmakologie
— Halbwertszeit: ca. 20-24 h in Monotherapie (keine Autoinduktion)
— Wirkspiegel (MHD-Metabolit): 20–35 mg/l
— Fließgleichgewicht (MHD): 4-5 Tage
— Interaktionen: geringer als bei Carbamazepin und Oxcarbazepin. Keine Interaktionen mit Levetiracetam und Valproat
— Elimination: (hepatisch und) renal

Nebenwirkungen Exanthemneigung, Schwindel, Sehstörungen, Übelkeit, Erbrechen, Hyponatriämien.

Kontraindikationen Absence-Epilepsien, andere primär generalisierte Epilepsien, AV-Block.

Laborkontrollen Klinische Kontrollen wichtig! Serumspiegel, Natrium und Blutbild nur bei klinischen Auffälligkeiten.

24.6 Carisbamate

— Halford et al. 2011

Handelsname/Präparat Noch nicht im Handel (Januar 2014).

Wirkmechanismus Gehört zu keiner bekannten Substanzgruppe. Wirkmechanismus noch weitgehend unklar.

Anwendung Epilepsien mit fokalen und sekundär generalisierten Anfällen. Besondere Wirksamkeit bei Fotosensibilität.

Dosierung
— Kinder: nicht etabliert
— Erwachsene: 300–800–1600 mg (2 ED)

Pharmakologie
— Halbwertszeit: ca. 12 h
— Wirkspiegel: ?
— Fließgleichgewicht (MHD): 4-5 Tage?
— Interaktionen: senkt Valproat und Carbamazepinspiegel. Carbamazepin senkt wiederum den Carisbamatespiegel
— Elimination: (hepatisch und) renal

Nebenwirkungen Schwindel, Müdigkeit, Kopfschmerzen.

Kontraindikationen Unbekannt.

Laborkontrollen Unbekannt.

24

24.7   Ethosuximid (ESM)

— Gören u. Onat 2007

Handelsname/Präparat Petnidan, Suxilep, Suxinutin.

Wirkmechanismus Hemmung spannungsabhängiger Kalziumkanäle im Thalamus.

Anwendung Ganz überwiegend typische Absencen. Kann auch in Kombinationstherapie bei fokalen Epilepsien mit hoher Generalisationsneigung und atypischen Absencen (z. B. Pseudo-Lennox-Syndrom) eingesetzt werden.

Dosierung
— Kinder: 20–40 mg/kg KG (2 ED)
— Erwachsene: 15–20 mg/kg KG (2 ED)

Pharmakologie
— Halbwertszeit: ca. 40 h
— Fließgleichgewicht: 4–10 Tage
— Wirkspiegel: 40–100 mg/l
— Interaktionen: insgesamt gering, Steigerung des Ethosuximidspiegels durch Valproat
— Elimination: hepatisch und renal

Nebenwirkungen Schwindel, Übelkeit, Müdigkeit, Kopfschmerzen, Singultus, Hautausschlag, Schlafstörungen, psychische Nebenwirkungen (Verhalten).

Laborkontrollen Nicht erforderlich.

24.8   Felbamat (FBM)

— Shi et al. 2011

Handelsname/Präparat Taloxa.

Wirkmechanismus Hemmung spannungsabhängiger Natrium- und Kalziumkanäle, Hemmung (exzitatorischer) Glutamatrezeptoren, zusätzlich GABAerg (inhibitorisch).

Anwendung Lennox-Gastaut-Syndrom, therapierefraktäre Epilepsien mit fokalen und sekundär generalisierten Anfällen, therapierefraktäres West-Syndrom. Wegen des hohen Toxizitätsrisikos Einsatz nur nach Ausschöpfung anderer Therapieoptionen.

Dosierung
— Kinder: 20–50 mg/kg KG (2 ED)
— Erwachsene: bis 3600 mg/Tag (2 ED)

Präparat eindosieren über 2–3(–4) Wochen.

Pharmakologie
— Halbwertszeit: ca. 20 h (Monotherapie); ca. 15 h in Kombination mit enzyminduzierenden Antiepileptika
— Fließgleichgewicht: 4 Tage
— Wirkspiegel: 20–45 µg/ml
— Interaktionen: deutlicher(!) Anstieg der Wirkspiegel von Valproat, Carbamazepin-Epoxid, Phenobarbital, Primidon, Phenytoin und etwas geringer Lamotrigin. Bei Eindosierung des Felbamats daher Absenkung der Dosis dieser Präparate um ca. 20%
— Elimination: hepatisch und renal

Nebenwirkungen Meist gut verträglich, dosisabhängig Schwindel, Übelkeit, Müdigkeit, Kopfschmerzen, Sehstörung, Ataxie. Toxisches Leberversagen (1/7000) und aplastische Anämie (1/3000) in ca. 45% der Fälle mit tödlichem Ausgang. Aplastische Anämie erst im Alter von über 13 Jahren berichtet. Einsatz nur nach weitestmöglichem Ausschluss präexistenter Lebererkrankungen.

Laborkontrollen Leberfunktionstests und Differenzalblutbild in 4-wöchigem Abstand empfohlen. Normale Laborparameter aber nicht vollständig prädiktiv. Klinische Kontrollen im gleichen Abstand zusätzlich erforderlich. Hierunter deutlicher Rückgang von schweren Nebenwirkungen und Todesfällen. Dennoch umfassende Aufklärung der Patienten über mögliche Erstsymptome erforderlich.

24.9 Gabapentin (GBP)

- Sills 2006

Handelsname/Präparat Neurontin.

Wirkmechanismus Hemmung des $\alpha2\delta$-Ca^{++}-Kanals.

Anwendung Fokale und sekundär generalisierte Anfälle symptomatischer und idiopathischer Genese (z. B. Rolando-Epilepsie).

Dosierung
- Kinder: 30–50 mg/kg KG (2 ED)
- Erwachsene: 2400–4800 mg/Tag (2 ED)

Präparat eindosieren über 1–2 Wochen.

Pharmakologie
- Halbwertszeit: 5–7 h
- Fließgleichgewicht: 1–2 Tage
- Wirkspiegel: 5–10 µg/ml
- Interaktionen: keine bekannt
- Elimination: renal

Nebenwirkungen Sehr gut verträglich, dosisabhängig Schwindel, Übelkeit, Müdigkeit, Kopfschmerzen, Sehstörung, Ataxie. Selten extrapyramidale Bewegungsstörungen.

Laborkontrollen Nicht erforderlich.

24.10 Lacosamid (LCM)

- Verrotti et al. 2010

Handelsname/Präparat Vimpat.

Wirkmechanismus Neuer Wirkmechanismus. Es handelt sich um eine chemisch modifizierte Aminosäure. Wirkungen: 1. Steigert die langsame Inaktivierung der Na-Kanäle 2. Hemmt über eine Wirkung auf CRMP-2 evtl. das sog. kindling (und damit die sekundäre Epileptogenese).

Anwendung Fokale und sekundär generalisierte Anfälle, Status epilepticus (i.v. Formulierung vorhanden). Gute Wirksamkeit bei fokalen Epilepsien. Zulassung als Add-on-Therapie ab 16 Jahren.

Dosierung
- Kinder: nicht etabliert (Studien: 7-15 mg/kg Enddosis)
- Erwachsene: (200)-400-600 mg (2 ED) (Dosierung i.v. vs. oral: 1 zu 1)

Präparat eindosieren über (1)–2–(3) Wochen.

Pharmakologie
- Halbwertszeit: ? h
- Fließgleichgewicht: 3 Tage
- Wirkspiegel: unbekannt
- Interaktionen: vermutlich gering
- Elimination: vorwiegend renal

Nebenwirkungen Gut verträglich, dosisabhängig Schwindel, Übelkeit, Doppelbilder.

Laborkontrollen Nicht erforderlich.

24.11 Lamotrigin (LTG)

- Tjia-Leong et al. 2010

Handelsname/Präparat Lamictal u. a.

Wirkmechanismus Hemmung von spannungsabhängigen Natriumkanälen und von T-Typ-Kalziumkanälen, Hemmung der Freisetzung von Glutamat.

Anwendung Mittel der ersten Wahl bei fokalen Epilepsien, idiopathischen Absencen, Mono- oder Zusatztherapie bei fokalen und generalisierten Epilepsien, Lennox-Gastaut-Syndrom, therapierefraktärem West-Syndrom. In Kombination mit Valproat oft exzellente Wirkungs-Nebenwirkungs-Relation bei einem weiten Spektrum unterschiedlicher Epilepsiesyndrome.

Kontraindikation Schwere myoklonische Epilepsie des Säuglingsalters (Dravet-Syndrom). Generell Provokation myoklonischer Anfälle möglich.

24

Dosierung
- Monotherapie
  - Kinder bis 12 Jahre
    - 0,5 mg/kg KG 1.–2. Woche
    - 1,0 mg/kg KG 3.–4. Woche und dann
    - mit wöchentlichen Steigerungen um bis zu 1 mg/kg KG weiter bis zur Enddosis von 2–15 mg/kg KG (2 ED)
  - Erwachsene und Kinder ab 12 Jahren
    - 25 mg/Tag 1.–2. Woche,
    - 50 mg/Tag 3.–4. Woche,
    - anschließend um 50 mg/Woche steigern bis zur Enddosis von 100–400 mg (2 ED)
- Zusatztherapie (ohne Valproat)
  - Kinder 4–12 Jahre
    - 0,6 mg/kg KG 1.–2. Woche,
    - dann 1,2 mg/kg KG 3.–4. Woche.
    - Weitere Steigerung um 1,2 mg/kg KG alle 1–2 Wochen bis zur Enddosis von 5–15 mg/kg KG (2 ED) oder je nach Wirkung sogar höher
  - Erwachsene und Kinder ab 12 Jahren
    - 50 mg/Tag 1.–2. Woche,
    - dann 100 mg/Tag 3.–4. Woche,
    - anschließend weitere Steigerung um 50 mg alle 2 Wochen bis zu einer Enddosis von 200–300(–400) mg (2 ED)
- Zusatztherapie mit Valproat
  - Kinder 4–12 Jahre
    - 0,15 mg/kg KG (1 ED) 1.–2. Woche
    - dann 0,3 mg/kg KG 3.–4. Woche (1 ED)
    - Weitere Steigerung um 0,3 mg/kg KG alle 1–2 Wochen bis zu einer Enddosis von 1–5 mg/kg KG (2 ED)
  - Erwachsene und Kinder ab 12 Jahren
    - 12,5 mg/Tag 1.–2. Woche,
    - dann 25 mg/Tag für 3.–4. Woche,
    - dann jede Woche Steigerung um 25 mg bis zur Enddosis von 100–200(–300) mg (2 ED)

Pharmakologie
- Halbwertszeit: ca. 25 h bei Monotherapie, 10–20 h bei Kombination mit Enzyminduktoren, 30–90 h bei Kombination mit Valproat
- Fließgleichgewicht: bei Monotherapie 5–6, bei Kombination mit Enzyminduktoren 2–3, bei Kombination mit Valproat 9–11 Tage
- Wirkspiegel: 2–10–? µg/ml

- Interaktionen: Steigerung des Lamotriginspiegels durch Valproat, Senkung durch enzyminduzierende Antiepileptika

Nebenwirkungen Meist sehr gut verträglich. Dosisabhängig Schwindel, Übelkeit, Müdigkeit, Kopfschmerzen, Sehstörung, Ataxie, selten Anorexie und Schlafstörungen. Toxisches Exanthem bis zum Lyell-Syndrom insbesondere bei Kombination mit Valproat. Risiko abhängig von der Geschwindigkeit der Eindosierung. Auftreten meist innerhalb der ersten 8 Wochen. Bei leichten Formen Dosisreduktion (30–50%) unter engmaschigen Kontrollen. Anschließend langsameres Aufdosieren wieder möglich. Ansonsten sofortiges Absetzen

Laborkontrollen Nicht erforderlich.

24.12 Levetiracetam (LEV)

- Obeid u. Pong 2010

Handelsname/Präparat Keppra, Levetiracetam DESiTin.

Wirkmechanismus Neuer Mechanismus durch Bindung an ein synaptisches Vesikel (SV 2a).

Anwendung Fokale sowie primär und sekundär generalisierte Anfälle, myoklonische Anfälle, Fotosensibilität! Mono- und Kombinationstherapie möglich.

Dosierung
- Kinder: 20–50 mg/kg KG (2 ED)
- Erwachsene: 1000–3000 mg/Tag (2 ED)

Präparat eindosieren über ca. 10 Tage.

Pharmakologie
- Halbwertszeit: ca. 10 h
- Fließgleichgewicht: 2 Tage
- Bei erniedrigter Kreatininclearance Dosisreduktion nötig
- Interaktionen: keine bekannt
- Wirkverlust nach Wochen oder Monaten in seltenen Fällen möglich
- Elimination: renal

Nebenwirkungen Sehr gut verträglich. Dosisabhängig Müdigkeit beim Eindosieren möglich (verschwindet im Verlauf meist wieder), Kopfschmerzen, Sehstörung, psychiatrische Symptome bei 5–10% der Patienten. Anfallsprovokationen bei hohen Dosierungen möglich (selten).

Laborkontrollen Nicht erforderlich.

24.13 Brivaracetam (Levetiracetam Derivat)

- Mula 2013

Handelsname/Präparat Noch nicht im Handel (Januar 2014).

Wirkmechanismus Bindung an ein synaptisches Vesikel (SV 2a) aber mit höherer Affinität als Levetiracetam. Zusätzlich Hemmung des exzitatorischen Na-Einstroms.

Anwendung Vermutlich wie Levetiracetam aber wohl noch wirkungsvoller vor allem bei Fotosensibilität. Hohe Responderrate in kontrollierten Serien mit therapierefraktären fokalen Epilepsien. Abbruch wegen Unverträglichkeit sehr selten.

Dosierung
- Kinder: keine Angaben
- Erwachsene: 50–150 mg/Tag (2 ED)

Pharmakologie
- Halbwertszeit: ca. 8 h
- Fließgleichgewicht: ?
- Bei erniedrigter Kreatininclearance Dosisreduktion nötig
- Interaktionen: steigert den Carbamazepinepoxidspiegel!
- Elimination: vorwiegend renal

Nebenwirkungen Sehr gut verträglich. Dosisabhängig Müdigkeit beim Eindosieren möglich (verschwindet im Verlauf meist wieder), Kopfschmerzen, Sehstörung, psychiatrische Symptome bei 5–10% der Patienten. Anfallsprovokationen bei hohen Dosierungen möglich (selten).

Laborkontrollen Nicht erforderlich.

24.14 Mesuximid (MSM)

- Sigler et al. 2001

Handelsname/Präparat Petinutin.

Wirkmechanismus Vermutlich ähnlich dem von Ethosuximid.

Anwendung Therapierefraktäre Absencen, therapieresistente fokale und sekundär generalisierte Anfälle, tonische Anfälle, Lennox-Gastaut-Syndrom

Dosierung
- Kinder: 20 mg/kg KG (2 ED)
- Erwachsene: 900–1200 mg/Tag (2 ED)

Präparat eindosieren über 3–4 Wochen.

Pharmakologie
- Halbwertszeit der wirksamen Metabolite: 35–45 h
- Fließgleichgewicht: 8 Tage
- Therapeutischer Bereich: 10–40 mg/l
- Elimination: hepatisch

Nebenwirkungen Übelkeit, Erbrechen, gastrale Unverträglichkeit, Müdigkeit, Kopfschmerzen, Singultus, Ataxie, Hautausschlag, Transaminasenerhöhung, Leukopenie.

Laborkontrollen Leberfunktionsparameter und Blutbild.

24.15 Perampanel (PER)

- Hsu et al. 2013

Handelsname/Präparat Fycompa.

Wirkmechanismus Antagonist des Glutamatrezeptors vom AMPA Typ (hemmt die schnelle synaptische Übertragung durch Glutamat und damit den am stärksten wirksamen exzitatorischen Neurotransmitter). Neuer Wirkmechanismus.

24

Anwendung Zusatzbehandlung bei Patienten mit primär oder sekundär generalisierten Partialanfällen ab 12 Jahren.

Dosierung
- Kinder: ?
- Erwachsene: 4–6–8–10–(12) mg (Tagesdosis! Einmalige Gabe wg. langer HWZ)

Eindosierung über 1–2 Wochen.

Pharmakologie
- Halbwertszeit: 70 h
- Fließgleichgewicht: unbekannt
- Interaktionen: sehr hohe Proteinbindung, vermutlich hohe Interaktionsneigung. CBZ, OXC, PHT senken den Spiegel ab
- Elimination: vorwiegend hepatisch

Nebenwirkungen Sedierung, Stimmungsschwankungen bis zur Psychose, Aggressivität, Schwindel, Müdigkeit.

Laborkontrollen Keine allgemeine Empfehlung. Evtl. Leber- und Nierenfunktionsparameter sinnvoll.

24.16 Phenobarbital (PB)

- Johannessen u. Landmark 2010

Handelsname/Präparat Luminal, Lepinal u. a.

Wirkmechanismus Synergistisch an der Benzodiazepinbindestelle des GABA-Rezeptors.

Anwendung Breites Spektrum mit Ausnahme von Absencen, refraktäre tonische und myoklonische Anfälle, guter Grand-mal-Schutz, immer noch unverzichtbar im Neugeborenen- und Säuglingsalter.

Dosierung
- Kinder: 5–7 mg/kg KG (1–2 ED)
- Erwachsene: 200–300 mg/Tag (1–2 ED)

Präparat langsam eindosieren aufgrund stark sedierender Wirkung. Im Neugeborenenalter höhere Dosierung als bei älteren Kindern.

Pharmakologie
- Halbwertszeit: 3–5 Tage (Erwachsene); 1,5 Tage (Kinder)
- Fließgleichgewicht: 14–21 Tage
- Interaktionen: starke Enzyminduktion
- Wirkspiegel: 15–35 mg/l (in der Dauertherapie)
- Elimination: hepatisch, zu geringerem Teil renal

Nebenwirkungen Dosisabhängig starke Sedierung, Aggressivität, Ataxie, Verlangsamung. Bei Kindern Abfall der kognitiven Leistungsfähigkeit, Osteopenie.

Laborkontrollen Knochenstoffwechsel (AP, Kalzium, Phosphat, Vitamin D) bei Dauertherapie.

24.17 Pregabilin (PGB)

- Jan et al. 2009

Handelsname/Präparat Lyrica.

Wirkmechanismus Hemmung des $\alpha2\delta$-Ca^{++}-Kanals (wie Gabapentin).

Anwendung Zusatzbehandlung bei Patienten mit primär oder sekundär generalisierten Partialanfällen im Erwachsenenalter. Wenig Erfahrungen bei Kindern (keine Zulassung unter 18 Jahren). Wirksam auch bei neuropathischen Schmerzen und evtl. auch bei Angststörungen.

Dosierung
- Kinder: ?
- Erwachsene: 150–600 mg/Tag (2 ED)

Eindosierung über 1–2 Wochen.

Pharmakologie
- Halbwertszeit: unbekannt
- Fließgleichgewicht: unbekannt
- Interaktionen: gering, keine Interaktionen bekannt
- Elimination: vorwiegend renal

Nebenwirkungen Sedierung (häufig), Gewichtszunahme (häufig), Stimmungsschwankungen,

Konzentrationsstörung, Dysarthrie, Doppelbilder, Ataxie

Laborkontrollen Keine (in Einzelfällen leichte Transaminasenerhöhung berichtet). Suizidversuche mit Ingestion von bis zu 20 g ohne schwere Organdysfunktionen (außer Sedierung) berichtet.

24.18 Primidon (PRM)

— Johannessen u. Landmark 2010

Handelsname/Präparat Mylepsin, Liskantin.

Wirkmechanismus Synergistisch an der Benzodiazepinbindestelle des GABA-Rezeptors (wie Phenobarbital).

Anwendung ▶ Abschn. 24.11.

Dosierung
- Kinder: 10–25 mg/kg KG (1–2 ED)
- Erwachsene: 500–1000 mg/Tag (1–2 ED)

Präparat langsam eindosieren wegen starker Sedierung.

Pharmakologie
- Hauptmetabolit: Phenobarbital
- Halbwertszeit
  - Primidon: 5–10 h
  - Phenobarbital in Monotherapie bei Kindern 1,5 Tage; bei Erwachsenen 3–5 Tage
- Fließgleichgewicht
  - Primidon: 1–2 Tage
  - Phenobarbital: 14–21 Tage
- Interaktionen: starke Enzyminduktion
- Wirkspiegel
  - Primidon: 4–15 µg/ml
  - Phenobarbital: bis 25 µg/ml
- Elimination: überwiegend hepatisch

Nebenwirkungen Dosisabhängig starke Sedierung, Aggressivität, Ataxie, Osteopenie.

Laborkontrollen Knochenstoffwechsel (AP, Kalzium, Phosphat, Vitamin D) bei Dauertherapie.

24.19 Phenytoin (PHT)

— Johannessen u. Landmark 2010

Handelsname/Präparat Phenhydan, Zentropil.

Wirkmechanismus Blockade spannungsabhängiger Natriumkanäle.

Anwendung Breite Indikation bei fokalen und sekundär generalisierten Anfällen, Neugeborenenanfälle, Status epilepticus. Potentes Antiepileptikum mit allerdings ungünstiger Pharmakokinetik und schweren Langzeitnebenwirkungen.

Dosierung
- Kinder: 5–10 mg/kg KG (2 ED)
- Erwachsene: 300–400 mg/Tag (1–2 ED)

Pharmakologie
- Halbwertszeit: 8–40 h (konzentrationsabhängig)
- Fließgleichgewicht: 5–14 Tage
- Interaktionen: Starker Enzyminduktor mit Reduktion der Spiegel vieler anderer Antiepileptika (Carbamazepin, Valproat, Lamotrigin, Ethosuximid, Topiramat, Felbamat u. a.). Steigerung der Phenytoinkonzentration durch Valproat und vor allem Felbamat
- Therapeutischer Bereich: 5–20 µg/ml
- Elimination: hepatisch

Bemerkungen In unteren und mittleren Dosisbereichen annähernd lineare Kinetik der Phenytoinkonzentration, aber in höheren Dosisbereichen exponentieller Anstieg. Dosissteigerungen dann nur noch in sehr kleinen Schritten. Allgemein geringe therapeutische Breite. Veränderungen der Serumkonzentration häufig und in z. T. erheblichem Ausmaß ohne erkennbare Ursache. Präparat insgesamt schlecht steuerbar. Häufige Serumkonzentrationsbestimmungen daher nötig.

Kontraindikationen Progressive Myoklonusepilepsien.

Nebenwirkungen Dosisabhängig Sedierung, Schwindel, Ataxie, Nystagmus, Erbrechen. Zusätzlich dystone Krisen bei Intoxikation. Gingivahyper-

24

plasie, Vergröberung der Gesichtszüge, Hypertrichose, Osteopenie. Kleinhirnatrophie bei Intoxikation (selten). Exanthem, aplastische Anämie, makrozytäre Anämie, periphere Neuropathie, Gerinnungstörungen. Provokation idiopathischer (myoklonischer) Epilepsien.

Laborkontrollen Wegen ungünstiger Pharmakokinetik und breitem Nebenwirkungsspektrum häufig nötig. Knochenstoffwechsel bei Dauertherapie.

24.20 Retigabin (RTG)

━ Splinter 2013

Handelsname/Präparat Trobalt.

Wirkmechanismus Neuer Wirkmechanismus. Bindet an die Kanalpore von Kv7 (KCNQ2, 3 und 5) und steigert die Ionenkanalaktivität! Dies führt zu einer Zunahme des M-Type K-Stroms, der zu einer Hyperpolarisierung beiträgt. Zusätzlich werden GABAerge Mechanismen bei höheren Konzentrationen wirksam.

Anwendung Fokale und sekundär generalisierte Anfälle, Status epilepticus. Bisher nur bei Erwachsenen und kaum bei Kindern untersucht. Zulassung als Add-on-Therapie ab 18 Jahren. Theoretisch bei epileptischen Enzephalopathien durch KCNQ2 (und KCNQ3) Defekte indiziert.

Dosierung
━ Kinder: nicht etabliert (Eigene Erfahrung 3–6 mg/kg KG, langsam steigern)
━ Erwachsene: 600)-900-120 mg (2 ED)

Präparat eindosieren über (1)-2-(3) Wochen.

Pharmakologie
━ Halbwertszeit: 8–10 h
━ Fließgleichgewicht: 3 Tage?
━ Wirkspiegel: unbekannt
━ Interaktionen: vermutlich gering
━ Elimination: renal und hepatisch

Nebenwirkungen Müdigkeit, Schwindel, Übelkeit, Kopfschmerzen. Blauverfärbung von Extremitäten und Nägeln.

Laborkontrollen Nicht bekannt.

24.21 Rufinamid (RUF)

━ Ferrie 2010

Handelsname/Präparat Inovelon.

Wirkmechanismus Reduktion der Aktivität spannungsabhängiger Natriumkanäle mit dadurch längerer Refraktärzeit.

Anwendung Wirksamkeit bei Sturzanfällen und fokalen Anfällen beim Lennox-Gastaut-Syndrom, therapierefraktäre Epilepsien mit fokalen sowie primär und sekundär generalisierten Anfällen.

Dosierung
━ Ohne Valproat (◨ Tab. 24.1)
  ━ Kinder
    – Startdosis 5–10 mg/kg KG (2 ED),
    – wöchentlich steigern bis zu einer Enddosis von 35–45 mg/kg KG
━ Mit Valproat: ◨ Tab. 24.2

Pharmakologie
━ Halbwertszeit: 6–10 h
━ Fließgleichgewicht: 2–3 Tage
━ Interaktionen: Steigerung des Phenytoinspiegels. Durch Valproat Senkung der Rufinamidkonzentration
━ Wirkspiegel: nicht sicher bekannt
━ Elimination: renal

Nebenwirkungen Müdigkeit, Schwindel, Übelkeit, Erbrechen, Kopfschmerzen, Arzneimittelexanthem.

Laborkontrollen Wenig Erfahrung (Valproatspiegelkontrolle).

◻ **Tab. 24.1** Dosierungsbeispiele ohne Valproat (Produktinformation)

	<30,0 kg	30,1–50,0 kg	50,1–70,0 kg	>70,0 kg
Tag 1	200 mg	400 mg	400 mg	400 mg
Tag 3	400 mg	800 mg	800 mg	800 mg
Tag 5	600 mg	1200 mg	1200 mg	1200 mg
Tag 7	800 mg	1600 mg	1600 mg	1600 mg
Tag 9	1000 mg	1800 mg	2000 mg	2000 mg
Tag 11			2400 mg	2400 mg
Tag 13				2800 mg
Tag 15				3200 mg

◻ **Tab. 24.2** Dosierungsbeispiele mit Valproat (Produktinformation)

	<30,0 kg	30,1–50,0 kg	50,1–70,0 kg	>70,0 kg
Tag 1	200 mg	400 mg	400 mg	400 mg
Tag 3	400 mg	800 mg	800 mg	800 mg
Tag 5	600 mg	1200 mg	1200 mg	1200 mg
Tag 7		1600 mg	1600 mg	1600 mg
Tag 9		1800 mg	2000 mg	2000 mg
Tag 11			2400 mg	2400 mg
Tag 13				2800 mg
Tag 15				3200 mg

24.22 Stiripentol (STP)

— Chiron 2007

Handelsname/Präparat Diacomit

Wirkmechanismus GABAerg (vorwiegend über Modifikation der α3-Untereinheit des GABA-Rezeptors), Hemmung der Cytochrom-P_{450}-Oxidase

Anwendung Dravet-Syndrom (in Kombination mit Valproat und Clobazam)

Dosierung
- 50 mg/kg KG (2 ED)

Pharmakologie
- Halbwertszeit: ca. 10 h
- Fließgleichgewicht: 2–3 Tage
- Interaktionen: Reduktion der Serumspiegel von Valproat, Carbamazepin, Phenobarbital, Primidon und Benzodiazepinen; also aller vorwiegend hepatisch metabolisierten Medikamente
- Wirkspiegel: nicht bekannt
- Elimination: hepatisch

Nebenwirkungen Müdigkeit, Ataxie, Sehstörungen, Schwindel, Benommenheit, Appetitlosigkeit, Schlafstörungen.

Laborkontrollen Leberfunktionsparameter.

24.23 Sultiam (STM)

- Bast et al. 2003

Handelsname/Präparat Ospolot.

Wirkmechanismus Carboanhydrasehemmung.

Anwendung Vorwiegend benigne Partialepilepsien, auch wirksam beim West-Syndrom sowie bei fokalen und sekundär generalisierten Anfällen

Dosierung
- Kinder: 5–(10) mg/kg KG (2 ED)
- Erwachsene: 400–2000 mg/Tag (2 ED)

Pharmakologie
- Halbwertszeit: ca. 10 h
- Fließgleichgewicht: 2–3 Tage
- Interaktionen: Steigerung des Phenytoin- und Phenobarbitalspiegels. Reduktion des Sultiamspiegels durch Enzyminduktoren
- Wirkspiegel: 6–10 µg/ml (korreliert schlecht mit der Wirkung. Bestimmung nicht nötig)
- Elimination: renal und hepatisch

Nebenwirkungen Dosisabhängig meist milde Hyperpnoe. Parästhesien, Müdigkeit, Kopfschmerzen. Sehr selten Desorientiertheit, Konzentrationsstörungen, Verhaltensauffälligkeiten. Nephrokalzinosen (v. a. in Kombination mit Steroiden).

Laborkontrollen Nicht erforderlich.

24.24 Topiramat (TPM)

- Jette et al. 2008

Handelsname/Präparat Topamax.

Wirkmechanismus Blockade spannungsabhängiger Natriumkanäle, Hemmung der Exzitation durch Glutamat, Steigerung der Inhibition durch GABA, Carboanhydrasehemmung.

Anwendung Breite Indikation, Wirksamkeit bei praktisch allen Anfallsarten. Hochpotentes Antiepileptikum. Wirksam auch beim Lennox-Gastaut-Syndrom (in Kombinationstherapie überprüft) und beim West-Syndrom.

Dosierung
- Kinder: 1–5(–10) mg/kg KG; Enddosis 50–100 mg (2 ED), Verabreichung im Säuglingsalter in 3 Tagesdosen
- Erwachsene: 100–(200) mg/Tag Enddosis (2 ED)

Weitere Dosissteigerung bei ausbleibenden Nebenwirkungen möglich.

Präparat langsam eindosieren wegen häufiger kognitiver Nebenwirkungen. Daher Versuch einer möglichst niedrig dosierten Monotherapie. Im Kindesalter regelmäßige Abfrage schulischer Leistungen, begleitende psychologische Testung empfohlen.

Pharmakologie
- Halbwertszeit bei Kindern: ca. 25 h in Monotherapie, ca. 10 h in Kombination mit enzyminduzierenden Antiepileptika
- Fließgleichgewicht: 4–8 Tage
- Interaktionen: Reduktion des Serumspiegels von Valproat (ca. 10%), Steigerung des Serumspiegels von Phenytoin (ca. 20%)
- Wirkspiegel: wird nicht bestimmt
- Elimination: vorwiegend renal

Nebenwirkungen Sedierung, Schwindel, Gedächtnisprobleme, Orientierungslosigkeit, Sprachverlust, Wortfindungsstörungen, Stimmungsschwankungen, etc. (werden vom Patienten selbst meist nicht wahrgenommen). Teilweise dosisunabhängig psychische Nebenwirkungen ähnlich einem Frontalhirnsyndrom in unterschiedlicher Ausprägung bei ca. 30% der Patienten. Nach dem Absetzen schnelle Reversibilität. Gewichtabnahme. Sehr selten Nierensteine, Anhydrose und Glaukom. Nephrokalzinosen (v. a. in Kombination mit Glukokortikoiden oder Vitamin D).

Laborkontrollen Nicht erforderlich.

24.25 Valproat (VPA)

- Johannessen u. Landmark 2010

Handelsname/Präparat Convulex, Ergenyl, Leptilan, Orfiril u. a.

Wirkmechanismus Steigerung der Inhibition durch GABA, Blockade spannungsabhängiger Natriumkanäle.

Anwendung Wirksam bei praktisch allen Anfallsarten. Mittel der ersten Wahl bei primär und sekundär generalisierten Epilepsien, Absencen, Aufwach-Grand-mal, juveniler myoklonischer Epilepsie, fokalen Epilepsien, Lennox-Gastaut- und auch West-Syndrom (2. Wahl).

Dosierung
- Kinder: 20–40 mg/kg KG (2 ED)
- Erwachsene: 1500–2500(–3000) mg/Tag (2 ED)

Pharmakologie
- Halbwertszeit
  - Neugeborene: 15–60 h
  - Kinder: ca. 10 h
  - Erwachsene: ca. 15 h
- Fließgleichgewicht: 2–4 Tage
- Serumspiegel: 50–80–100(–120) µg/ml
- Interaktionen: Reduktion des Valproatspiegels durch Phenobarbital, Primidon und andere Enzyminduzierer. Steigerung der Serumspiegel von Lamotrigin, Ethosuximid und Phenytoin sowie Felbamat (deutlich!)
- Elimination: hepatisch

Nebenwirkungen Dosisabhängig Übelkeit, Erbrechen, Schwindel, Tremor, Haarausfall, Adipositas, Thrombopenie. Gastrale Nebenwirkungen v. a. bei nichtretardierten Präparaten. Bedeutung für das Syndrom der polyzystischen Ovarien noch umstritten. Selten Provokation von Absencen durch Valproat.

Toxizität Valproatassoziiertes Leberversagen mit tödlichem Ausgang möglich. Oft, aber nicht ausschließlich, innerhalb der ersten 6 Monate nach Eindosierung. Risikofaktoren: Alter <2 Jahren, metabolische Erkrankungen, Polytherapie, vorausgehende Lebererkrankungen (Transaminasenerhöhung um mehr als das 3-fache der Norm), Infekte, unklare Behinderung. Früherkennung mittels Laboruntersuchung nicht sicher möglich. Eltern auf klinische Kriterien wie Müdigkeit, Appetitlosigkeit, Erbrechen, Anfallshäufung, Blutungsneigung, Ikterus etc. hinweisen. Bei valproatassoziiertem Leberversagen Carnitin i.v. 100 mg/kg KG/Tag.

Laborkontrollen Lebersynthesewerte, Gerinnung, Blutbild etc. vor Beginn der Therapie, nach 1, 3 und 6 Monaten sowie sofort bei jeder verdächtigen Symptomatik (z. B. Apathie, Anfallszunahme, Erbrechen). Zusätzlich vor Operationen Blutungszeit und vor großen Operationen Einzelfaktorenanalyse. Milde Ammoniakerhöhung in ca. 15% der Fälle ohne Relevanz.

24.26 Vigabatrin (VGB)

- Willmore et al. 2009

Handelsname/Präparat Sabril.

Wirkmechanismus Steigerung der GABA Konzentration im synaptischen Spalt durch Inhibition der GABA-Transaminase.

Anwendung Fokale und sekundär generalisierte Anfälle. Wegen des hohen Risikos von permanenten Gesichtsfeldausfällen fast nur noch Einsatz bei West-Syndrom und tuberöser Sklerose.

Dosierung
- West-Syndrom: 50–100(–150) mg/kg KG (3 ED)
- Kinder: 40–70 mg/kg KG (2 ED)
- Erwachsene: 1500–2500 mg/Tag (2 ED)

Pharmakologie
- Halbwertszeit: 5–8 h
- Fließgleichgewicht: 1–3 Tage
- Serumspiegel: Bestimmung nicht nötig, da keine Korrelation zur Wirkung
- Interaktionen: keine relevanten
- Elimination: renal

Nebenwirkungen Dosisabhängig Müdigkeit, Schwindel, Kopfschmerz. Selten psychiatrische Symptome, allergische Reaktionen. Provokation myoklonischer Anfälle und Aggravation primär generalisierter Epilepsien. Beim Absetzen Gefahr von Entzugsanfällen. Daher äußerst langsame Reduktion der letzten 20% der Dosis über ca. 8 Wochen.

Toxizität Dosisunabhängig Gesichtsfeldausfälle bei 10–30% der Patienten (evtl. altersabhängig) meist ohne direkt erkennbare klinische Symptomatik. Wahrscheinlich hierfür Mindesttherapiedauer von 4 Monaten nötig, aber kein Vorliegen von Studien, die dies sicher belegen. Wirkeintritt beim West-Syndrom innerhalb von 2–3 Wochen, bei Erfolglosigkeit daher problemloses Absetzen innerhalb des genannten Zeitfensters möglich. Auch bei Einstellen der erwünschten Wirkung nach spätestens 2–3 Monaten Absetzversuch erwägen.

Laborkontrollen Nicht erforderlich

24.27 Zonisamid (ZNS)

- Schulze-Bonhage 2010

Handelsname/Präparat Zonegran.

Wirkmechanismus Blockade von spannungsabhängigen Natrium- und T-Kalziumkanälen, Carboanhydrasehemmung.

Anwendung Kombinationstherapie bei fokalen und sekundär generalisierten Anfällen, myoklonischen Anfällen, progressiven Myoklonusepilepsien.

Dosierung
- Kinder: 2–4 mg/kg KG (2 ED)
- Erwachsene: 400–600 mg/Tag (2 ED)

Präparat langsam eindosieren wegen Sedierung.

Pharmakologie
- Halbwertszeit: 63 h
- Serumspiegel: nicht bekannt
- Fließgleichgewicht: ca. 10 Tage
- Interaktionen: (soweit bekannt) keine relevanten

Nebenwirkungen Dosisabhängig Müdigkeit, Schwindel, Kopfschmerzen. Nephrokalzinosen (v. a. in Kombination mit Steroiden).

Laborkontrollen Nicht erforderlich.

Literatur

Almeida L, Minciu I, Nunes T, Butoianu N, Falcão A, Magureanu SA, Soares-da-Silva P (2008) Pharmacokinetics, efficacy, and tolerability of eslicarbazepine acetate in children and adolescents with epilepsy. J Clin Pharmacol 48(8):966–77

Bast T et al. (2003) The influence of sulthiame on EEG in children with benign childhood epilepsy with centrotemporal spikes (BECTS). Epilepsia 44: 215–220

Chiron C (2007) Stiripentol. Neurotherapeutics 4: 123–125

Ferrie CD (2010) Rufinamide: a new antiepileptic drug treatment for Lennox-Gastaut syndrome. Expert Rev Neurother 10: 851–860

Gören MZ, Onat F (2007) Ethosuximide: from bench to bedside. CNS Drug Rev 13: 224–239

Halford JJ, Ben-Menachem E, Kwan P, Ness S, Schmitt J, Eerdekens M, Novak G (2011) A randomized, double-blind, placebo-controlled study of the efficacy, safety, and tolerability of adjunctive carisbamate treatment in patients with partial-onset seizures. Epilepsia 52(4):816–25

Hsu WW, Sing CW, He Y, Worsley AJ, Wong IC, Chan EW (2013) Systematic review and meta-analysis of the efficacy and safety of perampanel in the treatment of partial-onset epilepsy. CNS Drugs 27(10):817–27

Jan MM, Zuberi SA, Alsaihati BA (2009) Pregabalin: preliminary experience in intractable childhood epilepsy. Pediatr Neurol 40(5):347–50

Jette N et al. (2008) Topiramate add-on for drug-resistant partial epilepsy. Cochrane Database Syst Rev 16:CD001417

Johannessen SI, Landmark CJ (2010) Antiepileptic drug interactions - principles and clinical implications. Curr Neuropharmacol 8: 254–267

Korinthenberg R et al. (2007) Pharmacology, efficacy, and tolerability of potassium bromide in childhood epilepsy. J Child Neurol 22: 414–418

Lagae L (2011) Clinical practice: The treatment of acute convulsive seizures in children. Eur J Pediatr 170: 413–418

Mula M (2013) Emerging drugs for focal epilepsy. Expert Opin Emerg Drugs 18(1):87–95

Obeid M, Pong AW (2010) Efficacy and tolerability of high oral doses of levetiracetam in children with epilepsy. Epilepsy Res 91: 101–105

Schulze-Bonhage A (2010) Zonisamide in the treatment of epilepsy. Expert Opin Pharmacother 11: 115–126

Shi LL et al. (2011) Felbamate as an add-on therapy for refractory epilepsy. Cochrane Database Syst Rev 19: CD008295

Sigler M et al. (2001) Effective and safe but forgotten: meth-suximide in intractable epilepsies in childhood. Seizure 10: 120–124

Sills GJ (2006) The mechanisms of action of gabapentin and pregabalin. Curr Opin Pharmacol 6: 108–113

Splinter MY (2013) Efficacy of Retigabine in Adjunctive Treatment of Partial Onset Seizures in Adults. J Cent Nerv Syst Dis 5:31–41

Tjia-Leong E et al. (2010) Lamotrigine adjunctive therapy for refractory generalized tonic-clonic seizures. Cochrane Database Syst Rev 8: CD007783

Verrotti A, Loiacono G, Pizzolorusso A, Parisi P, Bruni O, Luchetti A, Zamponi N, Cappanera S, Grosso S, Kluger G, Janello C, Franzoni E, Elia M, Spalice A, Coppola G, Striano P, Pavone P, Savasta S, Viri M, Romeo A, Aloisi P, Gobbi G, Ferretti A, Cusmai R, Curatolo P (2013) Lacosamide in pediatric and adult patients: comparison of efficacy and safety. Seizure 22(3):210–6

Willmore LJ et al. (2009) Vigabatrin: 2008 update. Epilepsia 50: 163–173

Serviceteil

B. A. Neubauer, A. Hahn (Hrsg.), *Dooses Epilepsien im Kindes- und Jugendalter*,
DOI 10.1007/978-3-642-41954-6, © Springer-Verlag Berlin Heidelberg 2014

Stichwortverzeichnis

Printing and Binding: Stürtz GmbH, Würzburg